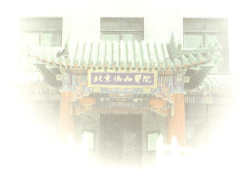

向北京协和医院
建院100年献礼！

百年协和

男科疾病诊疗理念

李宏军 著

人民卫生出版社
·北京·

版权所有，侵权必究！

图书在版编目（CIP）数据

百年协和：男科疾病诊疗理念 / 李宏军著 . —北京：人民卫生出版社，2021.6
ISBN 978-7-117-31623-1

Ⅰ.①百… Ⅱ.①李… Ⅲ.①男性生殖器疾病-诊疗 Ⅳ.①R697

中国版本图书馆 CIP 数据核字（2021）第 090342 号

人卫智网 www.ipmph.com 医学教育、学术、考试、健康，购书智慧智能综合服务平台
人卫官网 www.pmph.com 人卫官方资讯发布平台

百年协和 男科疾病诊疗理念
Bainian Xiehe　Nanke Jibing Zhenliao Linian

著　　者：李宏军
出版发行：人民卫生出版社（中继线 010-59780011）
地　　址：北京市朝阳区潘家园南里 19 号
邮　　编：100021
E - mail：pmph @ pmph.com
购书热线：010-59787592　010-59787584　010-65264830
印　　刷：北京顶佳世纪印刷有限公司
经　　销：新华书店
开　　本：710×1000　1/16　印张：25
字　　数：462 千字
版　　次：2021 年 6 月第 1 版
印　　次：2021 年 6 月第 1 次印刷
标准书号：ISBN 978-7-117-31623-1
定　　价：198.00 元

打击盗版举报电话：010-59787491　E-mail：WQ @ pmph.com
质量问题联系电话：010-59787234　E-mail：zhiliang @ pmph.com

著者简介

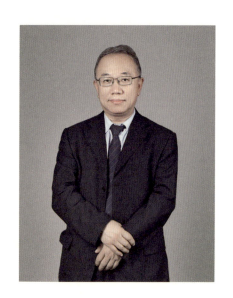

李宏军，北京协和医院泌尿外科主任医师、教授、博士研究生导师。北京协和医院医学科学普及委员会委员，北京协和医院生殖医学伦理委员会委员，北京医师协会男科专科医师分会会长，北京医师协会常务理事，中华医学会男科学分会常委，国家药监局药品审评中心专家。《中华男科学杂志》副主编，十余家专业期刊编委。从医40年，从事男科学临床工作32年，在男科疑难杂症方面有独到见解。承担各级研究课题并获奖多项，发表学术论文220余篇，主编及主译学术专著19部，发表科普文章数百篇。

摘 要

本书是北京协和医院建院百年的献礼之作,是李宏军教授对40年从医经历及32年男科临床和研究工作经验的全面总结。内容主线之一是从宏观上介绍中国男科学及对男科疾病的基本认知和诊疗原则;主线之二是对男科疾病诊疗经验和理念的系统总结,包括疾病的流行病学、发病机制、疾病诊疗,以及临床实践中的科学思维和哲学理念;主线之三是隐含在全部文章中的李宏军教授对男科疾病的独到理解及其专业成长之路,尤其是其亲历并参与了新中国男科学从无到有的发展历程。

序 一

男科学是一门朝阳学科，为助力中国男性健康事业的发展，加强对男科疾病的研究，在北京协和医院即将迎来建院100年之际，泌尿外科李宏军医生在总结多年临床经验基础上深入研究，编写了《百年协和 男科疾病诊疗理念》一书。

与巨大的社会需求相比，男科学的发展相对滞后，对男科疾病发病机制的认识还不够深入，男科疾病诊治理念与临床实践水平存在较大差异，误诊误治广泛存在。这不仅造成了巨大的医疗资源浪费，也增加了患者的身心负担。因此，亟需系统、全面且权威的学术理念和实践经验来不断地促进和完善男科学发展，规范和指导男科学的临床工作。

李宏军医生多年来一直深耕临床，努力钻研，善待每一位患者。他在繁忙的临床、教学和科研工作之余，不断思考和总结，勤于笔耕。该书从男科学的发展历史到现状，从基础到临床，从一般规律到具体个案解读，从分析思路到具体操作和经验体会，从疾病诊治到预防保健和随诊，文笔流畅，体例条理清晰，内容深入浅出，系统完整地向读者展示了男科学的全貌，具有较强的原创性和较高的学术价值。

本书是一部高品质的学术专著，是"百年协和"面向专业学者和学术界的献礼，适合于从事泌尿男科及相关基础与临床领域的专家学者参阅。相信此书必将使读者获益良多，并惠及男科学的学科发展。

北京协和医院院长
中国科学院院士
中国科学技术协会副主席
中华医学会常务副会长

2020年7月

序 二

在隆重庆祝北京协和医院建院100年之际,应邀为李宏军教授所著《百年协和 男科疾病诊疗理念》作序。浏览书稿,深切体会到本书的真情满满、信息满满、智慧满满,值得推荐。

社会的进步和科学技术水平的提高为医学的发展创造了有利条件,近20余年来男科学的异军突起更加令人欣慰和振奋,专业知识和技术正在为解除男性的各种遗憾与烦恼发挥着越来越大的作用。人们的认知水平和高科技水平的快速发展,必然要在学术领域起到推动作用的文字来记载,而这部《百年协和 男科疾病诊疗理念》以系统总结、推动男科学应用与发展为己任,为泌尿男科医生及有志于该领域的各类人员增添了一个宝贵的知识库,也是对男科学专业的完美阐述,有助于我们在男科学研究与临床实践中砥砺前行、勇攀高峰。

本书是由我的学生李宏军教授独立完成的医学著作,也是他个人成长史的完整记载。真实地描述了作者经历的艰难曲折的发展之路,在社会浮躁大环境下能够静下心来攻克男科医学难题,最终实现了个人修为与专业融通的完美境界,并以这部科学性与规范性较强、构思独特、内容新颖、实用性强、权威性高的男科学专著为临床实践与研究的圆满总结,我甚欣慰,是一代又比一代强的榜样。

我希望本书能够作为北京协和医院建院100年纪念的一份重礼,隆重地呈献给北京协和医院,也期望本书在男科学同仁中得到广泛认同和应用,并期待本书为男科学的深入发展起到应有的助推作用。

北京大学第一医院终身教授、名誉院长
中国工程院院士
郭应禄
2020年秋

序 三

我非常高兴地向读者推荐李宏军教授编著的《百年协和 男科疾病诊疗理念》——向北京协和医院建院100年献礼一书。该书皆在致力于男科疾病诊治与康复。

在我国,虽然男科学的历史发展不长,甚至到目前为止男科学还不能独立成学科,男科从业人员的构成比较复杂,但是男科疾病诊治的社会需求量大,男科学的重要性已经得到了社会的普遍认同和广泛关注。由于男科医生在男科疾病的理论上存在诸多认识差异,导致了临床实践中的混乱,误诊、误治、过度治疗时有发生,不仅造成医疗资源浪费,也给患者增加了身心负担。因此急需有系统、全面的学术专著以指导和规范临床男科医生的医疗行为。

李宏军教授是一位年富力强的男科著名专家,诊治了数万名男科患者。在健康性咨询及心理咨询、男性不育(包括人类辅助生殖技术)、慢性前列腺炎、勃起功能障碍、早泄、不射精、逆行射精、男性更年期综合征、男性性腺发育不良、男性疑难杂症等方面有独特的见解,具有极高的学术造诣和经验。由他编著的《百年协和 男科疾病诊疗理念》是其对40年从医经历及32年男科执业生涯的临床和研究工作经验的全面总结。专著内容包括:宏观介绍中国男科学及对男科疾病的基本认知和诊疗原则;对男科疾病诊疗经验和理念的系统总结(疾病的流行病学、发病机制、疾病诊疗,以及临床实践中的科学思维和哲学理念)。为男科医生提供了很好的临床实践操作指南。同时李教授对男科疾病的独到理解及其亲历了中国男科从无到有的专业感悟之路。该书语言通畅,图文并茂,把握前沿,重点突出,使读者很容易把握相关疾病的诊治要点,是一部面向泌尿外科、男科医生的优秀专业读物,是作者从医的智慧总结与真情告白,值得一读,值得推荐。

《中华男科学杂志》创刊主编
东部战区总医院男科创始人
东部战区总医院解放军检验医学研究所原所长

黄宇烽

2020 年 8 月 30 日

前　　言

任何学术思想和理念的建立都不是一件简单容易的事情,必定是经历了反复的实践和挫折,不断地总结和升华,以多种形式公之于众,并要接受来自同道和实践的检验,以及历史和时间的考验。作为一名草根学者,我接受了系统的医学教育与培训,之后一直在临床一线工作。因不善交往,资源和人脉有限。创作灵感来源于40年的系统专业医学培训和临床实践,尤其是真实的生活体验与智慧总结。"医学教育＋临床实践＋哲学理念＋总结能力＋艰难的理念推广过程＝学术表现",医学的道路漫长而艰难,40年是一个基本完整的学习、提高周期,与临床摸索、经验积累需要及时梳理的想法吻合,而新冠病毒疫情的防疫隔离又给了我充裕的思考和总结时间。对于许多从医多年的学者来说,将宝贵经验和行医理念总结出来,是其肩负的使命和责任,这不仅有助于青年医生的借鉴和成长,也防止了宝贵知识和经验的流失或淡化,更是为个人的行医生涯画上一个圆满的句号。

我的学术理念源于临床实践,是有活力的,某些理念甚至是前沿的,走在了国际前列。我从来不照抄照搬外国人的东西,走的是"独立自主,自力更生"之路,临床知识和经验源自40年的一线医疗实践与学习,许多理念是开创性的,被广泛认同,并经得起时间的考验。学术探索是一个资深学者必须要开展的工作,通过对患者病情的仔细观察,总结成理念和经验,并经得起同行和国内外专家的检验。值得提出的是,任何超出常情的成绩基本上都是用命换来的,是提前消费了自己的人生"流量",隐伏在收获背后的都是遭遇的各种艰难困苦,成功之路无捷径,都是甘于寂寞和不甘于平庸的不懈努力的结果。能够持之以恒地坚持努力不放弃,可能是这个世界上最艰难的事情了,但这仅仅是成功的基础。

临床科研是我在从医之路中逐渐悟到的一个专家型学者的必然发展之路。作为一名临床医生,是否要做科研？做什么样的科研？是否要发表《科学引文索引》(SCI)文章？一直争议不止。而一个好的医生一定是将工作中遇到的问题,尤其是疑难争议问题,反复思考和探索,在工作中不断地实践和验证,并将其成功的治疗经验和理念总结出来,通过科学研究来精准论述,然后将其成果发表出来,并在提高对疾病的认知水平和造福患者中不断地加以完善。这个临床实践→科学研究→分析总结→发表文章→理念升华→循环往复的过程,必然是临床医生实现自我价值和不断完善人生的全部过程和完美体现。

前　言

学术交流是医生之间必不可少的任务,学者之间的高层次学术研讨,也需要举重若轻的交流方式。能够将深奥的道理通过浅显的语言交流,讲清楚、讲明白,是医患沟通的必要过程,也是人与人交往和学术交流的重要手段。医生之间的有效沟通也离不开这个手段,能够把复杂的医学道理和医疗新理念向同道医生们讲清楚,还真的不是一件容易的事情。能够通过浅显的道理让基层医生或理念不同的医生之间进行交流和学习,专家之间的科普交流更加弥足珍贵。为医生讲述行医理念不容易,让深奥的道理通过简单生动的案例和文字呈现出来,这是一个有益的创作探索之路,期待这种写作模式会受到欢迎,甚至开启新的创作模式。

学术界的人们多是在夹缝中艰难地生存,国际、国内的环境都不是很有利,期望在这种困境下杀开一条血路,让自己的学术思想得到广泛认同,真的是特别艰难。不经历风雨,怎么见彩虹。学术乐趣和持之以恒地做学术努力的动力,来自我的理念不断地创新,而且不断地被权威专业学术刊物发表和国内外同行的广泛接受与认同。只要你认为是正确的,就要坚持下去,迟早会被接受,尤其是在极其艰难境遇下取得的成绩,会让人觉得更加欣慰,这些成绩是对付出的最好认证,也是学术理念存在的价值,更是支持我继续努力下去的动力!

这部沥血著作,从男科临床实践的角度,记录、展现了我的医学临床科研足迹,也是对我从医生涯不断成长过程的完整记载。从 1981 年刚刚步入学术殿堂(进入中国医科大学医疗系),到 1989 年(山西医学院硕士毕业)走上工作岗位,开启了我的从医之路。幸运的是,从医 40 年的过程,也是我亲历、见证并参与到中国的男科学从无到有、从小到大的茁壮发展历程。在 40 年曲折艰难的医学生涯中,男科学经历了几代人的不懈努力,这个过程也让我有机会承前启后,逐步积累了一系列的临床经验和疾病诊治理念,并将其总结成了许多文章(包括科普文章)和专著,收集在本专著内的每一篇精选的专业知识和理念文章都孕育着成长的印记和艰辛的思考、努力及行动。

本书编写过程中参阅了许多国内外相关资料和信息,所编写文章的主要理念均出自我本人,但是具体的完整工作则不是一个人的能力所及的,是由团队一起完成的,甚至这可能仅仅是整个医学发展历史中所呈现的一段微小的记忆,在这个过程中凝聚了许多我的老师、同事、同学和学生们的智慧与辛劳,尤其是在北京协和医院,提供给我与国际接轨的良好学术平台。协和医院选择了我,使我能够有一个较高的学术起点,并有"人在高原"问鼎学术高峰的想法和机会。值得庆幸的是,我没有辜负协和医院给我的这个难得机会,也没有让那些给予我人生成功机会的人们失望,更没有辜负患者对我的信任和期待。值得一提的是,接受我诊治的患者们的无私奉献,是我宝贵实践经验的直

前　言

接来源,成就了我的学术思想和理念,并伴随着我的成长。对于患者给予我的信任深表谢意、心存感激,并为不能全部实现患者的康复意愿而表示歉意,尽管我已经尽力了,而且科学的发展以及我的认知水平都具有一定的局限性。做一个有信仰、有激情、有情怀、有温度的人民好医生是我一直努力的方向,多年的从医经历让我始终可以坦然面对患者,从来不会敷衍和推诿任何一位患者,做到了问心无愧,为了患者的健康我尽力了。

知识永远是在不断更新之中的,没有最好,只有更好。期望本部著作能够成为男科医生从业的基本参考书目,用于临床实践和临床科研,并期望能够达到对我国男科学完整认识和创新男科疾病诊疗理念的较高水平,至少我是朝着这条道路奋进的,而且还在一直奋进。至于在男科学专业的职业生涯中我已经走了有多远,还能走多久,是否跑偏了,读者才是最好的见证及评判者,希望我的答卷可以及格。本书撰写的部分内容虽然已经永远地成为了历史的印记,但许多内容仍然在临床中广泛实践和验证,具有一定的参考和借鉴价值,并且一直在发展和完善,尤其是具有普遍性和共性的一些内容。任何理念都不是僵化和静止的,期待来自临床实践的国内外学者的批评指正。

最后,感谢北京协和医院给了我这个工作平台,感谢院领导和全院各位专家、同仁的大力帮助,感谢协和医院宣传处提供的珍贵图片资料,感谢泌尿外科李汉忠、纪志刚主任对男科学工作的鼎力支持,感谢赵玉佩院士、郭应禄院士和黄宇烽将军为本书作序。

李宏军
2020 年秋

目 录

第一章 概述 ... 1
 第一节 我看"中国男科学发展历程" ... 4
 第二节 男科常见疾病与危险因素 ... 47
 第三节 男科疾病的诊断思路 ... 51
 第四节 男科疾病的治疗理念 ... 56
 第五节 男科疾病医疗决策的选择依据 ... 61
 第六节 男科门诊患者管理 ... 68
 第七节 西学中，男科医生正当红 ... 74
 第八节 完美职业生涯，做合格的男科医生 ... 80

第二章 流行病学现状与临床流行病学调研 ... 90
 第一节 勃起功能障碍的临床流行病学研究 ... 91
 第二节 女性性功能障碍的临床流行病学研究 ... 102
 第三节 男性不育患者中勃起功能状况的研究 ... 108
 第四节 慢性前列腺炎与大便异常改变的相关性研究 ... 114
 第五节 早泄的临床流行病学研究 ... 120
 第六节 迟发性性腺功能减退症的临床流行病学研究 ... 123

第三章 男科学研究进展 ... 127
 第一节 应加强中国男性生殖医学的基础研究 ... 128
 第二节 应加强中国男性更年期综合征的研究 ... 133
 第三节 PDE5抑制剂规律用药治疗勃起功能障碍伴心血管疾病的研究进展 ... 149
 第四节 慢性前列腺炎/慢性盆腔疼痛综合征实验诊断特殊生物标志物的研究进展 ... 153
 第五节 男性激素避孕方法的研究进展 ... 159
 第六节 先天性双侧输精管缺如患者的临床特点研究 ... 165

目 录

第四章 男科疾病诊疗理念 …… 170
- 第一节 勃起功能障碍的临床诊治 …… 172
- 第二节 对PDE5抑制剂治疗无反应勃起功能障碍患者的治疗策略 …… 180
- 第三节 男性不育的治疗策略 …… 194
- 第四节 男性不育的药物治疗 …… 201
- 第五节 男性不育用不用雄激素 …… 220
- 第六节 男性不育伴精索静脉曲张治疗方法的选择 …… 226
- 第七节 精索静脉曲张手术后患者的管理 …… 231
- 第八节 早泄的综合治疗理念 …… 235
- 第九节 解读中国《早泄的诊疗指南》 …… 239
- 第十节 慢性前列腺炎临床诊疗新理念 …… 244
- 第十一节 辅助生殖技术前对男性不育患者的常规处理 …… 249
- 第十二节 低促性腺激素性性腺功能减退症的诊疗 …… 255
- 第十三节 迟发性性腺功能减退症的药物治疗 …… 263
- 第十四节 男科疾病患者精神心理障碍及其药物干预 …… 267
- 第十五节 应加强男科医生与检验技师的沟通 …… 274

第五章 男科疾病诊疗的40个理念 …… 286
- 理念一 做男人挺艰难 …… 287
- 理念二 男科疾病患者容易走极端 …… 289
- 理念三 始终把握患者的求医目的:我们的治疗方向是不是跑偏了 …… 291
- 理念四 健康男人也可以不舒服:"无病"的求医者 …… 292
- 理念五 贫穷影响了疾病进程和医疗行为 …… 294
- 理念六 比一比,治"重"病:公共浴池让他重获男人自信 …… 297
- 理念七 一切顺其自然最好:请别在意把它"放"在哪儿 …… 300
- 理念八 变化是绝对的,不变是相对的 …… 301
- 理念九 没治好≠没效果 …… 303

目 录

理念十　　　无为而治:难言之隐,不洗"了"之 ……………………… 305
理念十一　　勃起功能障碍治疗:七分疗效,十分可取 …………… 307
理念十二　　"假药"治愈勃起功能障碍,不值得提倡 …………… 308
理念十三　　治疗勃起功能障碍,夫妻都是患者 ………………… 310
理念十四　　勃起功能障碍男人的性功能康复:
　　　　　　四点不能忘 …………………………………………… 312
理念十五　　治疗时机:医生决策中必须要加以考虑的 ………… 314
理念十六　　尊重生命、敬畏自然:生育关怀行动且行
　　　　　　且珍重 ………………………………………………… 316
理念十七　　怀不上孩子,不是谁的错 …………………………… 318
理念十八　　别让"传宗接代"毁了一辈子的幸福生活 ………… 320
理念十九　　没道理,一直在避孕的"不育症" …………………… 322
理念二十　　不育夫妇:3个条件助其选择助孕方法 …………… 325
理念二十一　100万与0的差距有多大 …………………………… 326
理念二十二　别把"精子畸形"与后代发育异常紧密挂钩 ……… 328
理念二十三　没有孩子,未必都要拿精索静脉曲张开刀 ……… 333
理念二十四　生育机会渺茫,男性不育患者还要不要接受
　　　　　　治疗 …………………………………………………… 335
理念二十五　不能忽视对男性不育治疗时机的把握 …………… 337
理念二十六　放弃也是一种治疗选择 …………………………… 339
理念二十七　男性不育症,或许还有第三种治疗选择 ………… 341
理念二十八　难得糊涂:让人纠结的亲子鉴定 ………………… 342
理念二十九　绝育男性选择输精管复通手术要考虑周全 ……… 345
理念三十　　前列腺爱犯"感冒" ………………………………… 349
理念三十一　阴囊、精囊,一字之差,险酿危机 ………………… 350
理念三十二　男科诊室来了"女患者" …………………………… 352
理念三十三　男科疾病患者同样需要平等对待 ………………… 354
理念三十四　社会不再需要纯粹意义上的医生 ………………… 357
理念三十五　患者的合理诉求,医生是否积极回应 …………… 360
理念三十六　做一个有温度的医生:诊室里的"法外容情" …… 361
理念三十七　网络咨询:让我欢喜,让我忧 ……………………… 363

目 录

理念三十八　是否一定要在协和医院看病……………………364

理念三十九　医患本一体,理解创和谐……………………367

理念四十　医学科普助我成长……………………369

后记:我的教育与专业成长经历……………………373

参考文献……………………375

第一章

概 述

第一章 概　述

北京协和医院成立于1921年9月16日(图1),是一所集医疗、科研、教学为一体的大型综合医院,隶属于中国协和医科大学(2006年改为北京协和医学院/清华大学医学部),是其临床医学院,同时也是中国医学科学院的临床医学研究所,中华人民共和国卫生部指定的诊治疑难重症的技术指导中心之一。"百年协和"是中华人民共和国医学的重要发源地。创建初期的超级地域优势与豪华国际专家阵容,以及一百年来的医学技术进步和文化理念积淀,成就了北京协和医院在医学领域中的不可撼动地位,无论是国内还是国际。在2020年的中国医院综合排行榜(复旦版)中,北京协和医院已经连续11次排行在榜首。搭载在这艘医学航母上的各个医学专业,虽然存在一定程度的不均衡发展,但都是在一个较高的起点上开展工作,秉承"严谨、求精、勤奋、奉献"的院训,并始终保持较强的团队协作和相互促进的机制与动力。

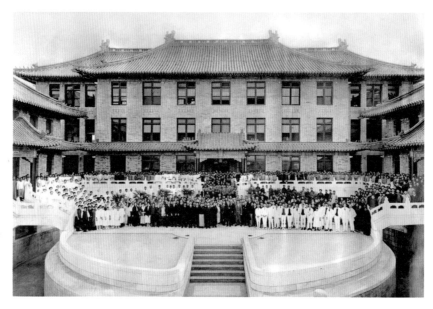

图1　隆重庄严的北京协和医院开幕典礼(1921年9月16日)

老专家、图书馆和病案室是协和医院的"三宝"(图2~图5),已经传承了整整100年。本书开篇内容传播的就是协和医院的这些老传统和在男科疾病诊治中的新理念,从宏观、整体和动态的角度对男科学与男科疾病进行系统介绍,包括中国男科学的发展历程和男科疾病诊疗的一般特点,以便让读者在理解"协和理念"以及协和医院文化传承的同时,首先熟悉本专业疾病的一般特点和规律性,然后再去具体了解每一个疾病或专业问题的特定逻辑分析理念与处理方法,这是全面理解作者思维逻辑的前提,也是科学认识男科疾病的基础。

第一章 概　述

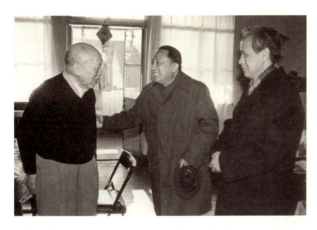

图 2　北京协和医院的知名老专家：张孝骞（左一）、吴阶平（中间）、顾方舟（右一）

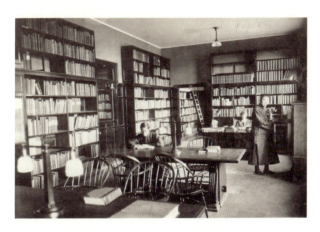

图 3　协和医院建院初期的图书馆

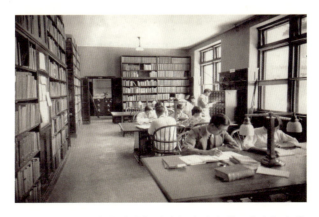

图 4　老协和图书馆的求知读者们在认真学习和查阅文献

第一章 概 述

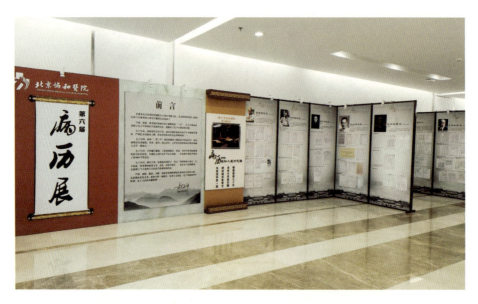

图 5　协和医院病案室存放了大量的珍稀病例

优秀病例展览呈现的是包括张孝骞、林巧稚等老一代协和创始人及当代协和人的珍贵病例资料。

北京协和医院的男科学专业隶属于泌尿外科,虽然属于比较弱势专业,但是仍然全面继承和体现了"百年协和"的良好传统和风格,具有"身在高原,问鼎学术高峰"的雄心壮志,也是经过了几代人的不懈努力,开创并形成了自己的专科特色和独特风格。近年来的学术新理念不断发展,学术影响力不断攀升,得到了国内外同行的广泛认同和肯定。本章内容主要是从宏观角度介绍男科学,包含了本书的重要核心理念,并真心希望其能够不辜负"百年协和"的美好声誉,有助于读者对男科学的科学认识。

第一节　我看"中国男科学发展历程"

承前启后是事物发展的必然过程,专业学科的发展更不应该忘记历史,中国男科学的发展历程值得书写和传承。本文分别从艰难的起步与早期发展阶段、男科学的专业发展历程、蓬勃发展的中国男科学、北京协和医院男科学专业的发展历程及特点、从个人的成长视角看男科学发展、中国男性健康日、规范男科诊疗,共七个方面和多维度,对中国男科学的发展过程进行全面介绍。

第一章 概 述

一个专业学科的发展史是值得记载和记忆的,并且应该传承下去。由于我国独特的文化传承与政治体制变迁,男科学专业紧随着中华人民共和国成立及国家繁荣富强的步伐不断发展壮大,使得中国男科学的发展史更加具有其独特之处。亲历并参与到了这个宏大的专业学科发展的历史事件,我有幸为其成长与辉煌留痕,深感荣幸之至。

还记得那是1995年,在我报考博士研究生的时候,郭应禄导师在泌尿外科专业考试的试卷中一共出了6个题目,可以任选其中5个答题,也就是说可以放弃一道题。我放弃的那道题是"谈一下中国泌尿外科发展史"。虽然我报考的是泌尿外科专业博士学位,但是对于一个懵懂学子,尤其是跨专业者(硕士学位的专业是传染病,毕业后又在省级计划生育系统从事6年基层计划生育工作)来说,我对泌尿外科的发展史根本就是一点感觉也没有,选择放弃回答"中国泌尿外科发展史"在情理之中。

在经历了40年的医学系统培训与实践,尤其是32年的男科临床工作后,回顾自己的专业发展之路,刚好紧密地融入了中国男科学的发展过程。回忆历历往事难免心情激动、心潮澎湃,郭应禄院士当年设计的博士入学考题虽然直到今天我仍然是一知半解,但是历数中国男科学的发展历程和关键事件,还是可以有一点发言权的。当然这是基于个人的视角,狭隘和偏颇,可能有所遗漏,甚至错误也在所难免。

男科学是一门探索男性性器官发育、功能及功能障碍(男科疾病)的专业,是以男性生殖健康为基础的一门综合学科,主要诊疗范围包括男性不育症、性功能障碍、前列腺疾病、男性更年期综合征、性腺发育异常、生殖系统不明原因症状,还包括男性计划生育、男科疾病的预防保健、生殖健康的科普与咨询服务。男科疾病从来都与"性"及"生殖"紧密结合,让人又爱又怕,并带有神秘的面纱。国人对男科疾病的认识一直是讳莫如深,谈"男科"即"性病",这是一个生活与学术禁区,男科学的发展也因此而经历了颇多曲折和艰难。

中华人民共和国成立以来,管理层、媒体及专业团队在这个领域内进行了卓有成效的努力,使中国男科学从无到有、从小到大,茁壮成长为众多医学专业中的一员,甚至是佼佼者。男科学专业快速发展及壮大的原因主要取决于两个需求,即医学发展的学科专业需求,以及老百姓对健康美好生活的实际需求。

一、艰难的起步与早期发展阶段

在中国发展的历史长河中,尽管也有对养生、性及男科疾病的描述,但是多为零散的报道和记载,甚至是口口相传,对其独立开展专业学术研究并完整记载的很罕见。王琦院士曾经在一次大会发言中提出"中华人民共和国成立前我国几乎没有男科学的任何记载"。即使是早在中华人民共和国成立初期,我国学者对性与男科学的理解和探索也几乎为零。在那些年代,人们首先要解决的是更加重要的温饱和生存问题,况且还有几千年来形成的文化传统与道德理念无形枷锁的约束,毕竟这还是一个没有人敢于涉猎的学术禁区。

1976年粉碎"四人帮"之后,在百废待兴的年代,人们对性的好奇与渴求也在不断孕育和发酵之中。但是直到1982年,吴阶平主持编译的《性医学》可算是中国改革开放后有关"性"问题的第一本正式专著。吴阶平院士率先突破禁区,组织编写并出版发行的这部译著,成为中国在解禁有关"性"问题方面的里程碑式专著,使国人性禁锢的理念受到冲击和挑战。

1985年,北京协和医院刘国振和曹坚教授主编的、由天津科学技术出版社出版发行的《男性学基础》,教育了一大批早期从事男科学工作的医生,当然包括我在内。此后的专业医师培训、科普、科学研究及临床工作才陆续得以开展。郭应禄院士以及王一飞、马永江、梅骅、钱绍祯、江鱼、张桂元、刘国振、马腾骧、卫恚、詹炳炎、吴明章、王益鑫、曹坚、黄宇烽、姚德鸿、黄平治、吕德滨、张思孝、胡礼泉、陈昭典、薛兆英、史成礼、朱积川、马晓年、贾孟春、陈振文等国内老一辈科学家,从学科发展、广大民众需求、国家专业学科设置与建设,以及对社会负责任的角度出发,积极推动男科学的建设,为我国男科学的创立和发展做出了卓越贡献。

经过许多老前辈科学家的积极倡议与推动,以及管理机构的鼎力支持,1981年成立了中华医学会。1985年,在武汉召开的中华医学会第二届全国内分泌学术会议上,我院内分泌科的史轶蘩院士主持并率先成立了第一个"男性学组"。直到1990年,由中华医学会泌尿外科分会设立男性学学组,吴阶平任顾问,郭应禄任组长,江鱼、吕德滨任副组长,薛兆英任秘书,其他的学组领导成员为曹坚、马晓年、卫恚、詹炳炎及黄平治。这一时期,中国泌尿外科的"主干流"还处于重要的上升期,专业人才缺口非常大,而作为泌尿外科的一个分支,男科学专业只能是一条小溪,几乎还没有专门从事男科疾病诊疗和研究的医生。在现有泌尿外科教材、参考书中,有关男科学知识的介绍也相对薄弱。更为棘手的是,在临床工作中,对于男科疾病的治疗也是个难题,除了一些疗效不确切的植物药、中成药外,缺乏有效的方法和手段,难以解决男科疾病患者的诸多问题和主、客观需求。

由于男性生殖系统疾病一直只是泌尿外科医生工作的一个很小部分,医生为男科疾病诊疗和学习所分配的时间、精力均十分有限,直接导致了对男科的学科发展的严重制约,但与性功能、生殖相关的男科疾病诊治有巨大的社会需求,男科疾病虽然对男性生命不会造成直接危害,但却直接关系到生活质量,影响男性的身心健康,影响婚姻、家庭,甚至社会的稳定,迫切需要有一个

第一章 概　　述

专门的学科,承担起男性健康的保障任务。因此,单纯一个依附于泌尿外科分会的男科学组,已经不能满足这个学科发展的全面需要,男科学的独立发展势在必行。由于学科分支的不断精细化,在泌尿外科医生中,逐渐形成了一支相对独立的专业队伍,专注于男性生殖系统疾病的临床和研究工作。随着医学界在生殖调节、性功能障碍、性传播疾病等男性生殖系统疾病的基础与临床研究方面取得很大的进步,一个新的亚学科呼之欲出。

经过多方面的数年努力争取,1995年在北京创立中华医学会男科学分会,吴阶平院士当选为名誉主任委员,郭应禄教授当选为男科学分会的首届主任委员。为了使泌尿外科和男科专业有一个相对清晰的诊疗界线,利于工作和研究,男科学会对疾病种类进行了划分:男科负责研究计划生育、勃起功能障碍、早泄等男性生殖系统疾病及与生殖器官相关的发育及功能障碍;泌尿系统的疾病,则还是由泌尿外科医生负责。

1998年,世界上第一个治疗勃起功能障碍(erectile dysfunction,ED)的磷酸二酯酶V型(phosphodiesterase,PDE5)抑制剂(西地那非)在美国问世,对ED的治疗带来革命性进展,极大地促进了男科学的发展,并且吸引了一批有志于中国男科学发展的专业人员。这一年,郭应禄教授还把海峡两岸的学术交流扩展到全球,成立了"世界华人泌尿外科学会",并随全国泌尿外科年会一起开展学术活动,其目的就是吸引全世界优秀的华人泌尿男科医生,加盟到祖国男科学事业的发展中来。辛钟成医生就是在此期间从韩国来到北大医院,专门从事男科学工作。吕福泰、李石华、王润等海外华人学者纷纷加盟到祖国男科学发展的阵营中,利用他们在国际男科舞台上的优势地位,为中国的男科事业走向国际做出了非凡贡献。随着医生队伍专业化程度地不断增高,专业从事男科疾病诊疗的医生也逐渐细分、相对独立出来。1999年,郭应禄院士联合北京大学医学部三个附属医院泌尿外科中的男科骨干,成立了北京大学男科病防治中心。

尽管男科的科研和临床工作都相继开展起来了,但相对于男科患者的庞大群体和多层次需求,规范诊疗的医疗机构数量依然不能满足实际临床工作需求。"供需"关系的严重脱节,以及管理体制上的不够完善,使社会上招摇撞骗的江湖医生越来越多,严重侵害了男科疾病患者的利益,干扰了医疗市场的正常运行,对社会造成了一定的不良影响。规范男科诊疗,建立男科标准,已刻不容缓。

经过长期的考察和准备,2005年北京大学第一医院男科中心正式建成。这是目前国内三级甲等医院中规模最大的集医疗、教学、科研为一体的男科独立科室,已经成为本专业国内的排头兵和领航者。

此后,中华医学会男科学分会在郭应禄院士的亲自主持和培育下,进行了艰苦卓绝的工作，进一步完善了专业的学科建设，开展了全方位的工作，男科学与男科疾病从早期的不被人了解，发展到如今的全国范围内普及，专业学会也发展到今天的第七届委员会，在后续的历任主任委员朱积川、王晓峰、姜辉、邓春华教授的领导下砥砺前行，委员和专业医生覆盖全国的各省、直辖市，学术影响力遍及全球。

在这里应该给予必要解释的是，本文撰写的中国男科学发展史，是以近代的西医学男科发展为主，基本上没有包括中医及中西医结合男科学所涉猎的范围，相信在这些领域中的男科专家也必然做了大量的工作，自然会有后续的个人或学术团体来进行系统全面地梳理和总结。实际上，以李曰庆、王琦、贾金铭、徐福松等著名的名老中医为代表的一大批男科专家，多年来也一直致力于中国的男科学的发展，并且卓有建树。近年来各种与男科学相关的学术机构也如雨后春笋般地蓬勃发展、不断壮大，例如中国中西医结合学会男科专业委员会、中华中医药学会男科分会、中国医师协会男科医师分会、世界华人男科医师协会、中国中药协会男科药物研究专业委员会、中国性学会性医学分会等，这些学术组织均在我国男科学的学科发展和服务患者中做出了努力和重大贡献。

二、男科学的专业发展历程

男科学专业在我国最早是以"计划生育"的形式存在。中华人民共和国成立至20世纪80年代，男科学的工作主要集中在男性避孕，包括输精管结扎、杀精子药物等相关临床研究。1958年，吴阶平教授在计划生育研究工作中，采用输精管精囊内注入醋酸苯汞杀灭残存精子的办法，迅速达到绝育效果，为我国男科学的发展开了先河。20世纪70年代，北京协和医院开展的棉籽油杀精子导致的无精子症及男性口服节育药棉酚的研究，揭开了我国男科学发展的序幕。李顺强教授发明的"直视钳穿法输精管结扎术"在国内的应用比例占到我国男性绝育总数的一半，并被国际社会广为接受。20世纪80年代，男科学研究转向性腺及隐睾方面，其中包括吴阶平院士撰写的著名论文《睾丸切除41~65年以后的前列腺情况（26例太监分析）》就是典型代表。

20世纪90年代后，随着社会的发展和医疗需求的不断加大，陆续建立了男科学实验室，先后开展了精液相关分析、阴茎动脉血压与肱动脉血压比值（penile brachial index，PBI）试验、神经肌电测定等临床检查，主要研究方向逐步转向对阴茎与睾丸的功能研究，包括勃起功能障碍及男性不育症。精子质量及形态学分析、性激素测定、神经肌电测定等，逐步成为男科临床工作中的常规检查项目，辅助诊断项目还与B超室及骨科/运动医学科、神经内科的肌电图室合作，开展神经肌电、阴茎血管彩色多普勒超声检测试验。期间，许多男科学专著陆续出版发行，包括《阴茎勃起功能障碍》《临床男科学》《阳萎的基

第一章 概 述

础研究与临床研究》《现代性医学》等。

2000年,随着男科人员和技术设备的不断充实,男科学研究逐步进入全面发展阶段,许多医院的男科门诊逐步出现并不断壮大,一批新的诊疗仪器设备和技术陆续问世。各类男科疾病诊断设备、各种前列腺疾病治疗设备、各种手术器械不断上市,其中"商环"等一次性包皮环切吻合器是包皮环切史上的一次革命,使包皮环切手术脱离了针线缝合,并且在李石华教授的积极推动下,该技术远播全球,尤其是在非洲预防艾滋病等性传播疾病中功不可没。

2000年,西地那非正式引进我国,引起了媒体和公众对男科学的极大关注和热情,国家人口和计划生育委员会宣教司将10月28日确立为我国"男性健康宣传日",简称"男性健康日",进一步强化了对男性健康的关注。

2004年,由郭应禄、胡礼泉主编,全国近百位男科专家参与的巨著《男科学》由人民卫生出版社出版发行,标志着我国男科学的发展走上了快速通道。这一阶段,一大批学术专著,包括《男科病诊治学》《男性不育症》《前列腺炎》《男性生殖系统常见疾病》《男子生殖医学》《男性更年期综合征》《勃起功能障碍的外科治疗学》等相继出版发行。2005年,北大医院男科中心正式成立运行,为全国男科学的发展模式设立了一个样板,男科学发展进入规模化和规范化的高速发展阶段,显微外科治疗不育、前列腺柱状水囊扩开术、阴茎假体植入术、血精及精囊镜检查、小阴茎治疗,甚至包皮环切术方面,均达到了国际先进水平。

显微外科技术是近20年来男科开展的新技术,起初国内只有少部分医师有条件去美国接受理论和技术培训。为了推广显微男科技术,让更多医生掌握这项新技术,服务更多患者,以北大医院男科中心为核心的国内多家男科机构(上海、广州、沈阳等)积极开展男科显微技能培训活动。目前有近百家医院已经不同规模地开展显微外科手术,全国每年开展显微外科手术超过万例,极大推动了显微外科技术在中国的落地、开花、结果。显微手术的技术进步,进一步改善了男科医生在泌尿外科中的处境,以前是泌尿外科医生不愿意做的手术(包皮手术、睾丸牵引固定手术、精索静脉曲张手术等),才会留给男科医生;而现如今,手术的精细化和强调功能保护与康复,让泌尿外科医生无法涉足男科手术,极大地提振了男科医生的地位和信心,并吸引了一大批有志于男科事业的青年才俊。

手术是男科学的重要组成部分,也唤起了广大男科医生(尤其是青年男科医生)的热情,但是手术不能解决全部问题,尤其是男科疾病患者的主观需求和功能康复还是要给予全面和多角度的关注,男科疾病诊疗的主体工作还在于非手术领域。近年来,关注患者的精神心理问题,关注环境因素及饮食、运动、癖好等日常生活中的各种因素对男科疾病发生、发展、康复和预后的影响,

第一章 概　述

关注患者及其伴侣双方的实际需求和夫妻同治,尤其是关注疾病的预防和保健工作,都在普遍推进中。"把工作做细,做到极致"是郭应禄院士对男科同道们的要求。男科学发展到今天就是需要进一步精细化,对男科疾病诊疗工作的细化是符合医学科学发展规律的,是一个学科发展的必然需要,也是老百姓现实的迫切需要。

现已开始的生命科学的第三次革命:融合科学,由生命科学家、物理学家与工程制造专家联合起来的高度融合,涉及面很广,对医学而言,能量医学显然是重中之重。郭应禄院士敏锐地把握住了这个学科发展的前沿领域,提出"微能量医学"的理念,认为创建微能量医学势在必行,并将其发扬光大。20世纪80年代,德国首先研制了体外冲击波碎石机,把杀人武器(冲击波)转化成为人民健康服务的工具。微能量包括声、光、电,甚至包括我国传统医学中的气功、针灸和推拿等,因此又称为"无创微能量医学"。应当说微能量医学是紧随药物和手术治疗之后的一门新兴学科,为医学带来了新的概念、新的理论和新的实践领域,为医学的发展创造了巨大的空间。未来我们将进一步深入开展微能量医学的基础与临床研究,力争让我国在第三次生命科学革命中处在领跑地位,成为新医学的男科引领者;为相关医疗设备的制造提供靶点、机制及技术支持,并尽早衍生出新的产业,为完成2025年中国制造目标打好基础;聚集世界顶尖科学家共同努力,让无创的微能量医学为人类健康做贡献。

三、蓬勃发展的中国男科学

(一) 教学、科研、临床,一样也不能少

为了满足全国(甚至国际)男科疾病患者对医疗服务的全方位迫切需求,必须依托先进团队带动全国男科学的发展,并且走出国门,赶超世界先进水平。所以,技术推广、普及男科技能、惠及全国男科医师,成为男科学发展的必然之路,这也是为了更好地服务男科疾病患者。男科专业发展面临的一个重要问题就是人才问题,年轻医生的培养成为重中之重,如何使新生代医生在理论和实践方面得到快速提高就显得尤为重要。

随着一系列临床新技术的出现,包括显微外科手术治疗梗阻性无精子症、睾丸显微取精术、男性生殖器官整形手术等新技术,不仅使男科疾病有了更多的治疗方法,也为年轻医生的专业发展开辟出广阔空间。在1995年成立的北京大学泌尿外科医师培训学院的工作安排中,人才培训的整体框架内就包括了对男科医生的培养。二十多年来无论是国内的培训班,还是境外培训,男科医生都有很多的参与和学习机会。推进科研的工作也在同步进行,一些男科中心建立了男科实验室,申请到各级基金和研究课题,并开启了培养男科方向的研究生工作,甚至包括与国外联合开展课题研究,对研究生共同培养。

第一章 概 述

从2002年起,由郭应禄院士负责组建的"北京大学泌尿外科培训中心——将才工程"陆续将全国泌尿男科的领军人物送出国门,进入国际社会,包括美国、韩国等高水平医院现场观摩学习(图6~图7),开拓了泌尿外科医生的国际视野,为中国泌尿外科发展描上了重重的一笔,也为男科学发展培养储备了一大批的领军人才。这一切工作都是有赖于郭应禄院士及其团队成员高瞻远瞩的决策和身体力行的具体操作得以实现的。

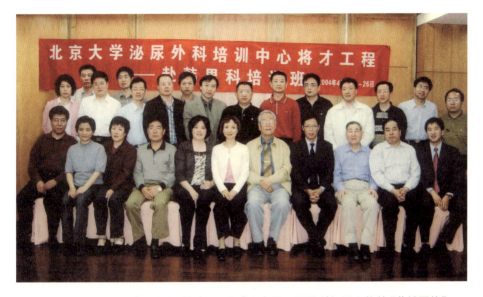

图6 由郭应禄教授领队的"将才工程"成为全国泌尿男科领军人物的"黄埔军校"
第六期"将才工程"是首期为男科学专业开展培训的,图片中是六期全体人员。

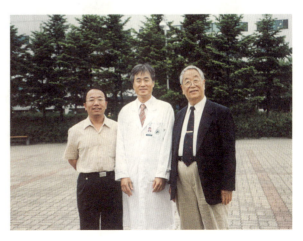

图7 在韩国进行参观和学习期间,作者与郭应禄院士及韩国专家在一起
从左向右依次为李宏军、韩国专家、郭应禄。

第一章 概　述

2009年,郭应禄院士提出了创普健康男人工程,要把创新男科学知识广泛普及。主要内容:①专科医生的培训及教育;②全科医生的教育及普及;③媒体的教育及普及;④大众的教育及普及。"长城国际泌尿男科转化医学论坛(GTAUF)"和"创普健康男科论坛(IPHAF)"就是为了配合和深化郭应禄院士提出的"创新科普、健康男人工程"而主办的两个品牌会议,每年都吸引着国内外众多男科专家及从业人员的积极参与,极大地推动了男科学的发展(图8~图12)。同时,还利用多种媒体进行专科医生和全科医生培训,与好医

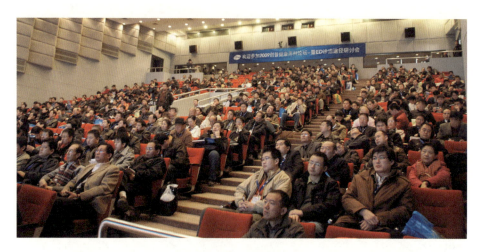

图8　广泛参与的2009年首届"创普健康男科论坛"会场座无虚席

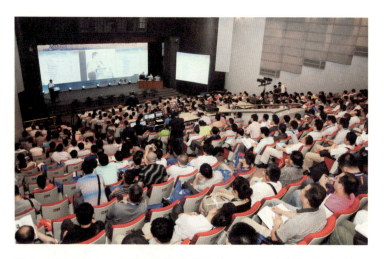

图9　在可容纳600人的主会场,连续举办12年的创普健康男科论坛/北京男科论坛"人满为患"

第一章 概　述

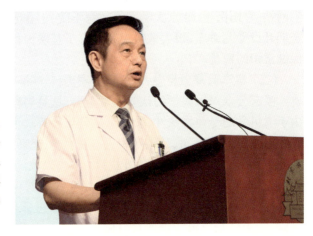

图10　2012年"创普健康男科论坛/北京男科论坛"大会主席李汉忠教授（时任北京协和医院泌尿外科主任、大外科学系主任）致开幕词并主持学术交流

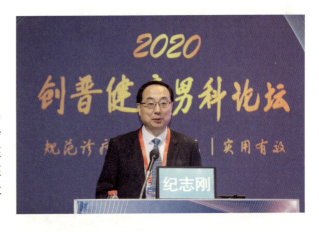

图11　2020年"创普健康男科论坛/北京男科论坛"大会主席纪志刚教授（北京协和医院泌尿外科主任，世界华人医师协会男科分会候任会长）致开幕词

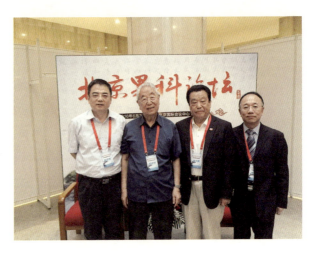

图12　创普健康男科论坛/北京男科论坛会议的主办专家们和特邀嘉宾金大鹏会长
从左向右依次为张志超、郭应禄、金大鹏、李宏军。

第一章 概 述

生网站、春雨医生、北京大学网络教育学院、丁香园网站等建立长期合作关系,定期开设专题讲座,极大地吸引和教育了基层男科医生,增进了男科疾病预防保健常识的普及。

(二) 科学普及惠及患者,这是发展男科学的终极目的

唤起公众对男科学的认知非常重要,这是男科学得以存在和发展的基础。由于男科学的专业特殊性,非常重视公众科普教育,国内外的男科学专家利用多种媒体普及男科知识,包括中央电视台(《健康之路》《朝闻天下》《人口与计划生育》《每周质量报告》等栏目)、中央人民广播电台(《财富健康》)、北京电视台(《北京您好》《北京新闻》《养生堂》)等电视媒体;《健康报》《健康时报》《生命时报》《法制晚报》等平面媒体;《搜狐健康》《搜狐专家访谈》等网络媒体,为公众男科知识的普及做出了巨大的贡献,大专家做科普,甚至院士带头做科普成为新时尚(图13~图16)。

即使是在新型冠状病毒肺炎疫情期间,科普宣传也从来没有停止过,甚至更加强化(图17~图18)。这也是为了更好地实现党的十九大的指示:"人民健康是民族昌盛和国家富强的重要标志,要完善国民健康政策,为人民群众提供全方位全周期健康服务。"

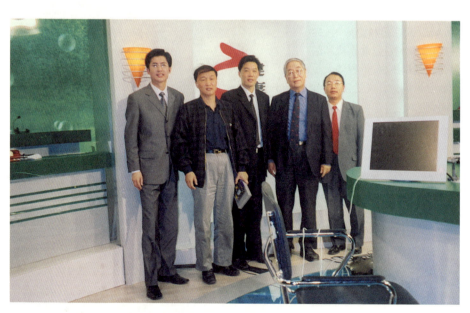

图13 院士走进"健康之路"亲自做科普

从左向右依次为主持人张毅、编导修老师、节目策划者、郭应禄、李宏军。

第一章 概　述

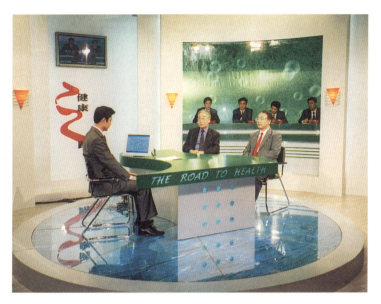

图14　院士走进"健康之路"直播间现场
从左向右依次为主持人张毅、郭应禄、李宏军。

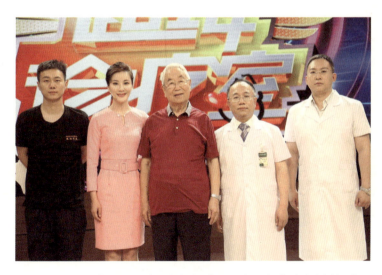

图15　2016年安徽卫视的"诊疗室"栏目，院士走进科普直播间谈男性不育
从左向右依次为工作人员、主持人、郭应禄院士（中间）、李宏军、袁人培。

第一章 概　　述

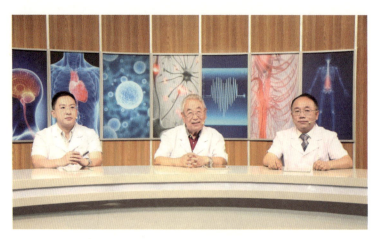

图 16　院士走进科普直播间

从左向右依次为袁人培、郭应禄院士、李宏军。

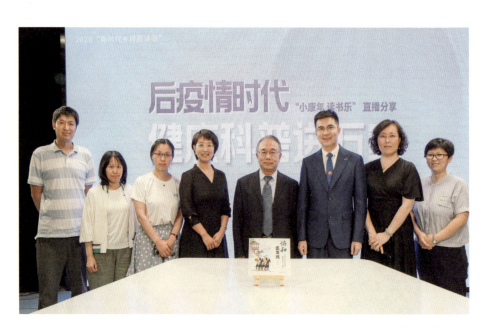

图 17　2020 年 7 月 27 日,由人民卫生出版社、新华视讯手机电视台主办的《后疫情时代,健康科普进万家》——"协和医生说:男人需要知道的健康知识"

从左向右依次为王鹏、赖玲、陈娟、成丽丽、李宏军、特邀主持人、周宁、吴明。

第一章 概 述

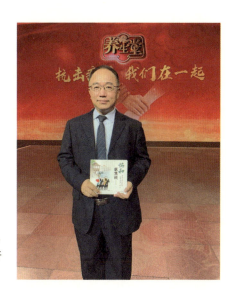

图 18 带着《协和医生说》科普专著，作者在疫情期间的《养生堂》进行科普宣传

网络媒体的迅速发展，给这种科普宣传带来了极大的便利，尤其适合于男科疾病的这种具有隐私性又容易讳疾忌医的疾病咨询。2020年的突如其来的全球新冠肺炎疫情的大暴发与我国特色的联防联控管理，成为网络科普与医生继续教育的强力助推剂，许多著名的男科专家及其专业团队纷纷加盟到科普宣传的队伍，包括北医三院男科团队、东直门医院男科团队、北大医院男科团队等，惠及全国，受众数以亿计，许多健康的生活理念得到普及，许多男科疾病患者可以足不出户就解决了困扰许久的私密问题。专业医生的继续教育也走进了网络，中华医学会男科学分会在第七届主任委员邓春华教授的带领下，组织开展了"中国男科强基层燎原工程：男科规范化诊治云课堂""强基层星火计划"与"男科走基层"活动，其他专业团体和基层学术机构组织的各种形式的培训和继续教育活动，均为地方男科专业培养了大批的骨干医生，为他们在基层开展男科工作奠定了良好的基础。与此同时，多种形式的网络医疗活动也遍地开花，甚至已经形成了具有一定规模性的医疗产业系统，惠及了全国男科医生和患者。

（三）专业学术杂志成为男科学发展的客观证据

作为客观证据，医学专业杂志在男科学的发展和壮大过程中不仅是直接见证者，也客观地记录了整个男科学专业的发展壮大过程。《中华男科杂志》《中国男科学杂志》《生殖医学杂志》《中华生殖与避孕杂志》（原名《生殖与避孕》）、《中国计划生育学杂志》《中国性科学杂志》、*Asian Journal of Andrology*（《亚洲男科学杂志》，简称 *AJA*）、*Translational Andrology and Urology*（《泌尿男科转化医学杂志》，简称 *TAU*）等，甚至包括男科学专业发展的不同阶段中的《中华泌尿外科杂志》《国外医学‑泌尿外科分册》《国际泌尿系统杂志》《国际生殖健康/计划生育杂志》《生殖与发育医学》《临床泌尿外科杂志》《现代泌尿外科杂志》等,均为男科学的发展做出了很大的贡献。

中国最早的男科学杂志是上海的江鱼教授为创刊主编的《临床男性学杂志》,分别更名为《男性学杂志》《中国男科学杂志》,始创于1986年,深受广大医务人员喜爱,尤其是男科学工作者的欢迎。现在的刊名为《中国男科学杂志》,现任主编戴继灿教授。

第二个发展起来的《中华男科学杂志》后来者居上,并在国际化、现代化、网络化、数字化等方面进行了有益尝试(图19)。该杂志始创于1995年,南京军区总医院(现名:东部战区医院)黄宇烽教授(也是我的博士后指导老师)为创刊主编,现任主编商学军教授。该杂志曾用刊名分别为《实用男科杂志》《男科学报》《中华男科学》《中华男科学杂志》,杂志文章先后被国内约20种数据库收录,还被美国化学文摘(CA)、PubMed等数据库收录。

Asian Journal of Andrology(《亚洲男科学杂志》)1999年创刊,创刊主编钱绍祯教授。目前该杂志已经成为国际上较有影响力的男科学《科学引文索引》(*SCI*)刊物。

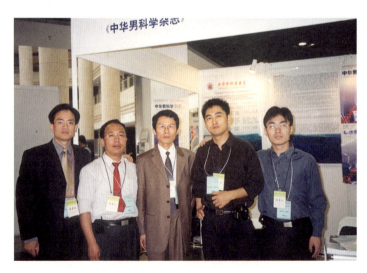

图19 《中华男科学杂志》创刊早期的部分小伙伴们
从左向右分别是朱培元、李宏军、吕年青、商学军、夏欣一。

第一章 概　　述

四、北京协和医院男科学专业的发展历程及特点

（一）源自泌尿外科

1922年谢元甫创建了北京协和医院泌尿外科专业。在谢元甫、虞松庭、吴阶平、施锡恩、刘国振、吴德诚、臧美孚、曹坚、李汉忠、宋宗禄、纪志刚等老一代著名专家教授的带领下，经过数十年的努力，将泌尿外科建设发展成为国内一流的专业学科（图20）。

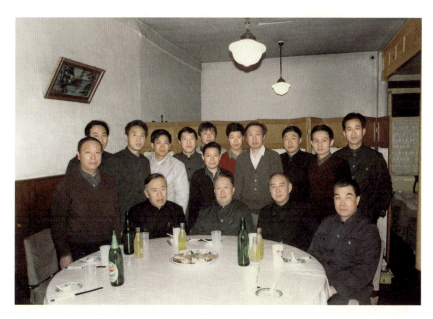

图20　80年代吴阶平院士定期来协和医院泌尿外科查房、讨论病历
照片为吴院士和部分泌尿外科人员合影。前排就坐的4位专家从左向右分别是刘国振、吴阶平、吴德成、赵结石。后排专家从左向右分别是刘璞、姜永金、宋宗禄、张锐强、曹坚、王晓冬、王长恩、李宝寅、臧美孚、张兆光、李汉忠和进修生。

由于我国的专业发展特点，男科学是从泌尿外科发展起来的新兴学科，几代泌尿人都不同程度地参与过男科学的工作，诊治过男科疾病患者，包括阴茎假体手术、阴茎海绵体血管手术、尿道下裂手术、睾丸牵引固定术、精索静脉曲张手术等，甚至直到现在，泌尿外科与男科在学科专业建设及发展中也不是完全割裂开来的，彼此协助，共同发展（图21）。

（二）医教研全面发展

北京协和医院的医学教育十分严谨，招收的学员入学竞争非常激烈，而圆满毕业也不是那么容易，都是"严进、严出"的（图22）。几代泌尿人在北京协

第一章 概 述

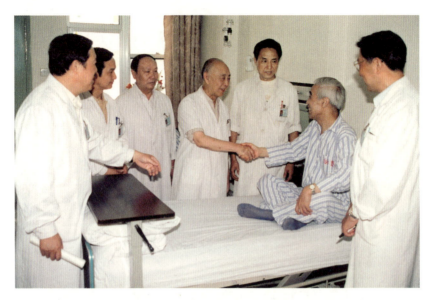

图21 泌尿外科及男科教授联合开展病床前查房
从左向右依次为曹坚、李汉忠、刘璞、吴德诚、宋宗禄、患者、臧美孚。

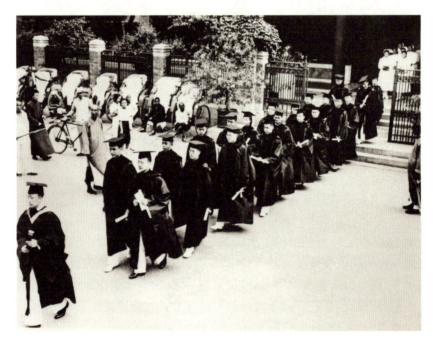

图22 在1941年的协和医学院毕业典礼上,作为学生司仪的吴阶平,手持"纪念棒"引领毕业生走出学术礼堂,他们当中的多数学员成为了中华人民共和国医护战线上的主力军

第一章 概　述

和医院"严谨、求精、勤奋、奉献"院训的激励下，经过不断努力奋进，已经发展成包括肾上腺外科、泌尿系肿瘤、肾移植、泌尿内镜、普通泌尿外科、男科学等亚专业的完整的泌尿外科。近年来，我院泌尿外科在前任主任及协和医院外科学系主任李汉忠教授、现任主任及华人医师协会男科分会候任主任委员纪志刚教授的带领下，取得了飞跃式的发展，培育出一个朝气蓬勃的专业团队，在国内专业及同行间具有较高的学术地位和较强的影响力（图23）。1981年成立教育部博士点，是国务院学位委员会国内最早公布的泌尿外科博士授予点之一。20世纪80年代以后，先后培养博士及硕士学位研究生数十名（图24~图25）。现在每年招收博士及硕士学位研究生数名，并有多名研究生在读，每年还广泛招收进修医师。2016年成为北京协和医院首批临床型博士后流动站。

北京协和医院泌尿外科的男性学组发展也是几代人不懈努力的结果。早在20世纪由吴阶平医生主持编译的《性医学》出版发行，使得性禁锢的理念受到挑战。1971年刘国振教授在泌尿外科专业内创建了国内最早的男科学专业，与曹坚教授合作，率先开展男性不育症的检查新技术（图26~图28）。开展棉籽油导致无精子症的男性不育症研究及男性节育的基础与临床研究——棉酚在男性不育与节育领域内的应用，当时取得的一些研究成果轰动国际（图29~图30）。

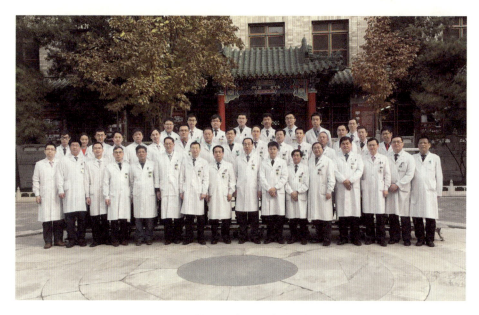

图23　协和医院泌尿外科全家福

第一章 概 述

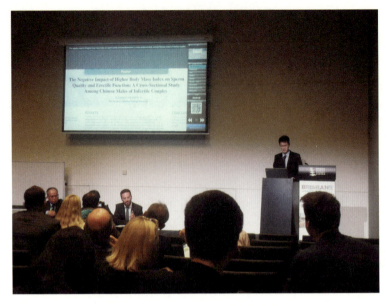

图 24 建立高水平的研究生培养体系

2019年在读博士研究生张建中参加在澳大利亚举办的国际学术会议并发言。

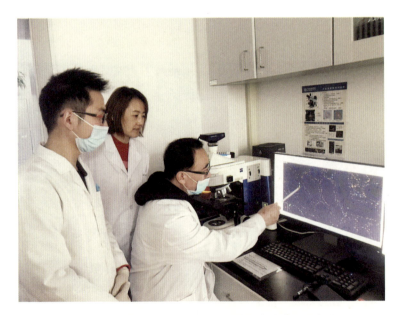

图 25 与中国医学科学院基础所联合培养博士研究生

老师们在具体指导2018级博士研究生蔡忠林分析实验结果。从左向右依次为蔡忠林、牛亚梅、佟伟民。

第一章 概 述

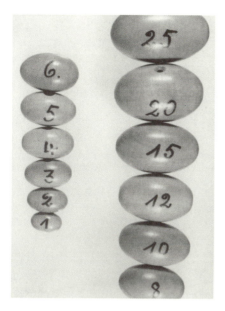

图26 1981年率先开展睾丸容积测定所使用的睾丸容积模具

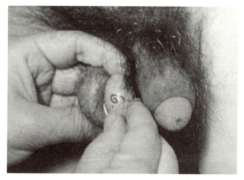

图27 比对方法测量睾丸容积,现场检测的真实操作过程

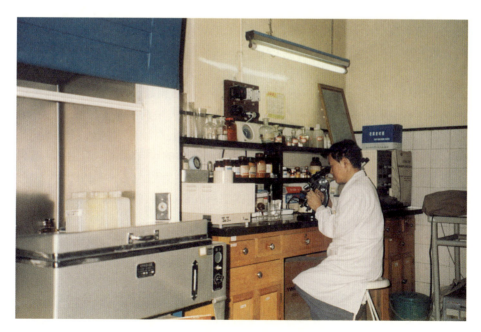

图28 开展男性不育症的实验室诊断新技术

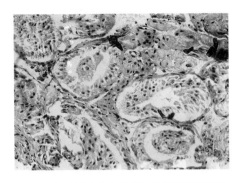
图29 实验前的睾丸病理切片的组织学形态
1980年开展棉酚避孕研究,观察睾丸病理组织切片组织学改变显著。

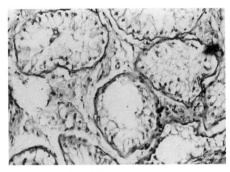
图30 棉酚处理试验后的睾丸病理切片的组织学形态

20世纪80~90年代,在刘国振、吴德成、李汉忠、曹坚等教授的带领下,进行了一系列男科学专项研究。在国内率先引进前列腺电切技术,积累了丰富的临床经验,并在1983年获得了卫生部的乙级科学技术成果荣誉证书[证书编号(83)-26-2]。男科疾病手术治疗、男性不育诊治和男性避孕药物(雷公藤)的研究均取得了令人瞩目的业绩,为我国的男科学事业做出了巨大的贡献,获得国家攻关奖,并获得国家计划生育委员会1986年颁发的"六五"国家科技攻关项目65-35-2-5(3)攻关成果三等奖。1991年开展了雄激素抗生育的临床研究(图31),并对其研究成果进行培训与推广。1992年开展前列腺射频和微波治疗新技术。

(三)协和医院男科的发展及其独特风格

在泌尿外科老一辈的积极支持下,多年来一直由曹坚教授主持协和医院的男科工作,出版过男科领域的学术专著,发表了大量的高水平研究论文和科普文章,尤其是在棉酚避孕研究中走在了国际前列,对雄激素的认识也非同凡响,多次参加国际学术交流,并担任许多学术团体的重要职位,是国内早期男科学发展的中坚力量,也是中国男科学发展的重要奠基人之一。1985年3月,刘国振和曹坚主编的《男性学基础》正式出版发行,虽然内容简单,但应该是国内最早出版的男科学专业书籍。1994年和1998年,曹坚教授两次编写了《临床男科学讲义》,进一步细化了对男科疾病的认识,广泛应用于男科医师培训活动,介绍男科疾病专门知识。1994年由卫生部科技司和中华计生学会合办的生殖健康学习班,也反映在那个年代的医生们对男科知识的迫切渴求(图32)。

曹坚教授对男性不育症的全面深入研究和丰富的临床经验,深得同仁及患者的好评、爱戴,成为协和医院男科的品牌,这个特色被一直保持到今天。2002年,曹坚教授因病永远地离开了他所钟爱的男科学事业。在随后近半年的"非典"期间,男科工作几乎处于停顿状态。

第一章 概 述

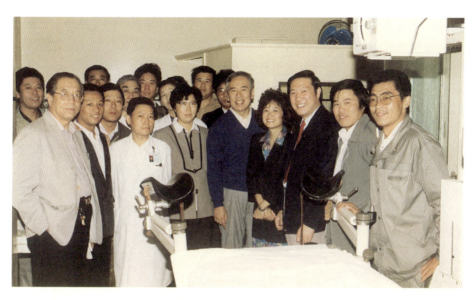

图31 雄激素抗生育临床研究的全体人员
其中张桂元(左二)、刘国振(右五)、曹坚(右三)。

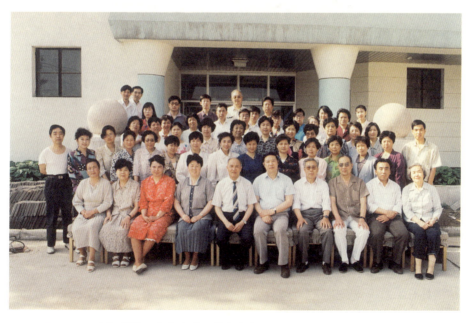

图32 卫生部科技司和中华计生学会合办的生殖健康学习班(1994年6月)
前排左6北京协和医院的曹坚教授。

第一章 概述

2003年8月，在我从事博士后研究期间，在黄宇烽老师的支持下，我来到北京协和医院继续从事男科学博士后研究工作。2004年7月博士后出站后，正式被北京协和医院按照人才引进的方式调入，从此开始了我持续至今的北京协和医院从医生涯，专门诊治男科疾病。我诊治了大量男科疾病患者，努力追求临床疗效，探索男科疾病的临床治疗策略和理念，突破了男科学的发展瓶颈，总结发表了专业学术论文220余篇，主编(译)男科相关学术专著近二十部，发表科普文章数百篇，带领科室成为国内男科界学术理念领先的专业团队，形成了协和男科的独特风格，并被中华医学会男科学分会推荐为"国之名医"称号(图33)。

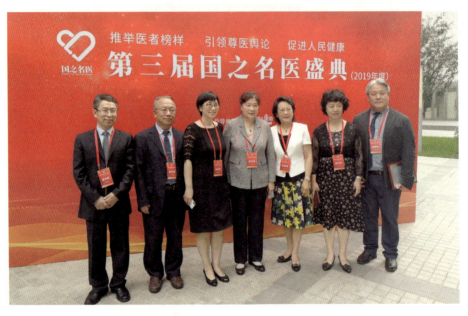

图33 北京协和医院获得"第三届国之名医"称号的部分专家，男科专家在其中
从左向右依次为谭先杰(妇产科)、李宏军(泌尿男科)、林岩松(核医学科)、钱家鸣(消化内科)、崔丽英(神经内科)、尹佳(变态反应科)、仉建国(骨科)。

尽管北京协和医院的男科学专业还存在许多问题和不足，但是已经在国内外具有了一定的学术影响力，走出了新的发展路径，并形成了自己的特点，基本具有了系统完整的疾病诊疗和临床研究体系，主要体现在以下几个方面。

1. 广泛开展科学普及工作　在疾病诊治知识普及、健康性咨询及心理咨询领域做了大量工作，参加多种媒体的科普宣传，发表科普文章数百篇，主编科普专著数十部。科普文章和科普讲座"接地气""吸引人"，这是受众的普遍反映。

第一章 概 述

2. 在继续医学教育和人才培养方面走在国内前列 我科每年召开学术会议并举办国家级继续医学教育项目,男科专家还在国内外众多的学术会议上做专题报告和讲座,具有较高的学术水平和较强的影响力。其中以每年举办的"创普健康男科论坛"最受推崇和关注,学员众多,每次会议的人数都在 600 人次以上,即使是在 2020 年,仍然吸引了一大批医生的关注、参与(图 34),线上和线下同时举办,学员人数再创新高,目前已经连续举办十二届,为一线临床医生提供先进的诊疗技术、实用工具和理念。此外,男科学专业多年来招收硕士、博士及博士后研究人员,带领研究生团队进行大量的临床研究,已经建立起了完善的临床科学研究体系。

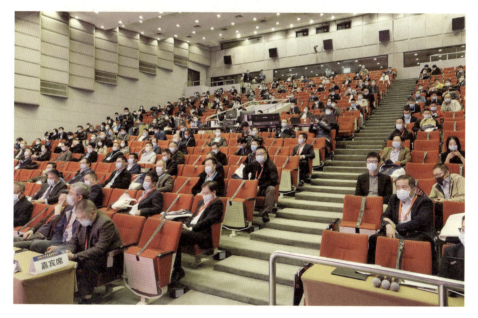

图 34 戴口罩且隔位就坐:2020 年疫情期间的学术交流热情不减

3. 在疾病的临床流行病学研究方面达到国际前列 多次参加国际学术交流(图 35),并在男性健康方面,完成了多项全国多中心大样本调查,其结果已经成为我国相关领域的重要资料,包括更年期男性健康、中老年男性 ED 发生率及危险因素、终生性前列腺炎的发生率、男性不育症患者中的 ED 发生情况、早泄患者的临床流行病学特点研究、先天性双侧输精管缺如(congenital absence of bilateral vas deferens,CBAVD)患者的临床特点研究等。

4. 男科疾病诊疗理念得到认同和广泛应用

(1) 在 ED 诊治中,具有完善的基本检查和治疗项目,率先提出规范化治

第一章 概　述

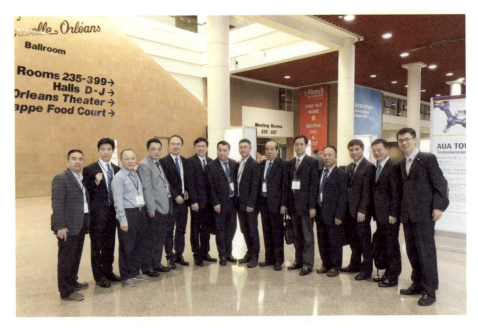

图35　进行广泛的国际学术交流（参加2015年美国AUA年会的部分中国代表）
从左向右依次为王瑞、董强、邓春华、张志超、洪锴、毛向明、刘继红、商学军、贺占举、夏术阶、李宏军、张大宏、容嵩、山林。

疗ED，提出治疗ED的新目标及其与整体健康的新理念，尤其是应对难治性ED的系列措施得到国际认同。2016年提出的患者、伴侣与医生共同决策测得理念，成为2018年美国疾病（ED）诊疗指南的核心理念。

（2）男性不育症的诊治始终是协和医院男科专业的传统项目，具有悠久的历史和系统完整的治疗体系，并在国内具有公认的良好声誉，尤其是在常规治疗与自然妊娠方面领先。近年来与妇科生殖内分泌学组配合开展工作，使得协和医院的生殖医学和辅助生殖技术也走在了国内前列（图36）。

（3）将慢性前列腺炎看作是一组症状而非疾病，已经得到国际认同，大规模临床流行病学调研结果和权威系统综述的发布，进一步确认了我们在这个领域认知水平的国际地位，诊治新理念让医生和患者都能够从容摆脱疾病的困扰，使得男科医生走出了对诊治慢性前列腺炎的焦虑和无奈。

（4）组织国内专家进行早泄的临床流行病学调研，开展多次学术研讨，并制定早泄临床疗效判定标准。探讨性交次数在早泄中的作用，并针对国际权威的国际性医学协会（ISSM）2014年早泄定义进行分析和探索。

（5）将迟发性性腺功能减退（late onset hypogonadism，LOH）的诊疗经验在全国推广介绍。早在2005年，我与郭应禄院士联合主编国内第一部《男性更

第一章 概　　述

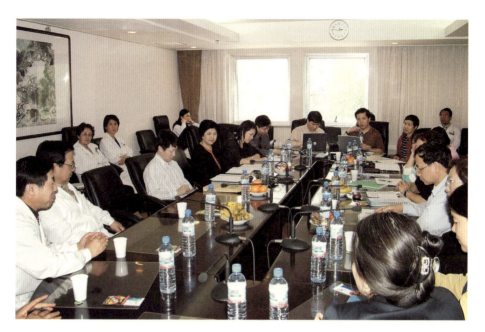

图36　与协和医院的生殖医学中心合作紧密,是男科专业工作的重要组成部分
与生殖医学中心的其他专家一道迎接国内同行的辅助生殖年度验收工作。原北京协和医院副院长陈杰(左一)、郎景和院士(左二)、张以文(左三)、徐苓(左四)、李宏军(右侧最后面)、何方方(最前面的背影)及其他评审专家。

年期综合征》,调研了国内多中心大样本的更年期男性临床症状的发生情况和危险因素,权威、详实的调研数据发布在国际专业杂志上。而人口的快速老龄化,加剧了对男性更年期健康的关注。

(6)广泛接纳中医理念,强化中西医融合,走中国特色的男科发展道路。在这个领域里,与东直门医院男科李曰庆、李海松教授,东南大学附属中大医院金保方教授,中华中医药学会男科分会的秦国政、张春和教授等国内知名的学术男科团体积极合作,推广"西学中"理念,成为中医男科及中西医结合男科专业学术团队的"座上客",发表多篇权重文章,参与多次学术交流,并被授予多种学术荣誉(图37)。

5.科学研究领域的工作也卓有成效　承担国家级和省部级多项研究课题,其中关于先天性双侧输精管缺如(CBAVD)的研究就获得3项国家自然科学基金面上项目和1项北京自然科学基金面上项目的资助,研究水平国际领先。目前,男科研究团队正在多个领域勤奋努力,不断挑战国际权威理念,也陆续有青年才俊加盟,使得研究实力不断增加,成为一个系统、连续、完整的专业研究团队。

第一章 概 述

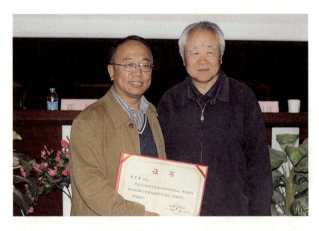

图37 广泛开展中西医结合临床及研究工作,与中医男科紧密结合

名老中医专家李曰庆教授为作者颁发中医北京中医药学会男科专业委员会副主任委员／中国中药协会男科药物研究专业委员会副主任委员证书。

(四) 多学科的团队协作

北京协和医院的临床工作复杂而艰难,其成功的秘诀之一在于多学科合作。任何困难的案例,都可能被不同学科和专业的专家从各个角度进行分析和总结,最终达到完整认识疾病的目的。疾病"真相"可不断验证诊疗过程的准确性,使得对疾病的认识水平不断提高。

男科学专业正是在这种氛围中发展和成长的,而且男科学与其他学科专业的结合更多、更紧密,毕竟任何疾病及其治疗过程可能都会对男性的生育和性功能产生各种不利影响。例如与心理医学科合作的对男科疾病患者精神心理状态的评估和联合处理,与呼吸科合作诊治睡眠相关的痛性勃起,与变态反应科合作的对自身精液过敏的研究,相关的结果均发表在国际权威学术刊物上。实际上,协和医院的许多协作组与男科发生直接关联,包括肥胖患者减重研究协作组(图38~图39)、不明原因症状诊疗协作组、生育研究协作组、更年期协作组、骨质疏松协作组等。多学科合作和联合诊疗,尤其是与我院心理医学科合作紧密(图40~图42),其中的巴林特分析法的心理思维模式"心理治疗整合技术"应用,极大地促进了男科患者的全面康复,提高了治疗的有效率,增进了患者就医的良好感受。

总之,北京协和医院的男科学专业持之以恒地努力求索,走出了新的发展路径,并在国内外具有良好的声誉,其发展前景值得期待。

第一章 概　述

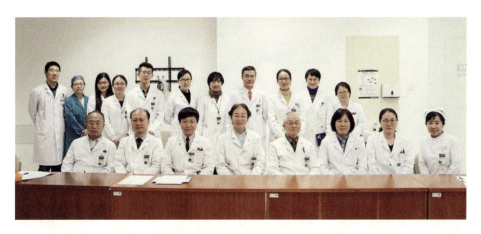

图38　2017年组建的北京协和医院减重多学科研究协作团队
前排就坐的从左向右依次为李宏军、康维明、林进、于建春（组长）、金自孟、李玉秀、朱慧娟、郭淑丽。

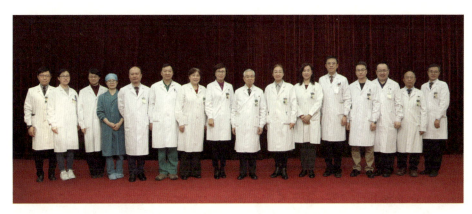

图39　2018年减重多学科协作团队获得表彰
从左向右依次为林进（骨科）、李子建（基本外科）、薛华丹（放射科）、杨波（骨科）、康维明（基本外科）、黄宇光（麻醉科）、钱家鸣（消化科）、张抒扬（心内科）、金自孟（内分泌）、于建春（基本外科）、王晓军（整形科）、于康（营养科）、肖毅（呼吸科）、潘慧（内分泌）、李宏军（泌尿男科）、陈伟（营养科）。

第一章 概 述

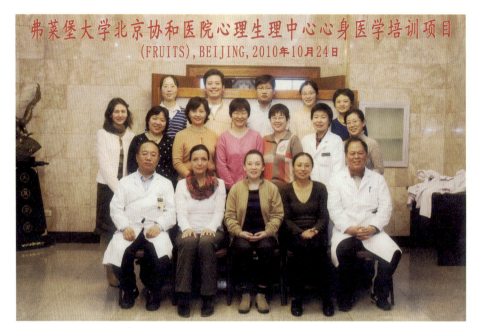

图40 参加2010年协和医院心理医学科开展的与国际接轨的精神心理专业技术培训
从左向右在前排就坐的依次为李宏军(男科)、德国培训专家、魏镜(心理医学科)、专业翻译、戴为信(内分泌科)。

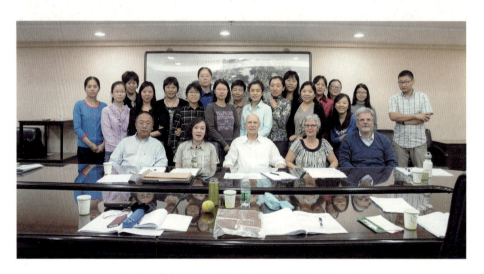

图41 参加2013年的FRUITS培训的全体人员
前排就坐的从左向右依次为李宏军(学员)、魏镜(心理医学科主任兼培训班班长)和三位德国培训老师。

第一章 概 述

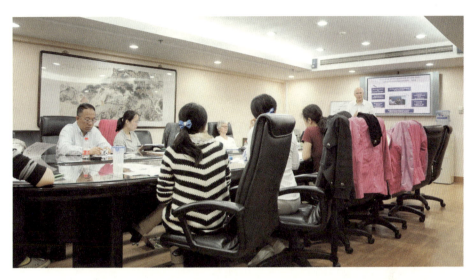

图42　FRUITS培训的良好氛围,让全体人员均有机会自由参与讨论和发言

五、从个人的成长视角看男科学发展

一滴水映出汪洋大海,以一个普通男科医生成长的过程,从社会发展的视角看问题,可以更加形象地展示中国男科学的发展特点。这也与我国的经济形式和政治风云变化相关。从下面的介绍中读者不难看出,男科学是一个行走在医学边界的学科,而一个处在边缘化专业的男科医生需要多么努力,其成长经历是多么艰难曲折,许多艰难和困苦是语言难以形容的,这也折射出中国男科的发展途径充满了波折和艰辛。当然,一切都会慢慢地好起来的,男科专业前景还是光明的。

(一) 中国男科学发展的萌芽阶段

1976年,我还是初中一年级的学生,对性方面虽然几乎没有过什么明确的想法,但也是懵懵懂懂,有过一闪而过的疑问。那时候的中学生性教育并不是完全没有,但是普遍缺乏对男孩子的性教育。"我是从哪里来的?我怎么会长胡子而女同学没有?""我和女同学有什么不同?""为什么我们不去同一个厕所?"……永远困扰着幼小且好奇的心灵,而来自大人们的各种答案永远是变化不定的,而且是非观念也很难有清晰的界定。记得仅有一次下午的原定学习内容,被通知取消了,是因为女生要在教室里面接受性知识教育,而男生则被要求离开,可以自由活动。将中学生的性教育区分成男生和女生这还是头一次,女生的性教育内容也简单且敷衍,而男生的性教育则是完全缺乏,这也就是我国早期性教育的典型模式了。在男孩子的心里认定了女孩子与自

第一章 概 述

己不一样,但是不知道怎么不一样,并充满了好奇与遐想。而发生在男孩子身体上的一些标志性事件,例如遗精、手淫、长胡须、出现喉结、勃起等,也困扰了大批发育成长阶段的男孩子,却同样不知道去哪里找答案,更加羞于向别人询问。

粉碎"四人帮"后,全国范围内开展了拨乱反正工作,那也是一个百废待兴的年代。1978年的改革开放,使得西方的思潮涌入,或许这就是早期的性知识快速传入阶段,有人认为这是人性的解放,也有人将其看成是资产阶级自由化。1981年我考入了中国医科大学,时值青春年少、风华正茂(图43)。但是在第一次上解剖课,看到裸体尸体还有些害臊、不自然、不知所措。在随后的几年时间里,社会上陆续出现了各种各样光怪陆离的现象,包括色彩艳丽的服饰和喇叭裤在内的各种"奇装异服"、录音机播放靡靡之音、交谊舞音乐等,均风靡一时。在大学生中,谈恋爱都是躲躲闪闪、偷偷摸摸,被别人发现感觉是很丢人的事情,而一旦获知某女大学生怀孕,简直就是天下奇闻。大学学习期间,沈阳发生了一起大学生处对象的"截鸡"事件,轰动一时。是恋人分手时,竟然拿出了剪刀,剪断了男伴的阴茎。还有一个广泛流传的与我们男科学相关的典型案例,就连高级知识分子对性和生育常识也是一窍不通。某对夫妻均为大学教授,婚后多年不生育,求治于专业医院,发现他们居然不知道该怎

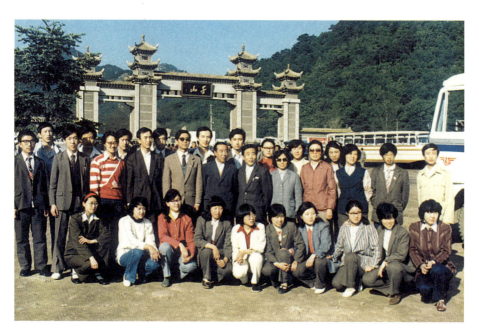

图43 恰同学少年,风华正茂

中国医科大学67期4班同学毕业生产实习阶段与带教老师在一起。

第一章 概　述

样进行性生活，以为只要夫妻在一起睡觉、握手，甚至亲吻，就可以怀孕。那些年，公众（包括大学生）难以寻找获得性知识的合法途径，而医生也不知道该通过什么途径和方式把这些"常识"普及给公众，健康性教育与"黄色、色情"似乎很难有明确的界限，甚至被一些人看成是等同的。

（二）缺乏专业团队、没有专职人员

中国男科学的发展起于20世纪70年代。1989年我硕士毕业（研究方向：感染性疾病与优生；主要研究：弓形体病；导师：解中坚教授（图44），被分配到辽宁省计划生育科研所（简称辽宁计生所），最初在优生遗传室工作半年，随后在男科学临床工作，主要从事男性不育的诊治，自此开始了我的男科职业生涯。得到过王宗镇老师和李宏祥老师的悉心专业指导，还得到过孙晓玲、王彦、杨丹、韩维田、郭景阳、易东旭等的帮助。起初主要诊治男性不育症，逐渐涉及性功能障碍、慢性前列腺炎、精索静脉曲张、男性发育异常及男性更年期健康等。

由于临床工作非常繁忙，经常是看门诊和手术穿插进行，也要频繁地值夜班。由于单位条件不好，手术只能依靠局部麻醉（局麻）来完成，包括隐睾牵引固定术、包皮环切术、精索静脉曲张手术、鞘膜积液翻转手术等，其中采用局麻最快可以在15min内完成精索静脉曲张高位结扎手术，一上午可以连续完成

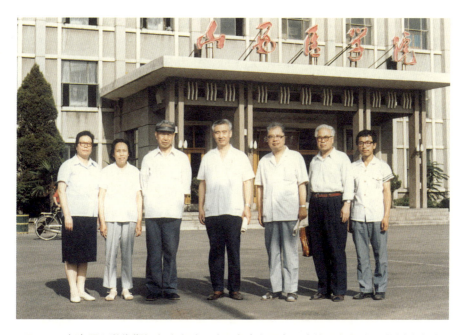

图44　攻读硕士学位期间与老师在一起，我站在最有风度的导师解中坚教授的旁边
从左向右依次为李春华、答辩专家、王守义、答辩专家、答辩专家、解中坚、李宏军。

精索静脉曲张手术多例,最小的手术患者11岁。实际上,手术并不是男科诊疗的全部内容,甚至不能成为主导方向。男科学大量的内容涉及复杂的生长发育、内分泌、遗传、健康咨询等问题,但是那一阶段男科领域的主要参考书目少得可怜,《男性学基础》和《临床男科学讲义》是非常难得且珍贵的知识来源。另外一本帮助较大的专著,是1988年由吕德滨和黄平治主编的《实用简明男性学》。1991年,我参加了上海主办的为期1个月的男科医师培训班,接触到了一大批活跃在一线的国内知名男科专家:王一飞、马永江、江鱼、黄平治、王益鑫、陈凯等,各位老师成为我进入男科大门的领路人。可以确定地说,上海的这次专业培训是我男科职业生涯中起到关键作用的学习经历。

这一阶段国内诊治男性不育的机构也很罕见,作为一个省级计划生育技术服务部门,辽宁计生所药理研究室的皮下埋植避孕技术和不育症临床诊治水平非常高,有一大批经验丰富的老专家,包括张茹、张秀清、李文林、王宗镇、李宏祥、刘福阳等。男女不育患者很多,毕竟正规、权威的大医院没有设立这个专科,私人和个体医院都在"拼命"地挣性病患者的钱,在技术性较强但来钱不快的不育症诊治领域,还几乎没有形成任何具影响力的专业团队。专业正规男科机构仅见"金陵男科医院",虽然是独立建制,也是最早和老资格的男科医院,但是其规模和服务人群也是有限的。我刚好是在辽宁计生所临床不育诊疗顶峰时期参与其中,并积极丰富自己的疾病诊治经验。

作为新兴学科,几乎没有什么专职人员。在医疗经验交流的活动中,会经常有与男科疾病相关的学术活动,我每年会选择参加一个与我的专业相关的学术会议,例如参加工作的第一年即1990年,参加的第一个学术会议是在湖北恩施召开的"全国弓形体病研讨会"。非常巧合的是,在1991年召开的"首届全国男科学研讨会"上,大会的集体合影显得异常珍贵,因为当时我还与郭应禄老师素不相识。在集体合影的照片上,前排就坐的都是大领导和大专家。由于参会人员较多,只能前面蹲坐一排,刚好我是蹲坐在最前面的,而我的身后就座的正是郭应禄老师。直到1995年我考上了郭老师的博士研究生,才回忆起当年的不期而遇。每当看到这张珍贵照片,都会想起那段难忘时光,这也就是人们所说的缘分吧,或者是命中注定我会成为郭老师的学生和坚定的学术后备军。

(三)"性病"一度成为男科疾病的主要存在形式

20世纪80年代,从事男科疾病诊治的专科医院及专业医生几乎没有。然而,很快地"性病"开始泛滥了,而治疗性病的小广告随处可见。满大街可见"一针灵"等电线杆广告,许多人将性病与男科疾病画上了等号。羞于启齿的男科病患者,在默默承受疾病痛苦的同时,也在忍受疾病带来的屈辱,以及诊治过程中遭遇的各种歧视和商业欺诈,这种状况也让男科专业在人们的感觉

第一章 概　述

中更加晦暗不堪。

在性知识普及的专业团队中，马晓年教授的贡献非同小可，是积极推广中国性教育的先驱者。他把更多精力从原来的计划生育工作中，转向社会需求迫切的性医学及性教育工作，在性学界享有很高知名度，主编《现代性医学》《男性学咨询》等，编讲数十部性医学与性教育录像片或光盘，担任多家音像媒体栏目的长期特邀嘉宾。虽然后来也陆续有一些专家加盟到男性的科普宣传活动中，但是难以坚持下去，带有商业性质的咨询活动逐渐多了起来。

（四）铺天盖地的广告宣传与个体民营医院风生水起

1995年，我考入北京医科大学泌尿外科研究所攻读博士学位，主要从事凋亡基因（$Fas/FasL$ 系统在泌尿及男性生殖系统肿瘤中的作用）相关研究，博士生导师是郭应禄教授（图45~图47）。1998年的春节期间，是我即将博士毕业的假期里，有幸参与健康科普咨询，走进辽宁省及沈阳市的两家广播电台，进行公益咨询活动。但是很快这种咨询活动被日渐增高的有偿广告所取代。许多私人和承包的"医疗机构"陆续依靠高额广告费用，几乎"买断"了报纸、广播和电视相应的广告栏目。个体小型民营医疗机构和私家诊所，尤其是中小型正规医院的科室被个人承包，涉及的科室主要是难治（肿瘤晚期等）的或私密性强的疾病，男科疾病自然首当其冲。

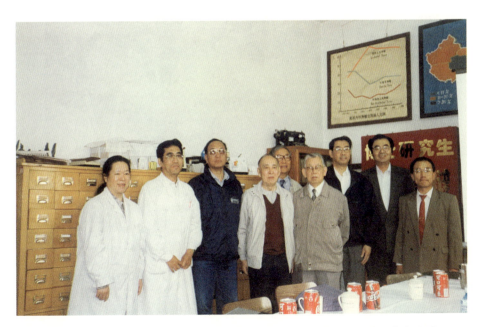

图45　1998年的博士毕业答辩，作者与导师郭应禄教授及全体答辩专家合影
从左向右依次为冯陶、薛兆英、谢蜀生、吴德成、郭应禄、鲍镇美、侯树坤、张志文、李宏军。

第一章 概　述

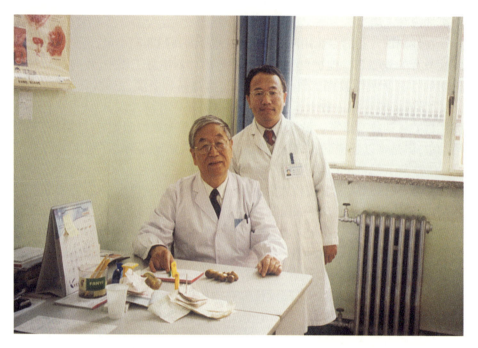

图 46　郭应禄老师对学生的帮助：郭应禄老师带我出门诊

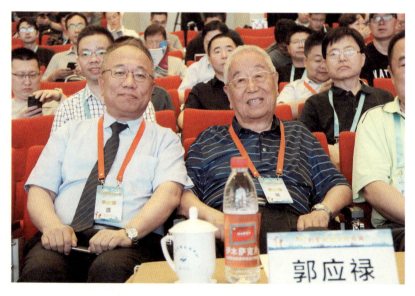

图 47　为学生的事业站脚助威，郭应禄老师出席"创普健康男科论坛"学术会议

第一章 概　述

1998年7月我博士毕业后回到沈阳,在沈阳市生殖医学中心/东方医疗集团/沈阳市和平区妇婴医院工作。这一阶段,国内生殖医学中心和试管婴儿工作风起云涌,东方医疗集团在集团董事长董令怡院长(第九届全国人大代表)的带领下,将试管婴儿工作做得风生水起,一举拿下了"东北首例试管婴儿诞生地"等多种桂冠,还上过崔永元主持的中央电视台(二套)《健康之路》节目。此后,在历任的苏静、翁宁、许蓬等院长的领导和接力奋斗下,延续并发展壮大了这个专业团队。一派红火的试管婴儿临床和科研进展,也带动了男科疾病的诊治。在那个时段,男科学的发展似乎都集中在对不育相关疾病的诊治领域。

2000年6月,我来到北京创业。在郭应禄院士和地方政府机构的积极支持下,在北京大兴县(现"大兴区")创办"吴阶平泌尿外科医学基金会北京大兴男科医院"(图48),时任大兴县的县长亲自为医院开业剪彩,众多媒体记者来到现场采访,成为当时的一个重要事件,引起了一定程度的社会关注。虽然离京城不远,但是在公共交通不便利的一个偏远县城城边,创办一所男科医院,因没有什么投入、规模小,患者也是少得可怜,经营和生存是大问题。那个阶段的我,虽然初出茅庐,大有初生牛犊不怕虎的雄心壮志,但是无论是在知识上、经验上、资金上,还是在心理上,均没有做好任何准备,毕竟要面对的是

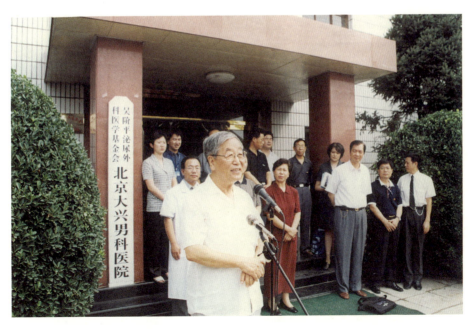

图48　2002年创办"吴阶平泌尿外科医学基金会"北京大兴男科医院
郭应禄院士亲临现场致辞,大兴县(现大兴区)时任女县长刘志茹剪彩并祝贺。

第一章 概　述

"酒不香，但巷子更深"的残酷现实，依靠各种媒介加大宣传，成为招揽患者不可缺少的手段。在此期间的科普宣传活动很多，曾经参与过北京广播电视报、北京广播电台、中央电视台、中央人民广播电台等媒体的科普宣传活动，毕竟这也是一种展示自我的机会，锻炼了我的表达能力。

不久后，国内私人医疗机构不断涌现，而且规模越来越大，医疗机构区分为盈利与非盈利两种运营模式。由于经营不善，北京大兴男科医院维持艰难，最终在医疗改革的大潮中隐没。

(五) 再次走进正规专业学术团队

2002年6月，来到南京军区南京总医院(现东部战区医院)，在黄宇烽老师的指导下，从事男科学的博士后研究工作(图49)。在郭应禄老师和黄宇烽老师的帮助下，将多年的男科疾病诊疗经验陆续整理出版，其中《前列腺炎》《男性不育症》等学术专著，是在博士后期间完成的，得到了部队首长(院长、政委)和博士后工作站站长王修来、干事小孙等的大力帮助(图50)。

2002年8月1日在《南方周末》上发表了我的第一篇杂文《还不清的欠条》，是一篇求学励志的文章，也是从那时起，开启了我的科普创作之路。第一篇医学科普文章是接到《家庭医生》杂志丘彩霞编辑的邀请，为郭应禄老师撰写个人专访，虽然几易其稿才得以发表，但也逐渐悟出了撰写科普文章的窍门。2003年初，刚好赶上"非典"，从年初到4月末，在大约3个月的时间里，

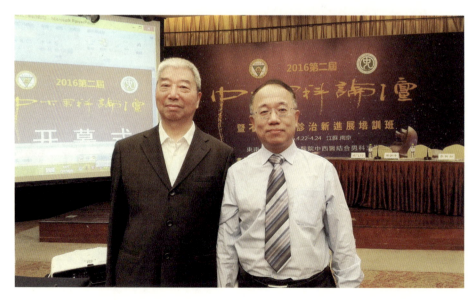

图49　与博士后指导老师即南京军区南京总医院(现东部战区医院)黄宇烽将军(左一)在一起

第一章 概　述

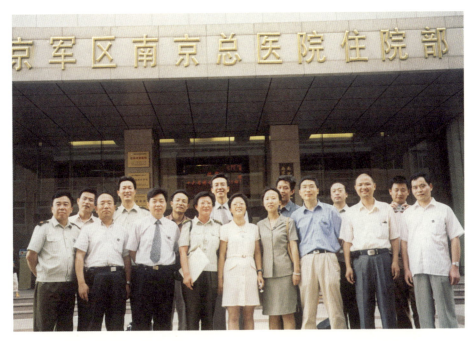

图 50　南京军区南京总医院(现东部战区医院)博士后部分学员与管理干事及领导在一起

集中编写出版了三部科普专著,即《做男人"挺、坚"难》《征服前列腺炎》和《实现为人父的愿望》,分别介绍的是男子性功能障碍(勃起功能障碍、早泄)、前列腺炎和男性不育症。从此以后,科普与专业双管齐下,同步发展,在一线诊疗大量疑难重症患者的基础上,积累了一定的临床经验,将其陆续总结和发表,吸引了部分国内男科专家的关注,受邀参与了一些科学研究与学术专著的撰写。

2003 年 8 月,初次来到北京协和医院泌尿外科,继续从事男科学的博士后研究,还参与到协和医院的部分临床工作,并在 2004 年 7 月按照人才引进调入北京协和医院。前期多年的努力成为我登上北京协和医院这个学术顶级平台的坚实基础,从此开启了我在协和的从医之路,让我大开眼界,快速成长。晨起迎着朝霞(图 51),走进协和医院,踏着协和医院这片坚实的土地,心里的责任感和压力同样巨大,似乎感受到了协和的先贤楷模们就在身旁,一直看着自己;傍晚伴着月光(图 52)回家,总是要反思这一天是否有虚度的光阴,是否完成甚至超额完成了本职工作。这样勤勤恳恳地坚持奋战在为患者服务的第一线(图 53~图 54),直到今天。十八年的协和从医生涯,让一颗多年来飘忽不定的身心逐渐沉寂下来,真切地体会到了协和精神,承袭了协和的传统,融入了这个医学超级航母,继续兢兢业业、努力工作,为协和医院添砖加瓦,并将这种精神不断地延续和传承下去。

第一章 概 述

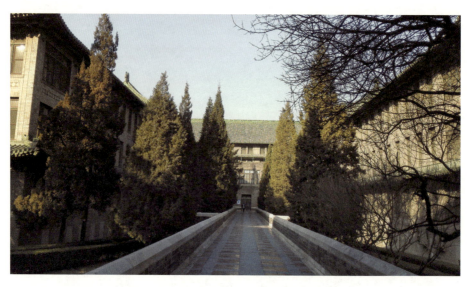

图51 每天在协和医院迎着朝霞走进工作岗位

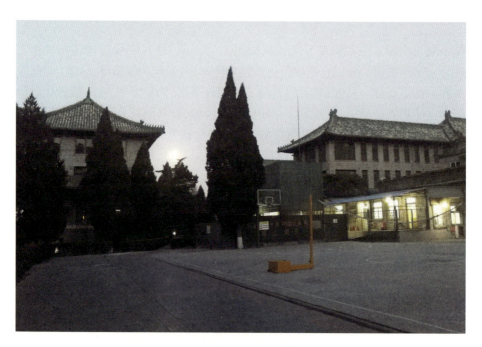

图52 夜深了,但是协和医院的精神光芒四射

第一章 概 述

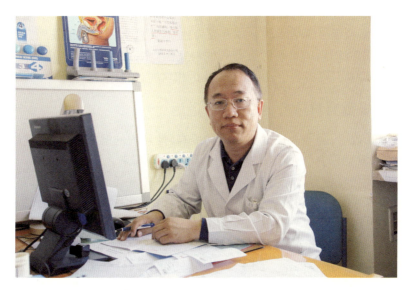

图 53　始终坚守在协和医院的工作岗位上

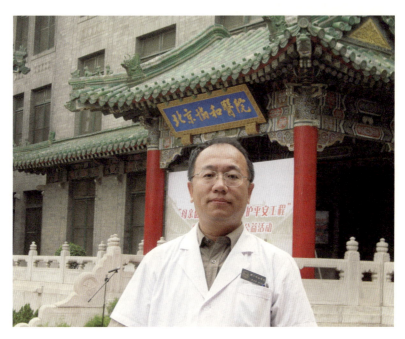

图 54　协和医院是我永远的向往和依靠

从我个人的男科从医之路不难看出其中的曲折与艰难,而如今我也即将面临退休,回想起自己的经历以及我的诸多男科前辈的奋斗历程,不免让人唏嘘感叹,深切希望男科学能够有一天成为独立专业,大刀阔斧地发展自己的专业团队,并期待以后的男科医生与其他科室医生一样,可以获得更多机会、有更好的待遇,吸引更多学子,可以少些波折和坎坷,茁壮成长。

六、规范男科诊疗,我们任重道远

改革开放后,随着人民生活水平的提高,性意识的解放,对生殖健康的关注从以前"宫廷秘方"的暗流,变成一股洪流席卷而来。从20世纪80年代开始,各种虚假的"偏方""祖传秘方"泛滥,电线杆、井盖、围墙上的小广告屡禁不止。多年来男科疾病诊治领域的混乱现象,让我们感到了规范男科治疗的重要性和迫切性。

社会和人民群众对男科疾病诊疗的实际需求巨大,长期以来其医学地位一直与受重视程度不匹配。到了20世纪90年代,性病、男科病的虚假广告,从电线杆上的"小广告"转身登堂入室、堂而皇之地在主流媒体上打广告,而且由以前仅仅摆设一个小地摊,或偷偷在旅馆、地下室里租个房间治病,转眼成为"登堂入室"的合法"医院"。由于性病、不孕不育之类的疾病特有的隐私性,去公立医院看病需要实名制,导致许多患者不敢贸然去公立医院看病;又由于不具备医学知识,对个别媒体上的虚假信息难以分辨,许多患者便跟着广告跑去这些"医院"。男科成为骗子横行的"重灾区",给人们的生活、身体健康带来极大危害,成为一个严重的社会问题。

许多专业人士和社会有识之士开始呼吁政府重视这一社会问题,进行市场监管,并呼吁媒体自律,以杜绝虚假广告的泛滥。随着正规的男科专业、男科医生队伍的日益壮大,人们对男科知识的了解增多,电线杆子上的小广告有所减少,但媒体、网络上的虚假广告还依然存在,并且不断地改头换面,让人们防不胜防,所以这方面还需要我们警惕,一直努力改进下去。

七、中国男性健康日

男性健康关系到人类的生存和发展,是全球共同关注的重要问题之一,也是健康中国战略的重要组成部分。关注男性健康由来已久,并且存在过多种形式的机构和组织活动。中国男性健康日的设立,对其来源及意义许多人并不清楚。有人认为是3月9号,即紧随妇女节之后就应该关注男性健康;有人认为是8月3号,即与3月8号的妇女节对应;而正确的"男人节"应该是在每年的10月28日。

关于男性健康日的传言很多。每年的10月28日,在铺天盖地的媒体宣

第一章 概　述

传中,多将其称为"世界男性健康日""国际男性健康日"等,张冠李戴地把创建男性健康日的功劳归于世界卫生组织(WHO)等国际组织机构。似乎名头越大则越重要,意义也越大,尤其是许多民营机构都愿意靠着这样的大品牌宣传来招揽患者,某些专业的正规医疗机构和媒体也随声附和,而商家更是期望借用这个名头大肆推销产品。由此可见,男性健康日的名称、起源,尤其是其真正的价值和意义值得探究,以正视听。实际上,男性健康日是地地道道的国货,原创于中国的男性健康理念。

(一) 男性健康日的名称

2000年,国家人口和计划生育委员会(简称国家人口计生委)宣教司将10月28日确立为我国"男性健康宣传日",简称"男性健康日"。过去,男性健康问题不像女性健康那样被广泛关注,男性在家庭计划生育、生殖健康的决策和行为方面所起的作用被长期忽视。通过男性健康日来强化宣传和普及有关男性健康的科学知识,引起全社会的关注,解决男性在生殖保健、心理保健和社会承受能力等方面的疾病和困惑,创造美满和谐的夫妻生活,提高家庭生活质量。

(二) 男性健康日的由来

2000年,美国辉瑞制药公司治疗男性勃起功能障碍的药物西地那非(商品名万艾可)在中国正式上市,公众和媒体普遍开始对男性健康产生兴趣,并引发了广泛关注。万艾可在中国上市后不久,为加强人口与计划生育科普知识的宣传,唤起男性参与计划生育的主动性和责任感,树立科学、文明、进步的婚育观念,在辉瑞制药公司的协助下,国家人口和计划生育委员会在全国16个城市开展了男性健康宣传教育项目的试点工作,并决定于2000年10月28日在北京、上海、大连等城市开展以"关注男性生殖健康和男性参与计划生育"为主题的"中国男性健康日"集中宣传活动。自此,每年的这一天,国家有关部门都会根据当时的社会氛围给出不同的宣传主题,并就男性健康问题在全国各大城市大力宣传,增强社会民众的自我保障意识,从不同方面倡导关爱男性健康。许多学术组织和社会团体,还包括各界媒体均积极响应,赢得了公众的广泛参与。

(三) 历年发布的健康主题宣传词

建立男性健康日以来,到2020年的10月28日,已经经历了21个男性健康日,每年都有主题宣传词发布,尽管每年的宣传主题不尽相同,但都是围绕男性健康而展开,并且紧密结合当时的科学技术进展及男科学相关的热点问题。

2000年的主题:关注男性生殖健康,男性参与计划生育。

2001年的主题:男性健康与文明家庭。

第一章 概　述

2002年的主题:关注男性健康,计划生育丈夫有责。
2003年的主题:关心男性健康,普及科学知识。
2004年的主题:关注男性健康,提高生活质量。
2005年的主题:关注男性健康,促进家庭和谐。
2006年的主题:健康与幸福同在,责任与和谐同行。
2007年的主题:关注男性健康,树立大健康观念。
2008年的主题:男性健康要科学引导,和谐生活从健康开始。
2009年的主题:关注男性健康,幸福你我同享。
2010年的主题:健康·家庭·和谐。
2011年的主题:关注男性健康,创建幸福家庭。
2012年的主题:关注男性健康,构建家庭幸福。
2013年的主题:关爱男性健康,向幸福出发。
2014年的主题:关爱男性健康,我的幸福我做主。
2015年的主题:关爱男性健康,护航幸福人生。
2016年的主题:关爱男性健康,让爱更长久。
2017年的主题:关爱男性健康,构建圆满家庭。
2018年的主题:关爱男性健康,助力健康中国。
2019年的主题:健康中国我行动,幸福相伴在一起。
2020年的主题:普及男性健康知识,共建和谐幸福家庭。

（四）设立男性健康日的意义

现代社会竞争越来越激烈,人们的心理压力越来越大,生活节奏越来越快,生存环境的污染又越来越严重,作为家庭的实际主力,男性生殖健康问题自然越来越突出。与女人相比,男人的总体生活质量明显低下,表现在平均睡眠时间少、饮食次数少、参加体育运动时间少、接受健康体检次数少、平均寿命比女人短5~6年。

由于不良饮食习惯和生活方式,以及复杂的社会环境,给男人健康带来了明显的冲击,男人特有疾病(慢性前列腺炎、前列腺癌、生殖器肿瘤等)的发生率在不断增加,男人最担心的性能力也频繁给他们带来难堪,阴茎不能坚硬地勃起(阳痿)和勃起不能挺得更持久(早泄)的发生率也越来越多。难怪许多男人发出"做男人'挺、坚'难"的感慨。在生育方面所面对的形式更加严峻,男性不育的发生率逐年上升,世界范围的人类精液质量在逐渐下降,其中精子数量平均每年以2%的速度下降,近半个世纪来男性的精子数量下降了一半,形形色色的让人无所逃遁的环境因素对生殖产生不利影响。而像心脏病、糖尿病等30多种多发疾病中,男性发病率均高出女性一倍。因此,迫切需要全社会,尤其是男人要正确认识男性疾病,专科医生要建立和规范男性疾病防治体

第一章 概述

系,重视男性生殖生育健康,让生命更美好,让生活更加完善!

国家人口计生委设立"男性健康日"的目的就是关注男性和男性健康状况,造福家庭和社会,国家将关注男性健康纳入计划生育工作的重要范畴,这是男性发展历史的一个里程碑。人们开始深入探索什么是"男性健康"、男性健康的重要性及如何促进男性健康。医疗机构也开始重视"男性健康",许多医院专门开设了"男科门诊",为男科病患者提供服务,相当数量的男科疾病患者通过治疗,使病症得以根除或缓解。但是,一定要清醒地认识到,男性健康的现状还并不乐观,关注男性健康不是一朝一夕的事情,需要全社会的共同不懈努力。

八、展望

在现如今的社会环境下,虽然医学科学(尤其是男科学)的很多方面都有了长足进步,包括对男科疾病的认知水平和疾病诊疗技术,追赶国际前沿水平成为今天男科人的奋斗使命,甚至在男科学的很多领域和理念上,我们已经走在了国际水平的前沿。与此同时,国际交流日渐增多,一大批国际男科知名专家及海外华人男科专家与学者积极参与,推动了中国男科走向世界。但是作为一个东方传统大国,其固有的文化底蕴和传统习惯仍然在延续,而且自始至终在起着重要作用。我们不能,更加不应该忘记以往的艰难发展历程,保持着自己的文化特色与传统理念,始终是我国男科学发展的主旋律,尤其是我们国家古老文化中的哲学理念,值得传承和发展,我们应该坚定不移地走出中国男科的特色发展之路,不追求、也不可能完全仿造西方男科学的发展道路。

第二节 男科常见疾病与危险因素

> 男科疾病是诊治男性生殖系统的发育及功能障碍,主要诊治范围包括男性不育症、男性性功能障碍、前列腺疾病、男性更年期综合征、生殖器官的不明原因症状及男性生殖系统的发育异常。男科疾病的主要危险因素包括多与情绪障碍、生活方式和环境因素有关,多与"慢病"共存,治疗上强调综合疗法及个体化原则,身心同治。

全球生殖健康的服务水平都不十分乐观,我国的情况更加严峻,经济文化欠发达、传统的封建理念和社会风俗、自然环境的不断恶化、人口老龄化和生育能力的下降是主要推手。也许正是由于这些现象和情况的客观存在,以及男科疾病患者的广泛存在,使得求治男科疾病的需求越来越高,才促进并加速

第一章 概　述

了对男科学的关注与发展,这是来自公众对美好健康生活的现实需求。以下简要介绍男性常见疾病的发生情况以及主要病因与危险因素。

一、男科疾病的诊治范围

男科学(andrology)概念是由德国学者 Carl Schirren 在 1969 年首先提出来的,这是一门探索男性的性/生殖器官的发育、功能及功能障碍(男科疾病)的专业,而男科疾病则主要是诊治男性生殖系统的发育异常及功能障碍,是以生殖健康为基础的学科。因此可以将男科疾病的基本范畴确定为男性不育症、男性性功能障碍、前列腺疾病、男性更年期综合征、男性性腺发育异常和性器官的不明原因症状,当然还应该包括对这些发育异常和疾病的预防保健及科普咨询服务,并为男性提供计划生育技术服务和指导。

二、男科常见疾病的发生情况

(一) 男性不育

据中外学者研究证实,半个世纪以来,人类的精液质量明显下降,精子数量减少一半,从而引发了对男性生殖的忧虑。近年来的大量研究结果证明,我国的不育症的患病率(10%~15%)有逐渐增加的趋势,育龄男性求治不育和接受辅助生殖技术(assisted reproductive technique,ART)解决生育问题的人数也在激增,不育症已经成为继心血管疾病、肿瘤之后的第三大常见疾病。

随着 ART 的广泛应用和不断完善,以及新的诊疗手段不断涌现,不育症的临床治疗取得重大突破,但也在一定程度上阻碍了生殖生理、生殖内分泌和对不育症的基础领域研究。主要表现在缺乏标准的生殖细胞分离培养系统、ART 的效能和安全性有待提高、冷冻保存技术的研究有待完善,尤其是疾病诊治理念的更新。

(二) 勃起功能障碍

勃起功能障碍(erectile dysfunction,ED)发病率高,40~70 岁的成年男性患病率达到 52%,国内多中心大样本调研的结果也达到 40%。尤其是人口老龄化形势的日趋严重,使得 ED 患病率有增加的趋势,严重损害了男性生殖健康。从生理健康角度讲,ED 已成为公认的预警信号,并与老年男性的许多慢病共存,值得关注和多学科合作研究。

近年来,ED 的多学科研究取得了长足进步,经尿道给药和外用药物、阴茎海绵体的微能量康复、阴茎海绵体血管活性药物(intracavernous injection,ICI)、非侵袭性的负压助勃装置(vacuum erectile device,VED)、血管重建术和静脉阻断术,以及可膨胀性阴茎假体(inflatable penile prosthesis,IPP)植入快速发展,尤其是口服药物磷酸二酯酶Ⅴ型(phosphodiesterase type 5,PDE5)抑制剂的广

第一章 概 述

泛使用,使得 ED 成为泌尿男科疾病中快速发展的领域。尽管 ED 的诊治手段很多,但诊疗水平差距过大,而且不够规范,诊断检查有扩大化趋势,误诊误治广泛存在,而常用治疗方法在有效性、安全性等方面存在诸多缺陷,仍然难以满足临床工作的需求,需要规范诊治行为。

（三）前列腺疾病

慢性前列腺炎、良性前列腺增生（benign prostatic hypertrophy,BPH）、前列腺癌是成年男性的前列腺常见疾病,发病率高,危害严重,治疗方法多种多样且均不够十分理念。

前列腺炎的发病率波动较大,报道结果在 4%~11%,成年男性一生中有近半数的可能遭遇前列腺炎样症状的影响,对男性的身心健康造成显著的不良影响。由于对疾病的认识存在很大的差异,治疗方法的针对性和疗效均较差,不规范的诊疗广泛存在,且有诊疗扩大化的趋势。

随着年龄的增长,几乎所有的男人都要发生不同程度的 BPH,并可以引发下尿路症状（LUTS）,但是 BPH 发生的病理生理机制及其自然病程仍然没有突破性进展,使得治疗仍然停滞在改善症状上。

亚洲国家男性前列腺癌的发生率一般较低,但是近年来发病率也呈逐渐增高的趋势。据 2018 年版的《前列腺癌诊疗规范》报道,国家癌症中心数据显示,自 2008 年起前列腺癌成为男性泌尿系统中发病率最高的肿瘤,2014 年发病率达到 9.8/10 万,在男性恶性肿瘤发病率排名中排第 6 位;死亡率达到 4.22/10 万,在所有男性恶性肿瘤中排第 9 位。我国前列腺癌发病率在城乡之间存在较大差异,2014 年前列腺癌城市和农村的发病率分别为 13.57/10 万和 5.35/10 万,大城市的发病率更高。前列腺癌对健康和生活质量的影响非常严重,许多学者关注其治疗方法（内分泌治疗、近距离放射治疗、靶向药物、手术治疗）对生命长度和生活质量的影响,近年来尤其关注患者的性功能问题。

（四）男性更年期综合征

更年期是由中年步入老年之际的过渡时期,接近 40% 的中老年男性可以出现不同程度的更年期症状和体征,并有多器官系统的功能损害。

许多内在因素与环境因素可影响到男性更年期综合征的发生,例如教育程度、文化背景、精神心理状态、生活方式、饮食习惯、健康状况、家庭环境、社会经济情况等,是多病因、多因素性疾病,是由于老龄化以及同时伴发的多种疾病等因素共同作用的结果。某些特殊人群中的发生率可能出现异乎寻常的增高,并对生命质量产生明显的不良影响,例如老龄化人口、糖尿病患者、人免疫缺陷病毒（HIV）感染的男性、ED 患者等。人口老龄化程度的不断加剧,强化了对其研究的意义。但是目前对男性更年期综合征的认识尚在粗浅阶段,有许多悬而未决的问题,尤其是近年来的关注度不够,尚缺乏大规模的临床流行病学研究,也缺乏规范化的诊疗方案。

(五) 其他男科疾病

除了前述众所周知的疾病之外,男科学还在男性的性腺发育、不明原因症状(疼痛不适等)、计划生育、性健康教育与咨询等方面存在巨大繁重的诊疗和咨询负担,许多问题都是在工作中不断发现并加以应对,男科医生也是在这种情况下逐渐成长起来的。

三、男性生殖健康疾病主要危险因素的变化情况

(一) 多与情绪障碍相关

男科疾病患者的情绪障碍普遍存在,但由于患者往往不愿意承认自己存在焦虑抑郁,尤其是忌讳医生把自己看作精神有问题,更加不愿意接受抗抑郁药调治,使得患者接受情绪调整存在一定困难。以下分别以ED、男性不育症、慢性前列腺炎及男性更年期综合征进行论述。

1. 勃起功能障碍　ED对男性心理和生理的影响有着非同寻常的意义,男人往往因此而自卑、焦虑、抑郁、失去自信。在ED的病因研究中发现,精神心理因素贯穿始终。长期ED可以使患者心理上变得脆弱、抑郁。抑郁和焦虑是公认的ED病因。抑郁情绪本身就可以引起ED,ED又加重抑郁情绪,而改善患者的抑郁情绪将有助于性功能的康复。

2. 男性不育　许多调查发现,男性不育(male infertility)患者的性能力普遍低于生育人群,他们之中的焦虑和抑郁情绪比较普遍。欲速则不达,男性不育患者中普遍存在的不良精神心理因素阻碍了他们获得理想疗效,不生育本身就成为男人不生育的病因之一。在治疗男性不育症中表现出来的"抱子得子"现象,启迪我们精神心理因素的重要性。

3. 慢性前列腺炎　慢性前列腺炎(chronic prostatitis,CP)患者的精神心理因素产生原因:①久治不愈容易产生焦虑状态,对治疗丧失信心;②容易与性病、性功能障碍和不育牵连,加重患者的焦虑和抑郁状态;③媒体广告的虚假夸大宣传加重患者的心理压力;④患者本身多具有内向型性格,情绪不稳定,容易受外界环境和情绪所左右。我们团队研究315例慢性前列腺炎患者,精神心理症状的发生率为51.1%,认为疾病久治不愈加重了患者的精神心理症状。

4. 男性更年期综合征(male climacteric syndrome/andropause)　主要的精神心理症状包括失眠、健忘、焦虑、抑郁、缺乏自信、效率降低、注意力不集中的发生率较高。卡路瑟斯调查了31~80岁(平均55岁)男子的众多临床症状和不适,其中抑郁占70%、易怒和不理智现象占60%。我诊治的112例男性更年期综合征患者的精神心理症状占83.0%。

第一章 概 述

5. 生殖器官发育异常　生殖器官是男人的标志,一旦发育异常,不仅仅在功能上让男人产生很大的困难,而且会因此产生心理障碍,外部形态感官上的异常让男人产生极大的不自信、自惭形秽,焦虑抑郁障碍很普遍,甚至影响男人的一生。

(二) 多与生活方式和环境因素有关

男性的教育程度、文化背景、精神心理状态、生活方式、饮食习惯、一般健康状况、家庭环境、社会经济情况等均可能与男科疾病的发生和进展相关,提示我们在疾病的诊断、治疗和预防中,也必须加以关注。实际上,许多男科疾病的发生和进展,均与这些因素有关,而在疾病的康复过程中,我们也不应该忽视它们的作用。

(三) 多与"慢病"共存

慢病,即慢性非传染性疾病,WHO 称之为非传染性疾病(non communicable diseases,NCD),主要包括心脑血管疾病、糖尿病、代谢综合征、癌症、慢性呼吸系统疾病、口腔疾病,以及内分泌系统、肾脏、骨骼、神经系统等疾病。慢病因其发病率高及巨大危害,受到管理层的高度重视! 慢病在成年男性,尤其是中老年男性中的广泛存在,对男性生殖健康产生重大危害,引起了男科同道的广泛关注。慢病不仅影响心身健康及夫妻双方的生活质量,还是心脑血管疾病等的早期症状和预警信号,并与男性的 ED 和不育症具有相同的危险因素和共同的发病机制,在治疗上经常被纳入一体化管理。

(四) 治疗上强调综合疗法及个体化原则

在对疾病认识的理念上,更期待将男科疾病看作是一组"症状"而非"疾病"。实际上,多数男科疾病仅表现出一个有条件下的"症状",真正具有生物学意义的器质性疾病仅占较少的比例。所以男科疾病的治疗总体理念是"控制症状,改善生活质量",并且有"医不叩门,但有求必应"的原则,总是关注患者的精神心理状态,做到身心同治。这些均是非常复杂和艰难的话题,在本书的其他相关章节有详细介绍。

第三节　男科疾病的诊断思路

男科疾病十分复杂且特殊,疾病的表现具有多样性,疑难疾病多见,使得诊断男科疾病成为临床工作的重点、难点和常态化现象。本文系统分析了男科疑难疾病的分类,给出了基本诊断的步骤和对于疑难病的诊断思路的有效路径,包括诊断的三个基本原则、六个基本思路、两个难点和两个强化,有助于临床工作的顺利开展。

第一章 概 述

男科疾病的复杂性和特殊性毋庸置疑,症状的繁多或可以没有主客观表现,而且疾病可以累及多器官系统,往往让医生难以厘清头绪。毕竟这是一类涉及多学科、多领域的疾病,任何疾病及其治疗手段均可能涉及男性的生育及性功能问题,所以其他所有科室的疾病均不同程度地与男科疾病有关联;男科疾病还与环境、文化、教育、饮食、生活方式、精神心理及社会因素等紧密相关,许多因素既是致病及加重因素,也在疾病的康复过程中起到不可估量的作用。此外,男科疾病还是被边缘化的非主流疾病,很少被关注。在这样错综复杂的情形下,男科疾病必然会表现出比其他科室疾病更加复杂和疑难的特点,男科疾病的诊断变得更加艰难。

疑难疾病是指不容易确定诊断、不容易治疗和处理的疾病。正确诊疗疑难疾病不仅对于检查的仪器设备和辅助诊断的技术水平有一定的要求,更要求医生有丰富的学识和经验。此外,医生还应该具有正确的临床思维方法。在临床工作中,处理疑难病例的能力是考核医生真实水平的试金石,而诊断疾病是首当其冲的事情,疾病的准确诊断应该能够诠释疾病的全貌,并且是成功治疗疾病的基础和前提,所以临床医学特别重视疾病的诊断,尤其是疑难疾病。

以下是根据我32年的男科从医经验并结合相关研究,系统总结了男科疑难疾病的诊断要点,为专业医生呈现男科疾病(尤其是疑难疾病)的基本诊断思路。

一、疑难疾病的分类

男科疾病的分类方法有很多种,在此尝试根据疾病的难易程度进行分类为疑难疾病和非疑难疾病。对于疑难疾病来说,可以将男科的疑难疾病粗略划分为三种类型:真正的疑难疾病、相对的疑难疾病和人为的疑难疾病。

(一)真正的疑难疾病

1. 疾病的早期阶段主观或客观表现缺失或不明显。
2. 疾病的典型症状尚未出现。
3. 以罕见、少见症状为主要表现的常见病。
4. 具有共病或伴发疾病,使得症状复杂化、多样化。
5. 新发生、新出现的疾病,没有任何经验可以遵循。

(二)相对的疑难病

1. 医生的专业知识不足。
2. 医生缺少临床经验。
3. 疾病诊断的证据尚不充分。
4. 医生对疾病的逻辑思维和判断有误。

第一章 概　述

（三）人为的疑难病

患者刻意伪造病史或损毁客观检查证据时,必然会给疾病的准确诊断带来阻碍。男科疾病的诊断本来就错综复杂,患者可能会出于对不利处境的各种考虑而选择逃避疾病,甚至拒绝接受疾病的存在,还可能伪装疾病,从而达到利己目的。一旦遭遇到伪造病史与体征、强烈的个人主观偏执或情感异常;错误辅助检查结果的误导;隐瞒的药物、毒物所致的病症,则必然会使疾病诊断变得更加扑朔迷离。例如对于疑似强奸犯罪者的勃起功能司法鉴定、为了在医疗纠纷伤残证明中获取疾病严重程度评级的有利情况而人为掩饰或渲染病情等,都防不胜防。

二、男科疾病的基本诊断思路

（一）诊断的目的

男科疾病的诊断目的主要是明确疾病的存在、判断病情、寻找病因。

在男科疾病诊治的临床实践中,疾病的存在与否及其严重程度的判定多基于患者的主观表述,例如没有孩子、不能性交、控制不住大脑的射精冲动、说不清道不明的各种不舒服症状等。由于绝大多数患者的病因不清楚,或者具有多种不同权重因素的综合作用,病因往往很难明确,但是必须进行排查。此外,单纯依靠客观检查证据,往往很难准确量化疾病严重程度,并且容易与患者的主观表述结果出现较大的差异。所以,询问病史、体格检查及相关的专科特殊检查非常关键,各种主观症状问卷也大行其道,而专业的辅助诊断技术（实验室检查、超声、造影、功能测定等）往往用于疾病的鉴别诊断。

（二）诊断的基本步骤与方法

疾病的诊断步骤包括收集患者信息（采集病史、体检及辅助诊断）、分析综合、提出假设（初步诊断）、进一步获取证据的支持与佐证（辅助检查）、鉴别诊断（包括诊断性的治疗）和最终的确诊。

医生要对收集到的繁杂资料进行整理、分析、归纳、综合,力求去伪存真,分清主次,由表及里,由此及彼。不能孤立地看待每一项异常表现,不放过任何的细微异常,这样才能做到最终的正确诊断。此外,在重视阳性辅助检查结果的同时,亦不能忽视阴性结果。

三、男科疑难疾病的诊断思路

解决疑难疾病的诊断问题要靠医生强烈的责任心、锲而不舍的求真精神,要靠缜密的观察,要能抓住病情的关键和重要线索。联系已有的知识和经验,分析获得的全部资料,进一步推测可能的病因和疾病,获得初步诊断,并通过随诊观察,加以进一步验证。

第一章 概 述

(一) 诊断原则

1. 诊断少见病前,首先考虑常见病,避免先入为主的惯性思维。

2. 诊断原发病前,必须排除继发性疾病的可能,你所见到的症状,可能只是疾病众多表现之一,不要因此而固化思维,只见树木不见森林。

3. 诊断功能性疾病前,必须排除器质性疾病,功能性疾病应该是最后的诊断或者合并诊断。尽管许多非医学因素会让男人疑似患病,许多男科疾病患者的客观检查经常毫无异常所见,但是不能因此而忽视对器质性病因的筛查。

(二) 基本诊断思路

1. 诊断要尽可能遵从"一元论"原则　一些患者在不同时间有多种不同表现或多种表现,其最终结果可能全都是一种疾病所致,即疾病不同发展时期的动态表现。所以,诊断疾病首先要遵从"一元论"原则。例如迟发性性腺功能减退(late onset hypogonadism,LOH)患者,可以表现为睡眠、饮食、情绪、体能、性功能等诸多方面的不利表现,还可以出现腹型肥胖、骨质疏松等,每个时期的表现又各有侧重,还具有显著的个体差异,实际上都是由于雄激素缺乏所导致的多器官系统的功能障碍结果和症状的时效性反应。

2. 共病与伴发慢性疾病广泛存在　由于男性的生殖健康与人体的整体健康关系密切,任何其他器官系统的疾病以及治疗方法,均可以对男性的性功能与生殖功能产生一定的不良影响,许多男科疾病就是由于这些疾病所致,或者说男性生殖健康是受到了这些疾病及其诊治过程的牵连与伤害。此外,男科疾病,尤其是勃起功能障碍、前列腺疾病、男性更年期综合征等患者,吸烟、酗酒、缺乏运动、肥胖、情绪障碍等危险因素也比较普遍,易患人群本身就是高龄患者居多,这与高龄者伴发的各种慢性疾病(慢病),例如心脑血管疾病、糖尿病、代谢综合征等的危险因素一致,也必然会增加其共病或伴发慢性疾病的概率,男科疾病与慢病互为因果,交互影响,不容忽视,并将成为未来的研究方向。

3. 抓住病情要点和规律性　任何疾病都有一定的规律可循,对于那些能肯定的、持续存在的、有规律变化的、客观的、可重复查到的、很明显的异常,往往是需要分析的重点或诊断的切入点,许多疾病的诊断线索就存在于其中。例如儿童、青少年的先天性低促性腺激素性性腺功能减退(hypogonadotropic hypogonadism,HH)与隐睾症容易发生误诊,但是前者的促卵泡激素(FSH)水平低下,而后者则FSH显著增高,把握住这一个病情要点,就容易区分这两种疾病,避免发生误诊。慢性前列腺炎患者往往在酗酒、饮食辛辣、久坐、长时间骑车、天寒冷、情绪不佳时加重病情。

4. 适时将疾病的诊断范围拓宽　在诊断某种疾病很勉强时,就应该考虑

第一章 概　述

把诊断范围扩大,把视野放宽,这在男科疾病中非常普遍。例如慢性骨盆疼痛综合征(chronic pelvic pain syndrome,CPPS)的诊断,就是对以往诊断为慢性前列腺炎(chronic prostatitis,CP)的一种扩大范围的诊断,这更加符合疾病的自然规律和特性。即以往我们认为的慢性前列腺炎患者的排尿和盆底疼痛不适症状,不一定来自前列腺,膀胱、尿道、精囊、盆底肌肉均参与其中,所以 CPPS 就能够诠释"慢性前列腺炎"症状的全貌,或者说不将疾病的范围仅仅限于前列腺。

5. 警惕非常事件　少见病、罕见病、从未见过的疾病,由于其比较"特殊",往往具有很不寻常的表现,所以不容易想到。我们应该特别警惕那些例外事件或超越常规的不寻常事件,尤其注意在特殊人群中的"多发病",其中可能会有罕见、少见疾病的出现。面对任何一个罕见病,单纯依靠个人甚至某个医院的力量往往难以妥善处理。应该进行多级别的专家讨论,组织相关专业的多学科会诊,然后完善必要的专科诊断检查,最后上报。

此外,还要注意与常见疾病的不典型、不常见的表现加以区别,尽可能首先按照常见病和多发病的诊断思路去考虑,尤其是以往的患病史,毕竟已经康复一段时间的疾病还可以再度出现。

6. 治疗无效时重新考虑其他诊断　当疾病诊断不明,且怀疑可能为某种疾病时,可以在获取知情同意后给予试验性治疗。如果治疗获得预期的效果,则疾病诊断获得确认;如果无效,应该及时考虑其他诊断,并调整治疗方案。我们在诊治 LOH 时采用的 3T 试验(试验性的睾酮治疗,testing testosterone therapy,TTT),就是典型例证。

(三) 两种使病情疑难的情况

1. 特殊的综合征　男科疾病的特殊综合征并不少见,例如精曲小管发育不全(克氏综合征)、Kallman 综合征、Noonan 综合征、Prader-Labhart-Willi 综合征、Pasqualini 综合征、Reifenstein 综合征、Kartagener 综合征等,但是对于一大批罕见发生的特殊综合征,由于需要对其全面认识,且需要特殊的诊断技术,下诊断往往不是易事,需要开展多学科平台(multiple disciplinary team,MDT)联合会诊,协同分析决策。

2. 治疗药物/方法引起的不良反应　任何治疗手段都不是绝对安全的,有些甚至是会出现很严重和明显的副作用及并发症,需要重视。例如,对于前列腺癌患者实行抗雄激素治疗后出现的严重雄激素缺乏症状和认知功能障碍;睾丸显微取精与活检对后续睾丸功能,尤其是雄激素分泌的不利影响。这些情况均比较棘手,必然会干扰诊断结果,人们正在探索应对之道。

(四) 强化与检验师的沟通及随诊工作

1. 强化与检验师的沟通　实验诊断的问题不仅来自行业标准和操作规

范的缺乏或混乱,还表现在于临床与实验室存在沟通和衔接障碍。许多临床医生对实验诊断结果感觉到失望和挫折,他们往往不知道实验分析的基本原理及诊断价值,要么采取完全依靠实验结果的"数字"医生,要么完全忽略实验数据的意义和潜在价值,这些均不利于准确诊断,应该加强沟通。

2. 强化随诊工作　随诊工作非常重要,却经常被临床医生忽视。随诊不仅可以帮助医生了解治疗方案的有效性,还有助于进一步确认诊断的准确性,许多疾病的诊断采用回顾性诊断方法。例如对 LOH 的确定诊断是可以采用睾酮补充治疗(testosterone supplement therapy,TST)有效后才给出的回顾性疾病诊断。通过对患者随访结果的分析,可以完善患者的病案,积累经验,也是科学研究和经验介绍与推广的重要基础。因此,医生应该主动要求患者定期复诊。对于不能按时复诊的患者,也应该主动采取其他方式随诊。

四、展望

男科疾病诊治的专业化程度逐步加强,个人的知识和经验往往比较局限,而疑难疾病的诊断常常需要多专业和多角度思考。如果能够组织好多学科和多种方式的会诊,例如 MDT,可以集思广益,必将有助于提高对疑难病的诊断水平与能力。随着人们对疾病现象与本质认识的不断深化及科学技术的发展,使得可借助的手段逐渐增多,思维会更加畅通,许多疑难病的诊断将会不再疑难。

第四节　男科疾病的治疗理念

由于具有独特的发病机制与临床特点,男科疾病的治疗与其他科室的疾病明显不同,临床医生需要调整治疗理念。男科疾病多是以症状为主要表现,客观证据一般不能单独成为疾病诊断标准,男科疾病的治疗也是主要为了解决症状问题,所以男科疾病的诊治应该以症状为导向,综合疗法成为男科疾病治疗的核心理念,强调精神心理因素及人文关怀,而且日常生活与男科疾病康复及预防复发密切相关。

男科学是一门探索男性的性器官发育、功能及功能障碍(男科疾病)的医学专业,是以男性生殖健康为基础的一门新兴学科,近年来发展迅猛,究其原因主要取决于两个需求,即医学快速发展的学术追求以及公众对美好健康生活的实际需求。但是,由于男科疾病发病率高、对健康生活危害大、精神心理因素复杂多样、与日常生活密切相关等,明显不同于其他专业疾病的特点,其

第一章 概 述

诊疗理念与其他专业疾病存在显著差异,需要男科从业人员加强认识,以便更好地做好医疗服务工作。

一、男科疾病的诊治应该主要以症状为导向

(一) 许多疾病的常见表现是症状

男科疾病的表现可以看作是一个(或一组)症状。从疾病种类上看,男性不育(没有孩子)、勃起功能障碍(性交插入困难)、早泄(阴道内射精潜伏期短且射精控制力差)、男性更年期综合征(全身都不舒服)、慢性前列腺炎(小腹部疼痛不适与排尿异常)等男科主体疾病,描述的都是一种现象,医学上称之为"症状"。然而,引起这些现象或"症状"的因素千差万别,可以合并存在,且往往缺乏一一对应的直接因果关系。

疾病诊断命名无非是对这种现象的一个笼统描述。尽管这样做便于医生对疾病的分类和管理,患者也逐渐(不得不)接受了这个描述性的疾病名称,但是疾病本身给患者带来的困扰及痛苦与病名之间又常常不对等,即在许多情况下,疾病的诊断病名并不能完整地体现患者的实际情况或真实感受,更加难以满足患者的诊治需求。例如对于那些不拟生育后代的人们来说,就没有"不育症"这个疾病;慢性前列腺炎的症状完全可以由于酗酒、辛辣饮食、久坐、寒冷、情绪不佳等非疾病因素所诱发,慢性前列腺炎完全可以看成为一组外部因素引发的主客观症状,而非疾病状态。

(二) 某些情况下的客观证据不能单独成为诊断和判断疗效标准

许多疾病多是通过多种检查,包括查体、医学检验、医学影像等诊断来确定,例如高血压、糖尿病、肿瘤等。但是,在男科疾病的诊治中,实验诊断等辅助诊断方法往往难以独立应用于疾病的诊断,甚至完全不能诊断疾病,而更加倾向用于鉴别诊断,并且可能在判断疾病的严重程度与治疗效果中有重要价值。这些客观检查发现的"证据"往往与男科疾病的临床表现并不平行,而仅作为疾病严重程度和疗效的判定手段。所以说,客观发现的各种疾病相关的证据存在,而疾病本身是否存在,还是一个很不确定的事情。

例如,由于不精确的诊断方法增加了诊疗不育症的困惑,我们不能单纯依靠精液分析结果来判定患者是否能够生育;前列腺按摩液(EPS)内的白细胞数量也不能作为慢性前列腺炎的确诊标准;许多患者的各种生殖器官不适症状,往往难以有客观检查的异常证据。此外,治疗效果和预后也不能完全依赖这些"客观证据",却更加重视患者的主观感受,这才使得各种反映患者主观感受的"量化"问卷大行其道,例如广泛使用的判断勃起功能的国际勃起功能指数(international index of erectile function,IIEF)、判断慢性前列腺炎症状严重程度的慢性前列腺炎症状指数(chronic prostatitis symptoms index,CPSI)、抑郁症

第一章 概 述

筛查量表的患者健康问卷(Patient Health Questionnaire,PHQ-9)等,成为男科疾病诊治的一大特点。

(三)绝大多数男科疾病的治疗也是为了解决症状问题

对于任何疾病的治疗,疗效都是硬道理,男科疾病更加不例外。现行的许多行之有效的技术方法,帮助男科患者摆脱了疾病的困扰,但是许多实实在在的病理生理基础及病因并没有获得根除,甚至是完全没有改变。类似的例证不胜枚举,例如单精子卵泡浆内注射(intracytoplasmic sperm injection,ICSI)技术解决了许多严重的男性不育患者的生育问题,但是精子质量显著异常的现实可以没有任何改善,而此时的患者早已经不再关注其精子问题;慢性前列腺炎只是一组主观症状,治疗疾病的目的是控制症状、改善生活质量,量化的主观问卷,即美国国立卫生研究院建立的慢性前列腺炎症状指数(chronic prostatitis syndrome index,CPSI)成为评估疗效的主要依据;ED 患者进行的阴茎可膨胀海绵体假体手术治疗,有效地改善阴茎的勃起硬度,让患者可以在任何有性需要的时候完成满意的性生活,但是导致 ED 的潜在病因复杂多样且难以明确,甚至经常被忽略;男性更年期综合征带给患者的一系列不适症状,经过综合调理,同样达到控制甚至消除症状,改善患者的生存质量,并逐渐适应整体健康下降的现实,也就达到了治疗的目的。

二、综合疗法成为男科疾病治疗的核心理念

(一)什么是综合治疗

综合治疗是治疗疾病的一种模式,即根据疾病发生、发展的各个可能环节,联合多种治疗方法共同施治,这是与单一治疗相对应的治疗方法。综合治疗包括狭义和广义两类,前者是指单纯以药物、手术、仪器等医学措施为干预方法,而后者还包括关注与调整患者对疾病的认知、对治疗结果的期望值、生活方式、饮食制度、精神心理状态、人际关系及夫妻感情/性生活等。

(二)为何强调综合治疗

选择综合治疗是由于男科疾病的特点所决定的。尽管每一种疾病都以"症状"表现出来,但是造成这些异常表现的潜在原因是复杂多样的,很难归结于单一因素,治疗的选择也就是针对疾病的不同环节和不同因素联合治疗。例如男性不育患者多表现为精子质量异常,但是当谈及病因时却是非常复杂的,可能是由于先天遗传和发育问题所致,也可能是后天的各种疾病、手术、药物等因素,还可能来自各种不良生活与运动方式、饮食习惯、精神状态及环境因素等,而且是所有这些因素共同作用的累积结果,治疗也是多种药物和方法的综合治疗;引发慢性前列腺炎样症状的原因就更加错综复杂。

既然每个具体患者的病因、病情轻重、精神心理因素严重程度、对治疗的

第一章 概 述

反应性、对疾病康复的认识程度等都不尽相同,那么,就不会有包治男科疾病的"灵丹妙药",综合疗法往往可以获得更好的疗效,并成为男科疾病治疗方法选择的核心理念。

(三) 如何实施综合治疗

1. 综合的医学干预　综合医疗措施的联合实施,可以在更大程度上获得临床症状的显著改善,还可以使得每一种治疗手段不那么过于强烈,可以减少不良反应和并发症的发生。例如联合药物治疗,可以使得每一种药物的治疗剂量减少,且可以获得疗效的叠加效应。治疗 ED 中的阴茎海绵体内血管活性药物注射(intracavernous injection,ICI)就经常采用罂粟碱、酚妥拉明和前列腺素 E1 混合制剂作为注射用药,而单独使用罂粟碱注射容易诱发阴茎异常勃起、酚妥拉明的勃起效果不佳、前列腺素 E1 容易出现局部疼痛不适(而且勃起硬度不佳),此外单独使用药物需要较大的药物剂量。治疗早泄除了可以使用达泊西汀口服之外,还可以配合局部涂抹阴茎皮肤表面麻醉剂,还可以配合性交技巧指导,并因此可以减少达泊西汀的药物剂量,尤其适合于对达泊西汀不耐受或疗效不佳的患者。

此外,综合治疗还体现在对后续治疗方法的调整。随着疗效的不断显现和强化,许多治疗药物和方法变得不那么重要和必要了,可以依次/逐渐减少和停止各项治疗措施,在一段时间内维持治疗效果,并最终彻底停止医学干预,免得突然间的撤退治疗,使得症状反弹或复发。

2. 非医学的综合干预　非医学方法的综合干预,也称疾病康复的家庭内健康管理,在男科疾病中广泛应用。

由于男科疾病的复杂性和多因素性,尤其是生活与运动方式、性生活的和谐程度、饮食制度、人际关系、夫妻感情、社会和自然环境等,都与疾病的发生和康复密切相关,许多男科疾病本身就是由于这些"外部"因素所直接导致的。所以,治疗这些疾病及其后续的康复过程,非医学手段的综合治疗不可或缺,而且更加关注患者教育和患者的自身努力,单一的"首选治疗方法/唯一治疗方法"是不恰当的,任何单一的治疗方法都难以获得完整的疗效,都是不科学的。

此外,生活中的干预措施可以成为医学治疗的重要辅助和补充手段,还可以在医学干预结束后的很长时间内持续维持,甚至终生关注。例如预防慢性前列腺炎复发的非医疗手段主要包括不要酗酒、不要饮食辛辣、规律性生活、适度运动、注意局部保暖和必要时的热敷等。

三、强调精神心理因素及人文关怀

鉴于男科疾病患者的精神心理因素特别明显,许多男科疾病患者具有不同程度的精神症状,焦虑和抑郁等情绪障碍的发生率明显高于一般人群,并与男科疾病互为因果,形成恶性循环,阻碍疾病的康复,应该引起男科医生的高度重视。

男科疾病患者的情绪障碍普遍存在,抗抑郁药物治疗具有一定的价值,但由于男科疾病患者往往不愿意承认自己存在情绪障碍,尤其是忌讳医生把自己看作精神有问题,更加不愿意接受抗抑郁药调治,使得患者心理调适存在一定困难。如何说服具有明显情绪障碍的患者接受精神科药物,提高患者的治疗依从性,是对男科医生的重大考验。

此外,医学干预手段不能够带给患者100%的满意疗效,尤其是在医学技术已无明显改善的情况下,给患者提供充分的人文关注,是非常重要和必要的。医学毕竟不是万能的,对于在极其艰难的条件下作痛苦选择,尤其是在不可能有任何良好结果的情况下,积极建议其摒弃不切实际的过高期望而选择放弃,并指明生活的新出路,帮助患者重新充满生活的动力,成为医生的一项重要任务,也应该看成是对患者的一种关怀,给患者展现另外一片可能的生活空间。无论患者的最终选择是什么,医生都总是会提供必要的帮助和人文关怀。

四、日常生活与男科疾病康复及预防复发密切相关

疾病的康复过程和预防复发,在男科疾病治疗中非常重要,尤其生活方式、环境因素、人际关系值得关注。对于经常处于亚健康状态下的男人,过劳状态、过度压力、过早衰老、肥胖、膳食营养不均衡等,均成为困扰其健康的主要问题。

医学往往与科学紧密联系在一起,似乎与人们的衣食住行和柴米油盐等日常生活相距甚远,因此多数人会认为生活中的琐碎事件与科学和医学都没有太大的关系,而一旦患病了,最终还是要向医院和医生求助,这刚好暴露了人们对医学和科学常识的匮乏。其实,医学和科学的含义都是多样化的,它们本身就带有强烈的人文特征,我们日常生活中随处都可以捕捉到医学和科学的影子,并与大众息息相关的疾病有关,实际上也多与人们的日常生活有关。

每个人的生活方式都不尽相同,而不同的生活方式必然要对健康状况产生不同的影响。生活方式是我们自己选择的,因此也就选择了不同的健康方式。医学发展的历史已经证明:许多疾病是由于人们的生活方式所引起;而在疾病的治疗和康复过程中,生活方式也起到重要作用,有时甚至是关键作用。因此,我们应该懂得生活方式的重要性,平时培养良好的生活方式,这对预防疾病和疾病康复都有重要意义,是现代医学和科学不可分割的部分。

总之,对于多数男科疾病的诊疗应该以症状为导向,而由于病因和发病机制的复杂性,决定了任何单一治疗都难以获得满意疗效,因此要强调综合疗

第一章 概 述

法,联合使用专科治疗措施。此外,由于男科疾病多与精神心理状态及生活因素密切相关,因此强调对患者的精神心理调整以及关注生活方式,多可获得满意疗效。

第五节 男科疾病医疗决策的选择依据

医生要为患者频繁地做出医疗决策,决策的正确与否决定着患者的治疗效果和预后,是非常重要的事件,而这种选择恰当与否的判断标准多样,其依据原则和基础均值得考究。本节全面介绍在新的医疗环境机制下,医生选择医疗决策的依据,主要包括患者利益最大化、赢得患者的信任、权衡医疗决策的必要性,以及不能回避的循证之路,还有具体的典型案例分析。

作为一名医生,你可能每天都在为患者做出许多医疗决策,与患者商讨决策的过程各不相同,但是最终都是观察等待,药物、手术等的一系列治疗方法。以往,我们都是以患者的病史、查体、辅助检查等结果作为依据,获得诊断,然后就根据在学校里面学习到的专业知识和上级医生的意见做出治疗决策。逐渐地随着从医年资的增高以及阅历和职称的提升,自己也开始了为患者独立决策,并且不断指导下级医生,并且循环往复地不断延续下去。

我们为患者制订的医疗决策必然是选择与风险并存!那么,仔细思考一下,你是依据什么给患者做出医疗决策,也就是说选择医疗决策的基础是什么?这很重要,甚至关系到患者的一生幸福。

一、医疗决策的纷争

(一)"老协和"的做法

北京协和医院是一所具有悠久历史的老字号大型综合性三甲医院,建院已经有近一百年的历史了,并且赢得了患者的广泛高度信任,患者的依从性非常好,所以在选择医疗决策中几乎不会遭遇患者的质疑。在建院的早期阶段"老协和"的疾病决策是遵循一套流程来开展的,与国外某些医院的告知流程一样,非常简单明了,患者只需要在入院时签署一份协议,内容大概是"我自愿选择在贵院接受治疗,并相信医生所做的一切都是有利于我的病情",这就足够了。然后,就交付给医生和医院安排打理了。

(二)医疗决策纷争的起源

医疗决策"权"的争议由来已久,医生、患者,还是家属?谁是最终决策者!

第一章 概　　述

近年来,我们的医疗决策流程出现了太大的改变。32年前我刚刚当医生的时候,基本上不需要征求患者的意见,只是告知而已。然而,现在的流程太复杂,常常让医生和患者无所适从,任何一个操作都要征求患者的同意,各种知情告知书铺天盖地! 实际上,这些繁杂的流程和手续的意义也很有限,是为了避免纠纷,"举证倒置"反而把问题复杂化了,而患者及其家属也往往不买账。一旦出现问题/纠纷,或者对治疗过程中的任何一个环节表示不满意,患者和家属经常宣称并不懂医学知识,"轻松"一句话就否定了医生对"知情同意告知"的努力工作。"谁主张,谁举证"的政策一旦实施,或许会有所转机,但是这么多年的惯性思维,也不是一朝一夕就会完全扭转的。

"只要有百分之一的希望,也要做百分之百的努力。"这是我们的从医理念,尽全力帮助患者,实现我们当年从医时的誓言。但是,理想很丰满,医疗现实却是骨感的,近年来的职业医生似乎越来越难干了。治疗效果不好、副作用出现、费用过高等理由,甚至是一些无知的、无理取闹的问题,都能导致医生被投诉。而且无论这种投诉是否合理,医生都必须给患者解释,直到满意,甚至经常是被无休止地纠缠。难怪某医生曾经发表感言:"给我一个冒险的理由。"

问题出在哪里? 抛开社会因素之外,当然是医学模式问题。以往的西方医学模式主要从生物医学角度考虑问题,而现在则是生物-心理-社会的医学模式,而且自然环境、社会环境、人际关系、经济考量等也均应该参与到决策中,而医生自始至终都不能缺少的是人文医学和人文关怀。一个当代医生,尤其是男科医生,一定要明确理解医疗决策的多维度思考角度,并且要厘清彼此之间的轻重关系。

(三)现实与理想化的医疗决策

1. 以往的以生物医学为依据的传统决策模式　医生为主导,根据疾病的生物学特点,收集整理医疗决策所需要的适应证和禁忌证的各种证据,然后分析利弊和技术水平,随后通知患者医生要做什么,以及怎么做。

2. 理想化的完整医学以患者视角来决策　以生物医学为基础,现代的生物-心理-社会医学模式,根据医学人文的考量,并结合患者的意愿来制定医疗决策,包括分析疾病及其治疗方法对生活的影响、对家庭的影响、治疗时机、患者依从性的考虑、经费问题等,并且医生要对患者及其家属进行充分地告知。建立包括生物医学和医学人文的常见疾病完整医学诊疗的决策模式,对于疾病的诊治是非常重要的,而男科疾病则是医学的理想与完美体现!

总之,决策治疗方法是决定患者疾病走向的重大事情,关系到患者和医生双方的健康和幸福,甚至是生与死的选择,马虎不得。但是由于每一个医生的问诊和检查,尤其是个人的认识与经验均是不同的,以及医学所见不同,医疗决策就会有很大的差距,医患的命运也就迥异。

第一章 概　　述

二、医疗决策的基本原则

(一) 患者利益最大化

医疗决策总是要从患者角度来考虑，毕竟患者求治的原始诉求是其走进医院的动因，患者利益最大化才是医疗决策的根本。医生总是要努力去解除患者的困境，并尽量避免医患都不愿意看到的不良后果，甚至是伤害。所以，我们总是在疗效与安全这两个方面进行权衡，并要求在临床实践中体现出效果最好、风险最小的特点。医生们总是在考量许多方面的问题之后，最终判断各种医疗决策的利与弊。

(二) 赢得患者的信任

医疗决策必须要赢得患者的信任，这是开展治疗的前提和基础。

理论上讲，患者应该相信医生的专业选择是风险最低的，绝大多数医生都是尽职尽责的，没有医生会在主观上想出医疗事故。最理想的选择应该是无风险选择，但是这样的选择会有吗？一旦出现意外，谁来承担风险！随着医患关系的紧张程度不断加剧，在医院很多诊疗操作都要征求患者同意，医生的自主决策空间越来越小。你是有担当的医生吗？你会在紧急情况下根据专业知识帮助患者做出决定吗？在人与人之间失去了基本的信任后，敢于独立为患者做出医疗决策的医生显然是越来越少。

在关注医生"给我一个冒险的理由"感慨的同时，作为医生你是否考虑过患者的感受？任何治疗的结果，无论是好还是坏，都将由患者来承担，甚至还包括所有的医疗费用。一旦出现不良的治疗结果，发生了副作用和并发症，买单和承受后果的都是患者。所以，"给我一个让你冒险的理由"也是患者的心声，医生也要真切体会一下男科患者的感受！在医疗决策之前，赢得患者的信任非常重要，这种信任建立在患者对医生和医疗技术的信心和安心的基础之上。

经常替对方考虑，也就是人们常说的换位思考，这在医疗决策中也是很重要的。作为医生，显然要替患者考虑，在选择决策的时候，你要想一想患者求治的目的？你能否帮助患者实现这个目的？实现这个目的的概率和失败概率？给患者带来的伤害有多大？患者是否会义无反顾地接受你的治疗？只有真正做到了换位思考，才能真正体会到患者的切身需求和各种顾虑，才能真正地赢得患者的信任。

(三) 权衡医疗决策的必要性

很多时候，我们为患者开展的治疗未必一定是必要的。曾经有人撰写文章写道，如果不进行治疗，取消医院可能公众会活得更好。在具体的工作中也不难发现，确实存在经过医生治疗后还不如不治疗的情况，甚至可能直接把患者"治"死的现象。把那些不必要的治疗强加给患者的结局可想而知，医患双方没有任何一方是赢家。

第一章 概　述

1. 选择治疗手段的必要性可以从以下几个方面来判断。
(1) 拟解决的问题(疾病)与治疗目的是否具有因果关系？
(2) 医生是否熟练掌握这种治疗方法？
(3) 这种治疗是否是唯一实现目的的手段？
(4) 为了实现治疗目的,还有其他什么方法？
(5) 为了实现最大疗效,该怎么办(联合治疗等)？
(6) 为了避免风险,该做些什么？
(7) 如何与患者沟通？

2. 在你将前面的问题逐一考虑好之后,我们的医疗决策才会比较合理和容易被患者接受。为了有效地避免医疗纠纷,下面的"依法行医+4个必备条件"是法宝。
(1) 应不应该治疗？（适应证与禁忌证）
(2) 你会不会治疗？（对治疗手段如数家珍）
(3) 是否有严重并发症和后遗症？（权衡利弊）
(4) 是否履行告知义务？（完善各种医疗知情告知,包括签订拒收红包协议等）

(四) 不能回避的循证之路

医生为患者做出医疗决策,是因为医生在医疗领域具有较多的经验和专门知识,这也是患者遭遇困难时前往医院求助于医生的主要理由。但是,任何一个医生的知识和经验都是有限的,而现实要求我们必须将更完整和系统的知识与经验提供给医疗决策的参考,即医生要时时面对循证医学证据的积累和总结。这些循证医学证据主要应该来自：①权威教科书；②权威专家的论述；③最新的文献资料；④专业团体制定的指南与共识。

但是,道理好讲,具体操作起来就不那么容易了,尤其是我们要面对各种知识的不断更新。此外,没有一个患者是完全按照教科书来患病的。面对患者,医生抉择的难度可想而知。

勤能补拙。医学知识总是在不断地更新,这是不以人的意志为转移的,医生应该积极地追求学术进步,阅读大量的相关学术文章和研究成果,甚至可以自己参与和组织相关的学术研究,都是比较好的策略。现实工作环境中的一般科室都会组织各种会诊和查房、典型案例分析、各种学术会议和技术交流,都需要医生踊跃参与,还有完成"学分"要求的各种形式的继续教育项目。以上这些均是医生要终生学习的原因。

不断请示上级医生的观点,还可以开展转诊服务,这些都是很讨巧的办法,毕竟老医生的见闻和经验还是很丰富的,经验医学也是十分重要的,跨专业的知识也是必要的。

第一章 概　述

三、具体的实践策略

（一）医疗决策：要多维度加以考虑

案例1：王某婚后多年不育，不断调换药物，治疗了十多年无果。求助辅助生殖技术（ART），但医生认为患者妻子的年龄（40岁）偏大了，治疗的最佳时机过去了，试管婴儿的成功率也较低。患者的困扰：这些年一直在治疗，怎么会晚了？到底该如何选择以及何时选择吃药，还是做试管婴儿？

选择依据：双方病情、女方年龄、急迫程度。

吃药还是做试管，主管医生该选哪种？对于那些病情不严重、年龄（主要是女方）偏小、对于生育的要求不迫切或没有那么强烈，就可以坚持采用药物治疗来等待自然怀孕；反之，病情严重（尤其是偶见活精子者）、年龄偏大、对于生育的要求迫切且强烈者，应该尽快选择ART，毕竟ART在治疗成功率上还是有一定优势的。当然，对于病情、年龄、急迫与强烈程度的判断因人而异，所以医疗决策选择的结果也是千差万别，这就要求医生要在治疗过程中不断地告知患者，督促其明确选择的必要性和多样性，以免后悔时间的延误及错过宝贵的治疗时机。

（二）医疗决策：都是多选择题

案例2：男28岁，女27岁，婚后3年同居不育，性生活正常，多次检查精液无精子，精液量正常。患者不甘心放弃。生殖器检查：双睾丸5ml，质地可。生殖激素测定：FSH 35.9nmol/L；黄体生成素（LH）8.1nmol/L；睾酮（T）0.84ng/ml。精液分析结果：量2.0ml；液化30min；pH 7.5，无精子。染色体46，XY，无精子因子（AZF）未见缺失。睾丸穿刺活检病理诊断生精障碍，精曲小管发育不良、管腔内见少许支持细胞，未见到精子细胞及精子。

选择依据：多项选择，切忌单选！

对于那些几乎没有机会康复的患者，还要进行治疗吗？你的依据是什么？难道不是为了骗钱？在治疗比较困难的患者时，医生最容易遭遇到道德考验和质疑。

面对这样一个希望渺茫的无精子症患者，是否还有价值继续治疗值得深思。我的意见是，患者的选择仍然是多样化的，切忌单选，这不仅是出于医学或生物医学的考虑，更多的是人文关怀和社会学考虑，给患者一个希望和情感的出口非常有必要，例如，药物治疗、手术取精、接受供精、领养子女、放弃治疗（丁克）等，并请首先给患者选择权：放弃，无论是主动放弃还是被动放弃。

如果你选择了药物治疗，并遭遇到别人（患者，甚至是同行医生）的质疑，我的考虑和解释：①期待奇迹发生（当然，奇迹很少发生）；②为后续治疗奠定基础（预先开展的药物治疗应该对手术取精结果有所裨益）；③让周围的人看到自己的努力（尤其是妻子和其他家人对于轻易放弃生育的不理解）；④给自

65

己一个宽裕的时间做出理性选择(选择多样,而且问题重大,应该是慎重选择,而不急于做出仓促决定);⑤期待科技进步(科学技术日新月异,明天的人类能干点啥,值得期待);⑥其他考虑(困难案例的选择还要结合人文关怀,医生对待患者的态度应该是诚恳的,例如协和医院是以服务患者为核心理念,从来不会为"盈利"而治疗患者,接触患者对于医生的戒备和隔阂)。

(三) 医疗决策:慎重表态

案例3:某男,38岁(妻子37岁),婚后5年未育,自认为性功能不好,射精快,阴道内射精潜伏期(IELT)5min,前来求治。

最初接诊该患者,一定会认为夫妻双方年龄偏大了,解决生育问题已经迫在眉睫刻不容缓了,而IELT属于正常范围,不属于医学上应该进行干预的范畴。我也是在积极地询问患者的生育情况、精子质量及其治疗过程。然而,人各有异,患者的真正求治目的却是要延长性生活时间,反倒是对于是否生育,不是很在意。所以,了解患者求治的真正想法非常重要,否则的话,就应了那句话:干事不由东,累死也无功!

案例4:某男,35岁,因前列腺炎求治多年,服用过大量的治疗药物,钱也花了很多,均没有任何效果,还有一些副作用。患者对以往的治疗方法及医生大加指责,情绪激动。

人都容易原谅自己,却对别人比较苛刻,医生也容易犯类似的错误。患者久治不愈,可能是前面的医生选择治疗方法不得当或者是错误的,但是也不能完全除外病情的特殊性以及患者本人的诊疗配合程度与个体差异,尤其是患者的期望值是否过高而不切合实际。我们当然可以将以往的诊断和治疗经过看作是多次失败的努力,但是正是这些失败,才决定了我们下一次的努力要避开这些"雷区",或者说任何一个治疗方法都不是100%成功的,要允许失败的尝试,任何情况都会存在。所以,不要轻易否定以往别人的治疗努力,否则后果会很严重。

总之,结合案例3和案例4,在我们没有弄清楚患者的求医目的之前,不要急于表态,尤其是不要轻易否定前期医生的医疗工作。

(四) 医疗决策:千万别跑偏

案例5:一个久治不愈的患者,最初因为不能生育来求治。结果因为性交不射精,治疗射精障碍近20年,众多男科大专家均遭未成功。

经历了近20年的漫长求医路,患者所经历的辛酸苦辣,做何感想!夫妻双方的年龄也都40多岁了,失去了最容易怀孕生子的大好年华!而患者最初的生育诉求是可以有多种办法来实现的,"曲线救国"的策略为什么不采用呢!仔细询问之下,这个患者虽然不能性交射精,但是却可以自慰排精,而精液质量非常好。完全可以进行其他方式解决生育问题,甚至医生仅需要指点一下患者,患者可在家里自己完成这一系列操作。实际上,一些男人自己就可以想明白的事情,完全都不需要求助于医生。这个案例的治疗失败就在于医生一直没有把握患者求医的终极目的。

(五) 医疗决策:陷阱多半是医生自己跳的

案例6:一对计划要做试管婴儿的夫妻,结婚4年,女方健康,27岁。男方32岁,生殖器检查:双睾丸体积5ml。生殖激素测定:FSH 27.89nmol/L;LH 6.74nmol/L;T 2.38ng/ml;催乳素(PRL)12.51ng/ml;雌二醇(E2)34.21pg/ml。精液分析结果:量1.0ml;液化30min;pH 7.0;精子浓度 8.9×10^6/ml;活力a级17%、b级22%、c级26%、d级35%;活动率65%。是否需要治疗?是否给予积极治疗?为什么?

本案例的患者情况十分严重(FSH太高了),然而精液检查结果还不那么差,感觉上似乎不太可能,必定是哪里出了问题。如果医生不假思索地接受这个结果,无论你采取药物治疗,还是直接进行ART/ICSI,都可能遭遇信任危机和后续治疗失败的风险,医生是自己跳进了这个陷阱。

理智的做法是查阅患者的前期所有精液检测结果或者再次进行精液分析,其结果可能不一样,甚至可能是无精子,而这次检查结果可能是患者数次精液分析中的最好的一次。当然,也不排除是检验师弄错了精液样本,或者张冠李戴而给出错误的结果。

(六) 医疗决策:要考虑到配偶的感受和选择

案例7:无精子症患者已经丧失了治疗的价值,患者也决定主动放弃了,并选择供精人工授精(AID)。无论是医生,还是患者都认为这个选择是恰当的。然而患者的妻子却拒绝这个选择,坚持认为AID带来的后代与丈夫没有任何血缘关系,会给其以后的健康成长发育带来阴影,并决定放弃自己生育的机会,选择了丁克生活。

男科疾病特点:对家庭生活具有显著影响。男人一个人的问题,实际涉及夫妻双方的幸福,所以其选择也是双方的,一旦出现不和谐,需要进行协商解决。毕竟,夫妻都是你的患者,考虑问题要理解双方的需求,并保护双方(甚至其后代)的利益。所以主动放弃一些看似合理选择的决策,也不奇怪,因为决定权不在医生这里,而且绝大多数人认为正确的选择,却并不一定适合所有个体,即个体化的原则是重要的选择依据。

(七) 医疗决策:人文医学关怀不能少

案例8:因男方问题(精液内偶见精子,诊断为严重的少弱精子症),42岁的陈某(妻子39岁)在外院进行五次试管婴儿(ICSI)及一次冷冻胚胎移植均告失败,寻求在我院再努力一次。面对这样的患者,你怎么办?如何扭转其困难与被动局面?

第一章 概　　述

医生固然要全面了解病情,并努力争取制胜,至少要为后续治疗奠定基础。医生是患者最坚强、最可信赖的战友！但是,当医学技术已经无能为力,你还能做什么？当你的技术已经难以让你在面对困难疾病中制胜,人文关怀弥足珍贵,可以让你重新赢得患者的信任。人文关怀可以扭转医患困局,医生应该主动为患者寻找到生活的新亮点和突破口。

案例9:门诊求治四次习惯性流产问题,因丈夫精液质量差(畸形率高达98%,活力差,染色体正常),而且刚刚知道妻子又怀孕了。

讨论患者的习惯性流产的男性精子原因和全面筛查病因当然是必要的,但是对于这个患者,再次怀孕必定对保胎有努力争取的必要。主动关心患者的求治目的,主动帮助患者联系妇产科相关专家,成为男科医生能够为这对夫妻提供服务的最佳选择。

当我主动为该患者联系妇产科专家进行保胎治疗后,有人问我:"你认识她吗？为什么帮助她？"这个问题引发了我很多思考。在面对一个行走在"悬崖边缘"的人时,在你有能力帮助他的时候,你是否会伸出手来拉他一把,这不仅是做医生的职业问题,而是做人的问题。所以,无论结果如何,伸出手来,拉患者一把,这是必须的,这表明你在乎患者,而患者也迫切关注:医生是否在乎他们。至于最终的治疗结果如何,那都是自然选择的结果,尽管也很重要,但是都不会引发患者对医生的不满,因为在这个艰难的与疾病抗争过程中,医生与患者是在一同面对的,是在同一个战壕里的。

所以,让治疗失败的患者表达谢意也不是很困难的事情。一个曾经得到过我帮助的患者这样告诉我:"我也知道,医生不是神人,但是我在意医生是不是对我负责了,因为您一个轻易的判决,对您来说是任取其一,对我来说则是唯一。"

医生要以医疗关注为中心,但不能忘记人文关怀,包括提供充裕的咨询时间以说明生理学和病理学情况,解释诊断结果和治疗方法,回答相关的问题。例如,一些夫妇因为治疗过程中的心理压力而放弃努力,另外一些则非常难以找到替代的生活目标来补偿求子失败的结局,找不到其他的生活期望。当然,医患之间的沟通与交流是以诊断治疗的科学正确性为前提。

第六节　男科门诊患者管理

男科疾病患者不同于其他科室的疾病,复杂且困难,患者的精神心理因素严重,干扰疾病诊疗因素多。针对男科疾病患者的特点,本文总结出16个管理男科门诊患者的策略,并逐一加以分析,均是行之有效的可操作方法,必将有助于男科医生的临床实践和专业成长。

第一章 概　　述

根据男科学学科特点,结合我国男科学发展的阶段性实际情况,门诊工作是男科医生的主要临床实践场所。作为男科医生应该掌握门诊患者的特点及应对策略,这是男科疾病门诊患者管理的核心。从男科专业医生视角,将门诊患者管理方法总结成 16 个策略加以介绍。

一、男科门诊患者特点

男科学是新兴学科,男科疾病与其他学科疾病不同,有其独特特点,这就决定了男科门诊不同于其他临床学科门诊。男科门诊患者人数众多、多不是致命疾病、患者的精神心理因素较重、常伴有慢病与共病、病因复杂、治疗方法选择多样化和个体化等。患者对疗效的要求很多情况下是全或无的关系,往往不存在中间地带(如:男性不育的疗效如果以生育为终极目标,疗效判定就是全或无的关系)。影响男科疾病发生、发展的因素很多,尤其是生活方式、环境因素、人际关系与夫妻感情、肥胖、饮食与运动等,均参与到疾病的动态变化过程中,并在疾病的诊断及康复过程中具有很重要的作用。

二、男科疾病门诊患者的应对策略

(一) 避免医疗纠纷的法宝

确保医疗合法与安全是必要前提,给患者实施任何治疗措施之前都要认真考虑,基本包括:依法行医 + 5 个必备条件。

依法行医是行医的基本条件,但是这远远不够,还需要一系列的条件来加以规范和保障,主要包括:应不应该采用某种方法治疗? 即适应证与禁忌证的考虑。你会不会治疗? 即对治疗手段应该非常熟练掌握、如数家珍。是否有严重并发症和后遗症? 即权衡利弊,治疗结果是否是利远远大于弊。知情同意,即患者是否会义无反顾接受治疗。患者经济条件? 即能否支付医疗费用,是否会因为经济问题而对医疗行为和结果心存偏见。

(二) 牢记诊疗的目的与原则

男科疾病更多地体现在生活质量方面(甚至是否一定要将其看作疾病也是仁者见仁,个体差异极大),并随着健康水平的提高而引发了更多的关注。据此,男科疾病的治疗目的也与其他疾病截然不同,主要目的:控制症状、改善生活质量。

既然绝大多数的男科疾病并不威胁生命,也不会造成重大伤害和伤残,不会影响到日常的工作和学习,是否积极求治、是否应该强化医疗干预的程度(该不该治疗? 什么时候开始治疗? 什么时候结束治疗?)都有待商榷,加之目前的医疗资源还不是那么充裕,男科疾病的总体治疗原则应该是:医不叩门,但是应该做到有求必应。

第一章 概 述

1. **医不叩门** 尽管社会的进步与医学的发展越来越倾向于朝着关口前移、资源下沉、治疗未病、预防疾病的方向发展,但是毕竟公众对男科疾病的认知存在严重的不均衡性,社会习俗及个人认同程度差异也不容忽视,尤其男科疾病毕竟还是比较私密和隐蔽的,也不便于过于渲染,即使是公众宣传媒体也不会赤裸裸地公开谈性,多半十分隐晦,甚至仅仅是采用暗示性的语言。此外,回顾一下那些男科门诊人满为患、一号难求的情景,积极求治尚且得不到全面呵护的众多男科患者,也就真的无暇让医生们再去"叩门"了。

2. **有求必应** 对于某些十分看重男科问题,又积极求治的患者,还可能因此而严重困扰了生活质量,即使其男科问题可能并没有那么严重,甚至没有医学上认定的明确问题,其希望改善生活质量的要求也是合理的,应该给予支持、引导和必要的帮助,毕竟医学技术水平已经达到了可以全面帮助患者的较先进程度,而且这也是社会进步的体现和必然结果。例如,某新婚男性的阴道内射精潜伏期(IELT)已经达到了7min,远远超过了医学上认定的早泄诊断标准,但是这位新郎仍然有更持久性交的诉求,我们当然可以全方位给予帮助,为实现其改善生活品质的目标而努力。

(三) 迅速明确患者求医的基本问题和目的

尽快搞清楚患者需要救治或困扰的关键问题。男科疾病表现可能涉及全身多器官系统,所以患者的主观诉求往往很多,例如性功能障碍、慢性前列腺炎、不育症、精索静脉曲张等可以同时存在于一个患者中,症状甚至可能杂乱无章,如何把握疾病诊疗的关键和主线,快速明确患者的求治根本问题,十分重要。

对于患者的诸多疑问,尤其是同时伴发的焦虑抑郁情绪,还是要理解并逐一简要解释,否则将事倍功半,纠缠不清。所以,把握关键问题,回避不急迫的疑问,快速解决患者最迫切的困难问题,是合理选择!患者也会理解和配合。而一旦关键问题获得解决,患者的其他诸多派生出来的困扰也许就都迎刃而解了。

(四) 区别"病"与"非病"

男科患者中的"病"与"非病"不一定具有截然区别,要仔细甄别并理解患者需求。

由于男科疾病的主要表现就是"症状",区别是否是真的病了,无非是依靠症状的严重程度加以判断,并分析这些症状是否给患者造成了痛苦和困扰,例如尿频和尿不尽是门诊出现频度较高的主诉,到底尿频到什么程度(2~5次/d,5~8次/d,一喝水就想排尿)才认定为疾病,才需要医疗干预,真是仁者见仁;"性欲低下"也是男科患者的常见主诉,问题的关键是要区分患者是因为性功能不好、性功能正常但对性活动没兴趣、性伴侣不配合及不够吸引异性,这些

第一章 概　述

均是可能原因,区别对待的方式则分别是改善性功能、咨询培养性兴趣、针对伴侣情感及配合方面采取措施。实际上只有第一类人才是我们男科医生的真正患者,是我们能够有所作为的领域;对于第二类人则仅咨询就足够了,而针对第三类患者则点明问题和努力方向就可以了。所以,关注饮食制度、生活方式、精神心理状况、工作压力及夫妻情感等,往往会让医生对"疾病"的认识有所改观。

(五)"沉默是金",慎重表态

对待疾病的态度很重要,不要轻易表态。

由于考虑问题的角度不同,求治的患者存在显著的个体差异,所以,首先要全面了解病情和患者的真实想法与困难,然后再审慎地讨论问题和治疗方向,不要轻易表态。

很多情况下,医生容易按照自己的思维(或者说是标准的、常态的思维)方式来理解患者的求医目的,但是你与患者的想法很可能不是都一样的,甚至是完全相反的。

此外,也不要轻易否定以往的治疗努力,尤其是其他医院及医生的治疗方式、方法,求同存异是最佳的选择。毕竟,我们对患者的以往病情不能完全了解、疾病发生与发展也有一个过程、当时处理患者的条件和医生考虑问题的角度也难以考究,尤其是否定以往的治疗方法,还会让患者对前任医生产生不信任,甚至反感和投诉,给同行带来麻烦,甚至是灾难。最为重要的是,你的表态也不一定都是合理和准确的,一旦对别人的医疗行为否定错误,则将会有很难堪的结局。

(六) 对医疗干预期望值回归合理范围

帮助患者对疾病诊疗建立起合理的期望值是医生在治疗前就要完成的重要任务。理论上讲,对患者的治疗效果越好,患者的满意度越高。但是,患者的满意度还涉及对治疗效果的期望值,期望值越低,则满意度越高。所以,在全面了解患者的病情之后,医生应该对治疗结果有一个大概估计,并婉拒患者的不合理、欠妥当的要求。

当然,我们不应该把患者对治疗效果的期望值压制到无限低,而是回归到合理范围。实际上,绝大多数患者的预期值很高(求全、求快、求根治、无副作用、无并发症、少花钱最好不花钱,甚至还包括服务态度要好),往往是我们无论如何努力也达不到的。此外,医生也要自我调整,认清自己的能力和现代医学所能达到的程度,毕竟医学不是万能的,局限性是显而易见的,医生也不是神仙,而且凡事都有意外和特例发生,任何情况下都不允许大包大揽地承诺治疗有效。

所以,学会婉拒患者的不合理需求,同时也要认识到医学和自身能力的局

第一章 概　述

限性，不要轻易做出任何承诺，以免到最后难以收场。毕竟，面对一个充满未知的大千世界，任何事情都可能发生，任何人都不可能对未知世界做出肯定的承诺，医生当然也不例外。

（七）医疗决策决定权的归属

制定医疗决策的依据是什么？对这个问题的认识，医生是需要调整的。

由于医疗知识不是短期可以获得的，而作为掌握丰富医学理论和实践经验的医生往往成为患者医疗决策的关键人物，以往的医疗实践也一直是这样进行的。医疗决策的依据是由医生主导，根据疾病治疗的适应证、禁忌证、利弊分析及个人技术水平来决定。

现代的医疗决策的选择，除了前述的依据之外，还必须考虑到许多非医学信息，例如患者的依从性，一旦失败，情何以堪；治疗时机，在不恰当的时机的治疗，不仅难以取得满意疗效，甚至可能违法违规。此外，还要关注疾病及治疗方法对生活和家庭的影响、患者的治疗意愿、经费问题等。以患者的视角做出医疗决策是现代社会的医疗模式。

（八）复诊患者的管理

无论是接受过门诊治疗，还是住院手术治疗，接诊复诊患者时医生都要仔细认真对待，这是我们确定诊断、跟踪病情变化和治疗效果的必然过程。医生首先要迅速熟悉病情，明确患者的诊治经过，然后进行复诊病情讨论，主要包括：患者的求治目的是否通过前次诊疗解决了（诊断是否准确、治疗方法的有效性）？是否完全解决（有没有残余症状）？治疗方法是否有害（手术和药物的副作用与并发症）？后续应该如何应对（本次就诊要解决的问题，包括治愈、好转和无效，甚至加重；后续治疗，包括结束、巩固、强化、放弃等）？

例如，精索静脉曲张患者手术治疗后2~3个月来复诊，医生首先要看一下手术情况（是否有精索静脉曲张手术治疗失败或复发、是否有鞘膜积液等并发症）、局部疼痛和/或精液质量是否改善，然后决定是否要筛查精索静脉曲张的复发、疼痛缓解程度的问诊、精液质量改善的化验报告，最后根据病情决定后续的治疗（再手术、药物调理、生活方式和注意事项指导等）。

（九）夫妻都是患者

男科疾病的独特点就在于其对家庭生活具有显著影响，并与伴侣关系密切，考虑问题时要理解双方的需求，保护双方的利益，并调动妻子对男性的理解和帮助。妻子是丈夫患有男科疾病的受害者、始作俑者、见证者、康复治疗的直接参与者。所以，在接诊男科疾病患者时，要通盘考虑，将其妻子也纳入诊疗计划中，筛查其在疾病中的作用，并调动其积极配合男科疾病的康复过程。

（十）要学会"放手"

仔细甄别门诊者，不是所有来到你门诊求治的患者，你都能够轻松掌

第一章 概 述

控！帮助那些你有能力帮助的患者是明智选择,而学会放手也是医生的必修课。放手也是一种选择和胸怀,更是对医生能力的综合考验。当然,放手≠放任,我们仍然可以为患者提供必要的咨询、分流服务和人文医学关怀。

由于疾病的复杂特点,一些挂号男科门诊就诊的患者,不一定是真的患了男科疾病,也许只是由于各种内外不利因素偶尔出现一点不舒服,并不一定够得上疾病的诊断;或者是其他科的疾病而以男科的常见症状为主要表现;还有可能是比较严重难治的患者,治疗困难程度超过了你的实际能力和经验。为此,我们可以分别采取劝告患者并给予必要的咨询、指导其到相关科室就诊或者转诊给上级医生或经验丰富的专家。

(十一) 提供人文医学关怀

采用友好的接诊方式,让患者感受到医生的关心和理解,这是我们始终可以提供给患者的最贴心服务,尤其是在医疗干预措施已经无能为力的情况下,人文医学关怀更加显得弥足珍贵,甚至可能成为医生唯一的有效工具。国外学者提出的"偶尔是治愈、常常是帮助、总是关怀",很好地描绘出了医生的工作性质。

(十二) 完善门诊病例

写病历是医生的基本功之一,然而门诊工作的繁忙让我们不太重视书写门诊病历,甚至无暇顾及病历书写,多半是马马虎虎应付了事,这样做却是十分危险的。作为门诊医生应该把患者的基本病情清晰、系统、简捷地写出来,这是医生的职责所在。门诊病历撰写的质量好坏将成为我们诊治疾病的依据(诊断与治疗;适应证与禁忌证),便于后续复诊、快速追踪病情及对比疗效。此外,门诊病历直接反映出医生的技术水平和责任心,还是医患纠纷及对簿公堂的具有法律效应的文书和保护医患双方权益的重要证据。

(十三) 学会转诊

转诊是个重大问题,不能忽视。由于专业知识的快速更新、技术水平的参差不齐、病情逐渐显现、专业特点的局限等,任何一个医生也不可能完全掌控所有患者,所以必须学会转诊,把那些不属于自己专业范围、多学科疾病患者以及自己技术水平能力不够的患者,转诊给合适的专家诊治,这是明智选择,尤其是对于那些久治不愈的患者,重新认识疾病的诊疗过程,让其他专家也评估一下。这不仅给予那些难治性患者一个出路,避免延误患者的疾病诊治和消弭(减少)患者的不满情绪,也拓展自己的知识面和丰富对疾病认识的过程,还可以借机会了解一下其他专业和其他医生处理患者的经验,丰富自己的行医阅历。

此时医生要关注的是如何成功转诊。毕竟在很多情况下,患者在挂号或选择合适专家的过程中往往遭遇困难。如何与相关专业和上级医生建立起某种协议或互助,建立转诊通道,甚至实现相互转诊,使得有困难的患者能够看上对口专家的门诊,还不是一件容易的事情。

(十四)做好随诊与随访

随诊与随访都是关注患者病情和治疗结果的有效方法,但是意义不完全一致,前者是嘱咐患者定期或随时来门诊与医生讨论病情,后者则是医生通过电话、电子邮件、预约门诊、甚至登门服务等途径来直接、主动地追踪患者。门诊工作中一般多采用随诊的方式,而随访则多作为科学研究的重要手段来开展。

随诊和随访的意义重大,可以帮助医生和患者了解以往诊断的准确性、治疗效果的有效性、后续的继续治疗问题,尤其是科学研究珍贵资料的主要来源。

(十五)学会共赢的处理问题方式

门诊医生应该全面分析病情,努力做一个有责任感、有激情、有温度的医生,做到换位思考,不拘泥于形式,不严格限于制度和要求的束缚,全面周到地为患者服务,包括良好的服务能力和服务态度,以及方便易行的服务流程,努力追求最大疗效和患者利益最大化,才可以实现全赢。否则,在诊疗过程中的任何一个疏忽与差错,很容易招致完败。实际上,成败可能只在一念之间。

(十六)不断积累医者的仁心仁术

艰难环境下做医生更有味道,且行且珍重,行医生涯中的体验和历练,每一个医生都无法回避,这也是人生成长之路。当然,对成功的理解仁者见仁,可能答案各不相同,但是仁心仁术是王道!希望每一位男科医生都能够随着职业生涯的深入,不断积累和丰满自己的经验,甚至是达到登峰造极的"道行",更好地服务于患者,在带给患者健康和幸福的行医之路中感受到个人的成长与成就,并且乐在其中!

第七节 西学中,男科医生正当红

中医博大精深,在人类的健康与发展中功不可没,即使是在西医非常发达的今天仍然有其广阔的天地。西医大夫学习中医(简称"西学中")属于医学继续教育范畴,是十分必要的,尤其是对于西医男科医生,这是由于男科疾病的特点更加需要中西医结合/融合,男科临床实践的现状也离不开中医,中医药在现代医学中的地位和作用不可取代。多年来西学中一直备受关注,并存在多种方式和不同的认知程度。当然,西学中的大夫也有自己的需求和责任。

第一章 概　述

医学的责任是诊治疾病,帮助患者康复,无论是西医还是中医,都有治疗的成功范例和优势领域,都应该有所作为和有其必然的价值和地位,作为西医大夫也应该对中医有所认知,甚至是应该熟练掌握,也就是西医大夫也应该学习中医,即"西学中"。虽然西医成为现代社会的主流医学,但是西医和中医一直并行存在于我国的医疗实践中,并且存在着密切交集,即中西医结合,也有人将其称为"融合医学",都应该属于现代医学范畴。此外,在中国做医生,即中国医生,也可以简称为"中医",如果不懂得一点中医知识,必然是一件非常遗憾的事情。

医学是一个不断发展的专业,医学知识不断更新需要医生不断学习,这也是对当代医生继续教育的不可或缺部分。本文系统地介绍了西学中的必要性、现状和西学中医生的需求与责任。

一、西学中,正当时

(一) 男科疾病的特点需要中西医结合 / 融合

1. 男科疾病的特点更符合中医治病理念　男科疾病主要包括不育症、性功能(勃起、射精)障碍、前列腺疾病、计划生育、性腺发育异常、男性更年期综合征、不明原因症状……男科疾病具有显著的特点,主要包括患者众多,多不是致命疾病,与整体健康密切相关,病因复杂多样,精神心理因素严重,治疗选择多,尤其是非医疗行为的自我调整在疾病康复中更具有优势,包括饮食、生活方式、人际关系调整等。这些特点决定了中医在治疗男科疾病中的地位不可取代。例如勃起功能障碍(ED)的危险因素包括糖尿病、肥胖、血脂异常、代谢综合征、缺乏锻炼、吸烟、酗酒、情绪障碍等,就是一个整体健康问题。

2. 完整认识疾病的需要　疾病的本质是由于内外因素共同作用所致。对于疾病的认识,西医和中医的理念及对疾病的态度是明显不同的。中医理论属于哲学范畴,把人体和疾病看作整体,治疗上强调君臣佐使的联合治疗;西医则重事实,强调具体化,可重复验证。对待疾病的理念及认知上的不同,使得中西医在对待疾病的态度上具有显著差异。西医的特点是倾向于微观与局部、定量、静态,而中医则是宏观与整体、定性、动态。将中西医有机地结合起来,就可以实现宏观与微观、整体与局部、定性与定量、动态与静态的结合,全面探索疾病的本质和治疗策略,而这些正是完整认识疾病的先决条件。将疾病与证型有机结合,就可能有效地实现创中华人民共和国特色男科的目标。

3. 西医还不是那么完美无缺　尽管西医的治疗方法(西药、手术)有效地帮助了许多患者,具有快速和显效特点,但是其治疗有效率还不够满意,还有诸多不利因素,包括难以避免的副作用和并发症等。例如,对于迟发性性腺功能减退症(late onset hypogonadism,LOH)患者进行睾酮补充治疗(testosterone

supplement therapy, TST)的益处是众所周知的,可以有效缓解 LOH 症状、改变机体的组成、提高体能、纠正情绪障碍等,然而医生和患者都担心 TST 对男性生殖健康的潜在危害,而寻找迂回的办法进行治疗,例如枸橼酸氯米芬(克罗米芬)治疗 LOH 患者后的血清睾酮水平的改善情况与 TST 相似,但是红细胞增多症的发生率显著低于 TST。前列腺癌患者进行抗雄激素治疗后出现严重的雄激素缺乏的系列麻烦,西医当然更希望从中草药获得突破,而中草药确实也可以有所作为。

4. 文化传统的传承与男科全面发展的需求　尽管目前西医仍然占据医疗市场的主体,但中医自有其深厚的基础。5000 年的中国文明史,使得中医有广泛的社会基础,尤其是对于疾病得预防、康复和功能改善方面,可以扬长避短。此外,传统观念一直认为中医药更易获得、费用易承担、安全性好,所以容易被广泛接受,更加适宜成为全面的保健工具。

我国中医是世界医学史上的一个巨大宝藏,为人类的健康福祉做出过伟大贡献,此次突如其来的新冠肺炎的发生,在对抗病毒感染性疾病方面,西医仍然缺乏直接有效的办法,而中医药则再次显现出了独到的优势。目前管理层正在加快中医药国际化的步伐,而男科疾病是中医药的最好突破口。例如祖国传统中医药在治疗精子方面历史悠久,经验丰富,并形成了以中医理论为基础的大批药剂。在不育症、性功能障碍、前列腺疾病、老龄化方面均有先进的经验和悠久传统。总之,中医是我国的老本行,我国人口与患者众多,男科疾病是与整体健康相关疾病,必然是可能实现突破的领域。机缘巧合,稍纵即逝,不会有更好的时机了,西学中的男科医生正当时!

(二)男科疾病临床实践现状

1. 男科医疗市场比较混乱　中医药在男科疾病诊治的应用一直很强劲,尤其是西医使用的中成药更多,2019 年 7 月 4 日的《今日头条》报道,综合医院至少 60%(部分医院高达 90%)的中成药是西医大夫处方。另一方面,对中医药疗效的质疑声音不绝于耳,有观点认为中医药疗效欠佳且反应慢,中医药真的不行吗? 也有人将其归因为西医大夫对中药的滥用,使得治疗效果欠佳。

目前男科医疗市场的现状还是比较混乱的,抛开非法行医、无证经营的存在之外,中成药不规范使用现象很普遍,危害大,这让管理者很担忧! 国家各级学术组织均在加强规范化管理,新政不断,包括《中成药临床应用指导原则》《医院中药饮片管理规范》等,而专业的学术组织机构也在开展对西医大夫使用中成药的规范化管理。2017 年成立的中国中药协会男科药物研究专业委员会,中医与西医男科专业的领军人物李海松和张志超教授共同出任主任委员,就是为了规范和指导西医男科医生正确使用中成药。

2. 西学中,是一个解决现实困境的好办法　西学中不仅可以扩大知识

第一章 概　述

面、丰富行医经验,还可以增加个人成就感,一大批西学中专家早已经蜚声海内外。1955年12月,为响应毛泽东主席"中西医结合"的号召,当时的中国中医研究院(现中国中医科学院)举办了第一届西医离职学习中医班。西学中培训班培养了一批精英,其中不乏名医大家(院士),部分学员迄今为止仍然是在中西医结合临床工作中发挥重要作用的骨干,陈可冀院士就是参加原卫生部第一届西医学习中医班的学员。

3. 国家一直在鼓励和引导西学中　早在20世纪50年代,毛泽东就提出"中西医结合,创立我国新医学派",并已经在多年的工作中建立起了一整套制度,管理层的呵护中医药政策还在不断出台。2017年7月11日,国务院办公厅颁布的文件中就有"建立完善西医学习中医制度,鼓励临床医学专业毕业生攻读中医专业学位,鼓励西医离职学习中医"的表述,再次肯定了西医学习中医的必要性,并提出了具体的要求。西学中的目的明确,增加中医知名度,也是弘扬中医的手段,让中国中医国际化。

4. 普通医生也要学习中医　西医的大医生(知名专家)热火朝天地学习中医可以理解,作为一个普通医生是否可以不必学习中医了呢? 答案显然是否定的,学习中医是为了更好地生存,无论是在提升自身的诊疗技能上,还是在更好地服务患者上,都需要普通医生也要学习中医。此外,政策倒逼西医大夫学习中医,不具备中医药学术思维者,不应该随意使用中药。根据《今日头条》2019年7月4日报道:卫健委发文,西医不准开中成药,八成医生将不能开中成药了! 这是一个迟到的医学学术尊重。西医大夫需只有在接受2年中医培训班,经过不少于1年系统学习中医专业知识并考核合格,遵照中医临床基本辨证论治原则,才可以开具中成药处方。

(三) 中医在现代医学中的地位

在当代医学界,尽管中医药的名气很大,但公众的认知度却很低。

2017年5月26日的《环球时报》第4201期报道,在接受调查的公民中,40%接受过中医药的补充和替代疗法,因为其疗效显著、安全和副作用低、可以根治疾病、价格低廉等。而2008年的调查结果显示,美国公民对中医的认可度依次为:针灸(69.6%)、中草药(47.0%)、拔罐(24.2%)、气功(14.6%)。2017年4~5月环球时报对1 060美国公民调查:你对中国医药了解吗? 结果却是:了解,38.3%(其中比较了解,28.9%;非常了解,9.4%);不了解,61.7%(其中比较不了解,27.5%;非常不了解,34.2%)。

全球医疗行业都很关注(传统医学)中医药。2018年9月26日《自然》杂志(Nature)刊文"中医必将走向全球医院"。世界卫生组织(WHO)编写的国际疾病分类第十一版(ICD-11)首次提供利用中医药信息的疾病分类,2018年定版,2022年实施,中医药汇入主流医学。2019年5月25日,经第27届WHO大会

第一章 概 述

审议通过,传统医学正式纳入《国际疾病分类第十一次修订本》。这必将成为重视并加强中医药研究的强劲助推剂。此后的疾病诊断方式、保险与医保支付、流行病学研究、管理部门的统计(医疗水平评估)、疾病预后解读等均将出现显著改变,传统医学地位显著提高,改变医药格局之战的时机稍纵即逝,不可忽视。新形势下的中医药将迅速扩张,成为世界医疗保健不可或缺的部分!

二、西学中现状

西学中的学习方式主要包括系统专业培训、家传与拜师、自学。

(一) 系统专业学习

2010年,北京市中医管理局启动西学中高级研究班培养项目,遴选热爱中西医结合事业的高水平优秀西医临床医师为主要培养对象,可以理解成为西医"开小灶"。通过1年脱产的中医理论学习和2年的跟师学习与科研学习,使其具备较强的中西医结合临床和科研工作能力,达到培养北京中西医结合领域未来的领军人才的目的。该项目至今已连续举办三届。

北京推出西学中的"加强版",促进中西医协同发展,首批研修班学员与教员名单一片"星光熠熠",必将成为我国未来医疗领域的主力军。2018年7月19日北京市中医管理局主办"北京双领学者西学中高级研修项目推进会",班主任是中国工程院院士、中国中医科学院院长张伯礼等中医药界的院士和国医大师,学员是20位西医领军、中西医融合领衔学者(简称双领学者)研修,包括王辰院士、乔杰院士等,来自男科的学员是北大一院男科中心主任张志超教授。

(二) 家传与拜师

家传与拜师是中医的传统培养模式,许多中医大师或专家愿意开坛授课、拜师收徒,进行这种传承方式的教育和培养,例如商学军教授拜王琦院士为师,张志超教授拜首都国医大师李曰庆教授为师。但是由于这种培养方法的受众有限,难以满足更多学者的实际需求。

(三) 自学

绝大多数的西医大夫,包括我本人,由于工作等原因,难以抽出集中的时间参加系统学习,选择自修和函授的学习模式,这种现象普遍存在。由于培养模式的不同以及医生投入的时间和精力不同,使得学习程度具有显著的差异,一些学员可以达到完全深入的程度,而绝大多数仍然是门外汉,没时间、没精力、没兴趣成为主要障碍。

三、西学中"医生"的需求与责任

(一) 西学中,学什么?

打铁还要自身硬,既然倡导西学中,那么中医就一定要有自己独到的内

第一章 概 述

涵。如何让中医成为主流医学？中医的核心技术与灵魂是什么？都是值得探求的。

中医的现状还是让人比较尴尬和令人惭愧的，只有(中医)针灸被 WHO 通过了国际标准，中医药缺乏代表性(领军)的技术，缺乏让现代医学信得过的技术。要想念好西学中的这本"经"，发掘中药组方的优效、低毒模式，有机整合、组合中草药(增效、减毒)，采用现代的技术方法探索中医药作用机制，才能实现理论升华和世界推广的目的，而这也是众多青年才俊的研究突破方向。

所以，疗效是王道。新的研究策略应该是发掘中草药的优效组合，这是我们医学发展的根本目的，也是患者求医的目的，医学应该尊重和遵循疾病诊疗的初衷。2018 年 10 月 31 日的《新英格兰医学杂志》(*The New England Journal of Medicine*, NEJM)在腹腔镜手术界重磅炸弹就表明了"微创"没有错，但是"疗效"更重要！

创建新技术与新理论是弘扬祖国医学的核心文化底蕴。已经有一大批中医男科专家著书立说，建立起自己的行医理念。《王琦男科学》《徐福松实用中医男科病学》、张敏健的《中医学结合男科学 2 版》、秦国政主编的首部中医男科教材《中医男科学》、孙自学主编的《中医生殖医学》、金保方的《阳痿论评注》及其倡导的微循环理论、李曰庆与李海松团队提出的阴茎中风学说和前列腺炎中西医对等分型，并涌现出一大批现代西医理论解释中医药现象和本质的楷模。至于具体的研究策略和方法可能不同，甚至可以有较大的区别，但是殊途同归，都有机会成功，保持自己的风格就好，但是不出成绩和不作为，就怎么都不好！

(二) 西学中，怎么学？

让西医大夫完全扭转理念投入到中医怀抱，应该是不太现实的过于理想化的期待，所以绝大多数的西医大夫学习中医应该是"浅入"为主，而这些中医门外汉们的期待是：如何让中医生动起来，中医太难了、太抽象了、后继乏人(听不懂、学不会，怎么办！)。做好点与面的结合，系统学习与专项技术(针灸、按摩、拔火罐)培训班相结合，可以让西医大夫根据自己的喜好和时间来合理安排。实际上，接受过多年的西方医学系统培训的西医大夫们，更加期待将中医诊断简洁、系统化，将中药治疗男科疾病标准化、量化，中西医对疾病的理解——对等起来，如慢性前列腺炎的焦虑抑郁，与中医理论的肝郁气滞对等。

西学中到底应该达到什么样的程度，应该是很难把握的。一些西医大夫痴迷中医到了"走火入魔"的程度，但是对于绝大多数的西医大夫来说，要想达到将中医与西医兼具的程度有多难，鱼与熊掌能否兼得，还要在探索中前行。

(三) 西学中，医生的责任？

态度决定高度，用现代的西医理论解释中医药现象和本质是西学中医生

第一章 概　述

的义务和责任。加快"中医药国际化"需要西医助力，西学中大夫要争取做到"深出"，用现代技术诠释中医药理念，并将其发扬光大。

近年来，中国的中医药"走出去"的步伐在加快，研发、生产及理论突破实现快速发展，正在全方位、多层次、多维度地参与国际化分工合作，尤其是与东盟及非洲的医药贸易额更是大幅度增长。西学中大夫是中医国际化主力军，也是外派人员的重要来源，中医药走出去的机遇难得。国家中医药管理局推动国际标准化组织中医药技术委员会(ISO/TC249)出台31项中医药国际标准，中医药国际合作基地的项目支持创建11个，中医药已经传播至183个国家和地区。2018年，中医药海外中心项目通过国际合作专项支持创建31个。此外，中医学的国际化，这也必然会让西学中大夫普遍感觉不错，具有强烈的存在感和被需要感，毕竟西医大夫更容易与国际技术与理论接轨，西学中大夫更容易架起中西医沟通的桥梁，西学中大夫正在求助于中医专家，正在拜师中。

总之，男科疾病发病率高、影响大，严重危害男性及其家庭的健康和幸福。社会上对男科医生的需求巨大，中西医在男科疾病的诊疗中具有深厚社会基础和广泛应用，尤其是中医药，迫切需要西医大夫学习中医，西学中时不我待，西学中让祖国男科的声音强劲远播。

第八节　完美职业生涯，做合格的男科医生

做一个好医生很困难，但这也正是医学生涯带给我们的考验，其中有一些经验可以遵循，主要包括对专业知识精益求精、掌握接诊技巧、始终关注细节、积极实现医学模式的转换。此外，还要德才兼备，以德为先；身心兼顾，身心同治。

做医生难，做男科医生更难，但是我们已经别无选择。如何能够在任何环境下都把握好自己，做一个合格的好医生，是摆在每个男科医生面前的大课题。而一旦获得成功，那种有能力扶弱助贫，挽救濒危患者生命的成就感，就会完全补偿我们多年的辛勤努力，甚至是远远超出我们的付出。只要在男科工作中立足本职、不懈地钻研和追求，努力掌握疾病的接诊技巧、始终关注疾病细节、善于总结诊疗经验、积极实现医学模式的转换，就能够永远立于不败之地，实现完美的职业生涯。

一、立足本职，精益求精

面对我国男科学事业蒸蒸日上、蓬勃发展大好局面的同时，我们必须清醒

第一章 概 述

地认识到,我国的男科学专业还很年轻,专职医生甚少,男科从业人员的构成比较复杂,多由泌尿外科、性病科、中医科、内分泌科、老年医学科、心理医学科等科室的医生兼职处理,甚至还有妇产科医生兼职诊治男科疾病。这些医生繁重的日常工作以及本职专业疾病的烦扰,往往使得他们缺乏足够的时间和精力为男科患者提供满意的服务。作为一名男科医生,建议专职从事男科疾病诊疗工作,不应该再"心有旁骛"。既然从事了男科专业,就要立足本职,及时敏锐地把握学科的发展动态、科研成果及新技术的应用等最新信息,不断更新医疗知识,提高技术水平,还要尽可能多学习一些与男科相关的其他学科专业的医学知识,以适应医学模式的转变。

男科患者由于疾病多发生在与性和生殖相关的器官,具有很大的私密性,患者往往有不同程度的心理障碍,这就需要男科医生不仅要关注患者生理上的疾病,还要做好患者的心理疏导工作。这对男科医生提出了更高的要求,不但要把患者看作疾病的载体,还要更加重视患者的心理需求,提倡个性化服务。一个医生,想从事男科专业,又不想丢掉其他学科,徘徊观望,只有良好的愿望,而缺乏脚踏实地的钻研,是无法取得好的疗效的。

二、掌握接诊技巧

(一)把握主要矛盾

男科疾病患者的主诉往往很多,检查项目繁杂,结果五花八门,许多时候不仅让患者手忙脚乱,医生也会被搞得不知所措,并容易顾此失彼。在纷繁的主诉和异常检查结果中要仔细分析,如何把握好正确的主攻方向,显得更加重要,可以使治疗少走弯路。

典型的例证:某更年期年龄段的男性,出现全身一系列的不适症状,包括出汗、乏力、失眠、骨关节疼痛、脾气坏等,体格检查生殖系统的发育也不错,仅发现雄激素水平略低,医生臆断是自主神经紊乱,并施加谷维素等镇静安神药物,结果当然是没有效果,而这一系列问题的核心是雄激素缺乏导致的多器官功能障碍,通过适当补充雄激素,配合对症支持治疗,应该会圆满解决问题。医生稍加分析,并具备有一定的专业常识,就不会跑偏。

(二)走个体化的综合治疗之路

由于多数男科疾病往往具有多病因、多因素性特点,存在明显的个体差异,并与饮食制度、生活方式和精神状态密切相关,每种疾病都有自己的特点,况且每个具体患者的病因、病情、精神心理因素严重程度、对治疗的反应性、对疾病的认识程度等都不尽相同。因此,不可能期望会有一种适合于所有患者的"灵丹妙药",任何单一的治疗措施或单一的治疗药物都难以获得最满意的治疗效果,而个体化的综合疗法得到广泛推崇和普及。

第一章 概　述

所以结合患者的具体情况,个体化选择药物的配伍种类及剂量,一般需联合使用2~4种药物,从发病机制中的各个环节入手,针对疾病多因素、多病因的特点,把握住主次关系,采用多种药物联合治疗,多可获得满意效果。同时,关注患者的饮食制度、生活习惯、精神状态、人际关系、夫妻感情等,给予必要的指导,也有助于疾病的康复。

(三) 对治疗手段要如数家珍

男科疾病的治疗措施众多,尤其是用药涉及广泛,包括激素类、抗生素、植物药等,甚至还有抗抑郁等精神类药物,每类药物还有许多品种、进口和国产等不同选择,例如α受体阻滞药就包括多沙唑嗪(进口,可多华;国产,络欣平)、坦索罗辛(进口,哈乐;国产,齐索)、特拉唑嗪(进口,高特灵;国产,马沙尼)、酚苄明(竹林胺)、哌唑嗪、阿夫唑嗪等。不同的治疗手段和药物在费用、疗效、不良反应等方面存在显著差异,不熟悉仪器设备和药物的特性就盲目使用,很可能遭遇治疗失败和严重的副作用。因此,因地制宜就地取材,选择有使用经验、疗效确切和副作用在掌控范围内的治疗仪器和药物是明智的,甚至是否能够报销医疗费用及其比例也是要考虑的。

(四) 全方位指导

一件事情的圆满结局需要各个环节均成功,而其过程中的任何不和谐因素均可以造成功败垂成的后果。医生看病不是单纯的门诊行为,涉及众多方面。因此,医生应该给予患者充分的指导,包括患者是否掌握了正确的治疗方法、治疗药物是否使用得当、疗程是否足够、随诊安排等。某些特殊情况下,还要对患者的行为方式加以指导,例如对不育患者的性生活规律和方式的指导、对前列腺炎患者的饮食制度和自我调养的具体指导等。

(五) 面对复杂治疗结局,要有外交家的风范

既然不存在包治百病的药物、器械、手术等的医疗手段,当然也不存在包治百病的医生,治疗失败是医生经常要遭遇到的无奈和尴尬。当治疗效果不尽人意的时候,患者的烦躁不安甚至不满情绪在所难免,医生要保持头脑冷静,仔细分析疗效欠佳的原因并加以改进,必要时可适时调整治疗策略。例如不育患者在接受1个疗程治疗后,复查发现精液质量甚至比治疗前更差了,除了因为药物治疗无效外,获取精液及精液分析的诸多环节均可造成显著误差。医生要仔细分析患者取精液时是否过于疲劳、酗酒、排精间隔过短(或过长)、部分精液遗失(或射精不充分)、天气寒冷、不同实验室的检测结果,甚至不同检验师等因素,都有助于发现异常结果的真实原因。在最终获得治疗方案无效的情况下,如何合理选择新的治疗策略,都是对医生经验和智慧的考验。

(六) 始终把握治疗的终极目的

患者求治时的原始动因,往往会因为不断的检查和治疗过程而潜移默化

第一章 概 述

地发生了偏移,最终甚至可能迷失,并使后续治疗陷入误区。例如某男性因为不生育求治,医生发现不能在阴道内射精是其主因,以后便开始了漫长的相应治疗,十几年之后仍然没有攻克不射精问题,患者的财力和精力都消耗殆尽,而年龄不断增加,却没有想到可以先通过手淫收集精液人工授精(也可以教给患者自行家庭内人工授精)来实现患者的最初求医目的。

(七) 夫妻同治

夫妻二人一同进入诊室,与男科医生面对面交谈,然后在医生的指导下共同接受治疗,或者一方接受治疗而对方默契配合,这种"夫妻同治"的模式在许多发达国家已经很盛行,但对于我国男科疾病患者来说还相当陌生,男科医生同时为男女双方治疗或指导的就更少见了。

实际上,当男人遭遇男科疾病的困扰时,疾病影响的将不仅是自身,还包括他们的家庭,尤其是性伴侣,而他们最需要的心理支持与行动帮助也来自配偶。妻子对发生在男人身上的问题怎样认识、将采取什么样的态度、是否能够积极参与到男人疾病的康复过程等,都至关重要,甚至可以对疾病的转归起到决定性作用。

三、始终关注细节

(一) 耐心问诊和必要检查

1. 耐心问诊　男科医生必须首先是一个好的心理医生,处处替患者着想、为患者保守秘密,善于倾听和诱导患者将详细全面的发病情况及以往诊治过程叙述清楚,这是进行后续检查与治疗的基础。

由于工作繁忙,很多医生没有给予患者足够的时间来描述他们的病情,有些医生对患者的叙述缺乏必要的引导,使很多重要线索被忽视掉了,并丧失了了解患者既往病情与治疗经过的大好机会,这是让人非常痛心的事情。

2. 选择必要的检查项目　必要的检查是确定诊断和鉴别诊断的主要依据,也是保护医患双方权益的重要举措,但盲目地选择昂贵和最先进的检查手段本没有必要,应该尽量避免繁杂和花钱多的检查项目,根据病情需要选择直接相关的辅助检查项目。例如,男性不育患者在不存在任何明显的前列腺炎相关症状时,根本没有必要进行前列腺方面的相关检查,除非在精液内发现超过标准的白细胞、精液不液化时,才使得检查前列腺功能状态具有合理性。当然,哪些检查才是必要的,是存在差异的,不仅在于医疗机构的条件,还与医生的认识能力和经验关系密切,还真是仁者见仁的事情,不能一概而论,要具体情况具体分析。

3. 重新认识传统诊疗手段的价值　医学是一门实践科学,而且不断地进步,认识也在深化,所以任何诊疗手段和方法都应该与时俱进,在临床实践中不断地再认识。对于绝大多数男科疾病患者来说,许多传统的诊疗项目仍然

第一章 概 述

有必要进行,但必须对其赋予新的含义。例如,由于以往过分强调前列腺按摩液(EPS)内的白细胞、卵磷脂小体、细菌和支原体等指标的重要性,许多早已经没有任何临床症状的患者,仍然会为这几项实验室分析指标的异常结果而苦恼,给前列腺炎的临床诊治工作带来很大的困惑;由于对辅助生殖技术的过分依赖,而松懈了对男性不育的常规治疗;由于过分强调雄激素水平的重要性,而忽视了对雄激素水平在正常范围的男性更年期综合征患者的关注。

4. 了解患者的一般生活习惯和癖好 由于男科疾病是一种身心相关疾病,与患者的生活方式、饮食制度和精神心理状态密切相关,因此需要与患者进行深入的交谈,了解其职业特点、饮食嗜好、生活习惯、运动、睡眠等情况,不仅可以帮助我们发现导致患者疾病发生的潜在病因,还可以帮助选择治疗药物,有利于指导患者调整生活和饮食制度,还有利于疾病的康复,成为患者彻底摆脱疾病困扰的基础和保障。

(二) 启动治疗前的充分准备

1. 学会换位思考,消除医患隔阂 有人设想:如果能够让医生自己患一次自己负责诊治的疾病,那么他将会对疾病有更加深刻的亲身体验,对患者的病痛和恶劣心境充满了理解和同情,并真正关心患者所最担心和焦虑的事情,更加关注疾病的细节问题,也就是现实非常时髦的换位思考(假如我是一个患者),这将给患者带来巨大的利益。因此,医生有必要耐心地向患者详细分析其疾病的主要问题是什么、产生疾病的原因可能是什么、可能的治疗方法及依据是什么、医学干预的不良反应(副作用与并发症),以及疾病的总体预后,并确保医生会始终关注并支持患者的治疗过程,强调融洽患者与医生之间的关系,使患者对医生和医疗方案产生亲切感和信赖感,这会对治疗产生积极的作用。

2. 具有坚实的理论知识和严谨的科学态度 许多男科疾病患者,有关疾病的知识相当丰富,对疾病本身有自己的一套看法和理解,但又经常怀疑自己知识的准确性,因而疑问可能要比知识更多。因此,医生应该全面系统地分析患者产生症状的原因、造成以往治疗失败的可能因素、即将采取的治疗措施的依据和可能预期的效果,治疗效果不明显时的必要的方案调整等,使患者对你的知识与经验产生信任感,增强自信心,这对患者很重要。但同时应该具有严谨的科学态度,避免说大话和盲目地吹嘘治疗效果。

3. 准确地预见疗效 一切充分的准备是为了获得治疗成功,而疗效是成功的关键。不同男科疾病的治疗周期和药物疗效是不同的,按照疾病的自身发展规律去预测疗效,例如治疗精子的药物需要2~3个月才属于一个疗程,过早的复查精液改变没有实际意义;改善精液液化的药物往往需要1个月的治疗周期;而治疗慢性前列腺炎往往需要采取短期治疗、短期内见效、准确预见药物疗效的策略,并让患者短期内看到疗效,增强战胜疾病的自信心,并尽早复诊。

第一章 概　述

4. 加强对治疗副作用的预警工作　一些治疗男科疾病的技术方法和药物可能存在副作用,个别患者甚至反应很强烈。例如,抗抑郁药物治疗早泄,在治疗早期可能会给患者带来情绪、睡眠、饮食等方面的一定不良影响,没有精神准备的患者往往会惊慌失措,并对继续治疗产生恐惧感而终止治疗。实际上,抗抑郁药的这些不良反应的发生率并不高,且绝大多数短暂而轻微,不会对人体造成任何明显伤害,只要渡过最初用药的那几天(一般在一周之内),就可以逐渐适应了。所以,详细讲解药物的可能副作用,让患者预先对治疗可能出现的不愉快事件有充分的精神准备,不至于因为副作用而轻易放弃治疗,丧失治愈疾病的机会。

5. 关注患者的情绪变化和睡眠状况　情绪和睡眠不好可以让健康人也倍添烦恼,而不良的精神心理状态和睡眠不佳始终是男科疾病患者康复的巨大障碍,精神心理因素常贯穿于疾病的始终,疾病可以进一步导致精神改变的躯体化症状,形成组织器官的某些生理功能的改变,而器质性改变又可以影响情感心理状态,形成恶性循环。因此,调整患者的不佳情绪和睡眠极其重要。适当采取药物、心理、行为等综合治疗原则,尤其是进行心理疏导和心理治疗常常是行之有效的。

(三) 治疗要有始有终

1. 做好随诊观察　能够主动随诊,表明医生有责任心,并对患者病情的关注,这可以使患者增强对医生的信任,并产生强烈的治愈疾病的愿望,对患者重新建立对医生和医疗技术的信任与依赖都是非常重要的;随诊还可以帮助医生了解治疗方案的有效性,通过对治疗效果的分析,寻找出治疗各种类型疾病的最佳方案,积累经验;随诊还可以完善患者的病案,对于累积下的大量相关疾病的治疗经验是科学研究和经验介绍与推广的重要基础。因此,医生应该主动要求患者定期复诊。对于不能按时复诊的患者,也应该主动采取其他方式随诊,甚至进行随访。

2. 仔细听取治疗效果反馈信息　许多男科疾病患者经历过久治不愈的折磨,并因此会变得很挑剔、很麻烦,甚至某些时候表现得不近情理,他们对医生的治疗期望值往往过高,具有"求全心态",这也是所有久治不愈疾病类患者的通病。男科医生应该清楚地认识到这个特点,并分析治疗无效的真伪。细心的医生会在病历上比较详细地记载治疗前的症状和检查结果,逐一核对治疗前后的变化,并确认辅助检查的真实有效性,例如精液分析结果就存在着较大的变数,许多不利因素可以让治疗效果难以显现,甚至还不如治疗以前的效果,需要认真分析和去伪存真。这很重要,可以帮助患者认识到疗效的存在,建立战胜疾病的自信心和对医生的信心。

3. 再给自己一次努力机会,也给患者再次的康复机会　治疗男科疾病遭遇失败和挫折是比较平常的事情,对于那些治疗效果确实不佳的患者,合理地推断治疗无效的原因,重新考虑诊断和治疗方案,并选择全新的治疗策略,再给自己一次尝试战胜疾病的机会。这可能是患者对医生产生信任和依赖的最后机会,也是真正考验医生知识水平和责任心的时候,千万不要轻易放弃,否则将不仅使患者求治信心遭遇更大的打击,丧失患者对医生的信任,还将使医生产生严重的挫败感。

4. 放行难治患者　一些医生由于担心转出患者会给自己带来不光彩的影响,不甘心表现出"弱"的一面,往往不愿意承认自己已经对患者"束手无策"了,因此不愿意将自己的患者"放行",使得转诊成为没有面子和十分困难的事情。实际上,转诊包括两种含义,其一是将患者转诊给自己的上级医生或相关科室的医生,例如本科室的主任或教授;其二是将患者转诊给其他专业的医生,例如心理医学科医生可以从精神心理层面给予患者全新的治疗,中医科医生可以从祖国医学的辨证施治和营养保健等方面切入治疗契机。

由于每个医生的专业技能和诊治思路存在较大的差异,任何一个医生,即使是非常权威的专家,也不可能包治百病,在自己不擅长领域内的患者和治疗失败的患者面前"示弱",并将其转诊,并不表明医生无能。面对这些难治患者,甚至一些非常著名的大牌专家也都乐于选择转诊。适时转诊是为了给患者创造出更加适合他们疾病诊治的环境和医生,让患者体验一下其他医生的不同策略和治疗方案,都可能给患者治疗带来柳暗花明的效果。此外,来到门诊求治的患者,其中不乏超出了自己的专业诊治范围,处理起来难免挨累不讨好。所以,适时转诊也是对医生自己的保护。例如,顽固性焦虑患者就经常会光顾前列腺炎门诊并"久治不愈"。

(四) 做好患者的健康教育

尽管不断普及的科普宣传已经在很大程度上增进了公众对男科疾病知识的了解,但这仍然不能取代医生面对面的具体指导。医生在接诊患者时要向患者讲解必要的相关知识和预防保健常识,例如为了防治疾病,在日常生活中应该注意哪些问题?疾病的可能预后会如何?

很多久治不愈的老患者也往往抱怨医生并没有给他们讲解必要的知识,使其没有能够获得满意的治疗效果,或是由于知识误区而造成严重的后果。

(五) 结语

在医学发展十分迅速,在新疗法和新技术不断涌现,治疗药物数量和种类不断翻新的今天,男科疾病的治疗方法已经有了翻天覆地的变化,信息时代希望了解疾病的最前沿知识也并不困难。但无论知识如何改变,基本的临床思维方法是一致的,而关注细节是一切治疗手段获得成功的重要基础和保障,是无可替代的,可以最大限度地避免对患者的诊断和治疗误入歧途。

四、积极实现医学模式的转换

随着医学模式的转变,现代医学模式已经逐渐由传统意义上的生物医学模式,转变成生物-心理-社会医学模式。无论是医生还是患者,都更加关注疾病带来的其他方面的影响,例如疾病对其生活方式、饮食制度、夫妻感情和工作状态的影响,以及这些因素在疾病的发生、发展和康复过程中的作用。伴随着这种医学模式的转变,以及社会环境的巨大改变,产生了一系列新的矛盾,医生是不能脱离社会而超然世外的,被推到矛盾顶峰的医生必须面对,并被要求做出积极回应。

(一) 做一个纯粹意义上的医生很难

医生的职责是医疗,似乎医生只要把病看好就足够了。在一个相当长的历史阶段里,行医过程中的医生始终处于主导地位,扮演着天使和患者主宰的双重角色。一个纯粹的医生应该对技术精益求精,怀有毫不利己、专门利人的工作态度来救死扶伤,对待患者一视同仁,这也是无数医生的毕生追求和最高境界。然而,不知道从何时起,好医生的标准动摇了,纯粹意义上的医生已经很难生存了,疾病诊治过程中贯穿了许多似乎与疾病毫不相干的问题。

1. 医生不再是患者的"家长"　在遭遇疾病困扰时,医生是患者强有力的支持者和帮助者。医生靠强化的工作培训和多年的经验技术,为患者提供救治疾病的方法和手段,就如同战场上的后勤部队,为前线的战士提供武器弹药和其他供给,并一一介绍其性能和用途,而患者则要直接面对强敌。是否选择、何时选择以及如何选择后方提供的武器弹药,这完全是患者的临战决定。而以往,这个决定权是由医生控制的,就如同患者的家长一样。

在医疗资源严重不足的情况下,医院市场化趋势越来越明显,特别是多数基层医院得到的政府补贴微乎其微,创收也是医院和医生难以摆脱的尴尬境况。面对生存和发展的紧要关口,医院不得不做出必要的调整,医生需要服从医院的管理,绩效管理与创收是医院生存和发展的前提,靠医生在患者身上来落实,过度医疗现象自然就浮出了水面,医疗市场竞争愈演愈烈,看病贵是其必然结果。理想的做法是,靠不断提高技术水平,为患者提供更加人性化的服务来获得心安理得的必要报酬。

在积极地为医院创收的同时,医生还要自我保护,避免各种医疗纠纷的出现。似乎只要患者投诉,医生就要"倒霉",轻则扣发奖金和工资,重则影响晋级或降级处理,下岗待业或进监狱也不是完全没有可能。医生在尽量缓解患者看病贵的同时,要时刻牢记"举证倒置"的原则,尤其是面对患者提出一些无理要求时难以断然拒绝。谁也不愿意负责任,就只有靠事实说话,选择那些必要的检查和完整记载病历,并以此自证清白。此外,在选择治疗手段时,许

第一章 概 述

多医生不得已要为自己留一手,那些需要冒险的积极救治措施往往被规避了,使得患者失去了一些机会,医生也失去了探索疑难疾病和积累经验的良机。而一些积极为患者设想,勇于探索的医生,很可能遭到患者的投诉,甚至被相关机构判定医生错误,此类案例在《健康报》等新闻媒体上常被报道。那么,积极地与患者沟通,可以在一定程度上缩小医患隔阂,规避医疗纠纷。

2. 患者的需要、层次千差万别　新型的医学模式要求医生满足不同层次患者的多种需求,即使是单纯从经济层面上考虑问题也会有显著的不同。无论穷人还是富人都要生病,当然也都需要看病,都应该得到积极的区别救治。面对贫困群体患者,选择简单、经济的有效治疗手段可能深受欢迎;而面对一个富有者,可能需要更高层次上的救治,即使是在同类治疗手段的选择上,也往往有所偏重。如果我们不考虑患者的经济状况,盲目地"一视同仁",必然难以得到患者的认可,更难以获得理想的疗效。因此,一位知名人士曾经指出:"我们医生也应该学会见什么人说什么话。"这当然不是为了迎合少数人的特殊需求所进行的"做秀",而是为了让患者感觉到看病没有心理负担,甚至心情愉悦。我们为什么一定要违背患者的意愿说话和办事呢? 呛人讲话和行事,不仅让对方不愉快,自己也难以愉快,这与构建和谐社会格格不入,更加不利于缓解本来就已经十分紧张的医患关系。

3. 患者有选择治疗方案的决定权　医疗模式的转变,使得医患之间的地位和关系发生了显著变化,患者在选择治疗方案中具有决定性地位,任何施加于患者的治疗方案都应该征得患者的理解和认同。医生应该在分析患者以往使用过的药物以及治疗效果后,结合现有的医疗技术和条件,选择患者乐于接受的治疗方案。

(二) 医生模式的转变势在必行

社会不再需要纯粹意义上的医生。

在市场经济大环境下,做一个纯粹意义上的医生很难,尤其是在经济相对落后的地区,做一个纯粹的医生将会更难! 对于在这种不利环境下生存的医生,实现医疗模式的转变(转变成生物-心理-社会学模式;从单纯诊治疾病,转变成更加关注疾病对患者的生活方式、饮食制度、夫妻感情和工作状态的影响,以及这些因素在疾病的发生、发展和康复过程中的作用),可以部分扭转医生所处的被动局面,无论是主动转变还是被动转变都必须实现这个转变。

1. 主动型　尽管社会已经有了很大的进步,但是生活在各种经济状况下的人群混杂,其中贫困者仍然大量存在,个体需求也千差万别,换位思考有利于实现主动转型。"假如我是一个患者""假如我的亲人患病了""假如我的患者是我的家人"是值得全体医生思考的问题。一些报纸等新闻媒体曾经刊登过医生自己或者陪同亲属看病后的感悟。由于担心治疗效果不佳而被投诉和被围攻,

第一章 概　述

曾经有医生撰写文章提出"请给我一个冒险的理由";但是,从患者角度考虑问题也是必要的,哪个患者不担心治疗失败,甚至招致严重的副作用及并发症,最终人财两空,患者也会这样说"给我一个让医生来冒险的理由"。所以,换位思考,多替患者考虑,加强医患沟通,主动实现医学模式转变,这是最值得倡导的。

深切理会当今社会的医疗现状,认识到患者"看病贵""看病难"的尴尬境况,许多医生纷纷主动改变自己的行医模式,一切从患者角度出发,切实为患者考虑实际问题,主动实现了这种转化。知情同意、患者决策、推荐最合理的治疗选择,就是这种主动型转化医生的基本行医原则。

2. 被动型　国家和人民的利益高于一切。战争年代,为了人民的利益,无数革命者做出了巨大的奉献,甚至不惜牺牲生命来捍卫人民的利益。尽管现在已经是多年的和平年代,这个基本原则仍然没有改变,只不过在新的形势下其表现形式不同而已。当人民的利益与医生的利益发生冲突的时候,面对"看病难、看病贵"的尴尬局面,核心任务就是全力解决问题,平息争端,避免矛盾激化。在此种背景下,社会上出现的大量医疗纠纷和巨额索赔,都是现实社会给医生的教训。一些医生在经历许多不愉快的医疗纠纷案件后,逐渐地领悟并实现了生物 - 心理 - 社会学诊疗模式的转变。

随着社会的发展和不断进步,医学环境也在不断改进,医生观念上的转化每天都在发生,并且越来越广泛和深入。庆幸的是,一些医生已经实现了这个自我转化过程并日臻完善,许多医生也正在逐渐朝着这个方向努力,几乎全体医生都认识到了这种转化的重要性、必要性和急迫性。无论是主动还是被动,实现医学模式转变的医生已经越来越多。希望有更多的医生迅速实现这种转型,不要让别人的教训再次发生在自己的身上,早实现这种转化则早受益。

(三)做一个让患者满意的合格医生并不难

医生为患者诊治疾病也可以看作是一种特殊服务,尤其是对于男科医生来说更是如此。由于男科疾病具有隐秘性、复杂性、社会性等诸多特点,使得男科疾病的诊治更加具有"特殊服务"的鲜明特点。

既然是服务,就应该具有服务行业的一般特点,因此要求医生在服务过程中尽可能作到务求其美(亲密、自然、诚恳、言行始终如一)、务以至善(一枝一叶总关情)和务尽所能(一站式服务),这个要求一点也不过分。当下,患者就医可以在一定范围或一些医院选择医生,这充分地体现了人性化的服务特点,是患者的权利,也是对医生的考验。如果医生盲目乐观不思进取,对待患者粗心大意、不注意细节,迟早会被患者所抛弃;而做一个合格的医生也并不是那么困难,除了坚持学习、了解本专业进展和动态外,只要在日常工作中坚持认真细致,就把握了成功治疗疾病的根本。

总之,做一个合格的人民好医生需要在具体的临床工作中做到:德才兼备,以德为先;身心兼治,身心并重。

第二章

流行病学现状与临床
流行病学调研

第二章 流行病学现状与临床流行病学调研

流行病学是研究人类疾病分布及其发病相关因素的学科,可根据定义将其分为两大类:描述流行病学和分析流行病学。描述流行病学通过对人群、地域、时间来描述疾病的发病率、患病率、死亡率及流行情况;分析流行病学则是寻找致病的危险因素,用于指导对疾病的预防和治疗。

由于临床工作十分繁忙,作为一名男科医生,在许多时候往往会忽视对疾病流行病学的关注和研究,这是错误观念。实际上,对疾病的流行病学研究非常重要,不仅可以了解疾病的一般情况和危害(发生率、流行特点、对患者生活质量的影响等),还可以了解疾病的危险因素,为后续的合理防治奠定基础,也是开展临床研究的关键信息和灵感来源。

临床流行病学的研究选题非常重要,必然是来自对疾病的仔细观察和反复思考,发现其中的难点和疾病与某些关联的蛛丝马迹,然后加以研究设计、收集资料、系统总结和结论升华的研究过程。在本章中,某些特定情境下的流行病学研究,虽然是局限于某一个很微细的方面,例如慢性前列腺炎患者的大便异常改变、男性不育患者中的勃起功能障碍的发生情况等,最初都只是一个司空见惯,却又容易被忽视的现象。大家人云亦云,但是又都说不太清楚。仔细全面分析其临床特点之后,就不难发现其中的奥秘和关键点,成为临床诊疗疾病的突破点,并带动了临床科研,尤其是对疾病认知和理念的转变,也实现了从医目的,即有效地帮助患者摆脱病痛困扰。

男科疾病尤其关注流行病学,这不仅在于其发病率高、影响深远,更是由于男科疾病的特点所决定,即与饮食、环境、生活方式、精神心理状态、宗教信仰、人际关系及社会进步程度均密切相关。所以,临床男科医生应该重视对疾病临床流行病学的研究。在我的职业生涯中,对这一点体会的特别充分,许多疾病诊治的真知灼见以及后续对疾病研究的灵感,其理念多是来自临床流行病学研究,并在这个领域发表了许多开拓性的文章,也指导了许多研究生的课题研究。

第一节 勃起功能障碍的临床流行病学研究

由于受到地域、文化传统、种族、宗教等方面影响非常大,对勃起功能障碍(ED)的流行病学研究相对滞后且结果差异很大。本节系统地介绍了 ED 的临床流行病学特点,主要包括发生情况(患病率和发病率)及危险因素,后者包括年龄、躯体疾病、精神心理因素、药物、不良生活方式等。随着流行病学技术、方法的不断创新和发展,ED 相关的流行病学研究必定会不断扩展并逐步深入。

第二章 流行病学现状与临床流行病学调研

勃起功能障碍（erectile dysfunction，ED）是指阴茎不能达到和维持足以进行满意性交的勃起。由于 ED 的发病率高，严重影响了患者的身心健康及其家庭的和谐稳定，需要全面开展研究，而流行病学研究是其基础和前提。ED 是男科领域的常见疾病和多发病，但是由于受到地域、文化传统、道德、宗教等因素的影响，对该疾病的流行病学研究起步较晚，研究难度较大。由于 ED 涉及个人隐私且不是致命性的疾病，因此很多患者不能够坦白病情、坦然面对；另一方面，大多数非泌尿男科专业医生较少关注男性的性功能问题，这两个原因致使大部分 ED 患者未能被有效识别，因此也难以得到合理的诊断和治疗，甚至根本没有接受过诊治，相关的临床流行病学调查结果也较少见且结果波动较大。

由于社会的进步、人口老龄化进程的加剧及思想文化进步等因素，世界各国关于 ED 的流行病学研究日益增多，但大多数调查结果来源于欧美白种人，我国（甚至包括亚洲在内）针对一般人群的 ED 普查报道尚少见。在目标人群的选择方面，也大多集中在暴露于特殊环境的人群，基于一般人群和社区居民的调研比较少见。

ED 的致病危险因素很多，一般包括神经性、内分泌性、血管性、外伤性及医源性等因素，但以上结论均基于特定疾病患者群的调查或实验动物研究，上述这些病因是如何作用于一般人群的，尚未可知。糖尿病、高血压、高血脂、吸烟等因素被普遍认为是 ED 的潜在危险因素，但确切机制需要进一步研究和完善。对于一般人群而言，是否存在上述病因与危险因素之外的其他因素促进或导致 ED 的发生发展，还需要大规模的人群研究给予证实。除此之外，ED 的发生发展还在很大程度上受到心理因素影响，ED 研究一直存在着心理学和生物学两条技术路线。

一、ED 流行病学研究的基本工具

进行不同时间和地域的 ED 发病率调查比较，依赖于对该疾病的准确定义，但 ED 本身包含大量的主观因素，尚缺少敏感性和特异性高度一致的定义。各种问卷量表常用于 ED 的诊断和流行病学调查，但多数问卷冗长繁琐，不适合临床科研使用。目前国际上比较常用的问卷为性功能指数（sex function index，SFI）问卷和国际勃起功能指数（international index of erectile dysfunction，IIEF）问卷。SFI 问卷共 9 个问题，包含了性欲、勃起、射精三个方面的评价及总体满意度；IIEF 问卷共 15 个问题，囊括了性欲、勃起、性高潮、性交满意度、总体满意度评价。两者均是基于详细的统计学分析而设计的，具有高度可靠性和可重复性，为学术界广泛接受。IIEF 问卷的设计者还提出 IIEF 改良版 IIEF-5，将全部的 15 个问题简化为 5 个问题，因其操作简便目前广泛应用于男

第二章 流行病学现状与临床流行病学调研

科临床工作中。我们团队也在实践工作中设计开发了一种自我评估男性勃起功能的简化问卷,广泛适用于男性自我评估和网络问卷调查,文章刚刚在线发表在专业 SCI 杂志 *Andrologia* 上。

ED 流行病学研究的难点在于,患者对性功能的认识或理解存在较大的差异,可导致调查结果的严重偏倚。不同个体对性欲、勃起、高潮、满意度等涉及性问题的认识和理解,受到文化、教育、社会阶层等多种因素影响,有人认为性欲、性活动的减少是老龄化的表现,有人则认为是严重的疾病的原因。此外,ED 的研究还必须关注患者性伴侣(包括异性性伴侣及同性性伴侣)的态度,对于自我评估的男性性功能表现,性伴侣可能做出截然相反的评价。

以上因素均可能导致 ED 的流行病研究出现较大的偏倚。因此,在应用主观性较强的评价量表的基础上,应努力探索可用于 ED 研究和诊治的客观指标。

二、描述流行病学

ED 在人群中的分布状态是描述流行病学要解决的首要问题,患病率(prevalence rate)和发病率(incidence rate)是描述疾病分布的两个重要指标。患病率指某个时间横断面内某人群患某疾病例数与人群同期平均人口之比,一般是短时间内疾病普查所得数据;发病率指一时期(一般为一年)内某人群中某种疾病的新发病例数与同期平均人口之比,一般是对某人群进行随访所得到的数据。

由于前述 ED 的诊断与研究易受到多种因素影响,并且由于地域、文化、宗教等原因,调查、随访难度较大,目前已发表的基于一般人群的研究数量比较少,并且存在大量影响结果的混杂因素,导致迄今尚无统一的 ED 发病率和患病率数据。2017 年,我们团队发表了基于社区居民的大样本 ED 患病率和危险因素的研究结果,组织了来自国内多中心(来自 30 个省与直辖市)的研究,调查了 5 210 例 40 岁以上男性,根据 IIEF-5 问卷调查结果,确定 ED 的患病率为 40.56%,并随着年龄的增加而增加,主要危险因素包括大量(每天超过 30 支)吸烟、肥胖(体重指数;body mass index;BMI$\geq$30kg/m^2)、性伴侣关系不和睦或离异、糖尿病、具有下尿路症状(lower urinary tract symptoms,LUTS)症状的良性前列腺增生(benign prostatic hyperplasia,BPH)。

各国学者陆续发表了一些一般人群 ED 患病率的研究,由于在人群选择、样本量、调查方法、所在国文化宗教状态等方面存在较大差异,因此结果也不尽相同(表 1)。

第二章　流行病学现状与临床流行病学调研

表1　ED研究的相关流行病学资料

资料来源	研究样本	患病率/%
Frank(1978,美国)	100对白人夫妇	16
Slag(1983,美国)	1 180例门诊患者	34
Schein(1988,美国)	212例家庭调查,平均37岁	27
Spector(1990,美国)	文献荟萃分析	4~9
Feldman(1994,美国)	马萨诸塞男性增龄研究(MMAS)	52
Wei(1994,美国)	337名25~83岁美国男性	3.6
Jonler(1995,美国)	1 680例40岁以上男子,包括白人、非裔、西班牙裔、阿拉伯裔	7.7
Virag(1997,法国)	18~70岁男子1 189例	39
McKinlay(1998,美国)	600名40~70岁男子	71
Laumann(1999,美国)	1 410名18~59岁男子	31
Pinnock(2000,澳大利亚)	420名40~79岁男子	25.7
Akkus(2002,土耳其)	1 982名40岁以上土耳其男性	69.2
Seyam(2003,埃及)	805名40岁以上埃及男性	总体患病率13.2,50~59岁26;60~69岁49;70以上52
Bai(2004,中国)	2 226名20~86岁中国男性	总患病率28.34,40岁以上40.2
Zhang(2017,中国)	5 210名40岁以上中国男性	患病率40.56
Selvin(2007,美国)	2 126名年龄大于20岁男性	18.4
Permpongkosol(2008,泰国)	2 268名有性活动的泰国男子	42.18
Amidu(2010,尼日利亚)	300名有性活动的尼日利亚男子	59.2
Ahmed(2011,卡塔尔)	1 139名30岁以上阿拉伯男子	56.9

美国马萨诸塞州男性老龄化研究(Massachusetts Male Aging Study,MMAS)于1987~1989年在马萨诸塞州波士顿地区随机挑选11个社区,对社区内40~70岁男子进行健康状态及相关项目的随机抽样的男子增龄研究,该横断面研究共1 709名受试者,问卷内容包括性活动频率、完全勃起频率、性交前或性交中是否出现勃起问题、性活动满意度等9个问题,1 209名受试者完成问卷。应用差别分析判断ED的程度,将其分为无ED、轻度ED、中度ED及重度ED。在1 209个样本中,ED的总患病率为52%±1.3%,轻、中、重度ED患病率分别

为17.2%、25.2%、9.6%,ED的患病率随年龄逐年上升,70岁患病率已近70%,结合当时的美国人口资料,研究者推断美国同期有1 800万名40~70岁老年男性患有ED,这一结果提示ED已成为老年男性的常见病和多发病。MMAS研究还发现ED在不同教育程度、经济收入人群间具有明显差异。高中学历人群ED患病率明显高于研究生学历;低收入人群ED患病率明显高于高收入人群,估计与经济、社会地位较高者健康情况好,精神压力小,不良生活习惯较少等因素有关。迄今为止,MMAS是研究领域最有价值且最为规范可信的ED流行病学调查,该研究抽样量较大,具有一般人群代表性,问卷内容符合ED定义,设计合理,但其局限性是调查对象全部为中产阶级白人。随后Catherine对MMAS中的1 156人进行随访,平均随访8.8年,研究结果提示在7 475人/年中新发ED为194例,即ED发病率为25.9例/(1 000人·年),根据此数据结合美国同期人口资料估计每年近61万40~70岁男性罹患ED。

三、ED的危险因素

流行病学研究的疾病危险因素为进一步研究疾病病因、发病机制提供线索,对于临床医生而言,了解疾病的危险因素有助于对疾病准确认识,并采取恰当的诊断和防治策略,但是危险因素并不等同于疾病的病因,与疾病发生无明显的必然联系,仅体现为暴露在危险因素下的人群罹患该疾病的可能性增加。

既往研究发现多种危险因素与ED相关,危险因素与ED病因的关系极其复杂,某种ED的危险因素可能与多种疾病或病因相关,而同一个体可能处于多种危险因素暴露之下。文献报道的ED危险因素种类繁多,但是否直接导致ED发病尚无定论,本文将重点讨论已获共识的ED危险因素及其暴露人群发病的可能性。

(一) 年龄

一般认为,随着年龄的增长发生ED的可能性增大,但不同研究报道的具体数据不尽相同。澳大利亚南部社区和中国上海调查得到的数据提示ED发生随年龄增加可能性增大。MMAS研究提示,随着年龄的增加ED发病率出现显著增加,40~49岁为12.4例/(1 000人·年);50~59岁为29.8例/(1 000人·年);60~69岁为46.4例/(100人·年)。目前年龄被认为是与ED关系密切的间接危险因素,因此分析其他危险因素时需考虑年龄因素影响。

尽管绝大多数研究发现,随着年龄增加罹患ED的风险增加,但有学者认为ED并非老龄化过程中必然发生的事件,老年人多合并各种慢性疾病,服用多种药物,ED仅由年龄增加引起?还是由其他慢病或药物所致?尚无定论。

(二) 躯体疾病

与ED关系密切的常见躯体疾病包括动脉粥样硬化、高血压、糖尿病等(表2)。

表2 与ED关系密切的常见躯体疾病

疾病	矫正年龄因素后的相对危险性	95%CI
糖尿病	1.83	1.23~2.73
心脏病(未治疗)	1.54	0.98~2.42
心脏病(经治疗)	1.96	1.32~2.91
高血压(未治疗)	1.13	0.77~1.64
高血压(经治疗)	1.53	1.11~2.70

1. 心血管疾病 心血管疾病与ED发病关系的文献报道较多,两者具有共同的发病机制(血管内皮功能障碍)和危险因素,即目前认为心血管疾病的危险因素,如年龄、高血脂、肥胖、糖尿病、吸烟、缺乏运动等,也均是ED的危险因素。ED可能是全身动脉粥样硬化的早期表现,提示诊断ED的同时应注意评价患者的心血管功能状态。

MMAS研究发现,经过治疗的心脏病患者,校正年龄因素后重度ED的患病率为39%,显著高于一般人群。随访发现,不论心脏病治疗与否,ED发病率都显著高于一般人群。心脏病未治疗者ED发病率为38.7例/(1 000人·年),经治疗的心脏病患者ED发病率为58.3例/(1 000人·年),大部分治疗后的患者或其配偶都会担心性活动消耗体力而引发心肌梗死,推测该因素导致了治疗后ED发病率反而上升。

在高血压患者中,ED的患病率也存在着相类似现象,研究发现高血压患者的ED患病率15%,但经过抗高血压的药物治疗之后,ED患病的可能性增加。MMAS研究随访结果提示,高血压未治疗组ED发病率为26.5例/(1 000人·年),治疗后上升为42.5例/(1 000人·年)。Hotaling等随访了31 296例ED患者,发现ED患者的心血管意外发生率较一般人群增高23%。但捷克的Prusikova等选择35例未合并任何问题的ED患者,经随访发现其心血管疾病发病率与一般人群相似,未见明显增加。

2. 糖尿病 糖尿病可以引发组织器官微小血管的血管内皮和神经病变,是与ED发病关联最为密切的疾病之一。一般认为糖尿病患者ED患病率在50%左右。Cavan等报道,糖尿病和非糖尿病健康人群的ED患病率分别为23%和9%。MMAS研究提示,校正年龄因素后,经过治疗的糖尿病患者发生重度ED的可能性为28%,而一般人群仅9.6%;随访结果提示,未治疗的糖尿病患者ED发病率为24.8例/(1 000人·年),经治疗的糖尿病患者ED发病率为50.7例/(1 000人·年)。

第二章 流行病学现状与临床流行病学调研

糖尿病患者群中 ED 的患病与年龄、病程、血糖控制情况、用药等均有一定关系,糖尿病患者各个年龄层均提示受累。有学者报道 9 845 例糖尿病患者的 ED 患病率,其中 20~29 岁为 4.6%,30~39 岁为 8.9%,60 岁以上 50%。McCulloch 的研究提示,糖尿病患者中的 ED 患病率 20~34 岁为 11%,35~49 岁为 33%,50~59 岁为 51%。Miccoli 的研究发现,糖尿病 10 年以上患者 ED 患病率可能较 5 年以下病程者高 4 倍。以色列学者 Henis 等对特拉维夫的 100 例犹太糖尿病患者(年龄:64.0 岁±8.2 岁;糖尿病病程 14.5 年±8.9 年)进行横断面研究,糖尿病患者的 ED 患病率为 87.5%,高于对照人群的 50%。

3. 高脂血症与肥胖　Wei 等随访 3 250 名男性,平均随访 22 个月,发现血清胆固醇和高密度脂蛋白每升高 1mmol/L,发生 ED 的危险性分别增加 1.32 倍和 0.38 倍;血清胆固醇高于 6.12mmol/L 时,发生 ED 危险为正常值的 1.83 倍;而高密度脂蛋白高于 1.55mmol/L 时,发生 ED 的风险较一般人群减少 70%,即血清高胆固醇、低高密度脂蛋白发生 ED 的可能性增大,认为血清胆固醇和高密度脂蛋白水平与 ED 相关。

而某些研究并没有得出上述的结论。MMAS 研究认为,胆固醇水平与 ED 发生无相关性。在合并有高血脂的受试人群中应用降脂药干预后,ED 患病和发病率并未降低反而升高。也有学者报道,将 18~72 岁的 325 例 ED 患者按体重分为标准体重组和超重组。超重组与标准体重组比较,合并有更多心血管病的危险因素,患者因阴茎血管受损而容易出现 ED,但超重组中不伴有心血管疾病危险因素的患者,阴茎血供较标准体重组无显著差异,提示肥胖本身并不是 ED 的危险因素。

4. 内分泌疾病　与男性性功能障碍有关的内分泌疾病通常包括垂体功能减退、性腺功能减退、高催乳素血症、肾上腺疾病、甲状腺疾病等。在 MMAS 研究中,研究者关注了 17 种激素对 ED 发病的影响,但仅有肾上腺素代谢产物脱氢表雄酮(dehydroepiandrosterone,DHEA)与 ED 有较强的相关性。校正年龄因素后 DHEAS 为 10μg/ml 和 0.5μg/ml 时,重度 ED 患病率分别为 3.4% 和 16%。雄激素代谢产物双氢睾酮(DHT)与轻度 ED 呈弱相关,而睾酮、性激素结合球蛋白(sex hormone-binding globulin,SHBG)、雌激素、催乳素、垂体促性腺激素(FSH、LH)与 ED 无相关性。

雄激素对男性性欲和性行为的促进作用得到一致公认,但对勃起功能的影响则结论不一。Koremm 等的研究认为,老年男性的性腺功能减退与 ED 无相关,其研究还发现肥胖、胰岛素抵抗、总睾酮降低与 ED 发生无显著相关性,总睾酮的降低仅与腹型肥胖有一定关系。

5. 神经系统疾病　脑卒中、多发性硬化、老年痴呆、脱髓鞘疾病、癫痫病等神经系统疾病与 ED 关系密切。Rosato 等发现,系统性硬化患者阴茎局部血液流速峰值降低,其 ED 患病率高于一般人群,由此认为血液流速下降可能是 ED 发生机制之一。Litriller 荟萃分析 22 个多发性硬化研究,发现 80% 的男性患者勃起功能受损。Zeiss 报道老年痴呆男性患者 ED 的患病率为 53%。上述神经系统疾病多合并抑郁、焦虑等心理问题,或合并精神症状。

6. 泌尿生殖系统疾病　与 ED 相关的泌尿生殖系统疾病主要包括慢性前列腺炎/慢性盆腔疼痛综合征(chronic prostatitis/chronic pelvic pain syndrome,CP/CPPS)、下尿路症状(lower urinary tract symptoms,LUTS)/良性前列腺增生(benign prostatic hypertrophy,BPH)、阴茎硬结症(阴茎海绵体纤维化)、泌尿系结石、男性不育症等。Chung 等就 3 194 例 ED 患者进行正常人群配对的病例对照研究,发现 ED 组既往罹患前列腺炎比例为 8.6%,而对照组仅为 2.5%。2011 年,梁朝朝团队调查了 15 000 名 15~60 岁的中国男性社区居民,在 771 例患有前列腺炎样症状的男性中,自我评估和 IIEF-5 评分诊断的 ED 发生率分别为 39.3% 和 30.1%,远高于一般人群的 12.0% 和 17.1%。阴茎硬结症患者中 30%~75% 因勃起后阴茎弯曲及其他外形异常可导致性交困难;Weridner 调查了 222 例阴茎硬结症患者,其中 70 例(31.5%)无法性交,51 例患重度 ED。Chuang 等对 5 620 例 ED 患者进行病例对照研究发现,ED 组中 22.3% 的患者曾罹患泌尿系结石,而一般人群该数值仅为 15.4%($P<0.05$)。作者组织国内 29 家医疗机构的泌尿男科门诊或生殖中心就诊的 4 299 例男性不育患者,采用 IIEF-5 问卷调查评估勃起功能,ED 的发病率为 57.8%,其中 34.9% 的患者为轻度 ED,仅仅 2.6% 的患者为重度 ED,排卵期性交失败(timely ovulatory intercourse failure,TOIF)的发生率为 26.2%,阻碍了 ART 的顺利开展,TOIF 也是我们首次在国际上提出的新概念。

7. 其他疾病　多种疾病与 ED 的关系密切。MMAS 研究提示,未治疗的消化性溃疡患者 ED 患病率为 18%,关节炎为 15%,过敏性疾病为 12%,慢性阻塞性肺疾病为 30%。

其他与 ED 发病有关的危险因素还需进一步研究。

(三) 精神心理因素

良好的心理状态是进行性活动的前提,不良情绪可加重 ED 并产生不良心理暗示和记忆。精神心理疾病及其治疗药物均与 ED 密切相关,50%~90% 的抑郁症患者对性活动兴趣降低,而性功能障碍也可产生抑郁、焦虑等精神心理问题。MMAS 研究发现,在精神抑郁、易怒和控制欲强烈的患者中,中度 ED 患病率分别为 35%、35% 和 15%;重度 ED 患病率分别为 16%、19% 和 7.9%。严重抑郁患者中的中度和重度 ED 患病率接近 90%,轻中度抑郁患者 ED 患病率也显著提高。

与 ED 发生相关的心理问题通常包括以下几种:

第二章 流行病学现状与临床流行病学调研

1. 性伴侣的日常关系不协调　性伴侣之间的彼此关系不和睦、不亲密、不够相互忠贞、缺乏交流(甚至相互厌恶),必然导致性生活异常。一方对另一方不配合,可导致整个性交过程的无法顺利进行。男方可能由于女方的不配合而不能获得应有的刺激,有可能无法满足女方对性生活的期望值而影响勃起功能。Mehler 分析性爱和 ED 的关系,发现长期在无爱条件下的性交,可降低勃起功能,促发 ED。

2. 性刺激不恰当或不充分　阴茎的持续勃起需要持续的性刺激来维持,通常的性刺激包括视觉、触觉、情感及幻想。性刺激具有很强的个体差异,可能与该男性先前的性经历或自慰习惯有关。如果在性交中得不到预想的性刺激,便不能到达充分勃起或高潮。

3. 不良的性经历　对性的态度受文化背景、家庭教育、个人体验及配偶性反应的综合影响,早期性体验对男性似乎起到了很重要的作用。对以往自慰行为的愧疚感、负罪感,或早期自慰行为受到嘲弄后的羞辱感,均可构成创伤性的不良性经历。儿童成长期间家庭教育中对性问题多持回避或隐晦态度,使得性在孩子的头脑中成为不健康或令人羞耻的印象,长期造成了对性的否定性认识。在一些有特殊经历,如勃起失败、性格内向的男性中,ED 患病率显著增加,因为不良性经历的影响,这些男性不能主动寻求性刺激,而造成阴茎勃起状态不能维持,并最终发生 ED。

4. 各种抑制因素

(1) 压力:在工作、社会、家庭生活的压力下,许多男性会出现生理、情感症状和 ED。对压力的易感性和个体差异决定其症状的严重程度,努力自身调节改变这一状况可能产生新的压力。

(2) 焦虑和抑郁状态:焦虑和抑郁可能是非性原因的反应或性观念的产物,一般认为是心理性 ED 的主要危险因素。与性活动有关的焦虑,主要由男性担心性功能能否启动和维持所致,也可由对疾病、女方怀孕、射精的恐惧产生。焦虑和抑郁可导致勃起失败,ED 反过来加重抑郁或焦虑,形成性回避的恶性循环。

(3) 器质性 ED 的心理反应:外伤、疾病、药物、衰老均可引发器质性 ED,继发引起患者心理异常。轻度生理改变导致心理障碍常见于情感脆弱的人。有器质性损伤的年轻人易继发心理障碍,以至拒绝性接触,唯恐生理问题被发现,使患者脱离了社会,脱离性尝试与康复的努力,造成严重的不良后果,甚至发生 ED。

(四) 药物

与 ED 有关的药物多来自医师临床经验、个案报道和药物企业临床试验,尚缺乏严格的对照研究。Slag 等在一组门诊患者调查中发现,药物相关 ED 约

第二章　流行病学现状与临床流行病学调研

占全部 ED 的 25%。MMAS 发现降糖药、降压药、心脏病药和扩张血管药患者，重度 ED 的患病率分别为 26%、14%、28% 和 36%，药物所引起的 ED 患病率几乎与疾病本身引起的 ED 患病率相似。

易引起 ED 的降压药包括 β 受体阻滞药、噻嗪类利尿药、利血平、肼屈嗪、胍乙啶、钙通道阻滞药等(表 3)，其机制为降低大动脉血压，导致阴茎血流灌注不足，导致勃起不能维持。Grimm 在一项双盲随机对照研究中观察 557 例 45~69 岁高血压男性，服用安慰剂或降压药，药物包括醋丁酰心安、普萘洛尔、阿洛地平、氯噻酮、多沙唑嗪、依那普利。随访 24、48 个月时 ED 发病率分别为 9.5% 和 14.7%；随访 24 个月，发现氯噻酮组发病率较安慰剂组高，其他药物并未显示与 ED 明确的相关性。

表 3　易引起 ED 的常用药物

抗雄激素药物及去势药	抗高血压药物
比卡鲁胺	血管紧张素转换酶抑制剂
氟他胺	β 受体阻滞药
酮康唑	钙通道阻滞药
LHRH 激动剂(醋酸亮丙瑞林、曲普瑞林等)	噻嗪类利尿药
兴奋类药物	抗心律失常药
酒精	胺碘酮
可卡因	普罗帕酮
海洛因	地高辛
尼古丁	
抗抑郁药	
丁酰苯	
酚噻嗪	
5-HT 再摄取抑制剂	
三环类抗抑郁药	

(五) 不良生活方式

多数学者认为吸烟是 ED 的独立危险因素，并可与其他危险因素发生交互作用，导致 ED 的发生。Condra 等调查提示，ED 患者中存在 81% 目前或曾经吸烟，19% 从未吸烟，而一般人群中该数据为 58.3% 和 41.7%。Mannino 调查 4 462 名退伍军人发现，从未吸烟、曾经吸烟、一直吸烟者的 ED 患病率分别为 2.2%、2.0% 和 3.7%，吸烟相对风险为 1.8，校正心血管病、精神心理疾病、激素、药物、婚姻、种族和年龄等相关因素后，吸烟的相对危险性为 1.5，提示吸烟量的大小和吸烟史长短与 ED 无关。MMAS 研究提示，吸烟者和不吸烟者 ED

患病率分别为 11% 和 9.3%，两者差异无统计学意义，吸烟者、戒烟一年以上和不吸烟者的 ED 发病率差异无统计学意义，但吸烟可能放大某些危险因素的作用。

经验认为，酒精可提高性欲但降低勃起功能，Malley 报道 54% 的慢性酒精中毒者存在 ED，Cornely 报道酒精和非酒精性肝病患者 ED 患病率分别为 70% 和 25%。Lemere 报道了 17 000 名饮酒 37 年以上者 8% 有 ED，且戒酒多年不能恢复勃起功能。

(六) 外伤、手术及医源性损伤

阴茎勃起主要依靠神经反射和阴茎局部血管系统的功能完整性，任何造成神经、血管的外伤和手术，均可影响阴茎的勃起功能，常见原因包括脊髓损伤、骨盆骨折、泌尿生殖系统损伤、盆腔大手术（腹会阴直肠癌切除术、腹膜后淋巴结清扫术）等。

美国学者 Elliott 等随访了 53 例后尿道断裂的患者，外伤后 6h 内行尿道会师术，平均随访 10.5 年后，11 例(21%)出现 ED 症状。Ham 等随访了 2 511 例前列腺根治术患者，231 例(9.2%)发生 ED，与性功能恢复相关的因素为年龄、临床和病理分期以及术中是否保留神经血管束，50% 以下保留一侧神经血管束术后勃起功能可接近正常，50% 以上保留双侧神经血管束组对性功能的保护明显优于保留一侧组。Stanford 统计 1 291 例 39~79 岁的前列腺癌患者，经根治术 18 个月后 60% 发生 ED，保留双侧神经血管束、保留单侧与不保留组，ED 发生比例分别为 56%、58.6% 和 65.6%。

Soleomani 等回顾分析了 246 例因前列腺增生行手术治疗的病例，经尿道前列腺电切手术(transurethral resection of prostate，TURP)与开放手术术后 ED 患病率分别为 24.6% 和 25.9%。Hanbury 等报道，术前勃起功能正常者，TURP 术后部分或完全 ED 的可能性分别为 14.6% 和 2.9%，相关危险因素为前列腺薄膜穿孔。Tscholl 调查了 98 例术前勃起功能完全正常的患者，术后第 4 天 34 例完全无夜间勃起，其中 26 例在 3 个月内恢复，8 例未恢复。

前列腺癌放射治疗方面，Roach 等对照射前勃起功能正常的 158 例患者的研究发现，阴茎受照射的中位剂量大于 52.5Gy，5 年后发生 ED 的风险就会显著提高（$P=0.039$）。Wernicke 等的研究也表明，阴茎球部组织受到的照射剂量越小，术后性功能保留越好。但也有学者认为尿道海绵体的损伤才是导致 ED 的原因，而不是阴茎球部，因为尿道海绵体受到的照射剂量更大。前列腺癌近距离治疗后 ED 的发生与肿瘤的分级也有关系，肿瘤级别越高，术后发生 ED 的风险也越高。

总之，因手术或各种医源性损伤导致的 ED 并不少见，外科医师应不断改进术式和治疗方法，提高手术技巧，尽量减少和规避各种医源性 ED 的发生。

四、ED 的流行病学研究展望

ED 流行病学研究的重要性无须赘述,但既往的 ED 流行病学研究均局限于某个国家或城市,因为 ED 受到文化、传统、种族、宗教等方面影响非常大,故世界各国研究方式方法未能较好地统一,研究结果差异必然很大。为此,明确 ED 定义并设计统一的研究方式方法极为重要,未来的 ED 研究将更加强化不同国家、地区、种族、宗教背景人群的比较,以减少彼此间的各种偏倚。随着流行病学技术、方法的不断创新和发展,ED 相关的流行病学研究必定会不断扩展并逐步深入,未来的 ED 流行病学将不仅仅着眼于 ED 的患病率、发病率、相关危险因素等描述性研究,而是随着研究技术水平的提高,例如分子生物学、分子免疫学、影像学的进展,以及研究方法和理念的改进,例如循证医学、精准医学、整合医学、大数据、真实世界研究及个体化的原则,寻找更加深入的 ED 危险因素,为临床诊治和预防 ED 提供更新的思路,必将改善疾病的预后,造福于患者及其家庭。

生活水平的日益提高及健康知识的不断普及,人们对涉及性的问题不再采取回避的态度,甚至有更高的追求。随着我国人口进入老龄社会进程的不断加剧,各种慢性疾病与 ED 的共病情况也越来越多,ED 的易发人群不断扩大,这些都将成为专业人员研究 ED 的动力,并将推动我国 ED 流行病学研究的发展。目前我国完成的 ED 流行病学的大样本研究尚少见,亟需同仁们通力协作,取得具有中国人口和民族特色的大样本数据资料,从中发现更多的危险因素,并加以细化研究,为我国 ED 的科学防治奠定坚实基础。

第二节 女性性功能障碍的临床流行病学研究

人群中的性问题广泛存在,女性必然也存在多种性功能障碍问题,或者由于男性的各种异常,尤其是勃起功能障碍(ED)带来了女性的性问题。近年来,人们对女性性功能及女性性功能障碍(FSD)的研究热情高涨,并证明女性中的性问题广泛存在,主要包括性欲障碍、性唤起障碍、性高潮障碍和性交疼痛。由于 FSD 的发病率高、危害严重,与年龄、健康状况和社会心理因素等相关,并可影响到与配偶的相互关系及家庭稳定,但是却很少引起医生的关注,有待深入研究,并提倡多学科通力合作。

第二章　流行病学现状与临床流行病学调研

世界卫生组织(WHO)对性功能障碍(sexual dysfunction,SD)的定义是：个体(男人或女人)不能参与自己期望的多种方式的性行为。女性性功能障碍(female sexual dysfunction,FSD)是指女性个体不能参与她所期望的性行为、在性行为过程中不能或难以得到满足,并造成人际关系紧张,是一种与年龄相关、渐进性发展,并严重影响女性生活质量的常见病和多发疾病,日益引起人们的重视。早在远古时代的《内经》中就有"榆跷""阴萎病"的描述,以往也将其称为"女性性冷淡",但因每个名词的含义不确切且含有贬义,如今已经统一称为FSD。FSD的分类方法较多,基本上都是依据性反应周期来划分,均包括了性欲障碍、性唤起障碍、性高潮障碍和性交疼痛,其中以性欲障碍最为常见。

对于一个家庭来说,和谐满意的性生活是健康生活方式完整且不可分割部分。人群中的性问题广泛存在,与健康状况和社会心理因素相关,并可影响到与配偶的相互关系。男性的勃起功能障碍(erectile dysfunction,ED)影响到男性和他们配偶的生活质量,研究者给予了大量关注。但是有效治疗ED,重新建立起男性满意的勃起能力,却并不一定能够重新建立起男性与配偶满意的性关系,这是因为女性也可能同时存在性功能障碍,或者是由于ED等带来了女性的继发性性问题,这极大地激发了人们对女性性功能和FSD的研究热情。此外,社会观念的发展与医学研究的进步,带动了性医学的进步,当然包括对女性的性问题探索的深入,相关的研究结果和新闻报道不断出现在医学刊物和新闻媒体,FSD患者在与医生讨论性问题时也比以往更加自然和容易。Berman等(2003)的调查结果显示,有性问题的妇女中有42%的人会寻求妇科医生帮助,而没有寻求帮助的女性中也有54%的人表示她们乐于接受帮助。

女性人群中的性问题广泛存在,与健康状况和社会心理因素相关,并可影响到与配偶的相互关系及家庭稳定。一些流行病学调查结果显示,成年女性中有18%~76%承认存在性功能障碍,但是却从未引起她们的经治医生的注意。可能是由于宗教和封建传统意识的影响,对FSD研究起步较晚且较少,有待深入研究,并提倡多学科之间的通力合作。

一、FSD的发病率

尽管普遍认为FSD是一个具有普遍性的健康问题,有关FSD的发病率的调研方面仍然存在着一些矛盾结果,使得相关研究结果无法进行比较,这可能是由于性问题的敏感性和复杂性,每个研究者所使用的评估系统或标准的不同,或对FSD定义的不同所致。

(一) 总体发病率

Laumann等(1999)的临床流行病学调查发现,FSD的发病率很高,大约

43%的妇女受到影响。根据年龄组的不同,FSD可能影响到22%~93%的女性。根据美国的统计资料显示,30%~50%的成年女子患有性功能障碍。据美国非临床来源的资料估计,18~59岁女性中FSD的发生率为27%~33%(Michael,1994;Laumann,1999)。Fisher等(1999)报道,加拿大育龄(18~44岁)妇女39%存在性欲问题。Goldmeier等(1998)报道在泌尿生殖门诊患者中FSD的发生率约20%。Addis等(2006)随机选择2 109例40~69岁(平均55.9岁±8岁)女性进行问卷调查,结果发现多数中老年女性可以有满意的性生活,仅33%存在性问题。在50~74岁的美国女性中,约有970万人主诉有阴道润滑度减少及性高潮缺乏。英国的Mercer等(2003)调查结果显示,在研究近2年内,有53.8%的妇女至少有一种以上且持续1个月以上的性功能障碍。国内早期研究结果显示,FSD的总发生率已经达到70%左右。Xin等(2000)对国内540名23~55岁健康女性进行女性性功能简明指数(brief index of sexual function for women,BISFW)评定,发现性生活不满意、达到性高潮困难、每月性交少于2次者分别为55.5%,39.7%和31.8%。

(二)不同类型FSD的发病率

1999年,美国国立卫生研究院(National Institutes of Health,NIH)的Laumann等发表的调查结果是被广泛引用且具有权威性的,该项调研对1 749名女性和1 410名男性(18~59岁)的性健康及生活质量评估,研究结果发现女性较男性容易发生性功能障碍(分别是43%和31%),其特点与年龄相关,是进行性发展,并以性欲低下为最为常见(51%),其次是性唤起障碍(33%)和性交痛(16%)。Oksuz等(2006)对518例居住在土耳其首都(安哥拉)的18~55岁女性进行女性性功能指数(female sexual function index,FSFI)问卷调查来筛查FSD,根据FSFI总积分(<25)结果诊断48.3%存在FSD,其中性欲问题占48.3%,性唤起问题占35.9%,润滑问题占40.9%,高潮问题占42.7%,满意度问题占45.0%,性交疼痛问题占42.9%;最重要的危险因素包括年龄、吸烟、饮食等生活方式的改变,此外还包括更年期和婚姻状况。Rosen等(1993)对来到健康中心接受检查的女性调查,结果发现有13.6%的女性在半数以上的性生活中缺乏润滑作用,11.3%的人存在性交痛,16.3%的人缺乏性愉悦,15.4%的人难以达到高潮,52%的人偶尔存在性问题,例如在半数以上的性交中存在阴道干燥。

由于对FSD的研究起步较晚且研究较少,远远落后于对男性性功能障碍的研究,现存的一些流行病学调查结果也可能对FSD的实际发生情况有所低估。

二、女性性功能障碍的相关危险因素

根据美国健康和社会调查署的一项资料分析表明,FSD通常与年龄、教

第二章 流行病学现状与临床流行病学调研

育、生理、情绪和健康状况不佳等因素有关,同时也受到各种假性老化及其他生理因素的影响。Nyunt 等(2005)研究了 29 例性欲低下的更年期前(18~45 岁)女性,结果认为单纯具有性欲丧失的原因与夫妻关系不和睦、焦虑抑郁、心理因素、配偶性功能障碍等有关。Cayan 等(2004)的调查发现,老龄化、低下的教育程度、失业、慢性疾病和更年期是 FSD 发生的高危因素。根据现有资料认为,FSD 的危险因素主要包括年龄、性淫乱/性虐待/性传播疾病史、焦虑抑郁、低下的教育程度,此外还不同程度地受到身心愉悦状况、一般健康状态、生活方式和性经验等的影响。

(一)年龄因素

年龄老化是 FSD 的首要危险因素。女性的性功能状态会随着年龄的老化而呈现衰退趋势,年龄因素在 FSD 研究中是必不可少的,年龄对各种类型的 FSD 的影响不尽相同。但是,与男性不同的是,女性性功能开始减退的年龄并没有确切答案。

年龄是引起女性生理改变的主要生物学原因。随着老龄化和更年期的到来,女性的血清雌激素和雄激素水平均下降,器官功能逐渐减退(盆底肌肉收缩力降低、神经传导速度减慢、血管弹性降低)、腺体分泌不足、性敏感度下降,绝大多数妇女将经历不同程度的性功能变化,主要表现:性欲缺乏、性活动频度减少、阴道润滑不足与性交痛、性反应性降低、性高潮困难等。普遍认为,女性年龄 >40 岁后容易发生阴道润滑和性高潮障碍,年龄 >50 岁后性交痛发生率增加。Avis 等(2000)研究发现,更年期可能仅与性欲低下有关,而不会造成其他方面的性功能改变。Oksuz 等(2006)对 518 例 18~55 岁女性进行 FSFI 问卷调查,其中 18~30 岁女性的 FSD 发生率 41%,31~45 岁女性的 FSD 发生率 53.1%,46~55 岁女性的 FSD 发生率 67.9%,更年期是其危险因素之一(OR 1.7,95%CI 2.7~10.2)。但 Laumann 等(1999)的调查结果提示,年龄偏小(18~39 岁)者也存在 FSD 的高发情况。此外,老年人更容易罹患许多慢性疾病,从而造成整体健康状况下降,也对性功能产生显著的不良影响。

(二)健康和情感状况

一些疾病和手术不仅会导致女性性反应能力的生理基础改变,同时也会带来精神心理方面的焦虑、紧张、抑郁以及在性活动中的不自信,进而可以对性功能造成不利影响。女性躯体的整体健康状况不佳者,可因虚弱、疼痛、体像问题、关心存活等,对性欲有不良的影响,并为多个调查结果所证实。例如 Addis 等(2006)的调查结果认为,健康状况不佳者的 FSD 多发。

绝经是老龄化的一个显著特征,绝经对女性性功能的影响是渐进性的,可能会因为性反应能力下降、性交频度减少、阴道润滑不足、性交痛等而影响性功能,但其对女性性功能的确切影响尚无定论。

(三) 生活制度与饮食习惯

长期大量吸烟和饮酒对女性的性功能有一定的负面影响。研究发现,女性酒精中毒者30%~40%存在性兴奋困难。Oksuz等(2006)的问卷调查证明,吸烟(OR 2.4,95%CI 6.8~18.1)和饮食(OR 1.2,95%CI 1.9~5.5)是FSD的危险因素。但是Cayan等(2004)的调查没有发现吸烟对FSD的发生有不良影响。

(四) 文化教育程度

女性受教育程度是衡量其发展和社会参与力的基础,是评价女性社会和经济地位的重要标志。文化和教育水平明显决定女性对相关知识的接受程度和性问题的态度和理念。同时,文化教育程度还决定患者在选择治疗手段过程中主动参与决策的能力以及疾病的预后。

目前多数的流行病学调查结果发现,女性的受教育程度越高,FSD的发生率越低,Echeverry等(2010)调查结果发现,接受初中教育的女性发生FSD的危险性是接受大学以上教育女性的2.9倍,这可能与接受高等教育的女性更加注重性意识和性权利,更加能够勇于表达自己的诉求和不满。Laumann等(1999)的调查结果就提示,教育程度差者容易发生FSD。但是Addis等(2006)的调查结果却不同,他们发现FSD多发生在具有大学和大学以上学历者。

(五) 婚姻生育状况

Oksuz等(2006)的问卷调查证明,婚姻状况(OR 0.8,95%CI 1.5~3.2)是FSD的危险因素。成年未婚女性的FSD较多,为Laumann等(1999)的调查结果所证实。Fisher等(1999)报道加拿大育龄(18~44岁)妇女中已婚者和未婚者性欲问题发生率分别为21%和53%。但是,Cayan等(2004)的调查未能发现婚姻状况对FSD的发生有不良影响。

多子女是FSD发生的主要危险因素(Cayan等,2004)。主要原因:在有效避孕措施问世以前,女性的精力主要被多次生育、抚养子女、处理繁杂家务等占据,女性还会因为害怕妊娠而减少性交频度。

口服避孕药及宫内节育器等避孕措施,可以让女性对生育具有自主权、减少孕产数量、降低FSD的发生,有效避孕成为FSD的保护因素(Ishak等,2010),并可以降低女性性欲障碍的发生。

(六) 配偶性能力及两性关系的影响

男性配偶是否患有性功能障碍,必然会对女性的性功能障碍产生重要影响。许多丈夫有ED的女性伴侣主诉有某种形式的性功能障碍,主要表现为高潮障碍和性欲低下,并导致其性满意度的下降(Jiann等,2009)。Safarinejad等(2006)的调查发现,女性认为自己出现FSD的原因依次为性伴侣技巧问题(87%)、性伴侣的性功能障碍(82%)、两性关系不和睦(72.3%)、个人躯体疾病(66.4%)、对个人身体和性敏感地带知识的缺乏(49.3%)、生殖系统和妇科疾病

(42.6%)。Greenstein 等(2006)分析了男性伴侣有 ED 的 113 例女性的性功能状态,结果发现 51 例(45%)女性自认为性功能状态良好,而其他的 62 例(55%)女性均有不同程度和种类的符合国际诊断标准的性功能障碍,其中 40 例(40/62,65%)同时具有多种性功能障碍,包括 35 例(56%)性欲低下、23 例(37%)性唤起障碍、39 例(63%)性高潮障碍、19 例(31%)交媾困难(dyspareunia)、3 例(5%)阴道痉挛(vaginismus),未见到主诉为性厌恶和非接触性性交痛病例。因此,要想获得治疗男性 ED 的满意结果,应该将男性与女性的性功能障碍作为一个整体来评价和治疗,并且最好在同一个性医学的医生诊室内完成。

女性更容易把性与情感联系在一起,良好稳定的两性关系与女性的性健康密切相关。亲密融洽的两性关系是女性性功能的保护因素,而两性关系不和睦、常常有矛盾和冲突、相互之间缺乏信任和亲密行为,都显著影响了女性的性反应,甚至超过了激素水平变化和年龄等的生理因素影响。在性生活过程中,男性伴侣的负面情绪会造成女性的苦恼,这个作用远远超过了女性自身的性反应,女性与配偶在日常生活和性生活中的情感亲密程度是 FSD 强有力的预测因素。

(七) 其他

不同种族之间 FSD 的发生率不同,认为与文化背景有关。亚洲文化中对性比较传统和保守,并常常将性与生育紧密挂钩,因此中国女性的性欲障碍和性交痛的发生率远远高于西方的白人女性。

三、结语

由于封建观念和宗教色彩的影响,女性的性功能障碍状况常常被忽视,对中老年女性的性生活给予的关注明显不足,FSD 研究资料更加缺乏,远不如对男性性功能障碍的关注程度,甚至对女性的性反应基本生理过程和变化也缺乏系统研究。此外,由于性问题的敏感性,目前的临床流行病学调查结果在研究方法上存在较大的异质性,例如人群选择、研究对象的年龄群、诊断标准等方面都存在一定的差异,使得研究结果具有较大的差异,彼此之间的结果难以进行准确比较,因此确切的流行病学资料和该病对公共健康事业造成的巨大经济负担、对患者本人及其配偶的身心负担都还难以准确估计,也难以制定具体明确的 FSD 研究、治疗及预防的医疗相关计划。许多医生并不知道 FSD 也是患者病史的重要组成部分,可能与工作繁忙或缺乏必要的培训有关。因此,有必要加强宣教,并深入开展 FSD 的临床流行病学研究来指导临床工作。

第三节 男性不育患者中勃起功能状况的研究

调查男性不育患者的勃起功能状况及相关影响因素。选取门诊就诊的男性不育患者为研究对象,采用勃起功能国际问卷的5个问题(IIEF-5)调查患者的勃起功能状况,并利用自行设计的信息收集表,调查可能影响勃起功能的相关信息,分析勃起功能状况的影响因素。

在第一阶段调查的278例男性不育患者中,符合勃起功能障碍(ED)诊断标准的患者达到199例,ED的发生率为71.6%,其中轻度ED 117例(42.1%)、轻/中度ED 40例(14.4%)、中度ED 34例(12.2%)、重度ED 8例(2.9%)。在全部被调查的患者中,有76例(27.3%)患者不了解排卵期(易受孕期)性交这件事。为了加强受孕概率,202例(72.7%)患者掌握并采取了易受孕期(俗称:排卵期)进行性交的策略,但是其中22.8%(46/202)存在不同程度的排卵期性交失败(TOIF)(俗称应激性ED)。TOIF在男性不育患者中的总体发生率为16.5%(46/278),在79例勃起功能正常的不育患者中6例(7.6%)存在TOIF,而在199例合并ED的不育患者中40例(20.1%)存在TOIF,显著高于勃起功能正常的患者($P<0.05$)。为了验证前述结果,随后展开了第二阶段研究,组织全国29家医院的泌尿男科门诊或生殖中心就诊的4 299例男性不育患者进行调研,ED的发生率为57.8%,其他情况与前述研究趋势一致。

在男性不育患者中存在较高的ED和TOIF的发生率,给不育诊疗带来不利影响。

男性正常生育能力的维持,需要满足两个条件,即具有较高的精子质量和良好的性功能(可以在女性的排卵期将精子射入阴道内),其中任何一个环节出现问题都可能导致生育困难或者不育。以往,我们过多地讨论了精子的质量问题,而对于性功能障碍(不射精、逆行射精、严重早泄、严重勃起功能障碍等)的影响关注不够,这也是由于文化传统、社会文明程度、诊疗技术和认知水平等多方面因素所导致的。

勃起功能障碍(erectile dysfunction,ED)是成年男性常见的性功能障碍,可以影响患者的身心健康,并影响患者及其配偶的生活质量。男性不育患者由于传统观念的影响,以及长期诊治不育过程中所带来的心理与社会压力,可以显著影响性生活质量,表现为不同种类和程度的性功能障碍,如ED、早泄、性欲下降,性生活次数减少,并可能对不育的治疗带来不利影响,甚至使得辅助生殖技

第二章　流行病学现状与临床流行病学调研

术（assisted reproductive technique，ART）治疗周期失败。但是男性不育患者中的性功能状况并没有引起足够的重视，许多细致情况尚不明确。本研究采用勃起功能国际问卷的5个问题（international index of erectile function-5，IIEF-5），调查门诊男性不育患者的勃起功能状况，并利用自行设计的信息收集表，调查可能影响勃起功能的患者相关一般信息，分析勃起功能状况的影响因素。

一、基本研究方法与结果

（一）基本研究方法

在泌尿男科门诊以"不育症"为主诉就诊的患者。由专业男科医生详细地向患者解释填写调查问卷的目的以及评分表填写方法。在征求患者同意并自愿的前提下，研究人员按照患者信息收集表询问患者相关问题，并填写问卷。收集的基本信息，包括患者年龄、文化程度、身高、体重、吸烟史、饮酒史、收入、职业、病程、不育合并疾病诊断、不育类型（原发性、继发性）、不育原因（男方因素、女方因素、混合因素及特发）、性生活频率、是否寻求易受孕期性交及易受孕期性生活质量等。采用IIEF-5及其评价标准判定患者的勃起功能。测量体重指数（BMI）。对结果数据采用SPSS18.0统计软件进行分析。

（二）初步研究结果

1. 278例的小样本病例调研的初步结果　首次研究共纳入278例符合标准的男性不育患者，均来自北京协和医院男性学门诊，年龄（32.05±5.27）岁。在调查的278例患者中，有199例（71.6%）存在ED，其中轻度117例（42.1%），轻-中度40例（14.4%），中度34例（12.2%），重度8例（2.9%），重度ED非常少见。

所有患者中，202例（72.7%）患者熟知配偶的易受孕期并尝试在易受孕期性交，以达到怀孕的目的；76例（27.3%）患者不知道女性易受孕期的具体定义。在202例熟知配偶易受孕期的患者中，46例（22.8%）患者会因为在易受孕期尝试性交的试孕过程中，发生不同程度的排卵期性交失败（timely ovulatory intercourse failure，TOIF），导致生育努力的过程失败，其中失败率小于半数者26例（56.5%），半数及以上失败者17例（37.0%），完全失败3例（6.5%）。TOIF的总发生率为16.5%（46/278）。在79例勃起功能正常的不育患者中，6例（7.6%）患者存在TOIF；在199例合并ED的不育患者中，40例（20.1%）患者存在TOIF，显著高于勃起功能正常者（$P<0.05$）。

对男性不育患者勃起功能状况的可能影响因素的研究结果发现，不同勃起状态的收入分布差异有统计学意义（$P=0.005$），收入越高，ED的发生率越低，且多为轻度的ED。而其余因素的分布差异无统计学意义（$P>0.05$）。

2. 4 299例多中心大规模调研的验证结果　由于对前述的男性不育患者中较高的ED发生率存在疑问，也为了进一步验证这个研究结果，随后展开了第二轮调研,编者组织全国 29 家医院的泌尿男科门诊或生殖中心就诊的 4 299 例男性不育患者进行调研,ED 的发生率为 57.8%,其中 34.9% 的患者为轻度 ED,仅仅 2.6% 的患者为重度 ED,TOIF 的发生率为 26.2%。继发性不育症、特发性不育症以及慢性前列腺炎为男性不育症患者发生 ED 的危险因素。与勃起功能正常的男性不育症患者相比,合并 ED 的患者 TOIF 发病率更高(ED 组:23.3%;无 ED 组:8.6%),TOIF 为导致男性不育症的重要原因。2018 年 3 月本研究结果发表于 Web of Science 数据库 Q1 区杂志 *Journal of Sexual Medicine* 上,文章标题是 "Erectile Dysfunction and Associated Risk Factors in Chinese Males of Infertile Couples"。2020 年,我们团队针对 TOIF 现象进行了深入研究,明确了其基本特点,全文发表在 *Biomed Res Int*,2020 年。

随后,我们又组织了三家大型三甲医院进行了大样本的男性不育症中 ED 情况的调研,其发生率接近 50%,结果已正式发表(《中华男科学杂志》)。产生较高 ED 发生率的可能原因在于采用相对客观的 IIEF-5 问卷评分界定的 ED(客观 ED)与患者自我认知的 ED(主观 ED)存在一定的差异。

二、本研究的价值和意义分析

男性不育事件虽然不是致命的问题,但是对患者的身心健康影响巨大,不但造成患者的痛苦,而且影响婚姻质量与家庭生活,是造成社会不和谐的潜在危险因素之一。此外,对于男性不育疾病的认识差距以及治疗的不规范,也加重了患者的身心负担。

(一)男性不育症患者中的 ED 发生率

有研究表明,在夫妻双方计划怀孕时,伴随着的一系列不良的心理及行为方式(包括性生活)的改变,有可能影响患者性功能的正常发挥,使得在男性不育症患者中,有较高的 ED 发生率。Song 等调查了 236 例男性不育患者,其中 8.9% 患者存在轻中度 ED,42% 患者存在轻度 ED。Khademi 等采用 IIEF 量表调查了 100 对不育夫妻,发现在男性不育患者中总的 ED 发生率为 61.6%。在本研究所调查的 278 例患者中,有 71.6% 的男性不育患者存在不同程度的 ED,其中绝大多数患者为轻度和轻中度,重度 ED 的发生率很低,仅 8 例(2.9%),与 Jungwrith 等报道的不育症患者中重度 ED 发生率 2.4% 比较接近,这也是以往临床工作中忽视了勃起功能障碍作为男性不育病因的重要原因。

(二)男性不育症患者中 ED 的应对策略

1. 重度 ED 的不育者,勃起功能康复应该先行　在男性不育患者中,尽管重度 ED 的发生率比较低,我们报道为 2.6%,这部分患者在临床工作中需要给予高度关注,因为重度 ED 患者往往由于不能维持充分阴茎勃起,性交时难以插入阴道,不能在阴道内射精而直接导致不育。通过改善患者的勃起功能使

第二章　流行病学现状与临床流行病学调研

其恢复性交能力,这部分患者多可自然怀孕。尽管在 ED 的规范化治疗和难治性 ED 治疗等方面仍然存在一些问题,但是现有的技术条件完全可以为患者提供较高满意度的治疗手段。

2. 应加强提高性交受孕率的技术指导　在女性易受孕(排卵)期,通过正常性交将精液射入阴道内,这是完成受孕过程的基本前提。为了提高性交的受孕率,一般不育患者常常采用易受孕期性交的策略。通过本研究发现,在所调查的患者中,有部分(27.3%)患者不知道女性易受孕期的具体含义,也没有采取通过易受孕期性交提高孕育率的策略,这无形中降低了配偶受孕的成功率,应该加强相关宣教工作,提高患者的家庭内自然怀孕概率。

3. 紧张性的性交失败值得关注　尽管绝大多数(72.7%)患者知道配偶的易受孕期以及尝试在易受孕期性交以达到怀孕的目的,然而有 46 例(22.8%)患者会因为在易受孕期尝试性交试孕中存在紧张焦虑情绪,导致了不同程度的 TOIF,43.5% 的患者性交失败率达到半数及以上,其中 3 例(6.5%)患者性交完全失败。应该对这些患者的 TOIF 给予有效处理,以尽可能预防和减少易受孕期尝试性交失败,值得深入研究。

可以采用的办法包括长效磷酸二酯酶Ⅴ型(PDE5)抑制剂的口服使用,改善勃起功能,使得遭遇 TOIF 的概率极大地减少,还可以与治疗精子的药物联合起到一举两得的效果;万不得已的时候,可以采用家庭内的自助式人工授精,以免浪费了可以试孕的宝贵时机。此外,可以采用实验室技术,即预先冷冻保存精子,有助于 ART 过程的顺利完成。

4. 轻症 ED 的危害不容忽视　轻度和轻中度 ED 的危害也不容忽视,不仅可能成为家庭不和谐的重要因素,还可能存在某些潜在疾病,毕竟 ED 是男性整体健康的晴雨表,也可能是许多慢病的前驱症状。进行全面的科普宣教、配合有效的抗 ED 药物(PDE5 抑制剂)干预,必要时可以预先冷冻保存精液,都可以有效地预防生育尴尬,尤其是进行 ART 治疗周期的尴尬,确保 IVF 治疗周期男性能够成功地提供精子。此外,轻度和轻中度 ED 还容易发生应激性 ED,男性不育患者中勃起功能状况对 TOIF 发生的影响应引起关注。本研究发现,在勃起功能正常的不育患者中,TOIF 较少(7.6%)发生;而在合并 ED 的不育患者中,则有较高(20.1%)比率存在 TOIF。因此,对于不育患者中合并 ED 的患者,要高度警惕在易受孕期性交过程中发生 TOIF 的可能,并最好做出一定的预防处理,例如心理咨询与疏导,必要时可以采用 PDE5 抑制剂来改善患者的勃起。

(三) 男性不育患者中的 ED 病因及危险因素

男性不育患者中的 ED 病因及相关危险因素尚不清楚。有文献报道,以下因素有可能存在一定的关联,比如生活方式、饮食习惯、环境因素、精神心理因素、不育症病情及治疗方法等。目前公认的与 ED 发生存在相关性的因素,例如教育程度、经济收入、肥胖、吸烟及不育的原因等。在本研究收集的患者诸多信息中,在进行构成比的 χ^2 检验时,结果仅发现不同勃起状态的收入分布差异有统计学意义($P=0.005$),其余因素的分布差异无统计学意义。我们考虑可能与本研究样本量过少有关,难以在错综复杂的因素中筛选出明确因素。即使是发现了与收入有一定的相关性,其结论的基础也不是很牢靠。因此,在本文中未进行深入的探讨,我们将在进一步的研究中扩大调查患者的样本量,期望明确相关导致男性不育中 ED 的危险因素。

(四)对排卵期性交的再认识

找到排卵期性交是为了增加怀孕概率,这是不育患者都应该了解的生育常识。但是为了这个排卵期进行性交,也给准父母双方都带来了太多的额外负担和焦虑,甚至还可能成为一部分人发生 ED,甚至出现 TOIF 这样的尴尬,并给美满的家庭生活造成了很大的负担,甚至是伤害。我们团队(2020)对 TOIF 进行了深入探索,进一步确立了这个现象的客观存在及其被忽视的现状,发现了许多内在和外在因素均与 TOIF 有关,是一个非常普遍的问题,文章已经被专业 SCI 杂志发表。那么为了既能够满足生育的需求,又不至于增加太多的负担,准父母们该怎么做呢?以下是一点建议。

1. 不建议女性刻意地去准确监测排卵　为了获得比较大的受孕机会,紧密围绕排卵期附近进行性交,也就是以最可能排卵日为中心,对于精子质量良好的患者,隔日同房就可以了。因为无论是精子和卵子,都是在排出后的 24h 内具有较高的自然受孕率,而隔日同房就基本上可以满足这个要求,即覆盖住了最容易受孕的机会。但是对于少精子症患者,则这样的做法有些不利,可以寻找药物治疗来提高精子浓度,或者集中优势兵力(多禁欲几天,可以让精子浓度增加)一举获胜。

2. 无论轻与重,不育症中的 ED 都要给予干预　对于存在无论是轻症 ED、重症 ED,均可以对患者进行科学知识宣教,密切夫妻感情,回避不利时机,还可以采用现代的抗 ED 药物治疗来有效对抗 ED 和 TOIF 的发生,可以预防关键时刻的"掉链子"。抗 ED 的药物干预不仅可以满足生育对性交的需求,还可以让性交更完美,生活更幸福。

3. 留有后手,心里有底,不紧张　万不得已,前述的一切努力均失败了,排卵日不能进行有效性交,还可以在排卵日进行自慰取精,人工收集精液并采取适当的措施,在家庭内就可以自己独立完成(这里省略了细节操作,可以咨询专业医生)生育过程,直接将精液送入妻子的阴道内,一样可以达到怀孕的目的,而完全不必为了关键时刻不能性交而忧心忡忡。患者一旦心里有了底,不担心因为性交失败而错过排卵期的生育努力,也就不那么紧张了,发生这种临时偶发性的因紧张而导致的性交失败的概率反倒会大大减少。当然,对于

第二章 流行病学现状与临床流行病学调研

来到医院进行 ART 的患者,还可以考虑提前冷冻保存精子,以备不时之需,可以起到同样的心安效果。

(五) 本文的科研价值

1. 从临床实践和需求中提出科学问题并努力解答　依据欧洲泌尿外科指南,男性不育症患者发生性功能障碍的概率仅仅为 1.7%,而既往国内外发表的以社区调查为基础的研究结果显示,男性 ED 的发生率远远高于这一概率。依据我院泌尿外科门诊的小样本第一期试验结果(278 例),男性不育症患者中 ED 发病率甚至达到了 71.6%,令人难以置信,但也是无法回避的事实! 这个说不清楚的现象,就成了研究论文选题的思路。

为了进一步验证和评价男性不育症患者的 ED 发病率及因 ED 导致不育,发生 TOIF 的发生率,我们组织进行了这项多中心大样本量的临床研究,不育症患者中 ED 的发生率 57.8%,仍然比较高。该结果是由于研究选择的方法和判断标准所决定的,并进一步验证了前期报道的结果还是有一定基础和可信度的,毕竟来北京协和医院的患者,可能疑难重症者会更多一些,其中 ED 的共病概率(71.6%)高一些,也是可以理解的。此外,客观上根据 IIEF-5 问卷评分诊断的 ED(客观 ED),患者主诉常常会存在不同结果,一些"被"诊断为 ED 的而男性不育患者往往不接受存在 ED 的问题,也就是"主观"ED 问题,都是在具体的临床工作中应该加以考虑的。

2. 如何进行科研设计　首先要明确研究目的。这很简单,只是要回答一个科学问题,即男性不育症中的勃起功能到底怎么样? 多中心大样本量的研究可较准确地反映不育症患者中 ED 及 TOIF 的发病率。我们选取了国内不同地区共计 30 家医疗机构进行临床研究,广泛征求研究设想及意见,尤其是对研究方案精益求精,反复修改。最终 29 家医疗机构参与研究,纳入样本为不育门诊就诊的符合纳入标准的所有男性不育患者。

3. 课题实施中的心得体会　最初仅仅在协和医院一家进行的小样本调研的结果,让大家都大吃一惊。但是仔细思考,结果还是有价值的,只不过是要想得到广泛认同和理解,还是需要更多机构的参与和关注,所以才有了后续的全国多中心研究的启动。由此不难看出,一个现象的发现和最终完善认识,也不是一帆风顺的,其中的艰难曲折真是一言难尽、酸甜苦辣、五味杂陈。

研究的艰难开展,其间的磕磕绊绊,以及最终的完满结局,尤其是后续的跟进研究(权威杂志发表了我们的研究结果),让我们的科研自信心大增。不要迷信权威和洋人的观点,在有真实客观数据的前提下,应该勇于挑战国际权威,提出自己的观点。只要你认为是正确的,经得起推敲和考研的东西,就一定要坚持下去,早晚是会得到认同的。而这种来自临床实践的观点,对其进行细致入微地分析总结,必然会挖掘出亮点。

4. 研究结论的临床意义　本次研究为新的分析方法和判断标准（IIEF-5 评分）下完成的国际上最大样本的不育 ED 患病率调查研究，颠覆了传统对不育症中 ED 情况的认识，并首次提出了 TOIF 的概念，极大地带动了相关（临床科研、疾病诊治思路、把药物推广给最恰当的适应证患者使用）领域的发展，促进了多方面的共赢。同时证明了，没有基金和基础条件，一样可以搞科研，写科学引文索引（scientific citation index，SCI）论文，而且解决的是临床迫切问题，为临床医生树立了一个多方面共赢的研究典范。

5. 研究的局限性及展望　遗憾的是，由于研究时间段，各医疗机构体检、实验室检查的设备、标准不尽相同，所以并未对患者的体检结果及性激素检测结果进行分析，也没有对女性伴侣的情况进行仔细分析，未来可进一步分析相关因素对男性不育症患者 ED 及 TOIF 的影响，尤其是可以启动药物和其他干预方法的有效性研究。

总之，通过本研究的调查结果，我们发现在男性不育患者中存在较高的 ED 和 TOIF 的发生率，尤其是已经合并存在 ED 的患者，更加容易发生 TOIF，对患者的生育能力康复十分不利。因此，对于男性不育患者不能仅局限于对其生育能力（主要是精子）的诊断和调治，还需要关注患者的勃起功能情况，在治疗不育的同时改善患者的勃起功能，一方面可能有利于增加其配偶的受孕率，避免易受孕期性交失败或 ART 治疗周期中的取精失败；另一方面可以提高患者及其配偶的性生活满意度，改善其生活质量，可谓是一举多得。

第四节　慢性前列腺炎与大便异常改变的相关性研究

探讨大便异常改变在慢性前列腺炎中的发生情况、产生原因和意义。询问慢性前列腺炎患者的大便异常改变的发生情况，对其特征进行排查，包括自主神经功能紊乱、前列腺按摩液（EPS）的炎症程度、经直肠前列腺指检结果等进行分析，并随访观察前列腺炎得到有效治疗后的大便异常的改善情况。

379 例慢性前列腺炎患者大便异常改变的发生率为 31.40%；慢性前列腺炎患者产生大便异常改变与病程、自主神经功能紊乱、抗生素应用、EPS 的炎症程度均无关，而与前列腺的指检充血肿胀程度密切相关；通过有效治疗慢性前列腺炎后，患者的大便异常明显改善率高达 78.79%。慢性前列腺炎患者产生大便异常的原因在于前列腺的充血肿胀改变，认为大便异常改变应作为慢性前列腺炎患者的临床常见相关症状和治愈指标之一。

第二章 流行病学现状与临床流行病学调研

慢性前列腺炎一直是一种常见且令人十分困惑的疾病。由于引起前列腺炎的病因各异,例如感染性病原体等病因的性质及其所引起的病理变化、患者机体的生理状态及其对病原体感染的反应性等的不同,前列腺炎患者常有不同的临床表现,多数患者均有排尿异常、腰骶及会阴等部位疼痛不适,且合并自主神经功能紊乱等临床表现,其治疗转归及预后也明显不同。绝大多数医生对患者的排尿异常以及下腹会阴部疼痛不适等症状十分熟悉,认为是慢性前列腺炎的典型表现之一,但对于其他相关症状的认知和重视程度不够,且不够完整。我们在诊治慢性前列腺炎中观察到,有相当部分的患者伴有大便异常改变(altered bowel habit),并对详细记录与分析,发现了较有价值的信息,研究结果全文发表在《中华男科学》杂志上[2002,8(5):338-340]。由于其具有典型的研究示范效应,尤其是对于初期涉猎临床研究的医生,具有很好的参考价值,特此报道如下:

一、研究方法与结果

在男科门诊患者中筛选出379例慢性前列腺炎患者,详细询问其大便异常改变,并全面观察与其可能相关的病史、临床症状以及治疗后大便改变情况,做好详细的记录和分析,并除外全身其他器官系统的活动性疾病。均行经直肠前列腺指检(肛诊)检查,详细记录前列腺的大小、质地、有无结节、表面是否光滑、有无触痛及前列腺表面充血肿胀情况等。触诊前列腺有明显压缩感、中央沟不明显或消失者为充血肿胀明显;有压缩感但不明显,为轻度充血;无压缩感、质地中等且中央沟明显,触诊正常。均行前列腺按摩取得前列腺按摩液(expressed prostatic secretion,EPS)并行常规检查,白细胞按照每高倍视野数量分为≥10个/HP为炎症型前列腺炎,<10个/HP为非炎症型前列腺炎(以往分型也称前列腺痛)。统计学分析以卡方检验显著性差别,$P<0.05$认为差异有统计学显著意义。

(一) 慢性前列腺炎患者大便异常发生情况

本组379例慢性前列腺炎患者,年龄最大的66岁,最小19岁,平均32.6岁,病程最长20余年,最短1个月,平均2.2年。根据检查前列腺液内的白细胞结果,确定炎症型前列腺炎(Ⅱ或ⅢA型前列腺炎)共177例,非炎症型前列腺炎(ⅢB型前列腺炎/前列腺痛)202例,炎症型与非炎症型前列腺炎患者合并大便异常发生率分别为31.07%和31.68%,总的大便异常发生率为31.40%。

(二) 慢性前列腺炎患者大便异常的相关因素分析

1. 与病程的关系 按病程少于1年、1~3年、3年以上,将慢性前列腺炎患者分为3组,观察与大便异常的关系,大便异常的发生率分别为29.84%(32/124)、33.69%(63/187)和27.94%(19/68),之间差异无统计学意义。

2. 与会阴及下腹部坠胀疼痛不适的关系　按照有无坠胀疼痛不适,将慢性前列腺炎患者划分为二组,观察与大便异常的关系,大便异常的发生率分别为 33.33%(92/276) 和 26.21%(27/103),两组间没有显著性差异。

3. 与自主神经功能紊乱的关系　按照有无自主神经功能紊乱,将慢性前列腺炎患者划分为二组,观察与大便异常的关系,大便异常的发生率分别为 35.58%(58/163) 和 28.24%(61/216),两组间没有显著性差异。

4. 与前列腺的炎症程度相互关系　按照 EPS 内白细胞数量 <10 个 /HP、10~19 个 /HP、>20 个 /HP,将慢性前列腺炎患者分为炎症程度无、轻和重三组,排便异常的发生率分别为 31.68%(64/202)、30.43%(28/92) 和 31.76%(27/85)。经过卡方检验,差异无统计学意义。

5. 与经直肠前列腺指检(肛诊)异常结果的关系

(1) 按照前列腺肛诊检查结果是否存在触痛分为两组,观察其与大便异常症状的关系,结果排便异常的发生率分别为 37.08%(33/89) 和 29.66%(86/290)。经过卡方检验,差异无统计学意义。

(2) 按照肛诊检查的前列腺充血程度划分为明显和轻微充血/不充血两组,观察其与大便异常症状的关系,结果充血明显与轻度充血/不充血组的排便异常发生率分别为 40.57%(71/175) 和 23.53%(48/204)。$\chi^2=12.701$,$P<0.01$。

(三) 慢性前列腺炎得到有效治疗后随访大便异常的恢复情况

我们对非炎症型前列腺炎患者常规采用 α 受体阻滞药(哌唑嗪、特拉唑嗪、酚苄明等)、缓解局部肌肉痉挛(黄酮哌酯)以及其他对症支持疗法治疗;对炎症型前列腺炎患者在上述治疗的基础上加用敏感抗生素(磺胺类、喹诺酮类等),每半个月为一个疗程,连续观察患者的病情变化。

通过临床患者的复诊、网上咨询、信件以及电话随访治疗效果的信息反馈等多种方式,对那些前列腺炎临床症状和/或前列腺液获得明显改善的患者随访其大便异常的改变情况,绝大多数患者的大便异常获得了显著性改善,相当部分患者的大便异常症状完全消失。结果详见表 4。

表 4　慢性盆腔疼痛综合征得到有效治疗后随访大便异常的恢复情况

随访时间	随访例数	大便异常改善/例	大便异常改善率/%
15~30d	66	52	78.79
3 个月	35	22	62.86
6 个月	25	16	64.00

第二章 流行病学现状与临床流行病学调研

二、本研究的价值及其他相关问题分析

慢性前列腺炎的发病机制还不清楚。目前认为它不是一个独立的疾病，而是具有独特形式的综合性疾病或综合征。这种综合征有独特的病因、临床特点和结局，严重影响了患者的全面生活质量，因此有学者建议使用前列腺炎综合征(prostatitis syndrome, PS)的概念，甚至仅将其看作是一组症状而非疾病，值得广泛深入研究。而探索疾病的危险因素也属于临床流行病学研究范畴，并且对全面深入认识疾病具有重要意义。

（一）对研究方法选择的一点补充解释

美国国立卫生研究院(National Institutes of Health, NIH)主要根据患者的临床症状和EPS的检查结果，将非细菌性的慢性前列腺炎确定为慢性盆腔疼痛综合征(chronic pelvic pain syndrome, CPPS)，并进一步区分为炎症型的CPPS(ⅢA型或慢性非细菌性前列腺炎)和非炎症型的CPPS(ⅢB型前列腺炎或前列腺痛)。由于前列腺和射精管内的尿液反流，造成"化学性"前列腺炎可能是前列腺炎发生的诱因，也是使前列腺炎难以治愈和易于复发的原因之一。正是基于此，有人认为慢性前列腺炎和前列腺痛是同一病理过程的不同病理阶段，它们往往具有相似的临床表现、治疗原则和转归，并因此往往作为一个疾病进行研究，在我们的研究中也是如此处理的。在临床诊断中，以往很强调对EPS的细菌培养和药物敏感性实验，但是由于常规的EPS细菌培养特别容易受到来自尿道和包皮内的细菌污染，传统的四杯法培养又十分复杂、耗时，临床医生采用抗生素治疗慢性前列腺炎时也常根据自己的经验而不是前列腺液的细菌培养和药物敏感性实验结果，因此临床上往往不使用四杯法诊断慢性前列腺炎，往往仅根据患者的临床症状、简单的前列腺肛诊、EPS检查以及排除其他相关疾病而做出临床诊断。

（二）慢性前列腺炎的客观评估方法有待完善

慢性前列腺炎的临床症状十分复杂多样，为了将其临床症状进行客观准确地评价，并应用于统一分析和科学研究，NIH提出了慢性前列腺炎临床症状的客观评分标准：慢性前列腺炎症状指数(chronic prostatitis symptom index, CPSI)，可以用来研究前列腺炎的三个重要症状：疼痛、排尿异常和对生活质量的影响，具有客观、简单、方便、快速为患者接受等特点，提供给医生在科研和临床工作中参考。然而要在一般人群中推广使用这个客观研究方法，还有待补充和完善，并且需要在医生指导下完成。

（三）积极挖掘慢性前列腺炎的相关症状或因素

在以往的临床工作中，我们发现有一些慢性前列腺炎患者可以有排便习惯改变等消化道症状，表现为粪便稀频、干燥或干稀交替；经过有效治疗后，

随着前列腺炎症状的好转,大便异常改变也往往获得了显著性的改善,这种现象引发了对这一临床症状的全面研究,并可作为今后完善 CPSI 的参考。本组通过对 379 例慢性前列腺炎患者的观察分析,发现有大便异常者 119 例,占 31.40%,个别患者可能以肠道改变为唯一症状而就诊于综合医院的消化内科,久治不愈后偶尔检查前列腺问题才得以确诊,并获得治愈。因此,慢性前列腺炎患者的大便异常现象应该引起临床医生的重视。

(四)局部解剖结构的改变成为慢性前列腺炎产生症状的根源

慢性前列腺炎患者出现大便异常改变的现象早就为临床医生所熟悉,但是并没有引起足够的重视,对其产生的原因也缺乏系统分析。多数医生认为与慢性前列腺炎患者长期大量应用抗生素有关,是由于抗生素的使用导致患者出现胃肠道反应,表现为恶心、呕吐和大便异常。但是我们观察到很多患者在初次就诊,还没有应用过任何药物的情况下,也存在大便的异常改变;在前列腺炎得到有效控制后,即使仍然在使用抗生素,绝大多数患者的大便异常也明显改善或完全恢复,表明大便异常的发生与抗生素使用没有直接的相关性,必然存在其他的影响因素或机制存在。本组对那些前列腺炎临床症状和/或前列腺按摩液(EPS)获得明显改善的患者,随访其大便异常的改变情况,绝大多数患者的大便异常获得了显著性的改善,相当部分患者的大便异常症状完全消失,有效治疗半个月后的随访结果表明,78.79%的患者大便异常明显改善或完全恢复,3 个月与半年的随访改善率也均在 60% 以上。

(五)前列腺炎与大便异常改变:受牵连者?亦或共病?

有学者推测,慢性前列腺炎患者大便异常改变的产生,可能与终末器官功能失调有关,是由于精神心理因素和自主性神经系统所诱导产生的。我们观察的结果表明,前列腺炎患者的大便异常改变与患者的病程、前列腺按摩液内的炎症程度以及自主神经功能紊乱均没有显著相关性,而与前列腺的解剖位置及毗邻等局部因素有关。前列腺位于直肠之前,我们可以通过肛诊来检查前列腺的病变,因而前列腺的病变必然会对直肠造成一定的影响。

所以,前列腺局部肛诊对慢性前列腺炎诊断十分重要,可以得到很多其他途径无法获得的信息,它不仅可以了解到前列腺的大小、质地、纤维化程度、中央沟、触痛以及前列腺表面结节等情况,还可以通过按压前列腺明确其充血肿胀程度。慢性前列腺炎患者往往具有不同程度的前列腺血流和组织压力增加,可以通过彩色多普勒和前列腺内压力测定仪检查明确,但由于这两项检查需要特殊仪器设备、检查费用较高、前列腺内压力测定还具有一定的侵袭性,因此临床上很少进行这些检查,或者仅仅将其作为研究手段,或用于排除其他疾病。而肛诊前列腺检查的前列腺充血肿胀程度,则可以简单方便地直接了解

第二章　流行病学现状与临床流行病学调研

前列腺的血流情况和前列腺的内压力变化,可以作为前列腺检查的重要项目,在临床上广泛应用。

慢性前列腺炎患者明显充血肿大的前列腺可能对直肠造成压迫,出现肠蠕动减慢、排便困难和粪便干燥;当前列腺对直肠造成明显刺激时可以出现肠蠕动亢进,而造成大便稀频;一些患者还可以因为前列腺的局部情况的改变而定期或不定期地出现粪便干燥和稀频的交替变化。本组前列腺充血肿胀明显患者的大便异常症状发生率为40.57%,明显高于轻微充血/不充血患者的大便异常症状发生率(23.53%)。推测前列腺肛诊的触痛情况也会明显影响患者的大便情况,本组前列腺肛诊存在触痛患者的大便异常改变发生率(37.08%)也高于无触痛组(29.66%),但两者结果的差异无统计学意义,前列腺肛诊触痛在前列腺炎患者大便异常改变中的作用还有待深入研究。

(六) 本项研究的价值

基于前述观察到的现象以及分析,建议将大便异常改变作为慢性前列腺炎患者的临床症状而进行询问和观察,并作为治愈的参考指标之一。同时提示临床医生,如果患者以无明显原因的长期大便异常而就诊,除胃肠道疾病外还应想到慢性前列腺炎也是其常见原因之一,而且为局部治疗(局部热疗、栓剂、灌注、注射)奠定了病理解剖基础。至于是否是彼此牵连?谁是受委屈的替罪羊?亦或存在共病?可以留待后续研究。

(七) 深深的遗憾

这是我从医的早期阶段开展的调研,无论是临床思维模式、研究方法上,还是技术路线上,都显得有些简单和稚嫩,但是其中的科学道理和理念是难能可贵的。在完成上述研究后,由于各种原因搁置了相关研究工作的跟进,主要原因还是因为没有关注该领域的进展,直到有一天,接到了英文SCI杂志刊物的审稿邀请,而且一而再,再而三地(*Nutrients*, 2017; *Sci Rep*, 2016; *Asian J Androl*, 2014; *P Lo S One*, 2011)邀请,才让我猛然清醒过来,这是一个多么好的原创理念、开拓性研究领域呀!国外至少有3~5个相关研究,其直接研究灵感就是基于本文,即前列腺炎患者与大便异常改变相关性临床流行病学研究结果,而我却坐失良机,最后还要去审阅这些SCI文章。可悲呀,后悔莫及。由此看来,进行科学研究是一个工程,要持之以恒,努力去做"连续剧",在自己的擅长研究方向上进行系列研究,切忌四面出击,难以形成品牌与合力。

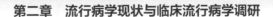

第五节 早泄的临床流行病学研究

早泄(PE)是男科患者常见主诉之一,患病率高,危害严重,可引起患者的痛苦与人际关系障碍。本节介绍了早泄的发病率及易感因素、早泄的相关疾病(前列腺炎、精索静脉曲张、肥胖及糖尿病、单纯性的遗尿症)以及早泄对生活质量的影响。

一般认为,成年男性的平均阴道内射精潜伏期(IELT)在 2~6min。但由于年龄、体质、情趣等的显著个体差异,健康男子的性交(从阴茎插入阴道到射精结束这一全程)时间,即 IELT 差异很大。一般来说,青年人的性交时间稍短;随着年龄的增长,性兴奋能力和性敏感度的降低,性经验的增加,多数人的性交时间渐渐延长。

一、早泄的概念

早泄(premature ejaculation, PE)是男科患者常见主诉之一,其特征为 IELT 缩短、延迟或控制射精的能力下降,并引起患者及其性伴侣的痛苦与烦恼。人们对早泄的认识经历了漫长曲折的过程,目前尚无公认的定义。对 PE 的科学定义非常重要,是对其相关的流行病学研究的基础和前提。既往多个学者或学术机构对 PE 进行了定义,从多个角度对 PE 患者的临床特点进行了描述,然而这些定义均难以达成共识,使得期间进行的流行病学研究结果存在较大差异,也难以进行比较和科学分析。

1970 年 Masters 和 Johnson 将性交时射精持续时间维持到能使配偶满足的频度低于 50% 为早泄;1974 年 Kaplan 认为由于男性缺乏随意调节射精的能力,以致不能如愿以偿地达到性高潮为早泄;1997 年美国泌尿外科学会认为,男女双方中某一方对 IELT 不满意,或企图延长 IELT,均可以认为早泄。1984 年,美国精神病协会颁布的第 3 版《精神病诊断和统计手册》(DSM-Ⅲ-R)将不如所愿地阴茎插入阴道即发生射精,或者在性刺激最小的情况下就射精确定为早泄;此外,有人认为阴茎尚未接触女方就射精,才是真正意义上的早泄。早泄的诸多定义均遭到攻击,即使是第 4 版《精神病诊断和统计手册》(DSM-IV-TR)中给出的早泄定义标准也在诸多方面遭到批评。复习 1990 年后循证医学相关文献后,Segraves 等(2010)认为早泄的定义应该改变,推荐终生性早泄应该定义为至少在半年内 70% 以上的射精发生在插入阴道约 1min 内,但是还需要探索是否这个标准同样适用于获得性早泄,并建议将早泄的名称

第二章 流行病学现状与临床流行病学调研

转变成快速射精,与病因相关的亚型分类不应该被采用。2013年,国际性医学学会(ISSM)通过对文献分析及专家组研讨,首次对PE的定义进行了循证医学的规范,专家组将PE的定义分为三部分:IELT、射精控制能力以及PE所带来的患者的消极主观感受。具体定义:①射精总是或几乎总是发生在插入阴道之前或大约1min内(原发性PE)或临床上显著地IELT缩短,射精发生在插入阴道后3min左右或少于3min(继发性PE);②无法延迟或几乎无法延迟射精;③射精过快带来消极的个人体验,如苦恼、烦扰、沮丧和/或避免亲密的性行为。

二、早泄的患病率及易感因素

早泄是最常见的射精障碍,约占射精障碍中的90%,也是常见的男性性功能障碍。2010年欧洲制订的男性性功能障碍诊治指南中认为,健康成年男性中早泄的患病率20%~30%。许多国家都进行了相关的流行病学调查,并与其结论一致。在Corona等(2010)研究中,2 652例患者早泄和射精延迟发生率分别为25.5%和7.3%。2010年,采用韩国男科学会设计的网络问卷,根据年龄和居住地随机抽样对韩国的2 037例20岁以上的青年和中年男性进行早泄相关调查,结果IELT>10min者为29.9%、5~10min者为38.6%、2~5min者为23.6%、1~2min者为5.4%、<1min者为2.5%;参与调查的青年和中年男性中自我认为有27.5%存在早泄。

以往曾经将早泄区分为原发性早泄和继发性早泄。目前普遍采用的早泄分型包括原发性早泄(终生性早泄)、继发性早泄(获得性早泄)、自然变异性早泄和早泄样射精障碍。Serefoglu等(2010)在对自我认为患有早泄并接受治疗的261例患者进行研究发现,原发性早泄、继发性早泄、自然变异性早泄和早泄样射精障碍所占比例分别为62.5%、16.1%、14.5%和6.9%,其中绝大多数是原发性早泄,继发性早泄患者的年龄高于其他三种类型的早泄患者,四种类型早泄患者的教育状况及经济状况没有差别。

Jern等(2010)研究2 633例芬兰18~48岁的孪生兄弟及同胞兄弟的射精功能,认为年龄因素对早泄的影响几乎可以忽略不计,而各自不同的环境因素对早泄的影响作用更大。但是Gao等(2013)对PE患者的文化程度、职业等进行了分析,结果显示其文化程度及职业的分布与一般人群无显著差异。而NHSLS研究则显示PE的发生与文化程度较低有关。Zhang等(2019)的研究显示PE患者的文化程度、月收入均高于非PE患者,且多从事办公室相关的行业。此外,由于生活压力的影响,人们也容易出现焦虑、抑郁等情绪情况,Schlax等(2019)认为这些因素均会影响到PE的发生。

第二章　流行病学现状与临床流行病学调研

三、早泄的相关疾病

早泄是男性常见病和多发病,也与许多其他疾病相关,尤其是与男科疾病密切相关,包括慢性前列腺炎、精索静脉曲张、肥胖、糖尿病等。探索相互关系,有助于全面了解疾病,并为合理治疗奠定基础。

1. 慢性前列腺炎　Liang 等(2010)组织国内的学者进行大规模的流行病学调查,研究慢性前列腺炎与早泄的关系,结果发现 12 743 例成年男性的前列腺炎样症状和慢性前列腺炎的发生率分别是 8.4% 和 4.5%;慢性前列腺炎患者中的早泄发生率较高,在前列腺炎样症状和慢性前列腺炎患者中的早泄发生率分别是 64.1% 和 36.9%。

2. 精索静脉曲张　Lotti 等(2009)对 2 448 例研究对象进行问卷调查及查体,在排除了年龄影响因素后发现,精索静脉曲张患者早泄的发生率是 29.2%,而非精索静脉曲张者的早泄发生率为 24.9%,两者差异具有统计学意义。早泄是唯一与精索静脉曲张有相关性的性功能障碍。

3. 肥胖及糖尿病　Gökçe 等(2010)的研究发现,终生性早泄与肥胖负相关,终生性早泄患者往往比较瘦,健康者中的肥胖人数是早泄组的 3 倍。Larsen 等(2007)的研究发现,在肥胖和糖尿病人群中,PE 发生率较正常人群高。

4. 单纯性的遗尿症　Gökçe 等(2010)发现,原发性早泄患者中单纯性遗尿症的发生率较高,在 51 例早泄患者中发现 19 例(37.2%)有单纯性遗尿症病史,而 106 例对照病例中仅 16 例(15.1%)有单纯性遗尿症病史。

四、早泄对生活质量的影响

早泄的男性更有可能报告性关系满意度低、性交满意度低、性交时难以放松、性交频率降低、性欲低下等。然而,早泄的不良影响除了体现在性功能方面外,还可以对自信心和与性伴侣的关系产生不利影响,可导致患者精神苦闷、焦虑、尴尬和抑郁),伴侣的性关系满意度会随着男性功能状态严重程度的加重而进一步下降。2005 年,美国的一项大宗病例研究发现,早泄合并勃起功能障碍(ED)的患者较单纯早泄患者总体性功能差、自信心低。2008 年,英国的一项研究也有类似结果。

尽管早泄可对患者的心理和生活质量(qualify of life,QOL)产生严重影响,但主动寻求治疗的男性却很少。2007 年,由美国、德国和意大利完成的早泄发病率和态度(premature ejaculation prevalence and attitudes,PEPA)调查结果显示,仅 9% 的自我报告早泄患者咨询过医生。不愿意接受医疗帮助的主要原因在于,早泄患者觉得尴尬且确信该病无法治疗;而专业医生也经常因为缺乏训练或不能提供专业的治疗意见,而在与患者讨论早泄问题时感觉不自在。

总之,早泄是发生率较高的男性性功能障碍,严重影响着人们的生活质量,早泄的病因复杂多样,包括器质性因素和心理性因素,但目前对其认识不全面也不深入,在一定程度上阻碍了对其有效治疗,需要深入研究。

第六节 迟发性性腺功能减退症的临床流行病学研究

随着人口老龄化进程的不断加剧,中老年男性迟发性性腺功能减退症(LOH)受到广泛关注。本节介绍了LOH的流行病学特点,包括发病率及危险因素,后者包括疾病和药物的影响、过度肥胖、不良生活方式、环境与遗传因素的影响、精神心理因素、社会经济因素和文化教育水平。

男性更年期是人体由成熟走向衰老的过渡阶段,多数男性没有任何临床症状,在不知不觉中度过,但部分中老年男性也会出现与女性更年期综合征相似的临床症状和体征,并对多器官系统的功能造成不良影响,生活质量降低,即男性更年期综合征。该综合征是多病因、多因素性疾病,对雄激素部分缺乏(包括雄激素水平和雄激素作用)引起该综合征的机制研究的比较深入,后命名为迟发性性腺功能减退症(late-onset hypogonadism,LOH)。LOH是一种出现在生命后期的获得性性腺功能减退的表现形式。学者们正在努力探索治疗LOH有效、安全的办法。

由于目前关于LOH的研究资料较少,流行病学筛查标准难以统一,尤其是国内针对公众和社区居民大范围的普查工作更少见,难以准确估计LOH的实际发病率和危险因素。初步证据表明,社区居民中雄激素缺乏的中老年男性绝大多数未得到准确诊断和有效治疗,尤其是长期存在抑郁和性欲低下的中年男性中广泛存在,许多内在因素与环境因素均可影响LOH的发生,例如教育程度、文化背景、精神心理状态、生活方式、饮食习惯、健康状况、家庭环境和社会经济情况等。某些特殊人群中,如老龄化人口、糖尿病患者、人类免疫缺陷病毒(HIV)感染者和勃起功能障碍患者等LOH的发生率可能异常增高,并对其生活质量产生明显的不良影响。

一、LOH的患病率

由于LOH的定义还不明确,不同学者根据自己的经验或参照不同的实验室检测项目和标准制订了许多的不同标准参照值,造成了研究结果的明显差异。LOH 一般发生于 40~55 岁,也可以早至 35 岁或延迟到 70 岁。国内外研究报道,近 40% 的中老年男性可能出现不同程度的更年期症状和体征。申素琪等报道,江苏省一般人群中男性更年期综合征的发生率约为 35%,但仅有 2.3% 与雄激素缺乏(<9.4nmol/L)相关。有调研结果认为,仅有 2% 的老年男性患有 LOH,因此引发了学者对 LOH 作为临床综合征的疑义。有学者估计,如果以低于正常青年男性血清睾酮的基线值作为标准来确定雄激素部分缺乏,那么大约有 1/4~1/3 的 65 岁以上的白种男人存在雄激素部分缺乏。根据美国食品药品监督管理局(FDA)估计,400 万~500 万的美国男性可能患有 LOH。研究标准不同将导致 LOH 的诊断率出现显著差异。根据美国麻省马萨诸塞男性衰老研究的结果,如果将老年男性性腺激素缺乏定义为低于健康年轻男子的正常血清总睾酮低限值作为标准,而血清黄体生成激素(LH)为健康成年男性的最高值,则仅有 4% 的 40~70 岁中老年男性在所定义的范围内;如果仅以健康年轻男子的正常血清总睾酮低限值作为标准,则将有 20% 的中老年男性被认为 LOH;如果以血清睾酮及生物可利用睾酮(Bio-T)值作为标准,则该研究中的 415 例健康老年男性有 50% 存在性腺功能减退。

Harman 等在巴尔的摩(Baltimore)的纵向研究(BLSA)在 30 年的跨度内对 890 例男性进行了连续 5 年的研究,证明中老年男子血清睾酮水平随年龄增加而下降。80 岁以上男性 LOH 的发生率是 50 岁以下男性的 5~10 倍。如果以总睾酮 <11.3mmol/L(3 250ng/L)为界限值判定中老年男性 LOH,则 50~59 岁、60~69 岁、70~79 岁和 80 岁以上,各组的 LOH 发生率分别为 12%、19%、28% 和 49%;如果以游离睾酮指数(FTI)<0.153nmol/L(第 2.5 百分位数值)为界限值,各年龄组的 LOH 发生率分别为 9%、34%、68% 和 91%;当采用生物可利用睾酮做标准时,LOH 的发生率更高。其他有关 LOH 的研究结果均类似。Feldman 等根据总睾酮为基础的研究结果表明,55 岁以上男性中有 22% 存在性腺功能低下,但采用生物可利用睾酮水平做标准时,50 岁以上男性中有 50% 存在性腺功能低下。T'Sjoen 等检测 161 例健康、可行走的老年男性(74~89 岁),总睾酮、游离睾酮和生物可利用睾酮水平分别是 13.94mol/L、0.24mol/L、5.26mol/L,分别有 24.7%、32.4% 和 52.2% 的老年男性雄激素值低于健康青年男性的低限临界值。

Tajar 等对欧洲 8 个中心的 3 369 例 40~79 岁男性进行研究发现,LOH 的患病率达到 23.3%,其中继发性、原发性和代偿性的 LOH 患病率分别为 11.8%、2.0% 和 9.5%。值得注意的是,LOH 并不一定与男性更年期的临床症状和体征直接相关。表 5 是综合目前多个研究结果所提出的 LOH 发生率的粗略估计。

第二章 流行病学现状与临床流行病学调研

表5 不同研究结果男子 LOH 的患病率

年龄/岁	Baltimore 纵向研究/%	Mayo 诊室/%	加拿大医生/%
40~59	2~9	2~6	5~30
60~69	34	20	45
70~79	68	34	70
>80	91	—	—

二、LOH 的危险因素

老龄化是 LOH 发生与发展的直接和必然因素。Tajar 等将 LOH 区分为继发性、原发性和代偿性因素,其中继发性 LOH 与肥胖密切相关,原发性 LOH 主要与老龄化相关,而代偿性 LOH 可以看作是与年龄相关的独特临床状态。除年龄因素外,还有众多的 LOH 危险因素,并可能造成发生 LOH 的年龄提前,主要包括如下几个方面。

（一）疾病和药物的影响

很多常见的急慢性疾病和药物都可加快中老年男性雄激素水平下降的速度,某些疾病本身就可促进衰老而诱发或促进 LOH 发生并加剧其症状,患病男子的雄激素水平降低速度比健康男子快 10%~15%。代谢综合征严重威胁着公众健康,并成为睾酮缺乏的重要原因。Tan 等调查 302 例美国男性更年期综合征患者主要症状中的勃起功能障碍和虚弱症状发现,这些症状可因同时存在糖尿病和高血压而加重。

先天性或获得性睾丸损伤,例如睾丸下降不全、睾丸扭转、睾丸炎和精索静脉曲张等可导致睾酮分泌减少,睾丸癌的治疗、为进行试管婴儿多次多处进行睾丸活检和抽吸精子都可能损伤睾丸组织,使雄激素缺乏的临床症状提前出现。男性患有某些急重症疾病或慢性疾病时睾酮水平可降低,尤其是抑制中枢的下丘脑-垂体轴的疾病。

影响睾丸内分泌功能和血清睾酮水平的药物十分常见,药物对睾丸功能的影响受到药物的种类、剂量、疗程和患者年龄等因素影响。一般使用药物的剂量越大、疗程越长、患者年龄越小损害越严重,功能恢复所需要的时间也越长。

（二）过度肥胖

中老年男性肥胖强烈提示存在雄激素缺乏,即使是健康状态良好的肥胖男子,血清中的睾酮水平也会随着体质量的增加而逐渐降低。肥胖时,脂肪细胞内的芳香化酶活性明显增强,可以将雄激素转变为雌激素的作用增加,是导致肥胖男性体内雌激素水平升高、雌/雄激素比例明显增加的重要原因,并因此改变中老年男性的下丘脑-垂体-肾上腺轴的调节功能。雌激素水平增高反过来对抗雄激素的作用、促进脂肪组织形成和男性乳房发育。此外,肥胖者常伴有睡眠-呼吸暂停综合征,因此所致的组织缺氧也是睾酮分泌水平下降的重要原因。

（三）不良生活方式、环境与遗传因素的影响

不良的生活方式与环境因素,例如吸烟、酗酒、营养状态不佳、环境污染、应激等,食品添加剂、着色剂、防腐剂等,农药、某些重金属、环境内分泌干扰物（EEDs）、激素调节干扰物和环境中的化学物品等可直接影响睾丸分泌睾酮,或对促性腺激素释放激素（GnRH）和促性腺激素（Gn）的分泌起到不良影响,因而影响性腺功能,或通过影响 SHBG 水平来间接影响男性雄激素水平的高低,这些影响均可以造成睾酮水平与作用降低。一些学者推测,LOH 的发生与遗传因素有关,但 Tan 等的调查结果,没有发现人种与 LOH 的危险因素相关。值得注意的是,一定量的运动可缓解 LOH 患者的临床症状,Di Luigi 等发现老年运动员的 LOH 症状表现不明显。

（四）精神心理因素

LOH 主要发生在那些肩负重任的中老年男性,他们往往需要比一般人有更加充沛的体力、更健康的体魄和更加良好的心态,因此容易造成精神心理压力、不同程度的焦虑或体力负担过重,通常可能导致继发性或低促性腺激素型性腺功能低下。

（五）社会经济因素和文化教育水平

由于家庭经济条件可以决定患者接受保健、预防和就诊的难易程度,而文化教育水平可以影响患者获得与疾病相关知识的途径和能力,因此推测家庭生活困难和教育程度低下,应该可以成为男性更年期综合征的危险因素,但目前还缺乏相关研究。

总之,随着人口老龄化进程的不断加剧,严重威胁中老年男性身心健康的 LOH 受到广泛关注,与整体健康密切相关,其发病率高,危险因素多而复杂,病因涉及雄激素水平、雄激素受体及复杂的影响因素,尚未研究清楚,成为准确诊断、合理治疗和有效预防 LOH 的障碍,值得深入探索。

第三章

男科学研究进展

第三章 男科学研究进展

临床医生要面对患者并解决他们的病痛，而疾病诊断和治疗的基础是对其发病机制和临床特点的认识和深入研究，任何疾病的产生都具有其独特的规律性和临床特点，但是直到目前为止，我们对男科疾病发病机制和临床特点的认识还远远不够，甚至完全没有了解。每一次对疾病发病机制和临床特点的认识进步，都会极大地带动诊疗理念和技术的进步。在我们明确了这些机制和临床特点之后，必将有助于科学认识疾病，并对疾病的处理（诊断和治疗）就会变得水到渠成和那么样地得心应手。

由于工作繁忙和专业基础的薄弱，临床医生对于疾病发病机制与临床特点的研究可能会很少涉猎且很困难，而更加乐于采用"拿来主义"的态度，接受别人的理念，尤其是直接照抄照搬国外的技术、学说和理论。但是这并不表明我们可以忽略对发病机制与临床特点的全面了解和深入探索，尤其是对于我国患者疾病独特特点的认识，当然也要清醒地认识到疾病的个体化差异。

在这个方面，我们可以借助基础医学专家的研究方法和临床经验研究结果，来深入探索和解释男科疾病，甚至是解决临床疾病中的疑难问题，至少我们是可以将那些已经获得明确结果和结论的疾病发病机制与临床特点进行学习和总结，并指导我们的临床实践，这种"拿来主义"的做法，尤其适合于工作繁忙的临床医生。在此，只介绍具有代表性的几种男科学领域相关问题和疾病的研究进展，希望起到示范作用，向医生展示基础研究与临床观察过程，更多的具体疾病问题，尤其是复杂的机制探索，还需要参阅系统权威的学术专著。蜻蜓点水式的专题介绍并不代表不重要，相反这正是容易被我们忽视的且知之甚少的领域，需要更加关注。

实际上，任何疾病诊断与治疗的重大突破和进展，都是来自对其发病机制与临床特点的认识，理念的更新至关重要。是仅仅满足于做一个熟练工作的"匠"，还是做一个胸怀韬略的"大师"，两者的区别就在于对疾病发病机制和临床特点进展的全面认识，而好医生的价值就在于胸有成竹，理论与实践并行，并且经常交互验证。

第一节 应加强中国男性生殖医学的基础研究

男科疾病是以生殖医学为基础，而对生殖生物学和生殖生理的基础研究的薄弱，使得目前对男科疾病的认识仍然处在相对肤浅的程度，并导致临床诊治疾病的手段比较落后和粗糙，不能满足对男科疾病临床诊治工作的巨大需求。本节对相关基础研究加以概要介绍，包括男性不育、勃起功能障碍、慢性前列腺炎、男性更年期健康、男性计划生育等方面的基础研究领域的不足与努力方向。

第三章 男科学研究进展

男性生殖健康是指男性生殖系统发育及其功能状态在生理、心理和社会等方面的健康状态,这是近年来国际社会日益关注和倡导的理念,而这一切均有赖于男性生殖医学的发展,尤其是基础研究领域的进展,这是合理治疗男科疾病的前提和保障。目前我国男性生殖医学基础研究相对滞后,临床工作进展缓慢,还远远不能满足人民群众对幸福美好生活追求的愿望和需求,主要表现在以下几个方面。

一、男性不育症的基础研究薄弱

近年来,男性精子质量下降及男性不育的发生率呈现逐年增长的趋势,对男性不育的治疗需求也在增加。各种诊治不育症的医疗机构风生水起,呈现出异常活跃态势。但是许多正在应用的临床技术均存在不同的缺陷,即使是目前蓬勃开展的各种显微手术和显微取(冻)精等,也都是属于比较肤浅的操作,治标不治本,没有能够在疾病理论和临床实践上取得重大认识突破。

现代医学在对常染色体异常、雄激素受体异常、Klinefelter综合征、Kallmann综合征、先天性双侧输精管缺如、Y染色体微缺失、精子DNA损伤,以及众多的潜在遗传疾病的病因研究进行了不懈的努力,希望发现有效的方法来回避或克服这些遗传异常对生殖健康的不良影响。初步结果展现了良好前景,但距离生殖医学的理想境界相距甚远。男性不育的遗传病因研究需要进一步完善。

(一) 基础研究方法缺乏统一规范标准

生殖细胞分离、培养、鉴定和纯化是研究生殖细胞生物学行为和进行细胞治疗的重要手段,目前尚缺乏统一公认的标准方法,尤其是难以重现体内细胞相互作用的复杂内环境,使得基于此类模型所进行的众多研究结果难以进行横向比较,难以总结出规律性的实质问题,造成了医学资源的浪费和研究结果的多样化。

(二) ART技术存在大量的悬而未决问题

辅助生殖技术(asisted reproductive techenique,ART)的快速发展,体现了不育症临床治疗的重大突破,在目前的临床工作中也备受追捧,但也存在诸多问题,例如配子不受精、胚胎不着床、胚胎发育停滞、不明原因早期流产等。这些问题是否与男性有关,精液质量异常在多大程度上影响着生育过程,都还没有明确答案,亟需加强以下研究。

1. 不受精研究　不受精是导致不育症治疗失败的常见原因,迫切需要大量相关研究来了解生育的早期事件,深化对受精的认识,尽可能多地发现影响受精能力的途径和机制。探索新的受精理论和相关分子/蛋白,必将带动生殖医学的全面发展。

2. 精子功能状态的改善　如何在体内和体外改善精子的功能状态,如何识别活精子,以提高 ART 的成功率,始终是生殖医学研究的热点。精子活力对于男性生育力的维持至关重要,而精子蛋白及其功能状态是精子运动特性的物质基础,相关领域的基础研究较为薄弱,已经获得的一些信息和结果显示了良好的应用前景,可设想通过对特定阶段的精子蛋白表达进行调控,例如性腺轴激素调控、高压氧、微量元素、抗氧化应激等来改善精子的活力特性,以提高自然受精或辅助生殖的成功率。

3. 冷冻保存技术　冷冻保存在生殖医学中具有重要意义,包括建立人类精子库及胚胎库,还逐渐扩展到对其他生育相关组织细胞的冷冻保存。目前,冷冻保存技术已经广泛开展并形成规范模式,但是技术并不成熟,研究者还在不断探讨冷冻方法、冷冻保护液的改进、冷冻技术的安全性以及对冷冻与复苏的各个环节中危险因素的控制。

4. 干细胞技术及不成熟生殖细胞培养　虽然经过多年努力,仍然没有突破性进展,与临床解决非梗阻性无精子症(non-obstructive azoospermia,NOA)患者的生育治疗问题相距甚远,而这个领域的研究突破,必将极大地带动生殖医学的进步,并惠及 NOA 患者的生育难题。

5. 对男性生育潜能和治疗改善潜能的预测　研究刚刚兴起,根据生物学信息建立的男性生育能力的预测模型还不够完善和精准,仍然不能做到十分满意和准确地用于常规临床工作,有待深入研究和提高。

二、勃起功能障碍的治疗方法亟待突破

治疗 ED 的理想方法应该具备良好效果,能够显著改善性功能;效果持久,不需要时常反复治疗;合乎自然,不违背机体的生理反应;同时还要具有简单、方便、局部应用和副作用少的特点。目前常用的勃起功能障碍(ED)治疗方法,例如 5 型磷酸二酯酶抑制剂、阴茎海绵体内血管活性药物直接注射、阴茎动脉重建或静脉阻断、阴茎海绵体假体植入等,在有效性、安全性等方面存在诸多缺陷,因此需要研究新的治疗策略。即使是近年来出现的微能量技术,尽管在治疗 ED 上有了一点表现,但是也还存在争议,有待后续的更多实践来检验。

基因疗法可能有它的优势,主要表现在:

1. 阴茎的局部定位准确,且治疗时可以在阴茎根部结扎止血带,减少目的基因进入血液循环,减少不良反应。

2. 阴茎海绵体细胞之间存在缝隙连接,使其成为一个功能性的合胞体,只要少数细胞转染目的基因成功就可以产生有效的生理反应。

3. 阴茎血管平滑肌细胞的代谢率较低,可以使目的基因表达时间较长,新转染的基因可起效数周,甚至数月,ED 患者可以每年接受 3~4 次基因注射,

第三章 男科学研究进展

无需其他治疗就可以保持勃起功能。

人们在 ED 的基因治疗研究中,发现许多基因与阴茎的勃起调控有关,例如一氧化氮合酶、磷酸二酯酶、K^+ 通道、胰岛素样生长因子、血红素氧合酶、血管内皮细胞生长因子、cGMP 依赖性激酶 I、血管紧张素转换酶、生长因子等相关基因,并大胆地探索了基因修饰基因治疗、基于细胞的基因治疗、反义核酸基因治疗等技术,初步结果显示了良好的前景,可能开创 ED 治疗的全新领域。但由于 ED 的基因治疗刚刚起步,在推广到临床应用之前还存在许多技术上的困难,治疗的持久性和可控性是需要关注的重要问题,转染基因的长久表达需要深入研究,而且这种治疗也往往需要性刺激才能发挥作用。例如外源性基因表达的不稳定性和不准确性以及基因导入可能的毒性伤害也是人们关注的;载体的选择十分重要,如何获得使目的基因高效转染、长期表达且不发生免疫反应的载体,目前还没有满意的答案。

三、对慢性前列腺炎发病机制的研究有待突破

以往的许多研究发现,慢性前列腺炎的发生可能也与遗传易感性有关,并确实存在一些慢性前列腺炎患者与健康男性遗传差异的证据。近年来,有关前列腺炎发病机制的研究出现了一些令人鼓舞的新进展,采用现代的分子技术更加容易帮助发现病原微生物,前列腺炎的诊断和分类已经重新确定,临床特征被充分地客观描述,而针对尿路上皮功能、细胞因子、氧化应激、局部神经-肌肉功能、基因多态性、疾病相关基因等的研究,表明前列腺炎将再次成为重要的研究领域,或许可能有所突破。

慢性前列腺炎的病因学十分复杂,尽管对其众多的发病机制都已经有了相当程度的认识,但均没有突破性进展,是否可以从另外一个角度考虑这个问题?值得深思。慢性前列腺炎,到底是病?还是仅仅是一个症状?毕竟有大量的非医学因素(饮食、环境、情绪、生活方式、运动、癖好等)可以导致男性出现排尿异常和下腹会阴部不适的类似症状,而近年来前列腺炎的分型变化也倾向于将其按照症状学划分,治疗的目的也以控制症状和改善生活质量为主,很少谈到疾病治愈的问题,这一切的表象都似乎在淡化慢性前列腺炎的疾病属性。

四、男性更年期综合征的基础研究面临机遇与挑战

男性更年期是人体由成熟走向衰老的过渡阶段,部分中老年男子可能出现与女性更年期综合征相似的临床症状和体征,是一种与年龄老化相关的现象,称为男性更年期综合征。目前对男性更年期综合征的认识还有待提高,诊治技术水平有限,使得临床工作难以顺利开展,绝大多数患者没有得到及时有

效的治疗。

目前研究还主要集中在对男性雄激素的水平及功能研究阶段,但是通过对雄激素作用的深入研究发现,更年期男性雄激素水平改变的许多问题目前仍然没有肯定的答案,这些问题主要包括:

1. 中老年男子的雄激素需求量与青年男子是否有差异。

2. 全身靶组织器官对雄激素感受性是否存在差异及是否随着年龄老化而改变,是否老年男子及其所有的组织脏器对雄激素的需求水平都是相同的。

3. 是否存在因老龄化导致对雄激素的敏感性改变的证据。

4. 雄激素水平低下的男性对雄激素的敏感性是否高于雄激素水平较高的男性。

5. 存在着从青年时期较高的雄激素水平降低到老年阶段较低的雄激素水平(但仍然在正常水平范围内)的这类男性是否真正代表了出现性腺功能低下。

由于基础理论和认识的薄弱,使得很多现实的问题没有答案,例如健康的中老年男性,为了改善生活质量,是否有必要补充雄激素,如何补充?雄激素测定值低下的中老年男性是否一定要出现雄激素缺乏的相关症状?临床症状的严重程度是否与雄激素缺乏程度相关?男性更年期综合征的预后是怎样的?对于测定值正常,但是具有典型临床症状的中老年男性应该怎么管理?都还没有答案。希望在相关领域的研究中出现大量有价值的资料和经验,加深对男性更年期及更年期综合征的认识,可望通过药理学研究,发现一种或几种药物、激素、微量元素、营养素的长期补充治疗,来改善老年男性的生活质量,尽量预防那些可以预防的更年期综合征。

五、男性计划生育缺乏理想药物

有创伤性的男性避孕方法应该尽量回避,这不是解决男性避孕的方向,而无创的药物避孕是学者们一直在努力探索的。男性避孕药的研究虽已有数十年的历史,激素避孕研究也取得了一定的进展,但迄今尚无理想的男性节育药品供临床使用。虽然男性激素避孕药是目前男性避孕的研究热点,且已有一些激素避孕药进入临床试验,并可望短期内有商品化的产品出现,但还有不尽人意之处,需要加强基础研究来改进,主要包括:

1. 开发长效的睾酮制剂以减少给药剂量。

2. 改善给药途径,利用高分子材料,制成可降解的皮下埋植剂,减轻受试者的痛苦,使其更易为人接受。

3. 研究雄激素与孕激素类药物、促性腺激素拮抗剂的最佳配伍方案,以减少药物剂量和副作用,从而真正满足男性对避孕药的需求。

第三章　男科学研究进展

作为一门新兴学科,男科学已经取得了突飞猛进的发展,但同样面对许多新问题和挑战,探索并发扬光大我国的男科学事业迫在眉睫。加强我国男性生殖医学基础性研究将有利于提高男性的生活质量,促进身心健康、民族发展、社会进步和人类文明。

第二节　应加强中国男性更年期综合征的研究

> 男性在更年期阶段出现的一系列症状,称为男性更年期综合征。本节对男性更年期的定义进行了详尽地解释,并对相关概念进行了辨析;系统介绍了目前关于该疾病的研究现状,包括存在的问题和需要探索的领域;最后强调了将男性更年期确定为疾病或异常的重要性。

衰老是自然界一切生命现象的共同特征,表现为形态结构和生理功能的退行性变化。更年期是由中年步入老年之际的过渡时期和前奏曲,是人体由成熟走向衰老的过渡阶段,这是生命活动的客观规律,是不以人的意志为转移的自然现象。

一、男性更年期综合征的定义

1939年,Werner首次提出这个概念,是根据50岁以上的部分男性可以出现与女性更年期综合征相似的临床症状,如神经功能紊乱、抑郁、记忆力减退、注意力不集中、容易疲劳、失眠、潮热、出汗和性功能减退等,但在当时并没有能力提供内分泌激素(雄激素)水平改变及其他确凿的证据。自男性更年期及男性更年期综合征的概念问世以来,对于这个名词及其含义的争论就没有停止过,争论的关键问题是:男性是否如同女性那样存在更年期,随着年龄老化所引发的雄激素缺乏是否对男子有不良影响。引起争论的原因是男性生殖功能不像女性那样有一个相对明确的终止界限;雄激素水平是随着年龄的增长而逐渐下降的,但有较大的个体差异,而且并不是所有的老年男性都会演变成具有临床意义的睾丸功能减退。争论了半个多世纪以后,学者们普遍接受了这个现实,认为男性也有更年期,只不过划分标准不如女性那样明确。

(一)男性更年期

更年期是由中年步入老年之际的过渡时期和前奏曲,是人体由成熟走向衰老的过渡阶段。在此生命阶段,多数男子没有任何临床症状而在不知不觉中度过,部分中老年男子则出现与女性围绝经期综合征相似的临床症状和体征,并有多器官系统的功能受到不良影响,生命质量降低,是一组与老龄化相关的临床和生化、生理综合征。男性更年期(male climacteric)这一生命现象，曾经被不同学者分别称为男性更年期综合征(male climacteric syndrome)、男性绝经期(male menopause)、绝茎(penopause)、雄激素缺乏(andropause)、男性活力终止(viropause)、迟发性性腺功能减退(late-onset hypogonadism, LOH)和老年男性雄激素水平低下(androgen decline in the aging male, ADAM)等，是一组与老龄化相关的临床和生化、生理综合征。前面提到的这些名词概念仍然在广播、电视、报纸、杂志、专业书籍等多种媒介中使用，但是其含义具有一定的差异，不能完全等同或混用，而且直到目前为止仍然没有一个定义这种临床现象的"金标准"，年龄相关的激素水平降低和中老年男性临床症状之间的相互关系也没有完全清楚。

(二) 中老年男子雄激素部分缺乏综合征

中老年男子雄激素部分缺乏综合征(partial androgen deficiency of the aging male, PADAM)是指中老年男子随着年龄的增加而雄激素生成进行性下降，血清睾酮水平低于健康青年男子的正常范围(可以伴有或不伴有基因组对雄激素及其活性代谢产物敏感性的降低，即靶组织器官对雄激素的敏感性降低)，并出现一系列雄激素部分缺乏的相应临床症状和体征的一组综合征。由于中老年男性的雄激素水平降低通常是轻中度的，而不是完全性缺乏，因此PADAM客观地反映了中老年男子体内睾酮水平的变化，以及由此引起的多方面功能不足，较为贴切地反映了事物的本质，并为众多学者所接受。

但是PADAM的概念同样存在缺陷和广泛的争议，仍然不能充分、全面地反映中老年男性生命过程中的这个特殊时期所发生的全部事件，许多学者仍然在怀疑中老年男性的这种躯体和情感方面的症状和体征是否真的与雄激素缺乏有关，近年来的西方一些学术团体制定的指南也对其进行了广泛的质疑，中老年男性出现的许多临床症状(疲乏、抑郁、容易激怒、潮热、大脑敏感度降低、瘦体量和肌力减少、胰岛素敏感性降低、骨矿物质密度减少与骨质疏松、性欲减退和勃起功能障碍等)也经常出现在正常睾酮水平的男性中；尽管雄激素补充治疗(testosterone supplement therapy, TST)已经被国际泌尿外科疾病咨询(International Consultation in Urological Disease)机构所提倡，为许多学术机构和著名的医学专家所赞许，并出现了大量综述性文章和专家观点，各种专家共识、指南也纷纷出笼，但仍然缺乏良好的实践基础，缺乏大样本的、长期的、前瞻性的、随机研究的循证医学基础，临床疾病及流行病学研究资料欠缺。况且，该名词的本身也比较深奥，难以为大众所接受，甚至对于多数医学工作者来说也难以理解。目前的在学术界上更加倾向于将其命名为迟发性性腺功能减退(late-onset hypogonadism, LOH)，而公众中则更加直观地称其为"男性更年期"。

(三) 迟发性性腺功能减退

迟发性性腺功能减退(LOH)是目前临床和研究中广泛使用的术语,是指中老年男子随着年龄的增加,下丘脑和垂体分泌的 FSH、LH 减少,和/或 LH/FSH 比例异常,和/或性激素结合蛋白(sex hormone-binding globulin,SHBG)水平增加,也可由于原发性的性腺(睾丸)功能衰竭所致,从而导致雄激素生成进行性下降,血清睾酮(总睾酮/生物可利用睾酮)水平低于青年男子的正常范围(可以伴有或不伴有基因组对雄激素及其活性代谢产物敏感性的降低),游离睾酮指数低下,可以出现或不出现一系列雄激素部分缺乏的相应临床症状和体征的一组综合征。出现相应临床症状和体征的迟发性性腺功能减退者属于临床型性腺功能低下,人们已经进行了广泛深入的研究,并取得了许多重大的进展。

对于无明显临床症状和体征的亚临床型迟发性性腺功能减退(尤其是睾酮水平低于 200ng/dl)者(明确提示存在性腺功能低下)的意义及其可能对人体的影响还不十分清楚,长期的低睾酮水平可能对骨骼、肌肉以及其他组织器官构成潜在的威胁,而这部分老年男子将随着年龄的进一步老化而发生人数逐渐增多,需要深入研究来确定。由于普遍接受老年男性的性腺功能比较低下,60 岁男性大约有 30% 存在性腺功能(游离睾酮指数)低下,而 80 岁时则有 80% 的男性存在性腺功能低下,在激素水平缺乏但症状并不明显的情况下,往往被认为是年龄增高的自然现象。

对于老年男性来说,采用青年男子的血清总睾酮正常值低线来判断中老年男性的睾酮水平缺乏,往往没有进行年龄相关的调整和个体化对待,由于可能存在睾酮水平的正常范围具有明显的个体差异,患者可以具有偏低的睾酮水平,但是仍然在正常范围内,具有雄激素部分缺乏的临床症状和体征,并可以通过雄激素补充治疗(testosterone supplement therapy,TST)而获得症状改善,应该属于 LOH 的特殊情况,有学者将这种现象称之为相对性腺功能低下(relative hypogonadism)。相对性腺功能低下的概念提出,意味着进行 TST 主要根据患者的临床症状来决定,而不是睾酮测定结果。

(四) 男性更年期综合征

对中老年男性出现的这种情况,比较全面、科学的定义来自 Morales 和 Lunenfeld(2001),并得到国际老年男子研究协会(International Society of the Study of the Aging Male,ISSAM)的认可和推荐,他们认为 ADAM、PADAM、雄激素缺乏或迟发性性腺功能减退是一种临床症候群,主要特征:①性欲和勃起功能减退,尤其是夜间勃起;②情绪改变并伴有脑力和空间定向能力下降,容易疲乏、易怒和抑郁;③瘦体量(lean body mass,LBM)减少,伴有肌容量和肌力下降;④体毛减少和皮肤改变;⑤骨矿物质密度(bone mineral density,BMD)下降,

第三章 男科学研究进展

可引起骨量减少和骨质疏松;⑥内脏脂肪沉积。上述症状不一定全部出现,其中可能以某一种或某几种症状更为明显,可伴有或无血清睾酮水平减低。

由于中老年男子这一生命现象的病因多样化,患者的临床症状和体征也繁多,因此我们体会到,它不是单一的疾病,就如同男科疾病中的慢性前列腺炎一样,是一组疾病现象的总称,因此在"男性更年期"的概念中增加"综合征"这三个字就显得比较合理了,"男性更年期综合征"(male climacteric syndrome;andropause)的概念顺理成章地出现了,成为全面理解该疾病的现代概念,是从更年期疾病(climacteric disease)演化而来的现代概念,并为许多专家和学者所认同。

当开展一个新的知识和研究领域时,科学术语的定义使用不精确,常常会造成许多理论和实际上的混乱。因此,清晰地给相关术语下定义是非常重要的。男性更年期综合征、PADAM 和 LOH 三者都在临床和研究中广泛使用,曾经用来笼统地代表男性生命过程中的这一种特殊现象,但是从严格意义上讲,它们彼此之间是存在明确不同的,代表不同的生理、病理现象。男性更年期综合征是中老年男子生命过程中的特定时期所出现的一种临床症候群,可伴有或无血清睾酮水平减低。尽管雄激素部分缺乏是男性更年期综合征的重要原因之一,也是目前研究最多和认识最深入的原因,但它绝对不是唯一的原因,毕竟有众多的激素水平改变、许多相关的疾病、精神心理、环境及其他因素均参与了男性更年期综合征的发生与发展,而 PADAM 只是男性更年期综合征的重要组成部分之一,是病因为雄激素部分缺乏所造成的男性更年期综合征。LOH 发生率是随着年龄的老化进程而逐渐增加的,但是可能出现相关临床症状和体征的中老年男子(男性更年期患者)的发生率却并不会随着年龄进一步增高而无限度地增加,相反却将逐渐减少直至消失,这些临床症状和体征只是他们生命过程中的阶段性事件,况且并不是所有性腺功能低下的中老年男子都会出现相关的临床症状和体征。因此,从严格意义上讲,PADAM 是指男性更年期综合征和迟发性性腺功能减退的相互重叠部分,只有伴有血清睾酮水平低下的男性更年期综合征患者才支持 PADAM 的临床诊断。与 PADAM 相比,男性更年期综合征和迟发性性腺功能减退均属于一个大概念范畴。

研究者出于不同的研究目的,在设计试验或总结相关资料时可能会选择某些概念,但在使用相关概念前,务必要明确自己的真实意图和研究对象的具体特点,准确地选择概念,不可混淆区别。

由于没有相关临床症状和体征的中老年男子一般是不会主动寻求医疗帮助的,只有在他们觉得身体不适或异常时才会接受医生的诊治,并经过适当的检查确定或排除男性更年期综合征的诊断,这才是早期朴素意义上的男性更

第三章 男科学研究进展

年期综合征含义,现存的研究报道也多是围绕这些临床患者来进行的,所以临床症状和体征是中老年男子这种生命现象的核心和关键性要素,是需要引起患者和医生关注的主要问题。而性腺功能低下的中老年男子并不一定都会出现相关的临床症状和体征;出现临床症状和体征的中老年男子中的许多人并不存在雄激素部分缺乏,临床症状和体征与睾酮水平缺乏之间的相关性存在较大的差异。因此,LOH 和 PADAM 均不能完整地覆盖临床工作中所认知的男性更年期综合征现象。

二、男性更年期综合征的研究现状与展望

对于专门从事男性更年期临床工作的医生而言,发生在男性身体上的某些改变是显而易见的,多数医生将这种改变看作是心理上的,而另外一些医生则认为是生理或病理性的。实际上,当男性从中年进入老年阶段时,内分泌及生理上的诸多改变,就如同心理一样会出现非常显著的变化,男性更年期的这些变化应该属于一种身心改变或异常。该时期的男性,许多可能正处在事业的顶峰,对社会和家庭都肩负着重要的责任,但由于其生理功能开始了逐渐衰退过程,同样会出现许多生理上和心理上的危机,并容易诱发多种疾病。因此,全面深入地了解激素及其他生理改变,可以帮助男子更好地处理生命中的这个特殊阶段,让他们尽量避免、推迟或减轻某些更年期综合征症状的干扰,预防更年期综合征的出现,使得他们身心健康、延年益寿,为社会和家庭继续做出应有的贡献,这也是每个医务工作者义不容辞的职责。如果不能科学合理地认识这些改变,将给男人及其家庭带来极大的危害。

(一) 对男性更年期的基本认识

1. 是疾病?还是生理现象? 目前对于男性更年期综合征的认识还存在许多相互矛盾的态度,主要包括两种观点:中老年男子的这个过渡时期是否是对于老龄化的生理上的适应阶段,这应该属于"正常"的老化过程?还是一种病理过程,这要归属于疾病现象?

随着年龄的增加,中老年男子的下丘脑-垂体-性腺功能进行性下降。女性的卵巢功能衰竭是可以预见的且在临床上的表现较明显;与女性不同的是,男子的情况是有较大差异的,并不是所有处在这个年龄阶段的中老年男子都出现相关的临床症状,影响面要比女性更年期小很多,且可能有许多不明确的症状出现。但是,男子在中老年以后雄激素水平随着年龄的老化而逐渐下降是客观存在的自然现象和事实,已经被横向和纵向研究所证实。目前认为,男性更年期是指男性由中年期过渡到老年期的一个特定的必经的年龄阶段,中老年男子只有经过它才能达到人生的另一个阶段,没有哪个男性能够逃脱更年期。从许多方面来看,男性更年期阶段几乎可以影响到男性生活的各个方

面,是男人走下坡路的时光,它让男人感受到痛苦、焦虑、软弱和无奈,不得不去不断挣扎以获得解脱,是一种伴有心理、人际关系、社会和精神等诸多领域的巨大生理改变,但这也是一段获得新生的时光,可以让男人开始人生的另外一段美好时光。

2. 基本特点与临床表现　　男性更年期一般发生于 40~55 岁年龄段,也可以早至 35 岁或延迟到 70 岁,据国外研究报道大约 40% 的中老年男性可能会出现不同程度的更年期症状(男性更年期综合征),是以男子体内的激素水平、生化环境和心理状态由盛而衰的转变为基础的过渡时期,男人常因生理和情感方面的失调而备受煎熬(抑郁、缺乏自信、头痛、失眠、性功能障碍等)。如果这个变化过程比较和缓和平坦,可以没有任何明显的临床异常;如果表现的过于激烈,并表现出一定程度的身心异常的症状和/或体征时,则称为男性更年期综合征。当然,真正具有明显的男性更年期症状的患者也经常发生于某种疾病状态下,例如前列腺癌患者进行手术去势或化学去势后。

由于 LOH 是一种涉及全身多器官多系统的疾病,具有复杂多样的临床症状,主要包括体能、血管舒缩、精神心理和性功能方面的症状,症状的出现往往是比较缓慢的,渐进性发生并逐渐明显,初期的表现往往是模棱两可和不确定的,许多症状和体征也是非特异性的,因此需要全面了解和综合分析。LOH 患者的这些症状不一定都同时存在,而且并非所有表现都会显现,其表现显示出明显的个体间差异。临床上使用以自我报告为基础的症状量表,可以对可疑的患者进行筛查,应用较多的症状量表有老年男子症状量表(AMS)和 ADAM 问卷(ADAM)。一些研究报告提示,它们对于诊断 LOH 的特异性不高,与雄激素的直接相关性差,不能作为疾病的诊断使用,而仅作为症状严重程度和疗效的判断指标。此外,精神心理状况评估也十分重要。

3. 体格检查　　对于 LOH 患者可能存在着健康状况和体能的全面下降,因此进行详细、全面的体格检查是十分必要的,有助于诊断和鉴别诊断,重点应该观察和检查:身高、体重、计算 BMI;测量腹围和臀围、计算腰臀比率、体脂分布;注意脱毛现象,包括头发、胡须、腋毛、阴毛等体毛生长速度、生长状态及其分布情况;观察皮肤有无痤疮;是否存在脊柱弯曲(驼背)观察乳腺发育及溢乳情况;心脏功能检查;注意肝脏大小及肝区有无叩痛;重点检查生殖系统,包括阴茎、睾丸(大小、质地)、附睾、输精管、精索和前列腺,容积小且质地软的睾丸是 LOH 男性较常见的表现,而经直肠前列腺指诊检查可以明确前列腺的状况并筛查可能存在疾病。

4. 辅助检查与诊断　　辅助检查以生殖内分泌激素及血清学指标为主。血清睾酮测定主要包括总睾酮(total testosterone,TT),尤其是游离睾酮(free testosterone,FT)和生物可利用睾酮(bioavailable-testosterone,Bio-T)的检查,以及在实验室指标基础上得到的公式计算的游离睾酮(calculated free testosterone,CFT)。由于年龄相关的血清睾酮水平下降是一个缓慢而逐渐变化的过程,而且个体差异很大,因此确定任何切点值(cut-off point)都有很大难度,但切点值是临床诊断的重要指标之一,多数实验室将300ng/ml设定为正常血清睾酮水平下限,这也是美国最新指南中的推荐阈值。目前国内测定生物有效性睾酮水平还很困难,所以一般都以血清总睾酮、推算的游离睾酮(calculated free testosterone,CFT)和游离睾酮作为雄激素缺乏的判定指标。国际男科学会(International Society of Andrology,ISA)、国际老年男性研究学会(International Society for the Study of Aging Male,ISSAM)、欧洲泌尿学协会(European Association of Urology,EAU)、欧洲男科学会(European Academy of Andrology,EAA)和美国男科学会(American Society of Andrology,ASA)(2009)推荐当总睾酮低于8nmol/L(230ng/dl),或总睾酮在8~12nmol/L,同时游离睾酮低于225pmol/L(65pg/ml)或生物可利用睾酮(Bio-T)水平<5nmol/L来协助诊断LOH。

此外,全面的常规临床生化检查(血尿常规、脂代谢、肝肾功能)、骨密度检测、前列腺评估(经直肠前列腺指诊、PSA测定、B超)均有助于疾病的诊断和鉴别诊断、判断病情和预后、指导治疗方案的选择。

睾酮补充的诊断性治疗试验可以最终确定诊断。患者出现症状并伴有血清睾酮水平低下或在可以低下范围,在排除其他疾病或药物影响后,提示症状可能与血清睾酮降低有关,3~6个月试验性睾酮治疗(testing testosterone therapy,TTT),俗称"3T"试验,可以进一步确定症状与睾酮水平的关系。一旦证明3T治疗有效时,可确立LOH的诊断,并可以避免了单纯依靠实验室检测结果和临床症状进行诊断的不足。

5. 鉴别诊断　由于LOH的年龄阶段也是许多年龄相关疾病的高发阶段,许多疾病的临床症状可能与其相互重叠、彼此影响,容易造成误诊。因此要做好鉴别诊断,必须除外明确疾病或异常引起的勃起功能障碍、精神心理疾病(抑郁症、老年性痴呆)、肺结核、风湿、晚期肿瘤、前列腺癌、白血病、甲状腺功能低减、糖尿病及其他内分泌系统功能紊乱。

6. 治疗　中老年男性LOH的病因明确与雄激素低下直接相关,因此其治疗是以补充雄激素为核心和基础,但是由于其病因的复杂性,单纯使用雄激素补充治疗,或者单纯使用任何一种治疗药物,都不可能完全奏效。因此,需要针对具体情况仔细分析病因和病情,并采取个体化的综合治疗措施。

由于中老年男性LOH病因及发病机制中的许多因素是以复杂的方式与社会、经济、文化以及心理过程紧密相关,因此需要进行全面的管理和治疗,毕竟这是一种多维的生命过渡时期,只有通过调动男人生命中的全部功能现象,包括内分泌、生理、心理、人际关系和社会关系、精神状态以及性欲变化等,才能有效地战胜 LOH 的各种不适和病症,同时要掌握个体化的原则且没有康复的捷径,这也是现代医学能够提供给 LOH 患者的完整治疗方案和诊治忠告。

中老年男性 LOH 患者可以通过多种方式和途径获益,这不仅包括到医院里接受使用药物,还包括运动、饮食、精神沟通、个人和集体的心理治疗与调整、教给男人如何获得已经丧失或从未得到的社会援助、教给男人热爱生活和热爱人,并努力接受自我的健康现状。

对于正在经历明显或严重 LOH 的中老年男子,在经过雄激素补充治疗以及大量的草药、自然激素、心理调整以及众多的综合疗法治疗后,他们将会发现原本十分艰难的生活逐渐变得可以忍受了。事实上,绝大多数男性更年期综合征患者的疗效比较满意。

(二) 男性更年期综合征的研究意义

由于生活条件的改善和医疗水平的提高,全世界范围内的人口平均寿命普遍延长和生育率下降,人类的寿命已越来越长,人口的中老年人的比例在上升,世界正在步入老龄化,我国的情况也是如此。因此,对于老年男性健康的关注成了泌尿男科医生的重任,老年男性构成了泌尿外科患者的主要来源,泌尿外科医生应该熟悉更年期的临床表现,尤其是更年期症状的模糊不确定性、非特异性和常常是在不知不觉中出现。1998 年联合国指出,到 2050 年,60 岁以上的人口将首次超过 15 岁以下的儿童人口,13 个国家的 80 岁以上人口将超过总人口的 10%。老年龄化使更多的男性将有机会经历更年期阶段,会给他们的身体和生活带来诸多烦恼和不适,但这是人生旅途的必经之路。因此,全社会应该给予老年男性更多的关怀,提高他们的生活质量,以便更好地发挥他们具有丰富的社会阅历和宝贵的工作经验的优势,让老年人充分发挥余热。以往,无论是从医疗、宣传媒体或男性本身对中老年男性的关注都是不够的。现代的医疗水平和对男性更年期的认识,使我们可以提供一种综合治疗方案,为男性更年期患者服务,同时通过生活方式和心态的调整和对自己身体的珍爱来避免衰老过程的人为加快,防止或减少男性更年期综合征的产生,并且可以使已经患有该病的患者,尤其是具有明显更年期症状男子以及各种疾病状态下合并更年期症状男子的治疗效果得到改善,使其晚年生活不至于遭受更多的痛苦。

当前男科学发展的一个重要动向,是从单纯以疾病为主导走向以健康为主导的男科学,其重要任务之一就是树立男性生殖健康的整体观,全面关注男性的身心健康问题。中老年男子在其生命的旅途中存在着这样一个特定的生命阶段是无可争议的事实,属于一种身心健康问题,并严重地影响了部分中老年男子的生活质量,尽管在现代学术界对男性更年期综合征的认识存在着某些分歧,但无论最终是否将其确定为一种独立的疾病,还是仅属于年龄老化相关的自然生理过程,关注中老年男性的身心健康都应该成为男科学研究和发展的新领域,并可以有效地预防、延缓或减轻男性更年期的出现及其对中老年男子生活质量的影响,从而改善其生存质量(quality of well-being,QWB)。

(三) 目前存在的主要问题

目前,有关男性更年期的科学研究还存在许多内在的问题:还没有理想的实验动物模型;不可避免地需要较长的临床研究周期;有多种病因和多种临床表现存在;目前医学诊断男性更年期综合征的方法限定于临床症状和生化分析,尽管比较简单直观,但在结果的解释上还存在一定的困难;诊断方法的费用过高,需要将其降低到可以进行大规模普查能够负担的限度;还需要研究更加科学准确的诊断男性更年期综合征的辅助临床症状和体征问卷;目前的治疗手段也比较有限,主要集中在雄激素补充方面;在使用雄激素治疗男性更年期综合征时,不仅应该观察睾酮治疗 PADAM/ 性腺功能低下时单纯分析激素生化水平改变,还应该观察男性更年期症状对睾酮补充的多方面复杂的治疗效应;男性更年期是一种十分复杂的问题,难以明确诊断、难以合理地治疗;临床医学和药理学的联合介入将在男性更年期综合征的治疗中大有前途。许多学者认为,加强对老年和更年期阶段的密切关注有益于全社会,并提出了一些具体研究方案和个人观点。尽管某些观点还有争议,但是学者们的许多建议是有价值的,提供了今后有意义的研究方向和蓝图,与以往那些紧紧围绕雄激素所进行的各种流行病学、内分泌生物学、雄激素作用是明显不同的。

由于男性更年期综合征的临床症状没有特异性,容易与很多疾病相互混淆,例如肺结核、风湿、晚期肿瘤、老年抑郁、痴呆等,应该认真鉴别。此外,中老年阶段也是许多疾病高发阶段,各种疾病合并性腺功能低下的患者将会加重各种原发疾病的症状和体征,激素补充治疗可以使多数患者的生活质量得到不同程度的改善,以体能症状和精神心理症状改善最明显,有助于其原发疾病的康复,可以将其看作是"共病"来一体化管理。研究者和医务人员需要加强对男性更年期的认识,并应该掌握(至少作了了解)目前男性更年期综合征的诊断和治疗的基本情况,才能做到科学合理地处理复杂的临床工作。

(四) 有关男性更年期的政治和经济问题

男性更年期是一个相对独立的研究领域,也是一个年轻的、极有可能获得重大突破的新领域,它不仅需要回答和澄清许多医学科学问题,还包括许多社会问题。例如,谁应该负责解决男性更年期的问题?公众应该从何种途径获得有关男性更年期的知识?这需要花费多少代价?这些问题引起了许多学者和公众的兴趣。

第三章 男科学研究进展

近年来,作为一个多学科问题,尤其是人口老龄化社会现实状况的不断加剧,男性更年期问题引起了极大的关注,并引发了各界的强烈反响。目前已经了解到,与其有关的特殊专业学者包括内分泌学家、泌尿外科学家、老年学家、全科医生等,一些社会团体和政府机构也不断地加盟,均有利于在该领域内广泛开展相关研究。

世界范围的人口迅速老龄化,使得在制定相关政策时应该特别关注更年期的性别差异问题。同时,由于疾病的进程、对疾病的处理和社会对疾病的反应均存在性别差异,并导致不同的治疗和健康护理。因此 ISSAM 主席 Lunenfeld 教授提出,提高中老年男性的健康水平和预防、降低(男性更年期综合征等)相关疾病的发病率,应该成为许多国家制定健康和社会政策的中心部分。他还指出:应该强调对生命从开始到终结全过程的重视,并关注在生命的每一个时期内的适当干预,包括从个体发展基础的基因和分子水平上开展的研究,扩展到环境、经济、技术和文化全球化对生命和健康的不断增加的影响;特定的评价应该包括适当营养的健康生活方式,适当的锻炼,避免吸烟、酗酒和吸毒,参加社交以保持良好的精神健康,以及包括控制慢性疾病在内的医疗健康护理。能够在制定政策和实际行动中有效地做到上述几点,将明显地减少健康和社会开支,减少病痛,提高老年男性的生活质量,也是他们保持为社会继续做出贡献的基础和前提。

我们应该对围绕男性更年期的众多特殊性问题有所了解,而不应该回避。在完成雄激素治疗的花费分析中,主要是治疗勃起功能障碍(erectile dysfunction,ED)的结果显示,很少有人会认为睾酮是治疗 ED 的首选药物,以往使用睾酮治疗 ED 的作用是过分夸大了,其重要性遭到了质疑,因此从药物经济学角度不太支持采用睾酮来治疗男性 ED。但是从改善男性更年期综合征患者生活质量方面来看,睾酮治疗的经济支出是否值得,还有待探讨。在进行了充分的 TST 风险和益处论证后,根据国家医学科学研究所(the Institute of Medicine of the National Academies)专家组的意见认为,继续进行睾酮治疗的临床试验只应该以中小规模进行,来继续探讨是否睾酮对老年男子的健康产生了重要的临床益处。这个委员会建议,只有在这些最初试验结果证明是有益处的领域,才可以考虑进行大规模的试验来确定长期 TST 的风险和益处。遗憾的是,这个医学研究所给出的"指南"意味着,对于老年男性长期的睾酮治疗的有效性和安全性的临床研究结果,至少要十年以后才能够获得,而且这是指导临床医生的具体工作所必需的。

(五)将来需要研究的领域

1. 需要大规模的 TST 研究 到目前为止,还缺乏足够规模的大样本、长周期、随机试验来检查睾酮补充治疗(testosterone supplement therapy,TST)对

第三章　男科学研究进展

中老年男性的作用,以及 TST 治疗对中老年男性的潜在危害,例如前列腺疾病、心血管疾病等。因此,国际老龄化男性研究协会(ISSAM)认为,目前对于怀疑存在男性更年期综合征的患者提供诊断、治疗和监测的规范为时尚早。由于存在着众多的不确定性和未知因素,学术团体一致认为,需要进行大规模临床流行病学研究来解释现存的疑问。对比之下,在这个科学的领域里,新闻媒体、制药公司和公众似乎已经走在了学者们对男性更年期综合征的科学认识的前面。因此迫切需要科学团体尽快拿出睾酮治疗的效益和安全性的一致性意见。如果公众不断增加睾酮的使用,这将为建立 TST 的风险/效益比率打下良好的基础,医生和患者因此可以根据获得的信息进行有益的选择。目前的研究都还没有大样本结果,也没有很好地进行系统评价,需要进行大规模针对老年男性的各种模式的 TST 研究,然后才可以告知公众和医生采用睾酮治疗的真正风险和益处。

2. 需要跨学科的合作　处理男性老龄化问题需要医学(基础医学和临床医学)、行为和社会科学等众多方面的通力合作,而在这方面的工作长期以来都被不同程度地忽略了,导致研究力量分散、研究结果缺乏连续性和全面性,主要是由于缺乏跨学科的合作和全社会的理解与支持。

3. 需要进行详实的临床流行病学研究　由于目前对男性更年期综合征的研究资料的相对缺乏,还难以准确地估计它的实际发病率以及许多内在因素与环境因素对男性更年期综合征的影响作用,例如教育程度、文化背景、精神心理状态、生活方式、饮食习惯、健康状况、家庭环境、社会经济情况等。缺乏对男性更年期综合征的发病机制和病理生理过程的了解,以及男性更年期综合征临床症状的复杂多样化且不具有特异性等,都为临床流行病学研究制造了难以想象的障碍。现有的研究结果具有较大的差异,彼此之间难以进行准确的比较,因此该疾病对公共健康事业造成的巨大经济负担、对患者本人的经济负担都还难以准确估计,也难以合理地制定相应的研究、普查、诊断、治疗及预防的医疗相关计划。

4. 需要完善其他方面的细节研究　除了需要继续进行大规模的临床研究工作来完善我们对男性更年期综合征的科学、合理的认识外,下面的各个方面还需要进一步探讨,致力于这些方面研究的学者将会受到鼓励。

(1) 睾酮的测定方法学:需要良好的技术来分析循环内的睾酮水平,尤其是对于临床实验室采用的睾酮检测方法的规范化与标准化要求。在缺乏可靠的、充分标准化的方法学来判定血清睾酮和生物可利用睾酮的水平前提下,来确定年龄相关的性腺功能低下的化学和功能方面的改变难以有任何进展。毫无疑问,基础睾酮水平将是确定个体在 TST 中是否获益的主要决定因素。

(2) 性腺功能低下的普查试验:必须要发展某种准确的诊断性普查问卷。

第三章 男科学研究进展

尽管目前已经有多个(3个以上)普查问卷正在广泛使用,来判断男性是否存在功能性的性腺功能低下,这些问卷还缺乏独立的流行病学诊断价值。还需要建立针对性腺功能低下的量化的普查问卷。

(3) 临床实验:许多有关男性更年期综合征早期研究在方法学上都有一定的缺陷,包括研究对象较少;随访时间较短;缺乏在年龄、种族、人种、药物使用以及疾病等方面影响因素的适当的对照研究;缺乏标准的报告方法。因此,在进行新的研究时必须在上述的所有方面都加以注意。

(4) 雄激素类制剂的选择:雄激素的来源问题也需要仔细考虑,许多学者正在寻找理想的雄激素制剂。目前临床上治疗 PADAM/性腺功能低下推荐使用口服十一酸睾酮和睾酮凝胶贴片而不是注射制剂,这是因为前者可以避免睾酮水平的大幅度波动,从而避免了超生理剂量的睾酮水平的出现;同时在证明安全有效的前提下,十一酸睾酮口服剂及睾酮凝胶贴片是患者所愿意接受的给药形式。理想的雄激素应该是组织器官特异性的,它们应该特异性地定位于靶向性的骨、肌肉和脑,而不是前列腺和心脏。一些生物技术公司正在致力于研制开发选择性的雄激素受体调节剂(selective androgen receptor modulators, SARMs),动物实验也已经取得了可喜的成绩。目前 7α 甲基-19 去甲基睾酮(MENT)正在用于避孕研究,这个合成的雄激素不为 α 还原酶所影响,可能在老年男性中大有用途。双氢睾酮也可以作为睾酮的替代品,因为它并不进行芳香化,对前列腺没有副作用。

(5) 生物学研究

1) 更好地确定靶组织和器官具有生理或功能方面改变的性腺功能低下者的睾酮水平。目前还没有那些关于不同年龄男子的多数靶组织和器官维持正常生理功能所需要的雄激素(总睾酮和生物可利用睾酮)水平的最低限度值。

2) 充分了解在介导生物可利用睾酮对那些靶组织和器官的作用中,睾酮、双氢睾酮(dihydrotestosterone, DHT)和雌二醇(estrogen, E2)的相关作用。

3) 确定雄激素受体(AR)在靶组织和器官中分布的位置和数量,并了解这些情况在老年男子中是否发生了改变。

4) 同时在分子和临床水平上提高我们对年龄相关的组织特异的敏感性改变和对睾酮治疗的剂量反应方面的认识。

需要进行睾酮作用的许多方面的分子机制研究,包括骨矿物质密度、局部脂肪分布和代谢、肌肉块和肌肉张力、体能表现和功能、认知功能和情绪、性欲和性活动、心血管情况以及免疫功能等。对于处在虚弱状态的老年群体的睾酮作用机制研究是迫切需要进行的。

(6) 功能解剖学研究:年龄相关的下丘脑-垂体-睾丸轴的激素水平改变以及精子生成的改变、更年期的机体成分改变、肢体骨骼生长模式的改变、激

第三章 男科学研究进展

素受体、细胞凋亡、矿物质需求、钙平衡。

(7) 建立实验动物模型：包括细胞模型、大鼠模型、非哺乳类的动物模型、非人类的灵长类模型、多中心多学科的联合研究模型，而目前尚缺乏相关的研究模型。

(六) 展望

希望在今后的临床和科学研究中，能够出现大量有价值的事实和经验，使我们目前对男性更年期及更年期综合征的认识能够逐渐变得清晰和明确，可望通过一种或几种激素或中成药的长期补充治疗来改善老年男性的生活质量，推迟、减轻或消除许多老化过程中出现的症状，并允许我们能够识别一些被现在所忽略的某些重要方面，提供规划和设计理解男性老龄化奥秘的方法学和科学工具，让我们更好地去帮助那些迫切需要帮助的中老年男性，改善他们的生活质量，尽量预防那些可以预防的更年期综合征，尽量推迟和减少更年期综合征给男人带来的痛苦。

三、明确地将男性更年期确定为疾病或异常的重要性

男性更年期是男性由中年迈向老年的一个转折阶段，是向男人发出的预示信号，表明男人生命的前半部分已经结束，准备过渡到后半部分的生命（是一个开始的结束，而不是人们所害怕的结束的开始），也是男性由生理上的全盛期开始转入衰老的关键时期，这是自然界生命现象的必然过程，任何男人都要经历这个过程。

所有老年男性都正在经历或已经经历过更年期阶段，尽管可以不一定出现临床症状，但具有男性更年期症状的中老年男子并不在少数。据国外研究报道，大约 40% 的中老年男性可能会出现不同程度的更年期症状。男性更年期的确是让男人跌入生命低谷的一段特殊时期，尤其是在没有科学引导和帮助的情况下，它确实非常可怕。如何战胜衰老带来的身心改变，顺利地渡过这个生命的转折点，使男人能够有一个愉快的，或至少不太痛苦的阶段来进入老年阶段的新生活，是每一个中年男人都无法回避的问题，而且这个旅程没有捷径。

(一) 年龄老化是现代社会的普遍现象

随着生活水平和医疗保健水平的不断提高，使得世界范围内的人口平均寿命普遍延长，全球人口将持续老化，加之生育率的下降，人类的平均寿命明显延长了，老年人口的迅速增长是 20 世纪最重要的社会变化现象之一，在 21 世纪已经变得越发明显，世界上 60 岁以上的人口将由 1999 年的 5.93 亿（约占总人口的 10%）增加到 2050 年的 19.7 亿（约占总人口的 22%）；65 岁及以上的人口占全球人口的百分数将由 2002 年的 7%，上升到 2050 年的接近 17%；

欧洲人口中将有25%左右超过65岁。根据WHO估计,65岁以上的老年人口将在未来的25年里增加82%,而新出生的人群仅增加3%;65岁以上的老年人口将由1950年的1.2亿(占人口比例的5.1%),增加到2050年的14.4亿(占人口比例的14.7%)。我国的情况更加不乐观,我们国家已经进入老龄化社会,估计到2025年时的老年人口所占比例将超过10%。

所有的这些变化来势汹涌、史无前例,急剧增加的人口(尤其是老年人口)注定要带来一系列基本问题,例如社会经济保障、健康保健、伦理道德等方面的问题,甚至可以引起世界重大格局的调整,而许多国家的政府部门和相关学者还未曾有时间、精力、远见、决心或勇气来正视这个残酷的现实。

(二) 老龄化所伴发的疾病或异常明显增加

如何看待年龄老化和衰老还存在争议,如果将老化和衰老看作是某种疾病的话,迟早有一天人们会攻克它。更加重要的是,年龄老化和衰老常与许多疾病的发病率增加有关,例如心血管疾病、恶性肿瘤、慢性阻塞性肺疾病、增殖和代谢性疾病(关节病、糖尿病、骨质疏松)视觉丧失(黄斑退化、白内障)、听力丧失、精神障碍(焦虑、情绪压抑、失眠)、性功能障碍、各种类型的痴呆等,5/6的男性在他们60岁时会患上述疾病中的一种或多种。疾病和死亡的主要原因通常都要持续相当长的一段时间才会起作用,包括DNA不断地被损伤和修复、骨骼不断地被耗损和重建、动脉管壁内不断地累积斑块并不断地被清除、神经细胞不断地死亡并被其他组织所取代等。如果衰退的速度比修复的速度快,损伤将产生症状,健康的组织将消失,最终导致疾病的发生,甚至死亡。

以往由于人均寿命比较短(中华人民共和国成立前的人口平均寿命还不到50岁),相对过早死亡,与衰老相关的征兆、症状和老年病比较罕见,使得几乎不能识别或诊断衰老相关的疾病,包括男性内分泌激素缺乏。伴随着世界经济技术的发展和社会文明的进步,全世界人口估计寿命的显著延长,这是人类意志、耐力和技术发展的胜利,但老龄化所带来的最显著改变是全身各个组织器官的功能和结构衰退,使得许多人因此而相继患病和死亡。50岁以后,人类死亡的主要原因是心血管疾病、衰老和肿瘤。许多老化相关的疾病特征是细胞退化,包括动脉和心肌、中枢神经细胞、免疫细胞的退化。死亡通常发生在退化开始后的20年以后,退化的结果是造成相关疾病的不断出现和反复发生,其中糖、脂肪和蛋白质的代谢失调对组织器官具有明显的不良影响,而这一切均与老化有密切关系,而老化相伴的雄激素缓慢缺乏是主要原因之一。

老年性衰老和疾病现象基本上反映了生命维持系统功能状态的逐渐衰退和枯竭的结果。男性主要的内分泌腺体(睾丸、甲状腺、胰腺、垂体和松果体)

第三章 男科学研究进展

所分泌的激素在 40 岁以后(有些可能发生得更加早一些)逐年减少,相关组织器官的功能逐渐衰退,各种功能异常和老化性疾病不断增加。世界卫生组织(WHO)预测,年龄的老化所伴发的相关疾病将明显增加,患病的人群数量也在增加,尤其是许多老年性疾病,包括早老性痴呆、糖尿病、骨质疏松症、视听能力减弱和肌肉骨骼萎缩症等。

变老也许并一定完全是坏事,事情也许会变得更好。有学者提出了活跃老龄化的概念,即指在整个生命中,优化身体、社交和精神健康,从而延长健康寿命的过程。近年来,关注老年性疾病、改善老年人的生活质量已经成为专业人员和全社会的共同责任,并已经成为医学的重要研究领域。世界人口的快速老龄化,要求制定出相应有意义的政策和法规来保障中老年人的身心健康,尤其是关注性别方面的健康问题。人群患病的经历、对疾病的反应,以及对病痛的社会反应等都展现出性别的差异,并因此而常常导致不同的治疗和保健关注。

(三) 尽早接受男性更年期的存在是非常重要的

控制老化、试图战胜老化带给中老年男性的各种不良后果是全人类的共同愿望。为了更好地防治男性更年期综合征,当今社会已经来到了男性更年期这个概念应该被确立和强化的时代。

1. **男性更年期健康仍然处在认识的初级阶段** 2000 年以来,许多学术杂志纷纷发表男性更年期的评论性和综述性文章,在强化现有的对男性更年期综合征的研究和诊治领域方面的共识性知识的作用是显而易见的。这反映了男性更年期综合征已经成为当代研究领域的一个新热点。有趣的是与之比较起来的相关研究报道却显得比较稀少,这种现象在其他的研究领域中是极其少见的,这可能存在着多种解释。例如:①男性更年期是一个刚刚给出明确定义且相对较新的研究领域,并且研究范围跨越了许多专业。②男性更年期综合征,尤其是围绕雄激素补充治疗问题已经引起了泌尿学界的广泛争论,存在各种各样的观点和理论,让研究者难以把握和控制。③进行男性更年期综合征的研究工作比较困难,它是一种多因素问题,有多种临床表现,且需要花费数年的时间来完成,而一般的动物模型是难以满足实验要求的,人类的一些研究在基础定义方面也难以确定(更年期的评价指标和选择的生化标准)。④使用雄激素治疗男性更年期综合征/PADAM 通常是根据一般的需求标准来纠正性腺功能低下者的激素水平,这往往是针对特殊患者的直接需求,而不是或不能肯定改善更年期的临床症状,尽管对更年期的治疗研究越来越显示出优越性,但目前还缺乏直接的巨大商业氛围,造成了目前缺乏临床治疗研究和论文。由此看来,目前的男性更年期综合征还是属于新的研究领域,因此迫切需要进行大量的工作,科学研究应该从基础科学开始入手,进而过渡到临床工作,在研究和临床经验积累到一定的程度后,最终将结果总结成系统知识再来满足临床和科研的需要。

2. 延误诊断与误诊误治普遍存在,危害严重　男性更年期所伴发的内分泌功能紊乱,必定要或轻或重地引起体内一系列功能系统的平衡失调,使得人体的神经系统功能和精神活动状况的稳定性减弱,造成人体对环境适应能力的下降,对各种精神因素和躯体疾病都比较敏感,因此容易出现情绪波动和感情多变,并容易诱发多种疾病。从某种意义上讲,男性更年期综合征与其他老龄化相关的疾病一样,都属于某种自然选择过程中的非自然结果,并对人体功能造成了一定的影响。如果预先对更年期阶段有足够的精神准备和清醒的认识,则在心理上对机体内环境的适应过程会变得很快且容易,从而可以减少或避免许多不愉快症状的发生,平安渡过更年期。

由于男性更年期综合征对男人的影响是具有明显个体差异的,因此被延迟诊断或误诊误治所带来的后果也因人而异,其中对某些人身心健康的影响可以是巨大的。事实上,这种情况多数没有给予任何治疗,绝大多数男性根本就没有为此做好准备,对人生这一时期变化的了解太少或根本不了解,在出现多汗、心慌和阴茎勃起不坚等情况时的男人往往会选择默不作声,多数人没有勇气看医生,直到男性的配偶或其性伴侣、朋友、子女等将这方面的问题反映给医生,甚至此时也可能没有引起他人的重视。对于这些男性,这种意料外的生理和心理变化可以引起过分关注及忧虑,常常是非常具有破坏性的,甚至可以成为诱发危机的原因,如果没有一个善解人意的配偶,这些问题可以产生一个极强大的焦灼和怀疑等复杂感情,可以因此导致明显的性挫败感和完全性的勃起功能障碍(erectile dysfunction,ED),处理不当可能会导致严重的后果。

3. 关注男性更年期健康,专业人员可以有所作为　事实上,很多与男性更年期有关的健康问题,例如体质变化、脂肪分布的改变、肌肉无力、认知功能障碍、抑郁症以及性功能障碍等,如果医生和男性自身对之有普遍的认识,就能做到早期诊断、预防和治疗,这将能够有效地推迟男性更年期综合征的发病时间、减少发生率以及减轻临床症状的严重程度,降低体质衰弱的程度和老年人对他人的依赖,提高生活质量,并减少医疗开支。与女性相比,男性的健康状况经常受到漠视,使得男性在处于亚健康状态和疾病的早期阶段往往未能及时就诊,接受疾病诊治时许多人已经处于疾病的晚期状态,使得治疗费用更高,疾病恢复的难度更大。唤起男性的健康意识非常重要,尽早为这个特殊的生命阶段做好准备,就不会受到或者尽可能减轻更年期带给男人身心的巨大冲击。

第三节 PDE5抑制剂规律用药治疗勃起功能障碍伴心血管疾病的研究进展

勃起功能障碍（ED）与心血管疾病（CVD）的风险因素一致，两者经常共同存在，互为因果，彼此加重，成为疾病治疗的难点。有趣的是，治疗ED的有效药物磷酸二酯酶V型（PDE5）抑制剂不仅可以改善患者的勃起功能，对其CVD也有所帮助，还会降低整体的治疗费用，提高患者的药物治疗依从性，从而改善预后，是一个值得深入探索的领域。随着人口老龄化进程的加剧，慢病发病率的增加，ED和CVD在一般人群中的比例均会显著增加，加剧了对该领域研究的意义和价值。

勃起功能障碍（erectile dysfunction，ED）好发于中老年男性，是影响夫妻生活质量的重要因素之一。在ED的诊治过程中，不仅仅要满足于改善患者的勃起功能，更加要重视患者同时伴发疾病的有效管理。现有研究认为，ED与男性慢性疾病关系密切，其中心血管疾病（cardiovascular disease，CVD）中的冠心病、高血压、高脂血症等，因其与ED具有脂代谢紊乱、肥胖、吸烟、缺乏运动、糖尿病等共同危险因素，因此两者间常伴随发生。ED与心血管疾病风险关系密切，ED作为独立因素能够预测心血管病风险，采用PDE5抑制剂治疗改善ED伴CVD患者的勃起功能的同时，还能够改善心血管疾病预后，并降低经济支出，可以有效地提高患者的治疗依从性。

一、ED与CVD风险的关系

ED严重程度与心血管疾病呈一定的正相关关系，其作为独立危险因素，可用来预测心血管疾病的风险及心血管事件的发生。与无ED人群相比，ED患者在缺血性心脏病、心力衰竭、周围血管病等心血管疾病方面呈高风险水平；而在ED伴有CVD人群中，上述心血管疾病的严重性会更高。

在对ED与心血管前期疾病评估指标进行Meta分析后发现，心血管前期疾病是ED和CVD的共同发病机制及病因。随着心血管前期疾病的进展，ED患者心血管事件的相对危险度与非ED患者相比会明显升高，去除年龄、吸烟、低密度脂蛋白等相关因素的影响后，上述关系仍然存在。一项为期10年纳入9 457例患者的观察研究中，矫正因素后患者的ED与心血管事件的风险比为1.25（95%CI 1.02~1.53；P=0.04），而总ED与心血管事件风险比达到1.45（95%CI 1.25~1.69；P<0.001）。勃起硬度损害程度反映ED严重程度，勃起硬度降低与

第三章 男科学研究进展

心血管事件风险的升高密切相关,勃起硬度严重降低会大大增加心血管事件的风险。上述 ED 与 CVD 风险的关系在勃起硬度与 CVD 风险的关系中有了更加直观验证。在 ED 与心血管事件预后方面,首次发生心肌梗死(myocardial infarction,MI)之后有无 ED 以及 ED 的严重程度与 MI 后活动耐量之间呈负相关关系。综合以上心血管前期疾病、心血管疾病、心血管事件预后与 ED 的关系,提示 ED 可以间接反映心血管疾病的严重程度,在预测心血管风险及心血管事件中具有重要的地位。

ED 患者的性交频度往往较少,而性交频度也与心血管健康有关,性交频率作为一项独立危险因素会增加心血管疾病的风险。与每月性行为次数<1 次相比,性行为每月≥4 次可以显著的减少 CVD 的风险。Hall 等研究发现,性行为频率 1 次/月或更少和 CVD 风险上升相关(与性行为频率至少 2~3 次/周相比),额外校正 ED 状态后的这种相关性仍然存在。因此认为,ED 除了作为心血管风险预测因素外,其导致患者性生活频率的减少也会增加心血管疾病的风险。

二、PDE5 抑制剂规律用药治疗 ED 对伴发 CVD 的作用

对 ED 合并 CVD 的患者,采用 PDE5 抑制剂类药物、阿肽地尔联合酚妥拉明或联合前列腺素 E_1 等抗 ED 药物治疗后,3 年内的总 CVD 风险及心力衰竭事件发生率会显著下降,甚至 MI 事件风险超过 3 年也仍然存在低水平。因此认为,抗 ED 治疗可以降低心血管疾病的风险。还有研究结果显示,PDE5 抑制剂抗 ED 治疗,可以降低首发 MI 患者 33% 的死亡风险(HR 0.67,95%CI 0.55~0.81),降低 43% 心力衰竭住院风险(HR 0.60,95%CI 0.44~0.82);而采用前列地尔来治疗 ED,则与 MI 的死亡风险没有关系。从以上研究推测,抗 ED 治疗具有降低 CVD 风险并改善 CVD 预后的作用,很大可能归因于抗 ED 治疗药物本身对心血管系统的治疗作用。在治疗 ED 的药物中,PDE5 抑制剂药物本身就对心血管系统具有一定的保护和改善作用,并在细胞内可以与 cGMP 竞争性结合 PDE,升高细胞内的 cGMP 水平,从而改善血管内皮功能、松弛血管平滑肌、扩张血管等,进而发挥其改善心血管疾病预后的作用。所以,在采用 PDE5 抑制剂治疗 ED 的同时,药物还能够满足降低 CVD 风险及改善预后的需要。

一项关于 PDE5 抑制剂治疗 2 型糖尿病患者的研究报道指出,在既往有 MI 患者中,使用 PDE5 抑制剂与未使用者相比,全因死亡风险降低约 40%〔HR 0.61(0.45~0.81);$P=0.001$〕,而观察期间发生 MI 事件的患者中,使用 PDE5 抑制剂的患者较未使用的患者急性 MI 的发生率更低,该研究直观地显示了使用 PDE5 抑制剂能够降低心血管疾病风险及改善预后的作用。

三、PDE5 抑制剂规律用药治疗 ED 伴 CVD 可全面改善患者的依从性

CVD 类疾病,如高血压、冠心病等的治疗效果依赖于患者良好的依从性,即按照医嘱规定服用药物,而对治疗依从性的降低,必然会使药物效果降低,还会引起疾病加速进展、增加并发症的发生率及风险。有关急性缺血性卒中与他汀类药物依从性关系的研究中报道,在矫正影响因素后,再次发生卒中的风险比,将会随着依从性变差逐渐升高;在急性冠脉综合征出院患者的研究中,严格遵嘱 6 个月他汀类药物的患者与依从性差的患者相比,主要不良心血管事件发生率明显降低(2.7% vs 1.8%,P=0.002)。治疗依从性降低除了给患者本身增加疾病负担外,也会增加整体的治疗费用,患者治疗的依从性高低与疾病相关医疗成本的高低有显著负相关性。尽管高依从性患者药品费用会有所增高,但是疾病相关住院率及医疗费用却是下降的,其净值是总医疗费用的降低。因此,CVD 治疗依从性与经济支出之间存在负相关性,提高 CVD 患者的治疗依从性可以降低患者的治疗费用。

(一) ED、抗 ED 药物治疗与 CVD 治疗的依从性

CVD 的治疗效果和预后均有赖于遵嘱规律服用 CVD 相关药物,良好的依从性是保证规律服用药物的前提。CVD 本身以及抗高血压、降血脂、抗血小板凝集等心血管药物在长期使用过程中会出现勃起功能方面的副作用,容易引起或者加重 ED,从而造成患者性生活障碍。患者对性功能方面的顾虑,使得其在服用心血管药物的过程中,为了维持一定的性生活能力,会在服用药物的剂量与频次方面进行一定程度上的调整,甚至中断药物的服用,以此来减少药物对性功能方面的副作用,这是 ED 降低 CVD 药物依从性的原因之一。

勃起硬度与自信心关系密切,勃起硬度的降低会导致男性自信心的下降。因此,ED 会对患者的自尊、自信和情绪产生显著的负面影响。流行病学研究显示,在怀疑有 ED 的患者中经过临床诊断后,确诊 ED 患者与无 ED 患者相比,其在自尊及自信评分方面的分值更低,并且 ED 患者更容易产生抑郁症状。对于 ED 伴 CVD 的患者,勃起硬度降低无疑会产生负面心理情绪,例如自信心下降、自尊心受挫、焦虑、烦扰等,这些负面的精神心理因素会直接影响患者长期服用抗 CVD 药物的动机,对患者 ED 及 CVD 治疗的长期用药依从性产生严重影响,进而降低治疗效果,是 ED 降低 CVD 药物依从性的第二个原因。

在慢性疾病的治疗过程中,任何不利于患者心理状态的因素均会对治疗的依从性产生负面影响,并最终降低疾病治疗效果。心理支持治疗是提高慢性疾病患者药物治疗依从性的重要方法之一,心理支持方法包括治疗咨询、解决困扰问题、鼓舞自信心等,通过改变疾病认知和纠正负面情绪,进而达到减

少心理压力及改善心情的效果,从而显著提高患者用药依从性,达到增强慢性疾病患者自我管理的医疗效果。ED 伴 CVD 患者在进行 CVD 治疗的同时,采用 PDE5 抑制剂治疗 ED 改善患者的勃起功能、提高性生活水平,可以明显增强患者的自信心与自尊心,使患者对生活充满信心。这也属于一种切实有效的心理支持治疗方法,该方法可以使 CVD 患者更加容易接受药物治疗,从而提高药物治疗的依从性,改善 CVD 患者的预后。因此,抗 ED 治疗在 ED 合并 CVD 患者的抗 CVD 长期药物治疗管理中至关重要,毕竟良好的性生活是男人自尊、自信的重要支柱之一,也是维持家庭和谐健康的重要活动。

(二) PDE5 抑制剂治疗 ED 伴 CVD 可以显著降低经济支出

ED 伴 CVD 治疗总费用包括 ED 相关治疗费用及 CVD 相关治疗费用两部分。而在包括性心理治疗、药物治疗、真空缩窄装置、海绵体内注射血管活性药物(intracavernous injecion, ICI)治疗、外科手术治疗等多种 ED 治疗方式中,PDE5 抑制剂作为 ED 的最为广泛使用的治疗药物,能获得满意的 ED 治疗效果,成本效益分析显示其在 ED 多种治疗方式中的治疗成本最低。根据前述结论,ED 的出现会降低 CVD 患者的治疗依从性,而 PDE5 抑制剂在改善 ED 功能的同时能提高 CVD 患者的依从性从而降低 CVD 相关的治疗费用。Arreola-Ornelas 等的研究结果显示,ED 伴有高血压患者行 PDE5 抑制剂治疗 ED 的总费用比未行 ED 治疗的低且治疗效果更好。原因可能是 ED 治疗后提高了患者用药的依从性,进而减少了因 CVD 住院的风险,因此总费用支出下降。

此外,在临床实践工作中,为了减少药物对 ED 的副作用会停用或者减少用药用量,而成本效果分析之后发现,在这些用药基础上加用 ED 药物治疗的总费用,反而比停用或者少用药之后的总费用低,这进一步提示我们,ED 治疗后依从性的提高对于降低总医疗费用支出非常重要。因此,采用抗 ED 治疗方法中最为经济有效的 PDE5 抑制剂,不仅可以降低 ED 本身的治疗费用,其所带来依从性的提高也同样会改善 CVD 的预后、降低 CVD 患者的药物治疗费用以及住院及抢救等其他医疗支出,使得 ED 伴 CVD 的总治疗费用支出显著降低。

四、总结

ED 与 CVD 关系密切,在对 ED 伴 CVD 患者的治疗中,采用 PDE5 抑制剂规律用药改善患者勃起功能的同时,还应该关注 PDE5 抑制剂降低 CVD 风险及改善 CVD 预后的问题。到目前为止,尽管泌尿男科医师在 ED 治疗过程中注意到了 CVD 风险,相关研究报道也逐年增多,并且在采用 PDE5 抑制剂治疗 ED 过程中也发现了具有降低 CVD 风险及改善 CVD 预后的效果,提高患者的治疗依从性、降低经费支出。但 PDE5 抑制剂治疗 ED 改善 CVD 预后的研究中仍有许多问题需要解决,如 PDE5 抑制剂改善 CVD 预后的最优用药方案的确定、PDE5 抑制剂治疗 ED 的最优用药方案的确定,以及 CVD 专科用药与 ED 专科用药对两种疾病的交叉影响等问题,仍然缺乏大样本的研究资料,还需要泌尿男科医师和心血管病医师协力解决。

第四节 慢性前列腺炎/慢性盆腔疼痛综合征实验诊断特殊生物标志物的研究进展

对于慢性前列腺炎/慢性盆腔疼痛综合征(CP/CPPS)的实验诊断,目前还缺乏广为接受的特异性生物标志物,但近年的相关研究结果表明,前列腺按摩液(EPS)、精液、尿液、血液/血清中存在着许多 CP/CPPS 相关生物标志物,其中 EPS 中的单核细胞趋化因子-1(MCP-1)、巨噬细胞炎性蛋白-1α(MIP-1α)、白细胞介素-6(IL-6)、白细胞介素-8(IL-8)、神经生长因子(NGF)、共刺激分子 B7-H3,尿液中的前列腺外泄蛋白(PSEP),血清前列腺特异抗原(PSA)、平均血小板体积(MPV)、巨噬细胞移动抑制因子(MIF)等均具有一定的临床和研究价值,并可能成为 CP/CPPS 实验诊断的重要生物标志物。

慢性前列腺炎(chronic prostatitis,CP)是由于前列腺受到微生物等病原体感染或某些非感染因素刺激而发生的炎症反应,及由此造成的患者前列腺区域不适或疼痛、排尿异常、尿道异常分泌物等临床表现,并持续存在 3 个月以上,是一种常见且让人十分困惑的疾病。尽管 CP 一般不会危及生命,但其发病率高,可严重地影响生活质量,多数患者对治疗效果不满意,缺乏特异的实验诊断标志物是重要原因,使得临床治疗难以针对性地有效开展。1995 年,美国国立卫生研究院(National Institutes of Health,NIH)对前列腺炎进行了重新分类,包括 I 型(急性细菌性前列腺炎)、II 型(慢性细菌性前列腺炎)、III 型(慢性非细菌性前列腺炎/慢性盆腔疼痛综合征,CP/CPPS)和 IV 型(无症状的炎症性前列腺炎,AIP)。其中的 III 型前列腺炎,即慢性非细菌性前列腺炎/慢性盆腔疼痛综合征(chronic prostatitis/chronic pelvic pain syndrome,CP/CPPS)占前列腺炎发病率的 90% 以上,根据前列腺按摩液(expressed prostatic secretion,EPS)、精液中白细胞计数又可以将 CP/CPPS 划分为炎症性(National Institutes of Health category IIIa,NIH-IIIa)和非炎症性(NIH-IIIb)两个亚型。目前还没有诊断 CP/CPPS 的统一标准和"金标准",实验诊断也缺乏广为接受的特异性生物标志物,可用于临床研究的方法学的意义非常有限。

毫无疑问,慢性前列腺炎改变了前列腺的局部微环境,必然会出现一系列生物标志物的质和量变化,深入分析这些变化可能在实验诊断 CP/CPPS 上有所突破。由于对疾病的定义不够明确,且在不断变迁,使得传统的实验诊断项目难以满足临床和研究需要,缺乏简单、便捷、有效的实验室诊断手段,传统的常规检测方法,包括 EPS、尿液常规的诊断价值受到挑战,且对临床的指导意义有限。这些基本的传统诊断方法和检测结果仍然具有重要价值,但是它们必须与临床症状紧密联系起来,并被赋予新的更广阔的含义,其作用也应该重新评价并进行必要的改进。近年来涌现出一大批与 CP/CPPS 发病机制相关,并在判断病因、病情、分型、鉴别诊断、疗效判断及预后等方面较有价值的特殊生物标志物,急需加以总结和深入探索。本文就近年来在 CP/CPPS 实验室诊断方面发现的特殊生物标志物进行系统梳理和介绍,可能为后续研究 CP/CPPS 的发病机制、诊断、治疗的新途径奠定基础。

一、前列腺按摩液/精液中的生物标志物

(一) 细胞因子

慢性炎症可以造成组织、细胞和 DNA 的损伤,炎症反应过程破坏了正常组织的稳态平衡,局部组织微环境中会主动分泌多种细胞因子,导致活性氮和氧、活性醛、细胞因子、趋化因子和生长因子等的大量产生,并可以反映疾病的特性,CP/CPPS 引发的组织学炎症是促使前列腺分泌细胞因子的主要机制。

一些文献报道了与 CP/CPPS 相关的诸多细胞因子,并且细胞因子之间存在密切关联。有些促炎症细胞因子,如肿瘤细胞坏死因子 -α(tumor necrosis factor-α,TNF-α)、IL-1β、白细胞介素 -6(interleukin-6,IL-6)等可以发挥初始启动级联的作用,可以在感觉神经元中调节 MCP-1 的表达。核转录因子(nuclear factor-kappa B,NF-κB)活化后可启动 TNF-α、IL-1β 等多种促进炎症基因的转录,并通过 NF-κB 途径抑制了炎症反应,在炎症过程中起关键作用。至于 CP/CPPS 如何启动 NF-κB,引发 TNF-α、IL-1β、IL-6 等促进炎症因子的高表达,使其上调 MCP-1 引发级联效应,尚不清楚。

1. 单核细胞趋化蛋白 -1 与巨噬细胞炎性蛋白 1　单核细胞趋化因子 -1 (monocyte chemotactic protein-1,MCP-1)与巨噬细胞炎性蛋白 -1α(macrophage-inflammatory-protein-1alpha,MIP-1α)是 C-C 趋化因子家族的成员,其中的 MCP-1 是研究最多的细胞因子之一。通常情况下,MIP-1α 在不同类型前列腺炎的炎症反应的诱导和调控中发挥着关键作用,同样与 MCP-1 相关。

Desireddi 等研究发现,与健康对照组或良性前列腺增生(benign prostate hyperplasia,BPH)组患者相比,趋化因子 MCP-1 与 MIP-1α 在 CP/CPPS 的Ⅲa

和Ⅲb型患者的EPS中均有明显增高,但是在CPPS Ⅲa和Ⅲb患者EPS之间没有区别。Quick等发现MCP-1和MIP-1α对于CPPS患者的疼痛作用具有关键炎症介质作用。因此,检测MCP-1与MIP-1α可以用于CPPS Ⅲa和Ⅲb与BPH的鉴别诊断。

2. 趋化因子(chemokines) 可由多种细胞产生,具有较强的粒细胞趋化作用。在前列腺细菌感染或炎症性CP/CPPS中,至少有两种趋化因子CXCL5和CXCL8升高,这两种趋化因子都具有高度的血管生成和趋化白细胞作用。研究发现,Ⅱ型前列腺炎、CP/CPPS和Ⅳ型前列腺炎患者的EPS中CXCL5和CXCL8趋化因子是升高的,且与白细胞的计数正相关。Liu等发现,在BPH或下尿路症状(lower urinary tract symptoms LUTS)合并CP/CPPS患者EPS中,CXCL8的平均水平显著高于单纯BPH/LUTS患者(无并发CP/CPPS),且与白细胞计数正相关。

3. 白细胞介素-1β与TNF-α 研究报道CP/CPPS患者精液及血清中TNF-α和白介素-1β(interleukin-1 beta,IL-1β)水平升高,但与白细胞计数无相关性。吕玉宏等发现,经过有效治疗,CP/CPPS患者血清中IL-1β表达下降。其他学者关于细胞因子IL-1β和TNF-α的研究显示,在Ⅲa型CP/CPPS患者中增加,但Ⅲb型CP/CPPS患者中不增加。因此,可以通过检测EPS中的IL-1β、TNF-α来鉴别Ⅲa与Ⅲb型CP/CPPS。

4. IL-6 采用药物和运动疗法治疗大鼠慢性非细菌性前列腺炎,可以显著降低前列腺组织中的IL-6水平。Paulis等的研究结果表明,CP/CPPS患者EPS中IL-6比健康对照组明显增高,并且其增高水平与CP/CPPS的临床症状评分(NIH-CPSI)是相关的。John等通过对Ⅲb型患者的研究发现,精浆IL-6水平明显升高,且与疼痛有相关性。与健康对照组相比,Korrovits等对Ⅳ型前列腺炎患者的精浆IL-6水平测定发现,其IL-6水平显著升高,并认为EPS中IL-6水平升高有助于诊断Ⅳ型前列腺炎。

5. 白细胞介素-8(interleukin-8,IL-8) Khadra等发现,CP/CPPS患者精浆中IL-8升高水平与症状评分有一定相关性。在经过有效治疗后,模型大鼠慢性细菌性前列腺炎及兔慢性非细菌性前列腺炎的IL-8明显降低。Hochreiter等发现,Ⅲa型患者EPS中IL-8显著高于Ⅲb型和对照组,所以认为IL-8可以用于鉴别Ⅲa与Ⅲb型CP/CPPS。Penna等在检测CP/CPPS患者精浆中IL-8的水平发现,Ⅲa型、Ⅲb型CP/CPPS患者其水平显著高于正常对照组,并且Ⅲa型CP/CPPS患者EPS中IL-8显著高于ⅢB型,认为IL-8可以鉴别Ⅲa与Ⅲb型CP/CPPS。

6. 神经生长因子 神经生长因子(nerve growth factor,NGF)是一种促进感觉神经元和交感神经元在体内外存活的营养因子,已知参与神经元功能、炎症和疼痛过程,并与膀胱 C 纤维传入感觉神经末梢的受体结合,增强痛觉感受性。与对照组相比,Watanabe 等发现 CP/CPPS 患者 EPS 中的 NGF 水平显著升高,因此推测 CP/CPPS 的可能原因是神经源性炎症,考虑感染或尿反流可能导致 C 纤维传入感觉神经过度兴奋,而 C 纤维传入感觉神经支配着尿道和前列腺上皮。Miller 等测定了 CP/CPPS 患者精液中的 NGF 和细胞因子 IL-6、IL-8、IL-10,发现精液中 NGF 水平与患者疼痛的严重程度相关。这些发现与 Watanabe 等的发现一致,即 EPS 中的 NGF 与 NIH-CPSI 疼痛评分相关,并且治疗成功后 NGF 水平明显降低。因此,测量 EPS 中的 NGF 可以作为一种新的生物标志物来辅助诊断和判断疗效。

(二) 共刺激分子

共刺激分子 B7 家族的配体在正常组织中表达水平较低。B7-H3 作为共刺激分子家族新成员,在调节免疫系统中发挥着重要的作用,一方面作为 T 细胞共刺激因子和共抑制因子调节适应性免疫反应,另一方面作为共刺激因子参与先天免疫反应,增强炎症反应。Wei 等报道称,对照组的 EPS 中 B7-H3 明显高于其他亚型,CP/CPPS Ⅲb 患者的 B7-H3 水平高于 CP/CPPS Ⅲa 患者。B7-H3 区分 CP/CPPS 与对照组的敏感度为 88.5%,特异度为 90%。除了在细胞膜上表达外,B7-H3 还可以作为可溶性分子释放到循环中,但是在血清中未观察到 CP/CPPS 组与对照组的区别。

(三) 微量元素 - 锌离子

前列腺液的生成主要集中在前列腺外周带区域,在外周带和前列腺液中的锌离子浓度约为血浆中含量的 500 倍,也是对于人类前列腺作用最大的微量元素。在人类中,外周带腺体分泌上皮细胞是一种特殊的聚集锌细胞,这对于维护前列腺液中枸橼酸盐浓度至关重要,而枸橼酸盐浓度对于调节前列腺液的 pH 起到主要作用。许多研究证明了 CP/CPPS 患者的 EPS 中存在锌离子浓度的异常。

锌离子在前列腺液或精液中具有直接杀菌和提高组织细胞抗菌能力的作用,是局部免疫防御机制的重要因子。Cho 等发现,高水平的前列腺锌离子与前列腺的抗菌活性有关,当锌离子水平较低时,对炎症的防卫机制及抗菌能力下降。研究发现,EPS 中锌离子浓度低下与疼痛等临床症状相关。在 Gao 等研究中发现,经过有效治疗后Ⅱ型和Ⅲa 型患者 EPS 中锌离子水平远高于Ⅲb 型患者。Goodarzi 等研究发现,Ⅲ型患者 EPS 中锌离子浓度明显低于Ⅳ型及对照组患者,但是采用补锌方法治疗后只有Ⅲa 型前列腺炎患者的 NIH-CPSI 总评分和疼痛评分显著降低。Magri 等研究发现当锌离子浓度下降后,前列腺炎患者会阴区出现不适症状,当补锌之后可以显著缓解这种不适症状。由此可见,锌与 CPSI 评分中的总分、疼痛、严重程度、发病及转归均有关。因此,临床常用含锌的药物治疗 CP/CPPS,并且对于补充锌离子制剂后的疗效有助于鉴别Ⅲa 与Ⅲb 型 CPPS。

二、尿液中的生物标志物

尿液中的前列腺外泄蛋白(urine prostatic exosomal protein,PSEP)是诊断 CP/CPPS 较新的且简单无创的有效方法,值得深入研究其准确性。PSEP 是由前列腺小体分泌生成的一类蛋白质的总称,而前列腺小体是由前列腺上皮细胞产生的一种外泌体,属于一种亚细胞的囊泡状结构,具有广泛的生理功能。以往诸多研究阐述人前列腺小体的组成成分,已经证实它们含有脂质、蛋白质、RNA、DNA 以及特定的生物标记物,主要包括前列腺酸性磷酸酶、PSA、氨肽酶、前列腺特异性的转谷氨酰胺酶等。在蛋白组成成分方面,它们具有丰富的蛋白含量,包括多种酶、转运蛋白、结构蛋白、信号转导蛋白等。其直径 40~500nm,由人类前列腺上皮细胞通过胞吐作用分泌,然后可以进入前列腺液及尿液。

在炎症刺激或者肿瘤因素存在情况下,前列腺小体的外泌或排出必然发生质和量的改变,随之尿液中 PSEP 的含量也会相应发生改变。Li 等将实验诊断 CP/CPPS 的 PSEP 含量临界值确定在 1.387ng/ml 时,诊断的灵敏度为 59%,特异度为 94.2%。并且发现尿液 PSEP 与年龄、体重指数、前列腺体积等因素均无相关性;李凯强等发现,首段和中段尿中的 PSEP 含量在统计学上没有明显差异,在 CP/CPPS 的实验诊断中首段尿和中段尿 PSEP 检测诊断的临床总符合率分别可以达到 83.52% 和 87.43%。Yin 等的研究表明,CP 患者的 PSEP 水平明显高于对照组,Ⅱ型和Ⅲa 型 CP 患者的 EPS 中的 TNF-α 和 IL-10 水平高于Ⅲb 型患者和对照组,将 PSEP 与 EPS 检测结果有效结合起来,可以提高诊断的准确率。综合以上研究结果表明,前列腺的炎症改变可以促使前列腺分泌 PSEP,且尿液 PSEP 检测对于 CP 的诊断具有重大意义。

三、血清生物标志物

(一) 前列腺特异抗原

通常血清前列腺特异抗原(prostatic specific antigen,PSA)是作为前列腺癌的筛查手段,对于其在 CP/CPPS 中的诊断意义还不明确。比较广泛认可的是在前列腺炎患者中 PSA 值是升高的,其治疗前后的变化也可以作为疗效判定的一个指标。

有研究表明,尽管 PSA 在前列腺炎患者中有所升高,但作为慢性前列腺炎的诊断具有较低的敏感性和特异性,不建议其作为 CP/CPPS 的标志物。但是有研究发现在 PSA 升高的患者中,平均血小板体积(mean platelet volume,

MPV)与无症状性前列腺炎有一定关系,PSA值结合MPV水平可以作为一种简单方法用于作为前列腺炎与BPH、前列腺癌三种前列腺病变的有效鉴别方法。

(二)平均血小板体积

有证据表明,循环血小板的大小似乎与全身炎症的强度有关,MPV在轻重度炎症性疾病和抗感染治疗过程中具有鲜明的特征。MPV是一项通过简单、廉价的血常规检查可以获得相对有价值的诊断、疾病监测和预后的较为可靠指标。

Karaman等发现MPV与CP/CPPS存在密切关系,在所有类型的前列腺炎治疗后,MPV值均显著降低,认为MPV值可以作为CP/CPPS患者的炎症标志物。Rifaioglu等的研究发现,无症状前列腺炎患者MPV水平较其他组升高,MPV预测前列腺炎诊断的最佳临界值为8.425fL,分析考虑可能无症状前列腺炎患者MPV升高是炎症对血小板生成的影响所致。

(三)巨噬细胞移动抑制因子

CP/CPPS长期疼痛的复杂病理学机制和持续过程可能与免疫系统改变有关。有研究揭示,在遭受长期疼痛的患者中,巨噬细胞移动抑制因子(macrophage migration inhibitory factor,MIF)发生了显著改变。Lundh等研究发现,CP/CPPS患者血清MIF浓度较正常对照组明显升高,提示MIF可能参与了前列腺炎的发生发展过程。并且表明CP/CPPS患者中的炎性和非炎性反应本身可能就是同一种疾病,只是在不同的时间段表现不同。徐晓龙等研究发现,MIF在Ⅲa及Ⅲb型CP/CPPS组的EPS中表达较对照组明显升高,但在Ⅲa与Ⅲb型CP/CPPS的组间差异无统计学意义。因此,血清和EPS中MIF均可以成为CP/CPPS的诊断生物标志物。

总之,血清学标志物:PSA测定值结合MPV,可以用于CP与BPH、前列腺癌的辅助鉴别方法;MPV可以用于无症状前列腺炎与CP/CPPS的鉴别;MIF可以用于Ⅲ型前列腺炎患者与对照组的诊断手段之一,尤其是慢性骨盆区疼痛患者中MIF具有明显的改变。尿液中的PSEP检测对于Ⅲa型前列腺炎和Ⅲb型前列腺炎的分型鉴别具有重大意义。EPS中的标志物MCP-1与MIP-1α可以用于CP/CPPS Ⅲa和Ⅲb患者与BPH的鉴别。IL-6水平变化可用于诊断青年Ⅳ型前列腺炎中;IL-8可以鉴别Ⅲa与Ⅲb;EPS中CPPS Ⅲb患者的B7-H3水平高于CP/CPPS Ⅲa患者,但是血清中未发现明显区别。NGF水平与患者疼痛的严重程度相关,患有CP/CPPS(NIH-Ⅲ)患者EPS中的NGF水平显著升高,有望成为一种新的生物标志物来分类CP/CPPS;补充锌离子之后,Ⅲa与Ⅲb型CP/CPPS患者的锌离子水平变化不一致,可作为治疗性的鉴别诊断。其他生物标志物,包括自身免疫性前列腺炎等研究,如金属微量元素、CD-163、铁蛋白、前列腺内免疫物质等，在诊断 CP/CPPS 中缺乏明确理论依据，尚需进一步探索。

四、小结

由于对疾病的认识存在很大的局限性，针对 CP/CPPS 的常规实验诊断结果的临床应用价值有限，急需探索新的可靠生物标志物。近年研究发现诸多 EPS、精液、尿液、血液/血清中的分子、细胞因子或微量元素等具有辅助诊断意义的生物标志物。

第五节 男性激素避孕方法的研究进展

> 男性可采用的理想的避孕方法，应该具有高度的有效性、安全性、可接受性、可负担、长效作用且快速可复性、没有文化背景冲突等特点，显然这样理想的避孕方法目前还没有，而激素避孕药仍然是研究热点，男性激素避孕的广泛应用将可能成为现实。本节系统总结了男性激素避孕的常用方法，包括单纯使用睾酮、睾酮与孕激素配伍、睾酮与下丘脑促性腺激素释放激素（GnRH）类似物配伍以及激素类免疫避孕，尤其是我国在男性激素避孕方面的领先研究结果，并对男性激素避孕的机制与研究进展进行了介绍。

非计划内的意外怀孕对妇女健康和儿童幸福十分不利，也给家庭和社会都带来了很大的经济负担，不利于全球的人口稳定与健康状况。社会的进步，呼吁男性在享受避孕带来益处的同时，也应该同配偶一起承担避孕的责任和风险，而男性避孕方法失败率高、副作用大、应用不够广泛，还远远没有达到实际社会需求，且难以成为有效的避孕方法选择。近来的流行病学调查结果表明，在选择避孕措施的决策中，有半数以上的男性愿意承担避孕责任。自从 19 世纪创建了输精管切断术以来，尽管政府和专业技术人员对计划生育工作始终高度重视，且早在 20 世纪 90 年代就出现了药物避孕方法，但是男性可采用的避孕方法在安全性、创伤性、有效性、可复性等方面仍然存在许多缺陷，到目前为止还没有一种理想的长效、可复性好、安全的男性节育技术供临床广泛使用。因此，开发安全，有效和可复的男性避孕方法是迫在眉睫的任务。

一、激素避孕的现状

男性避孕药具的研究已有数十年的历史，激素避孕药是目前的研究热点，是试验性男性避孕方法中最接近临床应用要求的，研究者对甾体类激素用于男性避孕研究进行了不断探索，一些激素避孕药已进入临床试验，并最有可能过渡到临床应用阶段，已经被评估过的单一制剂，包括十一酸二甲氢龙（dimethandrolone undecanoate, DMAU）, 11β- 甲基 -19- 去甲睾酮17β- 十二烷基碳酸酯（11β-methyl-19-nortestosterone 17β-dodecylcarbonate, 11β-MNTDC）以及 7α- 甲基 -19 去甲睾酮（7α-methyl-19-nortestosterone）。新型的孕激素凝胶 Nestorone® 凝胶及睾酮凝胶的单一制剂避孕的有效性试验也在 2018 年开始了。初步研究结果提示，单纯使用激素避孕的有效性可以达到 97%~100%，男性激素避孕的广泛应用将在不久的将来成为现实。小规模研究已经证实了男性激素避孕的有效性和可复性，但是其引发的情绪改变、性欲障碍和代谢（胆固醇等）变化，仍然值得关注。当前的激素避孕研究是期望获得一种每日一次常规（非注射途径）给药的方法，这样就比较便于使用和接受性好。一种复合制剂的新型每日经皮使用的凝胶，使用 6 个月后可以达到 89% 的有效抑制精子发生（精子发生抑制程度达到 <10^6/ml）的避孕作用，目前正在多个国家用于避孕研究，并将于 2021 年完成。

（一）激素避孕的机制

下丘脑促性腺激素释放激素（gonadotropin-releasing hormone, GnRH）的脉冲式释放引发脑垂体黄体生成素（luteinizing hormone, LH）和卵泡刺激素（follicle-stimulating hormone, FSH）的分泌。LH 通过其在睾丸间质（leydig）细胞上的受体刺激睾酮分泌，后者与 FSH 共同作用于睾丸支持细胞和管周细胞从而间接地驱动精子发生过程。由于负反馈调节的存在，给予正常男性超生理水平的外源性雄激素可抑制 GnRH、LH 与 FSH 的分泌，并继发性造成了睾丸内的睾酮合成与分泌、精子发生与分化的停滞。然而，外源性雄激素造成的精子发生停滞，单独补充 FSH 只能使生精细胞发育到圆形精子细胞阶段，但共同补充 FSH 与睾酮可使生精细胞发育为成熟精子，完成正常精子发生过程。由此可见，FSH 在精子发生的量化方面发挥了重要作用，FSH 与睾酮协同作用才能诱发或维持正常精子发生过程，男性激素避孕针对的主要环节就是 FSH 和睾酮，通过给予外源性雄激素药物（或与其他抑制剂合用）抑制下丘脑 - 垂体 - 睾丸轴的反馈调节，清除睾丸内睾酮，抑制精子发生、降低精子浓度，甚至无精子症，从而达到避孕目的。

（二）激素避孕的效果

值得注意的是，许多成熟的生殖细胞在使用激素进行避孕治疗的早期阶段，仍然可以继续完成它们的成熟与分化过程，因此治疗至少需要数月后才会停止产生活精子。此外，理论上讲怀孕只需要一个活精子，只有在达到无精子的状态下才会认为是实现了满意的避孕效果，然而现在的激素避孕方法还没有能够在全部的受试者中达到这种绝对无精子的程度。接受激素避孕药物诱导的"严重少精子症"男人仍然有使配偶意外怀孕的风险,在精子浓度 $<1\times10^6$/ml 的情况下,其怀孕率为每年 0~1%,所以激素避孕一直精子发生应该达到这个目标是比较合理的,即精子浓度 $<1\times10^6$/ml。在男性接受激素避孕后,偶尔会在初期的抑制后,尽管还在持续治疗,但仍然可以产生 $>1\times10^6$/ml 的精子,这种现象被认定是反弹。精子反弹使得男性避孕变得复杂化,并需要在治疗期间持续接受精子浓度的监测。最后,尽管重建男性的正常精子发生过程需要数个月的时间,男性激素避孕应该要求完全的可复性,采用这种避孕方式,睾丸应该可以普遍恢复到基线的精子产生能力。

(三)激素避孕的安全性

激素避孕的安全性始终是需要关注的问题,目前的临床试验结果均没有超过 3 年的观察报道。激素避孕的副作用主要来自较高雄激素的影响,包括痤疮、体重增加、血脂代谢异常、情绪改变等。现有的资料证明,激素避孕的心血管方面是安全的,心血管疾病和血栓性疾病的副作用还很少发现,主要在于进行避孕的绝大多数是青年和中年人,这类的副作用很少见,而且绝大多数的避孕药研究设计也都很少给予这方面的关注,所以还不是最后的结论,需要开展研究。高龄男性具有较高的心脑血管疾病风险,可能不适用于激素避孕,尤其是需要长期进行激素避孕者。

二、激素避孕的常用制剂

(一)单用睾酮

1. 避孕机制　通过各种途径给予外源性雄激素药物(包括睾酮、睾酮衍生物和睾酮酯)能够抑制下丘脑-垂体系统的促性腺激素功能,抑制并耗尽睾丸内的睾酮,从而引发精子发生障碍或完全停滞,达到避孕目的,同时可补偿外周血睾酮在维持男性性欲、第二性征及造血和骨代谢方面的作用。

2. 常用药物　在 20 世纪 30 年代首次发现了睾酮可以降低精子浓度。睾酮酯作为避孕药的首次系统临床试验(两项临床试验,多个国际中心参与的每周睾酮注射治疗)研究始于 20 世纪 70 年代。从 1986 年至 1996 年 WHO 发起并资助了两个大样本、多中心的临床试验,评估每周给予 200mg 庚酸睾酮(testosterone enanthate,TE)肌内注射,用于男性避孕的安全性、有效性和可复性,世界上已有数千名志愿者参加了睾酮酯作为避孕药的临床研究,结果 98% 的参与者达到无精子或严重少精子症($\leqslant 3\times10^6$/ml),2% 治疗失败(未能够达到足够的抑制精子发生作者用),1.7% 发生精子反弹和 1.4% 的非意愿性怀孕,避孕效果达到近 95%,并可以提供安全有效的避孕作用时间达 12 个月,明确了男性激素避孕药的可行性以及指导男性避孕有效性研究的指南。国内开展的两项长期注射睾酮的男性避孕研究也取得了一致的结果。但是,每周注射TE 的接受性差,存在治疗失败和反弹的案例,睾酮的药代动力学也不是十分理想。

十一酸睾酮酯(testosterone undecanoate,TU)注射液比 TE 的半衰期明显延长,500mg 和 1 000mg 的 TU 一次注射可以维持正常血药浓度 50~60d 而无早期暴发性释放。一项 WHO 资助的针对中国人群的多中心临床Ⅱ期试验显示出良好的避孕效果:500mg 每月注射 1 次,经过 6 个月的抑制期,299/308 人达到无精或严重少精(3×10^6/ml 以下);进入显效期的 296 名对象中,无精或少精者无一例妊娠,有 6 例精子复现,其中 1 例发生妊娠;总的有效率为 94.8/(100 人·年);所有研究对象在停药后 12 个月内恢复正常精子发生;没有严重的不良反应,认为对于正常中国男性每月注射 500mg 或 1 000mg TU 能够产生有效、可逆的精子发生抑制而无严重不良反应。为了增大样本和 TU 的暴露时间进一步评价注射 TU 的长期安全性、避孕效率和可行性,WHO 和中国政府资助了在中国实施的Ⅲ期临床试验,包括 2 个月的对照组,30 个月的治疗期(6 个月的抑制期和 24 个月的维持期)以及 12 个月的恢复期,治疗期内每月注射 500mg TU,来自中国 10 个中心的 1 045 名志愿者被纳入试验,持续使用率为 85%,方法学失败率为 6/(100 人·年),避孕失败率为 1.1/(100 人·年),结果表明:给健康已生育男性每月肌内注射 500mg TU 是安全、有效、可复、可靠的避孕方法,且没有严重的不良反应。这项研究使得男性激素避孕又向前迈进了一大步,但是仍然有一些局限性必须给予充分考虑,包括对心血管、前列腺、行为方式等的长期用药安全性影响。德国一家制药厂对 TU 注射剂型进行了改良,用蓖麻油替代茶籽油作为溶剂,开发出更长效释放的 TU 注射剂,该剂型已用于男性雄/孕激素复方避孕研究。

十一酸二甲双胍(dimethandrolone undecanoate,DMAU)是一种新型口服避孕药物(还可以通过长效肌内注射途径给药),因含有十一酸酯(一种长链脂肪酸,能减缓药效失效),每日只需要给药一次,其独特之处在于可以结合到雄激素和孕激素受体上,使其具有口服单一制剂的男性激素避孕药物。初步的人体试验已经证明了短期使用 DMAU 的安全性和良好耐受性,不会影响性欲,也不会对生殖能力产生无法逆转的伤害。

将睾酮或 7α-甲基 19-去甲睾酮(methylnortestosterone,MeNT)制成皮埋制剂,植于腹部皮下发挥长久药效,可取得类似 TE 的效果。MeNT 在体内不转化成 5α-双氢睾酮(5α-dihydrotestosterone,5α-DHT),从而减少了对前列腺的潜在风险。目前正在开展Ⅰ期临床试验对 MeNT 的一年抗生育效果进行评估。

一些选择性的雄激素受体调节剂(selective androgen receptor modulators,

SARMs)对精子发生具有与外源性雄激素相似的药理作用,口服具有生物活性、且存在雄激素受体特异性,对前列腺作用轻微,没有甾体激素相关的副作用,对下丘脑-垂体-睾丸性腺轴影响很小或无影响。

(二)睾酮与孕激素配伍

由于雄激素和孕激素联合使用可以具有更加有效的抑制精子发生作用(尽管仍然达不到全部抑制作用),近年来睾酮与孕激素配伍的使用越来越多。

1. 避孕机制　为缩短起效时间,增强避孕效果,降低睾酮用量以减少其潜在不良反应,20世纪70年代开始,睾酮与各种孕激素组合的避孕研究备受关注。睾酮与孕激素合用可通过其各自独立的负反馈调节来抑制下丘脑/垂体促性腺激素(FSH、LH)的分泌,抑制精子发生,继而使精子发生停滞,具有协同或叠加的抑制效果,成为最有前景的配伍。这种配伍可减少联合用药中睾酮的用量,而生理水平的睾酮浓度可起替代作用。这样可使受试者避免暴露于超生理水平的雄激素。无论是减低雄激素暴露量,还是增加用药间隔都可减少与雄激素有关的副作用,降低大剂量雄激素长期应用的风险。此外,某些孕激素还可在睾丸水平直接影响精子发生,通过竞争抑制睾酮和双氢睾酮(dihydrotestosterone,DHT)与雄激素受体的结合发挥抗雄激素作用,导致精子发生停滞。

2. 常用药物　已有文献报道,TU和孕激素作为复方制剂使用时能更有效地抑制精子发生。近年来的研究结果还表明,睾酮与19-去甲睾酮(nortestosterone,NT)、醋酸环丙孕酮(cyproterone acetate,CPA)、左旋炔诺酮(levonorgestrel,LNG)、去甲肾上腺素(desogrenone,DSG)、长效醋酸甲孕酮(depot medroxyprogesterone acetate,DMPA)、庚酸炔诺酮(norethisterone,NET)合用,总的避孕效果强于单用睾酮,且可逆性好,不良反应轻微。

(三)睾酮与GnRH类似物配伍

1. 避孕机制　促性腺激素释放激素(GnRH)类似物联合雄激素可以获得快速且高效的抑制精子发生作用。下丘脑的GnRH类似物包括其激动剂和拮抗剂两类,通过垂体促性腺细胞膜上的GnRH受体发挥作用,两者亦可阻断垂体促性腺激素(FSH、LH)的释放,继而影响精子发生,但是两者的作用机制截然不同。与内源性GnRH不同,给予外源性GnRH激动剂后可在初始的1~2周内刺激促性腺激素(FSH和LH)的释放,继而导致GnRH受体的下调节作用,抑制LH和FSH的合成与分泌;而给予GnRH拮抗剂后,可即刻与内源性的GnRH竞争结合受体,抑制促性腺激素的合成与释放。作为避孕药,两种GnRH类似物均使LH分泌降低以及睾酮合成受阻,从而使精子发生停滞。但要适量和适时地补充睾酮,不宜补充大剂量睾酮,也不宜与GnRH类似物同时给药,应延迟补充睾酮,否则会减弱类似物的抑制精子发生效果。

2. 常用药物　GnRH 激动剂用药初期可刺激 FSH 和 LH 释放,一段时间后通过下调 GnRH 受体而阻断二者释放。与睾酮配伍,仅使 30% 受试对象精子浓度低于 5×10^6/ml,20% 获得无精子症,长期多次用药效果较单次强,联用的时机与效果密切相关。

GnRH 拮抗剂可直接阻断垂体受体而抑制 FSH 和 LH 分泌。与 TE 配伍可迅速发挥明显的抑制精子发生作用,而后单用小剂量 TE 即可维持抑制精子发生作用和外周血睾酮浓度。

GnRH 类似物都需每日注射用药,且价格昂贵,因此难以广泛开展。近年来,国外正在研发非肽类 GnRH 类似物,希望获得口服、廉价、避孕效果可靠的新型制剂。

(四) 激素类免疫避孕

1. 激素类免疫避孕机制　GnRH 免疫原通过其特异性抗体可以消除内源性 GnRH,抑制促性腺激素的合成与释放,阻断睾酮的合成与分泌,从而抑制精子发生。因此,GnRH 免疫必须和外源性雄激素合用,以维持性功能和第二性征,以及代谢等方面的作用。抗 FSH 免疫原可以特异性地中断内源性 FSH 的生物作用而影响精子发生,但不影响 LH,因此睾丸内的睾酮合成与分泌不受影响,不需要补充外源性睾酮。

理论上,利用精子的抗原性启动免疫反应,达到避孕目的是可行的。但制备避孕疫苗、主动免疫宿主存在两个困难。①精子的发生、成熟和受精是生命的进化过程,蕴涵着生殖和免疫系统复杂的交互作用,极易受到干扰和破坏。②免疫反应程度不易掌握,可能激发严重的自体免疫。近年有学者倡导被动免疫,认为被动免疫不会激活自身免疫,且反应强度和时间可控。人类精子抗原系统隐蔽而复杂,分离和制备难度较大,如何提高女性生殖道中抗体效价也是亟待解决的难题。

2. 常用药物　以附睾分泌的精子包被抗原,如 CD52、抗受精抗原 -1(FA-1)、DE、P26h/P34H 制备的抗体免疫动物有一定的抗生育作用。单克隆抗体、杂交瘤和 DNA 重组技术是寻找和制备新的避孕疫苗的有力工具。

三、展望

世界人口的快速增长,使得人类对安全有效避孕方法的需求越来越高。与女性相比,男性的有效避孕方法还仅限于避孕套和输精管结扎,而激素避孕正在成为男性避孕的重要途径,早期的研究已经证明其安全有效,但是还需要加强研究。现有的研究已经发现雄激素 - 孕激素的联合避孕效果良好,但是还缺乏长期研究以及上市产品。

第三章 男科学研究进展

第六节 先天性双侧输精管缺如患者的临床特点研究

尽管先天性双侧输精管缺如（congenital bilateral absence of the vas deferens，CBAVD）发生率低，但可导致梗阻性无精子症，而利用现代生育技术可以有效解决患者的生育问题。本节全面介绍了 CBAVD 患者生殖系统发育的临床特点，包括睾丸、附睾、精索静脉、射精管、精囊、肾脏的发育情况，分析精液和生殖激素特点，随访 ICSI 治疗结局。

先天性双侧输精管缺如（congenital bilateral absence of the vasa deferens，CBAVD）占男性不育症的 1%~2%，占无精子症的 15%~20%，是梗阻性无精子症的重要原因之一，也是利用现代生育技术可以有效解决患者生育问题的疾病。国内调查与国外文献报道基本相似。王瑞等（2010）调查了 2 775 例男性不育症，从中筛查出 74 例 CBAVD 患者，占不育症的 2.6%。陈斌等（2015）调查了 356 例无精子症患者，发现 49 例 CBAVD 患者，占无精子症的 13.7%。

研究发现，CBAVD 与囊性纤维化病（cystic fibrosis，CF）（一种常染色体隐性遗传疾病）的关系较密切，与囊性纤维化跨膜转运调节物（cystic fibrosis transmembrane conductance regulator，CFTR）基因的突变有关。CF 典型的临床表现之一，就是男性伴有先天性双侧或单侧输精管缺如，并造成梗阻性无精子症，研究报道 95% 的 CF 患者伴有 CBAVD。根据 CBAVD 的临床表现及其与 CF 的关系，可将其分为两种临床类型，第一类患者多数因男性不育症而就诊，无典型的 CF 表现，少数在体检时偶然发现；第二类患者具备典型的 CF 表现，多表现为慢性肺部疾病或胰腺外分泌功能不足，实验室检查发现汗液电解质浓度升高，此类患者通常在早年即可被确诊。通常 CBAVD 患者的男性第二性征发育良好，主要表现为双侧阴囊段输精管缺如，并造成患者的生育困难。由于发生率低及关注度不够，CBAVD 患者在男性不育门诊求治时常被忽视，甚至漏诊、误诊，给患者带来不必要的检查和治疗，还可能延误治疗，值得关注。

对于男性生殖系统发育异常相关的疾病，人们更多地关注其对生育的影响及结局，由于辅助生殖技术（assisted reproductive technique，ART）及单精子卵泡浆内注射技术（intracytoplasmic sperm injection，ICSI）的进步，CBAVD 患者的生育结局良好，可以通过经皮附睾精子抽吸（percutaneous epididymal sperm aspiration，PESA）直接获取精子，并通过 ICSI 获得后代。所以，对 CBAVD 患者的疾病研究有所忽视。虽然也有一些零散的遗传学分析研究，例如 *CFTR* 基因分析，编著作也据此获得三项国家自然科学基金(2014 年，利用外显子组测序技术识别先天性输精管缺如新基因；2016 年，先天性输精管缺如的全基因组拷贝数变异研究；2018 年，ADGRG2 基因变异导致先天性输精管缺如的分子遗传机制研究）和一项北京自然科学基金(2016 年，先天性双侧输精管缺如患者 CFTR 基因研究及其对生育结局的影响）的资助，但是均难以深入。究其原因不仅在于 ICSI 的进步，还在于缺乏对疾病临床特点的关注。一切的遗传异常均应该与其临床表型进行紧密的结合，其所获得的遗传异常发现才有意义和价值。而表型异常是必须要首先加以明确的，这也是我们开展 CBAVD 患者生殖系统发育研究的动力和资料信息来源。遗憾的是，对于 CBAVD 患者的临床特点研究，既不深入，也不全面，见诸报道的大样本研究文献更是少见，显然对 CBAVD 的研究还仅仅局限于肤浅的表面观察，需要加强。此外，也应该加强患者的遗传学风险的警示，对于那些拟进行 ART/ICSI 解决生育问题的 CBAVD 患者，其后代可能携带 CFTR/ ADGRG2 基因突变及患病（甚至可能是威胁生命的疾病）的风险咨询。现将 CBAVD 患者的临床特点综述如下。

一、CBAVD 与睾丸发育

多数文献报道，CBAVD 患者体检时双侧睾丸触诊容积正常。5% 的 CBAVD 患者可合并隐睾，囊性纤维化（cystic fibrosis，CF）患者合并隐睾的概率是 3.2%，略超过 1 岁男孩中隐睾的发病率(0.8%~1.0%)，提示 CBAVD 可能与隐睾的发生有关。

二、CBAVD 与附睾发育

临床上多采用经阴囊超声评估附睾发育情况，该检查可以较理想地显示 CBAVD 患者附睾的解剖结构变异，包括附睾管的多发扩张、附睾不同部位的缺如。江利等(2012)应用超声检查 38 例 CBAVD 患者，其中 36 例患者存在双侧附睾头部扩张、附睾体部和 / 或尾部缺失。乔迪等(2005)调查的 CBAVD 患者 40 例，其中合并双侧附睾体、尾缺如 25 例，一侧附睾体、尾缺如 9 例，附睾体、尾部缺如者，附睾头部均有不同程度的增大。杨黎明等(2008)应用超声分析了 380 例 CBAVD 患者的附睾，其中 752 个附睾存在声像图异常，异常比率为 99%(752/760)。其中 694 个附睾头异常，包括 418 个附睾头回声杂乱伴扩张，276 个单纯扩张。附睾头回声杂乱伴扩张者平均厚度为(15.6±3.6) mm，单纯扩张组附睾头平均厚度为(10.2±2.4) mm，两者间差异有统计学意义（$P<0.05$）。717 个附睾体部声像图异常中，391 个附睾管扩张，103 个附睾体部缺失，223 个出现截断征。另 737 个附睾尾部声像图中，411 个附睾管扩张，326 个附睾尾部缺失。

三、CBAVD 与精索静脉

研究发现 CBAVD 患者可以合并有精索静脉曲张,但是总体上与一般人群的发生率没有显著差异。Havasi 等(2010)报道的 108 例因不育而就诊的 CBAVD 患者,超声发现双侧精索静脉曲张者 4 例,左侧静脉曲张者 24 例。江利等(2012)应用超声检查 38 例 CBAVD 患者,发现 4 例患者合并左侧精索静脉曲张。邱毅等(2006)调查了 78 例 CBAVD 患者,经超声检查发现精索静脉曲张患者 27 例,发生率占 34.6%。

四、CBAVD 与射精管发育

CBAVD 可合并射精管发育不良。Lotti 等(2015)发现 CBAVD 患者中,至少 50% 合并双侧射精管缺如。江利等(2012)调查了 38 例 CBAVD 患者,发现 2 例患者合并射精管囊肿。

五、CBAVD 与精囊发育

CBAVD 患者精囊发育情况的研究差异较大,主要与采用的技术方法有关,利用经直肠超声(transrectal ultrasonography,TRUS)评估精囊的发育情况比较直接和准确。TRUS 可发现精囊发育不全或不发育(前后径小于 7mm)、精囊囊肿(大于 5mm)、输精管发育不全、慢性前列腺炎(前列腺钙化灶和质地的不均质性)和射精管梗阻(常伴有精囊扩张精囊前后径 >15mm)。杨黎明等(2008)应用 TRUS 分析了 380 例 CBAVD 患者,全部患者中有 369 例的 726 个精囊声像图异常,异常比率为 96%(726/760)。其中 275 例双侧精囊缺失,12 例一侧正常对侧缺失,10 例一侧发育不良对侧缺失,3 例出现双侧扩张,69 例一侧精囊局部有畸形结构,对侧缺失。乔迪等(2005)调查了 CBAVD 患者 40 例,合并双侧精囊缺如或发育不良 15 例(37.5%)、一侧精囊缺如或发育不良 17 例(42.5%)、双侧精囊扩张 1 例、一侧精囊扩张 2 例,5 例无明显异常。

六、CBAVD 与肾脏发育

CBAVD 可合并肾脏发育不良或缺如,但各种文献报道的发生率有较大差异。Weiske 等(2000)调查了 105 例 CBAVD 患者,其中发现合并肾脏缺如的发生率为 11.8%。乔迪等(2005)调查了 40 例 CBAVD 患者肾脏发育均正常。邱毅等(2006)调查了 CBAVD 患者 78 例,经超声检查确定单侧肾脏缺如 2 例,发生率占 2.6%。商学军团队(2018)的荟萃分析纳入了 23 项研究,结果发现一侧输精管缺如(CUAVD)的患者发生肾脏异常的危险性(发生率 22%)高于 CBAVD 患者,与 CBAVD 患者相比其发生肾脏异常的 OR 值 4.85,且与 *CFTR*

基因突变无关。

七、CBAVD 合并的其他异常

CBAVD 患者腹股沟疝的发病率约为 13%,与 CF 患者的 15% 接近。

八、CBAVD 患者的精液特征

精液常规化验是诊断 CBAVD 的重要步骤,该类患者精液常规最主要的特征是 pH 低于正常(平均值为 6.5)、精液量较少(平均为 0.95ml)、精液中无精子。王瑞等(2010)发现,与正常对照组相比,CBAVD 患者的酸性磷酸酶、精浆锌的差异无统计学意义,说明 CBAVD 患者的前列腺分泌功能是正常的。CBAVD 患者多数合并精囊缺如,精囊腺分泌液决定着精液的量、果糖和酸碱度,故而 CBAVD 患者的精液量和果糖浓度明显低于正常对照组,且其 pH 呈酸性。

α 葡萄糖苷酶是中性葡萄糖苷酶和酸性 α 葡萄糖苷酶的混合物。中性 α 葡萄糖苷酶主要来源于附睾上皮细胞,是附睾的特异性酶和标志性酶;而酸性 α 葡萄糖苷酶主要由精囊腺所分泌,前列腺和尿道腺体也有少许分泌。因而在精液总量均减少的 CBAVD 患者中有一定浓度的 α 葡萄糖苷酶,但 α 葡萄糖苷酶浓度和总量均明显低于正常对照组。

九、CBAVD 患者的生殖激素特征

目前对于 CBAVD 患者生殖激素水平的测定多评估外周静脉血卵泡刺激素(FSH)、黄体生成素(LH)、催乳素(PRL)、睾酮(T)和雌二醇(E2)含量。血液 FSH 水平的测定,可作为临床上诊断 CBAVD 时无创伤的诊断指标,FSH 可以反映睾丸的生精潜能。CBAVD 患者的睾丸发育基本正常,其下丘脑 - 垂体 - 睾丸轴正常,临床观察发现 CBAVD 患者的生殖激素水平基本正常。

十、CBAVD 患者的 ART 生育结局

对于 CBAVD 患者合并的生殖系统以外的异常,本文不做相关讨论,仅就其对生殖功能的影响进行分析,这类患者的治疗目的主要是解决生育问题。由于该疾病是一种无法重建的先天性精道畸形,以往多采用供精人工授精(artificial insemination by donor,AID)的方法帮助患者的配偶怀孕。Moni 等(1992)曾尝试采用人工贮精池,也称人工异质精液囊,联合宫腔内人工授精(intrauterine insemination,IUI)的方法治疗 CBAVD,治疗 4 例患者,1 例患者配偶妊娠,该研究样本例数较少,治疗效果不佳。

随着微创取精技术的发展,从 CBAVD 患者的附睾或睾丸中获取精子进行辅助生殖治疗,可解决 CBAVD 患者的生育问题。Silber 等(1998)报道了采用

第三章 男科学研究进展

PESA 技术从附睾头部抽取精子结合体外受精。胚胎移植(in-vitro fertilization, IVF)治疗 CBAVD 成功获得临床妊娠。但随后的研究发现,采用附睾精子实施 IVF 的卵子受精率较低,最终获得的临床妊娠也不理想。而与 IVF 技术相比,单精子卵泡浆内注射(intro-cytoplasmic sperm injection, ICSI)技术治疗 CBAVD 患者的生育问题具有较高的卵子受精率(IVF,45%;ICSI,85%)和临床妊娠率(IVF,5%;ICSI,47%)。王磊光等(2006)采用 PESA 技术从 64 例 CBAVD 患者收集精子,10 例次采用 ICST 技术,4 例妊娠,周期妊娠率为 40%。研究认为,CBAVD 患者微创取精的质量与 ICSI 的成功率有直接关系,而来自附睾头部的精液质量最佳。研究发现,CBAVD 患者的年龄对获取精子的数量、活力和正常精子形态有直接影响,是影响 ICSI 成功率的关键因素。目前暂无文献对于 CBAVD 患者后代的遗传与发育情况进行报道,尚需要长期的观察和研究。

综上所述,CBAVD 在男性不育门诊中并不少见。体格检查、超声检查、精液常规及精浆生化测定是诊断 CBAVD 的基本方法。查体时阴囊触诊是诊断 CBAVD 的基础和关键。通过触诊阴囊,可以了解是否有精索静脉曲张、输精管发育及走向是否正常等。超声对睾丸和附睾的大小、肾脏及精囊腺的发育情况可以加以明确。精液常规及精浆生化测定对 CBAVD 的诊断具有重要价值。通过微创取精结合 ICSI 技术可解决 CBAVD 患者的生育问题,但欠缺对其后代发育情况的相关研究。希望通过本文提高对于 CBAVD 患者临床特征的认识,重视诊断,减少临床漏诊及误诊的发生。

第四章

男科疾病诊疗理念

第四章　男科疾病诊疗理念

男科疾病的种类繁多,发病率较高,严重威胁男性的身心健康,公众与社会对这个领域的健康需求巨大,不仅在于对相关疾病的诊治,还涉及健康咨询和健康理念等诸多问题。男科疾病的复杂性和特殊性毋庸置疑,毕竟这是一类涉及多学科、多领域的疾病,遗传科、儿科、内分泌科、生殖科、精神心理科、中医科、老年科等均涉及男科问题,实际上其他所有科室诊治的疾病均不同程度地与男科疾病有关联;任何疾病及其治疗手段(药物、手术等)均可以不同程度地对男性的性功能及生育能力产生一定的影响。此外,疾病不仅影响到患者本人,还对其伴侣及家庭有不可估量的破坏作用,伴侣的作用不可低估;男科疾病还与环境、文化、教育、饮食、生活方式、社会因素等紧密相关,许多因素即是致病及加重因素,也在疾病的康复过程中具有不可估量的作用。这样错综复杂的情形下,男科疾病必然会表现出比其他科疾病更加多样化表现和疑难的特点,并存在显著的异质性和个体差异,疑难复杂案例较多。正是这些疑难病例,才构成了复杂的男科疾病,男科疾病是由每个独特的疾病组成的一个复合体,关注每一个个案非常重要,整体的智慧总结也存在于这些个案之中。所以,对于那些善于总结的医生来说,诊治疑难患者是一种考验,是一种知识财富和个人成长的必然之路,经历过的疑难患者越多,临床经验也就越丰富,工作也就越发得心应手。

尽管病因和病理生理机制有所不同,但是从某种角度讲,绝大多数男科疾病的表现其实就是一个症状。从病名上看,男性不育、勃起功能障碍、早泄、不射精、逆行射精、男性更年期综合征、慢性前列腺炎等,描述的都是(一个或一组)症状,而引起这些"症状"的因素(病因)千差万别,且可以合并存在。尽管确定疾病的名称便于医生对疾病的分类和管理,但是疾病给患者带来的困扰与病名之间又常常不对等,即在许多情况下,疾病的诊断病名并不能完整地体现患者的实际情况或真实感受,更加难以满足患者的诊治需求。

由于男科疾病又普遍带有显著的隐私性特点,所以才有"医不叩门"的理念;但是由于现代医学可以提供一系列有效治疗手段,甚至通过健康的生活方式和技巧等指导,也可以显著地改善患者的生活质量,对于那些具有较高生活品味和追求的男性及其家庭,我们也可以为他们提供实质性的帮助,所以"有求必应"是医生的必然选择。

不同于其他专业疾病是以治疗疾病、改善脏器功能,甚至是挽救生命为主要目的,由于疾病的诸多特点,决定了男科疾病治疗的独特性,绝大多数男科疾病的治疗目的几乎都是控制症状和改善生活质量,当然患者也可以不接受治疗而忍受(或者欣然接受)疾病带来的结果和后果。为了实现这个治疗男科疾病的目的,许多治疗手段都是对症开展的。而男科疾病又与环境因素、生活方式、人际关系(尤其是夫妻关系)、精神心理状态、社会因素等密切相关,所以

第四章 男科疾病诊疗理念

治疗男科疾病一般需要多举措并行,也就是综合治疗,并且以症状为导向,这就是男科疾病治疗的新理念,并且在本章介绍的主要疾病均有所体现。

多年以前,《中华泌尿外科杂志》编辑部的孙忠民老师曾经问过我一个问题,"奋斗了这么多年,发表了这么多学术作品,最终给你的同行和学生们留下了什么?"这个具有哲学意味的提问让我沉默了很久,是该考虑这个问题的时候了,现在也终于有答案了,那就是"学术理念"以及峥嵘岁月中的成长过程和历史印记。

第一节 勃起功能障碍的临床诊治

勃起功能障碍(ED)严重影响患者及其伴侣的生活质量,可选择的治疗方法较多,并以药物治疗为首选和最广泛使用。本节将通过规范化诊治和治疗新理念两个方面加以讨论。规范 ED 诊疗行为,包括对 ED 定义的再认识、诊断 ED 的方法要有选择性、要规范化治疗 ED;ED 深化治疗的相关理念包括规律治疗、追求 ED 治疗的最大疗效、关注导致 ED 的原发疾病、关注 ED 治疗的人文环境和追求 ED 治疗的理想目标,以期让临床医生加深对该病治疗理念的理解,提高临床应对能力。

勃起功能障碍(erectile dysfunction,ED)发病率高,尤其是人口老龄化使得 ED 患病率有增加的趋势,严重损害了男性生殖健康与家庭和谐,是一个值得关注的健康问题,也是社会、人口和经济问题。但是直到近 30 年来,ED 的研究才有一定的发展,尤其是随着磷酸二酯酶V型(phosphodiesterase type 5,PDE5)抑制剂的出现,将 ED 的认知由原来的不入主流,发展到将其看成是一个独立的疾病,并给出了科学定义、分类及多种主客观诊断评估标准,极大地促进了 ED 研究的进展。近年来,ED 的多学科研究取得了长足进步,经尿道给药和外用药物、阴茎海绵体血管活性药物注射(intracavernous injection,ICI)、非侵袭性的负压助勃装置(vacuum constriction device,VCD)、血管重建术和静脉阻断术、可膨胀性阴茎假体(inflatable penile prosthesis,IPP)植入等技术方法快速发展,尤其是口服药物 PDE5 抑制剂的广泛应用,使得 ED 诊疗和研究成为泌尿男科疾病中快速发展的领域之一。值得注意的是,由于预期寿命的增加,到 2025 年,65 岁以上的老年人将占全球人口的 15%。因此,老年男性的慢病发生率较高,ED 患者也会更多,是一个不容忽视的现实问题。尽管 ED 的诊治手段很多,但诊疗水平差距过大,而且不够规范,诊断检查有扩大化趋势,误诊误治广泛存在,而常用治疗方法在有效性、安全性等方面存在诸多缺

第四章 男科疾病诊疗理念

陷,仍然难以满足临床工作的需求,需要规范诊治行为,并不断探索新的治疗理念。

一、勃起功能障碍临床规范化诊治

(一) 对 ED 定义的再认识

关于 ED 的定义有许多版本,虽然大同小异,却存在一定差异,且在不断变化,给临床工作和实验研究带来不利影响。明确区别正常性功能和需要医疗帮助的 ED 十分必要,因此应该对 ED 进行精确定义。目前普遍接受的概念是,ED 是指不能达到和/或维持足够的阴茎勃起以完成满意的性交。由于概念中没有明确界定勃起障碍的发生频度和持续时间,在 2010 年,Segraves 等建议将 ED 定义为"不能获得和维持足够的勃起来完成性交或在 75% 的性交过程中勃起程度降低,且持续至少 6 个月"。

(二) 诊断 ED 的方法要有选择性

通过病史询问、体格检查、实验室检查及特殊检查,已能较客观而准确地对各种类型的 ED 进行诊断与鉴别诊断。为了有效地帮助患者选择恰当的治疗决策,医生应该全面了解患者的既往患病史和性生活史。在医生指导下进行问卷调查,以达到客观评估患者的性功能状况。国际勃起功能指数(index of international erectile function,IIEF)调查问卷表的 5 个简化问题(IIEF-5),在临床诊断 ED 过程中广泛应用,结果具有稳定、可靠、一致、有效鉴别诊断相关疾病等特点,已经成为诊断 ED 的标准工具和疗效判定标准,患者可根据过去 6 个月内的性活动情况进行回答,并通过最后评分给出勃起功能的客观评估。

自 20 世纪 80 年代以来,大量的生理检测方法用于诊断 ED。利用各种阴茎勃起的血流动力学检查(双功能彩色多普勒超声检查、夜间勃起功能检测、药物诱发勃起功能检测等)、选择性阴茎动脉、静脉造影,各种神经功能检查方法(体性感觉诱发电位、肌电图测定球海绵体反射等),可以对 ED 给出客观诊断,有利于辨别心理性或器质性 ED。但是,随着 PDE5 抑制剂的出现,无论器质性和功能性的 ED,几乎都可以通过药物治疗而获得一定疗效,使传统诊断方法使用率大大减少,盲目地选择大而全的诊断策略没有必要,可根据诊疗目的,有针对性地选择某些常规检查,而许多种类的特殊检查则主要用于口服药物治疗无效而需实行相应有创治疗者,或患者要求明确 ED 病因,或者涉及法律与意外事故鉴定等情况,例如阴茎夜间勃起(nocturnal penile tumescence,NPT)监测,已被公认可用于鉴别心理性和器质性 ED,阴茎双功能多普勒超声(color Doppler ultrasound,CDU)是检测血管功能的简单而有效的手段,而对于神经性 ED 的诊断多采用排除法诊断。

第四章 男科疾病诊疗理念

(三) ED 治疗规范化的重要性

1. 治疗 ED 的新目标　在全世界普遍将 ED 治疗目的定位于完成满意性生活的基础上,国内许多男科同仁率先提出并接受了 ED 治疗的新目标,即 ED 是可以治疗的疾病,甚至是可以治愈的疾病。近年来,这一理念也逐渐得到了国外同行的认同,一些国际 ED 相关的指南和专家论述中也纷纷进行描述和介绍。ED 的治疗转归应该包括治愈、好转和无效三种结局。对于青壮年男性且没有明显其他严重危害性健康疾病的 ED 患者,多数是可以实现彻底治愈目标;对于许多老年男性 ED 患者,尤其是同时合并一些慢性疾病者,选择最佳的药物治疗策略及其他方法,临时性地解决性生活问题并不难实现;对于少数合并严重心脑血管、内分泌等系统疾病的 ED 患者,需要探索更加具有针对性和有效性的治疗方法,将原发性疾病的治疗和抗 ED 治疗有机地结合起来,或者可能实现某种突破,帮助男性重获性福;但是也的确存在一些极其严重的病例(严重的糖尿病 ED 等),尤其是整体健康状况极差(严重的心脑血管疾病等)的患者,可能只有选择对症的直接治疗手段[负压真空吸引装置(VCD)、海绵体内血管活性药物注射(ICI)、可膨胀填充物植入(IPP)等],或者为了生命健康考虑而放弃改善勃起功能的要求。

对于多数 ED 患者的治疗,恢复自主勃起以及不依赖药物作用时间进行性生活,是其理想目标,将治标和治本进行有机整合可望获得满意疗效。学术界鼓励男科医生追求摆脱 ED 的根治性治疗,临床和基础研究已经证实长期小剂量 PDE5 抑制剂治疗有一定优势,可改善阴茎海绵体平滑肌的氧供和血供、改善血管内皮功能、减少海绵体平滑肌细胞的纤维化和凋亡、增加阴茎的夜间勃起,有望治愈心理性 ED,恢复患者的自主性勃起,并得到 2010 年欧洲泌尿外科学会(European Association of Urology,EAU)指南推荐。对于 PDE5 抑制剂按需治疗无效的难治性 ED 患者,也可尝试长期小剂量 PDE5 抑制剂治疗。

在 PDE5 抑制剂治疗改善性生活中,维持阴茎勃起和增加勃起硬度的作用哪一个更加重要,一直存在争议。2010 年 Claes 等的研究证明,西地那非改善性生活的作用主要是由于其勃起硬度所致,其对勃起的维持作用至少有一半是由于勃起硬度所驱使,因此获得合适的早期勃起硬度是治疗 ED 的重要目标。

ED 已经成为制约男性生殖健康及整体健康的重要障碍,与心血管病、内分泌及代谢疾病、精神心理疾病等密切相关,在治疗其他器官和系统疾病时更加关注对勃起功能的保护。因此,某些学者提出了 ED 治疗的新理念,即 ED 是一种疾病,ED 患者的康复需要有计划、按疗程进行系统治疗;强调综合治疗和对诱发 ED 原发疾病的有效控制,包括改善内皮功能、营养神经血管、纠正性腺功能低下等;精神心理支持有助于患者的全面康复,增强自信心、打

第四章 男科疾病诊疗理念

消对勃起功能障碍的顾虑等,将有助于恢复勃起能力、根除 ED。

2. ED 治疗常用方法的国内外专家共识 治疗 ED 需要显著改善阴茎勃起功能,并达到满意性交的生理需求。首先要纠正勃起功能障碍的危险因素,积极治疗原发疾病,然后才是对症治疗。目前,基于循证医学证据的对症治疗方法选择,得到广泛的认同和支持。现代医学的飞速发展,已经为治疗 ED 开辟了广阔的空间。与十几年以前相比,现代医学有着众多的治疗方法和手段可以选择,主要包括:方便易行的口服药物(PDE5 抑制剂)、经尿道给药(前列腺素 E_1 乳膏)、外用药物(利多卡因外用喷剂)、ICI、VCD、血管重建术和静脉阻断术以及 IPP 植入等。此外,心理治疗和综合治疗在 ED 患者康复中也具有重要作用。

(1) 药物:口服药物是 ED 患者首选治疗方法。选择性 PDE5 抑制剂为 ED 的一线治疗药物,通过选择性抑制 PDE5 作用,阻断性刺激后释放的一氧化氮(nitric oxide,NO)诱导生成的 cGMP 降解,舒张动脉血管平滑肌,增强阴茎勃起功能,有效率为 70%~80%。2005 年 Hatzichristou 等研究发现,PDE5 抑制剂按需治疗失败的重要原因多是由于用药方法不当所致,接受西地那非治疗的患者中有 50%~80% 没有得到正确用药指导,对初次接受西地那非治疗无效患者给予正确指导后可使 30%~50% 转变为有效。因此,在确定按需 PDE5 抑制剂治疗失败前,应该明确患者是否正确用药。

2010 年 Eardley 等分析了药物治疗 ED 的有效性、耐受性和安全性。结果发现,只要没有禁忌证,3 种 PDE5 抑制剂(西地那非、伐地那非和他达拉非)在药物的有效性、安全性和耐受性方面与阿扑吗啡没有显著差别;海绵体内注射前列腺素 E_1 是 ED 的二线治疗方法;而尿道内给予前列腺素 E_1 的有效性差于海绵体内注射前列腺素 E_1。

(2) 手术:阴茎血管重建术治疗血管外伤后 ED 患者成功率较高,如腹壁下动脉 - 阴茎背深动脉血管重建术,只要选择合适的手术对象,治疗动脉性 ED 安全有效。阴茎静脉阻断术的目的是要在阴茎勃起状态时减少静脉回流量,但目前还没有一个治疗静脉瘘十分理想的手术方法,手术的疗效有限且很快复发,所以除了单纯性严重的静脉瘘可以行手术治疗外,一般采取其他的方法解决性功能问题。近年来,IPP 植入技术已经有很大改进,可选择的假体种类繁多,主要取决于患者的意愿和经济情况,几乎可以使所有的严重 ED 患者获得满意性交。

Hellstrom 等(2010)认为 IPP 适用于其他疗法失败或不接受其他疗法的器质性 ED 患者;器质性 ED 患者对 VCD 反应良好,尤其适用于对海绵体内血管活性药物效果不佳的患者;前列腺癌根治术后单纯使用 VCD 的疗效不佳的患者,VCD 联合 PDE5 抑制剂可以改善患者的性交满意度;阴茎血管手术治疗青

第四章 男科疾病诊疗理念

年单纯骨盆外伤等因素导致的阴部内动脉狭窄的患者疗效满意,而血管手术还需要深入研究,尤其是静脉瘘手术,目前不推荐手术治疗。

(四) 展望

随着科学技术的进展,各种现代的诊断技术大量用于客观评价人类性功能,器质性因素在 ED 病因中的重要性越来越被人们重视。尽管如此,人类的性活动是涉及很多方面的复杂生理过程,往往是心理性与器质性因素相互作用和影响,治疗应综合考虑。普及现有的临床技能,提高一线医生的诊疗水平,建立和推广标准的 ED 诊疗规范,是男科工作者需要认真思考的重要课题。

二、勃起功能障碍的治疗新理念

ED 是一种全球性公共卫生问题,其发病率较高,可选择的治疗方法也较多,包括性心理治疗、口服药物、负压式辅助装置、经尿道内给药以及海绵体内药物注射、假体植入手术治疗等。尽管方法众多,但是直到 PDE5 抑制剂的出现,才使 ED 的治疗出现革命性变化。便利的口服给药途径、满意的治疗效果、良好的安全性,以及经济上可负担,使得 PDE5 抑制剂成为公认的治疗 ED 的有效药物,并分别被 WHO、EAU 及 AUA 指南确定为一线治疗药物。但是,在经过多年 PDE5 抑制剂治疗过程中发现,治疗的有效率难以进一步提高,且有较高的治疗失败率和终止率。许多研究结果表明,对 PDE5 抑制剂治疗"无反应"的常见原因主要为药物的不合理应用,常见的有:未接受足够性刺激;未服用足够剂量;不合理的性交时间;单剂量给药以及缺乏由低到高的推荐剂量等。如何有效突破治疗瓶颈,是急待探索和总结的重要问题。现将 ED 深化治疗的有关理念综述如下。

(一) ED 的规律治疗:至少 8 次的用药尝试

没有接受足够次数的性交尝试治疗成为 PDE5 抑制剂治疗失败的常见原因。任何疾病的治疗都存在一个疗程问题,关于 ED 的治疗疗程探索经历了较为复杂的过程,最初以"一次给药,完成满意性生活"为治疗目标,并确实在多数患者中获得了较为理想的疗效。逐渐发现,增加药物治疗次数可以提高有效率,但是尝试多少次最为理想,仍然存在争议。一项关于 1 276 例 ED 患者接受西地那非治疗的前瞻性随机对照双盲研究,结果发现接受西地那非治疗的 ED 患者,性交成功率随着用药次数的增加而上升,并在用药 8 次(成功率达 86%)后保持基本稳定。在轻、中度 ED 患者($n=372$)或重度 ED 患者($n=248$)中,同样观察到性交成功率随着用药次数的增加而上升,并在用药 8 次治疗后保持稳定,成功率可分别达到 85% 和 65%。所以,为保证足够的疗效,应给予 ED 患者 PDE5 抑制剂的规律治疗,且保证至少 8 次的用药尝试。

第四章 男科疾病诊疗理念

(二) 追求 ED 治疗的最大疗效:标本兼治

由于 ED 的病因比较复杂,任何对勃起过程的不利因素都可能导致 ED,包括疾病、药物、环境、饮食习惯、生活方式、个人癖好、人际关系等。若能针对 ED 发生的病因进行干预,纠正其病理生理过程,达到"治本"就比较完美了,这也是我们所期待的。在 2010 年的 EAU 关于 ED 治疗的指南中也曾经阐述,ED 治疗的目的是通过整体方法来治愈患者的症状。所以,去除病因,达到"治本"的目的是 ED 患者合情合理的诉求,长久以来医生也是一直这样坚持治疗 ED 的。目前对于 ED 患者所采取的调整内分泌激素水平、改善阴茎血管内皮功能、基因治疗,以及中医补肾调理等,都属于"治本"范畴。然而,单纯的"治本"疗效不佳,绝大多数 ED 患者难以获得满意疗效。

对于 ED 的治疗,迅速纠正其不佳的勃起状态,重振对自主勃起的信心,使患者迅速恢复良好的勃起状态并完成性生活,这是至关重要的,也就是所谓的"治标"。目前在临床中比较常用的"治标"方法包括口服 PDE5 抑制剂、假体植入手术等,其中口服 PDE5 抑制剂具有有效、安全、使用便利、经济可负担等优势而广为使用,并成为 ED 的一线治疗选择。

多项临床研究发现,通过"治标"后,容易实现"治本"的目的,即部分患者的勃起功能可以完全恢复正常,让患者重新回到没有 ED 的日子。在一项为期 10 周的开放性临床试验中,入选了 93 例 ED 患者和 94 例非 ED 的健康志愿者,比较西地那非(25mg、50mg 或 100mg)治疗前后 ED 患者与正常人群的自信心差异,结果发现药物治疗后的 ED 患者恢复正常自信心。Sommer 等采用西地那非治疗 ED 患者,12 个月后有 67% 的 ED 患者勃起功能恢复正常;停药 1 个月后,60% 的患者勃起功能仍保持正常;停药 6 个月后,58% 的患者勃起功能仍保持正常。

以往,对上述现象的认知是存在偏颇的,人们通常会认为这是由于患者勃起能力改善后自信心增加的结果,即所谓的心理学效应。近来的研究证实,临床常用的 PDE5 抑制剂也可通以过一定的作用机制达到"治本"目的,即不完全是心理因素的作用。在一项纳入 134 例 ED 患者的开放性、随机、多中心、交叉对照的 ENDOTRIAL 研究中,观察到了 PDE5 抑制剂治疗 8 周,对 IIEF-EF 评分及阴茎血流检测指标的改善,而且西地那非是唯一可以改善阴茎血流指数的 PDE5 抑制剂。对于冠状动脉硬化性心脏病患者,西地那非可以显著改善血管内皮功能,分别使小动脉缺血后反应性充血显著增加,使内皮依赖性血流量显著增长。西地那非还可以改善糖尿病患者的血管内皮功能。实验证实,长期小剂量应用西地那非可以修复大鼠受损的血管内皮生长因子(vascular endothelial growth factor,VEGF)系统。Vignozzi 等观察到,切除双侧海绵体神经后的大鼠,将发生阴茎缺氧及纤维化,采用免疫组化探针观察阴茎的缺氧情况,并给予口服西地那非 25mg/kg,结果证明 PDE5 抑制剂可显著改善阴茎的缺氧情况。

由于一次失败的性经历容易导致 ED 并使其持续存在,进而必定会使伴侣关系紧张,而一次失败的治疗将更加让患者不堪忍受。标本兼治可以实现最大疗效,是 ED 治疗的核心与灵魂。

(三) 关注导致 ED 的原发疾病:ED 的共病/慢病

中老年男性是许多慢性疾病(慢病)和 ED 的高发人群,而许多慢病及其治疗方法常常与 ED 的发生相关,可能成为 ED 的病因或危险因素,并与 ED 同时存在,并成为难治性 ED 和预后不佳的原因。将这些慢病与 ED 看作是共病,则更为可取,在诊疗过程中给予充分的全面考虑,可能获得理想的治疗效果,例如 ED 与代谢综合征、糖尿病、高血压、冠心病、焦虑与抑郁症、性腺功能低下等的关系尤为密切,因此这些患者也就成为 ED 的重点筛查人群。在泌尿外科及男科常见疾病中也有较高的合并 ED 发生率,例如前列腺癌抗雄激素治疗后、慢性前列腺炎/慢性盆腔疼痛综合征、良性前列腺增生(benign prostatic hyperplasia,BPH)及经尿道前列腺切除术(transurethral resection of the prostate,TURP)后、尿道损伤成型后,还包括男科的其他常见疾病,例如早泄、男性不育、迟发性性腺功能减退症(late onset hypogonadism,LOH)等。

在针对这些与 ED 共病/慢病患者的治疗中,除了有效控制和治疗原发疾病外,合理应用 PDE5 抑制剂同样可取得较好的疗效。研究证实,服用 PDE5 抑制剂可促进行保留神经前列腺根治术的患者恢复勃起功能。一项研究发现,尿道损伤合并 ED 的发病率为 95.12%,在尿道成形术后其发生率没有显著变化,而应用西地那非治疗尿道成形术后 ED 则有着显著的疗效,其成功率约 81%,且与患者的年龄无关。

(四) 关注 ED 治疗的人文环境:伴侣的作用

2010 年的一项关于中国中年夫妻婚姻幸福感的网络调查研究发现,>25% 的丈夫和 52% 的妻子认为目前的性生活不理想,约三分之一中年夫妻认为目前的夫妻关系不够理想,超过八成被调查者表示性生活满意度直接影响婚姻生活幸福,有近 30% 的丈夫和 43% 的妻子表示受到 ED 的困扰,是性生活不和谐的主要原因。ED 虽然是男性的一种性功能障碍,但它会对女性伴侣的性体验和生活质量造成严重的负面影响,而女性对于这个问题的关注和态度又会反过来影响男性患者的求医和治疗行为,女性伴侣在 ED 诊治中的作用不容忽视。

实际上,关注 ED 治疗中的伴侣因素,还可以扩展到那些能够参与到对 ED 诊疗产生一定影响的其他人员,例如夫妻双方的父母、兄弟姐妹、亲朋好友、同事等,这必将进一步扩大了 ED 诊治的人文环境理念。

第四章 男科疾病诊疗理念

(五) 追求 ED 治疗的理想目标:初论 ED 的治愈

能否治愈 ED 的纷争由来已久。

2000 年,西地那非在我国上市的治疗口号:帮助男人完成一次满意性生活。医学专家普遍回避"治愈"理念:一些医生认为 ED 不能治愈,一些医生没有底气治愈 ED,许多医生不知道什么叫 ED 治愈。但是在现实的真实世界中,绝大多数的 ED 患者并不买账,他们经常会拒绝接受"治标"的一次性行为,而坚持追求治愈,这个合理诉求理应得到关注。来自 PDE5 抑制剂销售的市场信息反馈发现,在停止药物治疗的患者中,部分患者是因为已经完全康复而不再需要使用抗 ED 药物。

如果将 ED 看作是一个症状,则使用 PDE5 抑制剂完成满意性生活足以;如果将其看作是一种疾病,自有其发病原因和机制,也有疾病的转归和康复。通过去除或控制原发疾病,消除潜在危险因素,则完全可以达到让患者彻底康复的目的。越来越多的学者坚称 ED 是一种疾病,是可以治疗的,甚至是可以治愈的疾病。ED 的转归包括治愈(青壮年男性且没有明显其他严重危害性健康疾病的 ED 患者,部分人是可以实现彻底治愈目标)、好转(完成性生活,许多老年 ED 者,尤其是同时合并慢性疾病者,期望彻底摆脱 ED 不太现实)和无效(少数合并严重系统疾病的 ED 患者,现行的治疗手段难以满足患者的要求,需要探索更加具有针对性和有效性的综合治疗方法)。

PDE5 抑制剂是目前临床上常用的药物,通过小剂量每日给药方式,可改善患者的勃起状态。Padma-Nathan 等的安慰剂对照临床试验对术前有性能力在行保留神经的根治性前列腺切除术后 4 周的患者每日使用西地那非治疗 9 个月,停药 8 周(术后 1 年)后,27% 的患者获得自发勃起,而对照组仅有 4%。Sommer 等为期 1 年的前瞻性、随机对照试验比较每日和按需服用西地那非治疗 ED,76 例患者(平均年龄 47 岁)随机分为每日服用西地那非 50mg、按需服用西地那非 50mg 或 100mg,每组治疗 12 个月时,用 IIEF 评价疗效,结果每日给药组有 60% 的患者恢复自然勃起(IIEF 评分≥26),而按需组中仅 10%。

总之,部分 ED 患者是可以治愈的,而采用现有的治疗方法,可以成功地帮助部分 ED 患者完全康复,这类患者可能包括:①心理性 ED;②青年人的损伤性的动脉性的 ED;③内分泌性 ED(性腺功能低下、高催乳素血症)。但是,由于 ED 治愈的判断标准存在较大争议,选择什么判断工具(自我感觉、IIEF、配偶感觉)和判断指标都没有结论。实际上,我们应该理性看待 ED 的治愈标准,ED 的治愈≠永远恢复满意性交≠任何情况下都能够性交成功,而且不同年龄的治愈标准应该有所差异!在具体工作中,我们应努力探索治愈概率较高的预期指标,例如年龄小、没有合并疾病、性观念开放、ED 病情轻微、心理因素评估良好、女性伴侣积极配合等。

第二节 对PDE5抑制剂治疗无反应勃起功能障碍患者的治疗策略

勃起功能障碍(ED)是成年男性的常见疾病,是影响患者及其伴侣生活质量的重要因素之一。尽管5型磷酸二酯酶(PDE5)抑制剂在改善勃起功能中使用最为广泛且有效,但仍有相当部分ED患者对PDE5抑制剂治疗无效,称为PDE5抑制剂无反应者。由于缺乏有效的治疗方法,这些患者常因ED导致严重的社会和心理问题,应予关注和解决。本节回顾了有关ED和PDE5抑制剂的现有文献,并提出了多种针对PDE5抑制剂无反应ED患者的治疗策略。

一、概述

勃起功能障碍(erectile dysfunction, ED)是成年男性的常见疾病,其高患病率已经成为全球关注的公共健康问题,并对ED患者及其性伴侣的生活质量(quality of life, QOL)具有重要的生物、心理和社会影响。ED的治疗方法颇多,包括心理治疗、口服药物、负压真空助勃装置(VCD)、尿道内用药、阴茎海绵体内血管活性药物注射(ICI)和阴茎可膨胀假体植入,其中公认的是作为一线治疗药物的PDE5抑制剂。综合考虑起来(有效性、安全性、使用方便性、创伤性、费用),PDE5抑制剂是最令人满意的有效治疗ED的常用药物。然而,随着临床中接受PDE5抑制剂治疗患者人数的增加,发现有30%~35%的ED患者对PDE5抑制剂的治疗无反应(non-responder)。尽管PDE5抑制剂的不合理使用(包括药物使用剂量不足、单次给药、未进行有效的剂量调整等)被认为是患者对PDE5抑制剂无反应的主要原因,仍有50%~70%的ED患者,在调整到PDE5抑制剂的最合理使用后,依然对PDE5抑制剂的治疗无反应。总的来说,ED治疗中患者对PDE5抑制剂缺乏应答的确切机制尚待阐明,亟需解决这些患者的治疗问题。

阴茎勃起是一种复杂的生理活动,涉及神经内分泌和血管组织系统。ED与衰老密切相关,衰老不仅会引起与这种生理活动(包括神经、血管、海绵组织和生殖激素)相关的组织器官功能障碍,而且还会增加ED的发生风险。衰老还增加了男性罹患各种慢性疾病的发生风险,如心血管疾病、糖尿病、代谢综合征、迟发性性腺功能减退症(LOH)和下尿路症状(LUTS)。这些慢性疾病已被认为是ED的危险因素,并可引起和/或加重ED。此外,人口老龄化和衰

第四章 男科疾病诊疗理念

老所引发的全身变化和整体健康水平下降,也将增加 ED 治疗的难度,这是患者对 PDE5 抑制剂治疗无反应的一个重要原因。值得注意的是,老年男性对 PDE5 抑制剂治疗无反应也是对临床医生的重大挑战和必须积极面对和亟待解决的难题。在这里,我们提出了几种在 PDE5 抑制剂无反应者中治疗其 ED 的策略。

二、PDE5 抑制剂无反应者中 ED 的病因

(一) 伴发其他疾病

对 PDE5 抑制剂无反应的 ED 患者常伴有多种合并症,包括糖尿病、心血管疾病和代谢综合征等,这些合并症可导致阴茎中的神经、血管和海绵体组织受伤,这是阴茎勃起的基础组织和 ED 发生的初始因素。尽管 PDE5 抑制剂可以通过 cGMP-PKG 和 cAMP-PKA 信号通路改善勃起功能,但是 PDE5 抑制剂的治疗效果取决于组织效应器(如神经、血管和海绵组织)的正常组织结构和功能。因此,上述合并症可以通过损害阴茎中的这些组织结构和功能而影响 PDE5 抑制剂的治疗功效。例如糖尿病会破坏性激素的平衡,如降低睾丸激素水平以影响勃起功能,此类合并症可能是导致 PDE5 抑制剂无反应的一个重要原因。此外,一些治疗 ED 合并症的药物可能具有副作用,例如选择性 5-羟色胺再摄取抑制剂(selective serotonin reuptake inhibitor,SSRI)、噻嗪类和 β 受体阻滞药,均会影响勃起功能,从而减弱 PDE5 抑制剂对 ED 的治疗作用。有趣的是,不健康的生活方式,例如过度饮酒、吸烟和高脂饮食,也会促进这些合并症的发生和进展,进而影响 PDE5 抑制剂在 ED 治疗中的功效。因此,当患者对 PDE5 抑制剂治疗无反应时,应在疾病治疗的过程中重视患者的生活方式。

(二) 医学干预引发的并发症

除合并症外,疾病治疗过程中引起的并发症,也是导致 ED 发生的常见原因。例如,前列腺癌根治术(radical prostatectomy,RP)可能引起海绵体神经和血管损伤,前列腺癌治疗中的骨盆放疗可能导致海绵体平滑肌细胞、神经细胞和血管平滑肌细胞死亡或纤维化。这些并发症破坏了组织结构,而这些与阴茎海绵体勃起相关的组织结构是 ED 治疗过程中 PDE5 抑制剂发挥疗效的基础,从而降低了药物的疗效。如果这种损伤很严重,ED 患者将会对 PDE5 抑制剂的治疗完全无反应。此外,脊髓损伤可通过改变神经内分泌反射而直接损伤神经,导致与性活动有关的神经反射弧(例如阴茎中的神经和血管)受损或减弱。这些与勃起功能有关的神经、血管和海绵组织的损伤可引起上述不良事件。

第四章　男科疾病诊疗理念

(三) PDE5 抑制剂类药物的使用不当

已经发现,ED 患者对西地那非治疗的无反应与不正确的给药因素有关,如饱餐后服用药物、缺乏性刺激、给药时机不佳、尝试性交次数太少以及其他原因,但是其机制尚未完全明确。专业医生可以根据不同 PDE5 抑制剂药物的代谢和分布特征,校正 PDE5 抑制剂的给药方式或替换 PDE5 抑制剂方案,均可以减轻与不正确给药有关的上述问题。

(四) 合并精神心理因素

男性的勃起功能与精神心理因素密切相关,精神疾病可引起或加重 ED。精神疾病的发生原因不完全来自患者自身,还可能来自社会,包括患者的家庭,尤其是配偶。在 PDE5 抑制剂治疗 ED 的过程中,ED 患者的性心理疾病将直接影响 PDE5 抑制剂的治疗效果,甚至可能导致患者对 PDE5 抑制剂治疗的无反应。幸运的是,诸如认知行为疗法和性咨询等心理干预措施,可以改善患者的勃起功能,或增强 PDE5 抑制剂在 ED 治疗中的功效。因此,心理因素可能是 PDE5 抑制剂无反应性的另一个原因。

三、改善 PDE5 抑制剂无反应者中 ED 的方法

(一) 合理使用 PDE5 抑制剂来改善药物疗效

1. 足够的用药尝试次数　在按需方案治疗期间,尝试用药的次数不足是患者对 PDE5 抑制剂无反应的一个常见原因,且这可能与药物的血液浓度不足有关。研究表明,随着西地那非用药频率的增加,患者性交的成功率也随之增加,且在给药 8 次后基本保持稳定(成功率高达 86%)。对于另一种短效 PDE5 抑制剂类药物,伐地那非临床使用的研究结果证实,随着用药尝试次数的增加,成功插入阴道和性交的可能也会随之增加,大约在第 4 次用药时,伐地那非对 ED 的作用达到一个平台期。因此,建议最初使用 PDE5 抑制剂未能成功的患者,可以继续增加尝试进行治疗。有趣的是,对于按需使用的长效 PDE5 抑制剂类药物他达拉非来说,只要维持治疗,在首次治疗失败的 ED 患者中,有相当一部分患者在后续的性交尝试过程中便可获得治疗成功。此外,大约 80% 的患者在使用他达拉非 10mg 的 8 次给药尝试中和 20mg 的 4 次给药尝试中成功完成了性交,这也表明更大的药物剂量下,需要尝试性交用药次数可以有所减少。这些发现反映了足够的 PDE5 抑制剂血药水平在 ED 治疗中的重要性。总之,为确保疗效,ED 患者应接受常规且足够剂量的 PDE5 抑制剂。实际上,足够次数的用药尝试,是提高无反应者中 PDE5 抑制剂疗效的一个重要策略。

2. 增加 PDE5 抑制剂的药物剂量　PDE5 抑制剂在 ED 治疗中的疗效随剂量增加而增加。ED 患者按需接受西地那非 50mg 的治疗,每周可进行 1.4 次

第四章 男科疾病诊疗理念

性交尝试,成功率为82%;但按需使用西地那非100mg,每周性交尝试次数增加到1.7,成功率达到91%,表明增加西地那非的剂量可以增加性交次数和性成功率。西地那非的早期治疗失败并不意味着以后就没有效果,可以将按需给药增加至100mg,以提高治疗的成功率,进一步表明增加剂量可以提高西地那非对ED的效果。此外,西地那非的剂量可增加至200mg,可使24.1%的西地那非无反应者对该药有反应。虽然按需使用200mg西地那非具有略微增高的不良反应发生率,但在安全范围内增加给药剂量,仍然是PDE5抑制剂无反应者的可行治疗策略。伐地那非与西地那非有类似的剂量效应趋势,临床研究表明,关于PDE5抑制剂在ED中的疗效指标,例如性生活日志2(SEP-2)的插入和SEP-3的维持得分,以及对性体验的总体满意度,首次尝试和随后的成功率会随着剂量的增加而增加。对于长效PDE5抑制剂,如他达拉非,越来越多的临床研究也表明,随着剂量的增加,如国际勃起功能指数(IIEF)-EF、SEP-2、SEP-3和全球疗效问题(global efficacy question)评分等勃起功能指标也逐渐增加,并与给药方案无关,如按需或每日用药,均具有量效关系。此外,并未观察到随着剂量的增加而逐渐增强的治疗效果与ED的严重程度有关,表明增加PDE5抑制剂剂量可能是提高ED治疗疗效的关键。此外,在早期治疗期间,PDE5抑制剂无反应者实际上可能并不是无反应者,建议从药物说明书认可的最高剂量开始使用PDE5抑制剂,然后再下调剂量,以尽量减少因药物剂量不足导致的应答不足所带来的挫折感,从而减少心理因素对治疗效果的影响。所以,增加剂量可能是管理PDE5抑制剂无反应者的一个重要策略。

3. 不同的给药方案 PDE5抑制剂用于治疗ED有两种给药方案,即按需使用和每日给药。在先前对按需使用他达拉非无反应的ED患者中,与基线和按需使用他达拉非相比,每日灵活使用他达拉非(10~20mg)可显著改善IIEF-EF和SEP-3评分,且更多的患者在治疗结束时获得了满意勃起。因此,他达拉非每日给药方案(10~20mg)被认为是对既往按需他达拉非无反应者的有效挽救性疗法。一项关于短效PDE5抑制剂伐地那非按需用药的无反应者每日用药的研究表明,根据SEP-3评分结果判断,38.8%以前对按需治疗方案无反应的ED患者成为反应者;该研究表明,每日伐地那非可以作为对按需治疗无反应的ED患者的挽救策略。综上所述,无论使用短效还是使用长效PDE5抑制剂,每日给药方案都能使对按需给药方案无反应的ED患者达到足够的血药浓度,从而改善治疗效果,因此有望成为治疗按需给药方案无反应者的一种重要策略。

4. 不同种类的PDE5抑制剂 由于个体间的异质性,每个ED患者对PDE5抑制剂的反应性也不尽相同。个体对不同PDE5抑制剂反应的偏好性

第四章 男科疾病诊疗理念

选择,可能是提高 PDE5 抑制剂在无反应者中疗效的重要策略。

伐地那非可用于小部分对西地那非(100mg)无反应者的挽救性治疗,而在西地那非无反应者的中至重度 ED 患者中,灵活剂量的伐地那非(5~20mg)治疗患者的插入率和性交成功率都很高。大多数接受伐地那非治疗的患者报告勃起功能得到改善,并实现了正常勃起。因此,伐地那非可用于治疗对西地那非无反应的 ED 患者。

作为一种长效 PDE5 抑制剂,多项研究显示,他达拉非可改变 ED 患者的治疗剂量和性尝试行为,反映他达拉非的疗效期延长。与西地那非相比,按需使用他达拉非有几个优点,包括更宽松的性活动机会窗口,减少对性交时间的顾虑,改善 IIEF-EF 评分,降低副作用严重程度评分,勃起硬度更满意和更多的性尝试。因此,更多患者倾向于按需使用他达拉非。总之,在按需服用他达拉非的患者中,剂量和性尝试行为的变化以及患者对他达拉非的偏好选择结果表明,按需服用他达拉非可能优于西地那非,是治疗 PDE5 抑制剂无反应者的一个重要策略。不幸的是,在对最大剂量西地那非或伐地那非无反应的 ED 患者中,推荐的最大剂量他达拉非(20mg)并不能明显改善终点的 IIEF-5、SEP-2、SEP-3 或 GAQ 评分。然而,有研究表明,每日他达拉非可作为以前按需他达拉非无反应者的挽救疗法。在对西地那非或伐地那非均无反应的 ED 患者中,每日他达拉非可能具有作为挽救疗法的潜力,但仍需更多的研究来证明这一假设。

值得一提的是,由于存在一定的不良反应,第一代 PDE5 抑制剂的停用率很高。一项荟萃分析结果显示,一种新的 PDE5 抑制剂:阿伐那非,显示出与第一代 PDE5 抑制剂相当的功效,但副作用发生率较低,因此停用率降低。通过提高依从性,降低停药率,有利于确保 PDE5 抑制剂无反应者中相关治疗方法的顺利实施。尽管如此,迄今为止对阿伐那非治疗 PDE5 抑制剂无反应者的研究还不够充分,需要进一步的研究。总体而言,其他 PDE5 抑制剂可用于对某特定 PDE5 抑制剂无反应的 ED 患者。

5. 长效和短效 PDE5 抑制剂的联合使用　PDE5 抑制剂无反应者多伴有阴茎血管组织的病理变化。

对 100mg 西地那非无反应的 ED 患者研究结果表明,大多同时也存在血管性疾病,如动脉功能不全、混合型血管功能不全和海绵体静脉闭塞性疾病等。长期使用低剂量、长效 PDE5 抑制剂(例如他达拉非)有助于修复阴茎血管内皮细胞的损伤,按需短效 PDE5 抑制剂给药对改善勃起有立竿见影的效果。因此,长效和短效 PDE5 抑制剂联合应用可能是治疗 PDE5 抑制剂无反应者的一个重要方向。与每日 5mg 他达拉非单药相比,每日 5mg 他达拉非与西地那非按需联合使用,在 12 周随访结束时,IIEF-5 得分更高,对 SEP-4 和

第四章 男科疾病诊疗理念

SEP-5 的回答"是"反应的比例也较高。有趣的是,在联合治疗组中,重度 ED 患者的 IIEF-5 评分明显更高,而两组的不良反应相似。总体而言,长期按需长效低剂量 PDE5 抑制剂联合按需短效 PDE5 抑制剂是管理对 PDE5 抑制剂治疗无反应患者的一项重要策略。

(二) 非药物治疗方法

1. 真空负压助勃装置　负压真空吸引器(vacuum suction device,VCD),也称真空负压助勃装置(vacuum suction erectile assisted device,VED)是一种无创的治疗 ED 方法,其首次治疗有效率可达 90%。对于使用 PDE5 抑制剂治疗效果不满意的 ED 患者,PDE5 抑制剂联合 VCD 可以提高 IIEF-EF 评分,具有良好的治疗效果。例如,PDE5 抑制剂联合 VCD 可显著改善 PDE5 抑制剂无反应者的 SEP-2、SEP-3 和总体患者评估量表(general patient assessment scale,GPAs)得分。IIEF-5 评分从 9 分增加到 17.6 分,且无明显的不良反应。因此,PDE5 抑制剂联合 VCD 可认为是治疗 PDE5 抑制剂无反应者的一个重要策略。

2. 低强度冲击波治疗(low intensity shock wave therapy,LISWT)是一种新的 ED 治疗方法,可以释放内源性介质和一氧化氮(NO),促进新生血管的再生,并改善海绵体动脉的血液供应和血管舒张。一项关于 LISWT 治疗 ED 的荟萃分析显示,LISWT 对 ED 的改善作用可以持续 6~12 个月。例如,LISWT 对 41.7% PDE5 抑制剂无反应的 ED 患者有效,从而获得满意的勃起功能。同样,一项关于 LISWT 治疗 PDE5 抑制剂无反应者的研究中,研究人员证实 LISWT 对约 60% 的患者有效,治疗效果可持续到 12 个月随访期结束。PDE5 抑制剂 [西地那非(100mg)、他达拉非(20mg)或伐地那非(20mg)进行至少 4 次尝试的试验,或他达拉非(5mg)进行至少 28d 的试验]联合 LISWT(每周 2 次,持续 12 周),可使 67.3% 的 PDE5 抑制剂无反应者成功完成性交。综上所述,无论在是否联合使用 PDE5 抑制剂的情况下,LISWT 都是治疗 PDE5 抑制剂无反应者的一个重要方法。

(三) 注重精神心理因素

ED 是一种复杂的疾病,小部分器质性 ED 可诱发精神疾病,而焦虑、抑郁和应激等心理困扰的发生率也与 ED 的严重程度密切相关。因此,心理困扰是影响 ED 治疗效果的关键因素。研究表明,根据 IIEF 评分,心理干预联合 PDE5 抑制剂,比单纯心理干预可更有效地恢复勃起功能。药物被认为是治疗心理疾病的一种辅助手段,西地那非联合抗抑郁药曲唑酮,对初期口服西地那非治疗无反应的 ED 患者有效,并能使他们获得令人满意的性活动。作为心理干预的一种类型,性咨询不仅可以改善患者的勃起功能和性交满意度,还可以提高由根治性前列腺手术(RP)和阴茎假体植入、延长装置应用或儿童期行阴

第四章 男科疾病诊疗理念

茎假体修复术导致的 ED 患者的治疗依从性。一项荟萃分析表明,服用 PDE5 抑制剂改善勃起功能还需要其他综合管理,包括性咨询、运动和生活方式的改变。在 ED 患者服用 PDE5 抑制剂的同时,联合咨询治疗可以更有效地改善性功能和性交满意度,即使在老年男性人群中也是如此。认知行为疗法是可以用于治疗精神性 ED 的另一种心理治疗方法。与单纯西地那非或单纯认知行为疗法相比,认知行为疗法联合西地那非可显著改善 IIEF-EF 评分,在治疗前 4 周内 ED 的治疗成功率更高。同时,与单独使用 PDE5 抑制剂相比,PDE5 抑制剂联合认知行为疗法可有效改善 ED,并减轻焦虑、抑郁和其他精神问题,其作用效果可维持 15~18 个月。

患者对治疗满意度的提高与治疗效果、伴侣支持和性尝试次数的增加有关。实际上,在 ED 的治疗中,伴侣是一个重要的影响因素和心理因素,可以通过多种不同的方式表现,例如伴侣主动交流来缓解 ED 患者的焦虑和压力,伴侣协助性行为活动来改善亲密感,伴侣协助性技巧和生活方式的调整,以及在伴侣的鼓励下进行的专业咨询和随访药物治疗。如果性伴侣要求他们这样做,则有 34% 的 ED 患者表示愿意去看医生,而 10.7% 的 ED 患者将其伴侣的偏好作为他们选择治疗的影响因素。伴侣的消极性也是影响 ED 患者对 PDE5 抑制剂治疗反应的重要因素。因此,在治疗 PDE5 抑制剂无反应者时应考虑伴侣的作用。综上所述,即使在无反应者中,注重心理因素对于增强 PDE5 抑制剂对 ED 的作用也很重要。

(四) 关注 ED 的合并症

许多疾病可能与 ED 相关,导致产生难治性 ED,预后较差。患有代谢综合征、糖尿病、高血压、冠心病和迟发性性腺功能减退症(late onset hypogonadism,LOH)等疾病的男性特别容易发生 ED。此外,ED 合并症也是 ED 患者可能对 PDE5 抑制剂无反应的原因,尽管其潜在机制不同。因此,选择适合治疗方法,来治疗伴有的合并症,是治疗 ED 并改善某些对 PDE5 抑制剂反应差或无反应患者疗效的一个关键策略。

1. ED 的常见合并症

(1) ED 和早泄:在一些 ED 患者中,早泄与 ED 相关,形成恶性循环。据报道,在轻度和重度 ED 患者中,分别有 29.5% 和 52.4% 的患者出现早泄。为了掩盖性交过程中硬度的降低,一些 ED 患者通常有意识地希望尽快结束性交(射精是性交结束的重要标志),从而导致早泄。早泄引起的性功能障碍会进一步加重患者的焦虑和痛苦,导致反应性 ED,从而削弱治疗效果,包括对 PDE5 抑制剂治疗的反应性。此外,早泄的治疗,无论是心理上还是药物治疗,其目的都是为了降低局部刺激和性兴奋的强度,以延缓射精,而刺激强度和性兴奋的降低会导致或加重 ED,进一步削弱治疗效果。因此,早泄是 ED

第四章 男科疾病诊疗理念

的重要合并症之一,而 ED 伴有早泄是患者对 PDE5 抑制剂治疗效果不佳的原因之一。

有趣的是,PDE5 抑制剂可以通过 NO/cGMP 信号通路降低输精管和精囊中的交感神经的张力,并使平滑肌松弛,从而达到同时治疗 ED 和延迟射精的双重目标。多项研究证实,无论是否与帕罗西汀(每天 20mg)和氟西汀等用于治疗早泄的药物联用,PDE5 抑制剂包括西地那非(按需 25~100mg)、伐地那非(按需 10mg)和他达拉非(按需 20mg),均可以增强患者的射精控制能力,有效延长射精时间,改善焦虑和总体满意度,并缩短性高潮后的恢复时间,达到第二次勃起的目的。

尽管一些研究表明,PDE5 抑制剂不能延长射精时间,但从治疗的角度来看,PDE5 抑制剂有助于改善焦虑和总体满意度,可以一定程度上缓解 ED 和早泄的恶性循环。此外,与早泄相比,勃起功能丧失让患者感觉更痛苦。虽然 PDE5 抑制剂可改善勃起功能并增强勃起信心,ED 和早泄的患者可以实现延迟射精的效果而不必担心会失去勃起硬度,但延迟射精的能力通常不会超过 ED 前的能力。因此,治疗早泄的药物以及心理治疗和行为治疗,需要从生物学的角度出发,提高射精阈值,使患者达到延迟射精所需的生理和心理变化。早泄会加重 PDE5 抑制剂治疗 ED 的难度。PDE5 抑制剂包括西地那非、他达拉非和伐地那非,均可用于治疗 ED;但是,应同时使用治疗早泄的药物和心理社会行为疗法,以打破 ED 和早泄的恶性循环,恢复对 PDE5 抑制剂的反应性,并改善 ED 治疗的总体生活满意度。

(2) ED 和糖尿病:糖尿病的存在增加了 ED 的治疗难度。在伴有 1 型及 2 型糖尿病的 ED 患者中,按需使用他达拉非可显著改善 IIEF-EF、SEP2 和 SEP-3 评分,因此,认为他达拉非(按需使用 10mg 或 20mg 或每周 3 次 20mg)可增强伴有糖尿病的 ED 患者的勃起功能。此外,根据 SEP-2 和 SEP-3 评分,在伴有 1 型糖尿病的 ED 患者中,灵活剂量的伐地那非(5~20mg)治疗可以显著提高性交的平均成功率。尽管如此,西地那非对伴有糖尿病的 ED 患者治疗效果一般,且反应率相对较低。因此,他达拉非或伐地那非可能是治疗伴有糖尿病 ED 患者的一种合适的 PDE5 抑制剂选择。

(3) ED 和脊髓损伤:脊髓损伤与 PDE5 抑制剂对继发性 ED 的疗效密切相关。西地那非、他达拉非和伐地那非对继发于脊髓损伤的 ED 有效,有效率分别为 85%、72% 和 74%。有趣的是,上运动神经元(upper motor neuron, UMN)病变与 PDE5 抑制剂治疗成功相关,在下运动神经元病变和马尾损伤患者中观察到对 PDE5 抑制剂的反应较差。西地那非对有 UMN 病变的 ED 患者的疗效显著高于安慰剂(85% vs 25%,$P<0.05$);非 UMN 病变患者中只有 28% 的患者对西地那非有反应,但差异不明显。此外,研究表明,与西地那非相比,他达

拉非可使更多的 ED 患者在给药后 24h 内获得正常的性功能,并能获得令人满意的性生活。换句话说,PDE5 抑制剂对继发于脊髓损伤 ED 的作用决定于脊髓损伤部位。虽然西地那非、他达拉非和伐地那非对继发于 UMN 病变的 ED 有效,但其适用性尚不清楚,需要进一步研究。

(4) ED 和 RP:前列腺根治性手术(RP)后一种常见的并发症是 ED。PDE5 抑制剂对 ED 的治疗作用与神经血管保留程度密切相关。一项研究中,76% 接受双侧保留神经的患者和 53.5% 接受单侧保留神经的患者对西地那非有反应,而只有 14.2% 未保留神经的患者对西地那非有反应。与西地那非相似,根据 IIEF 评分,继发于保留神经 RP 的 ED,需要 10mg 和 20mg 伐地那非,以改善勃起功能,并使患者获得更令人满意的性生活体验。有趣的是,一项系统评价显示,在双侧保留神经的 RP 后,按需使用阿伐那非是恢复药物辅助勃起功能最有效的 PDE5 抑制剂;他达拉非的按需使用和每日使用同样有效,尽管伐地那非仅在按需使用时才能明显改善药物辅助的勃起功能恢复。除神经血管束的保存程度外,西地那非对 ED 的作用还与年龄、术前勃起功能状态和开始治疗前的间隔时间有关。因此,当使用 PDE5 抑制剂治疗 RP 后的 ED 时,其治疗效果不仅仅取决于 PDE5 抑制剂,而阿伐那非、他达拉非、西地那非和伐地那非都是保留神经血管束 RP 后治疗 ED 的候选药物。

(5) ED 与其他合并症:血脂异常是 ED 的常见病因或危险因素。伐地那非的疗效与总胆固醇(TC)/高密度脂蛋白胆固醇(HDL-C)比值、低密度脂蛋白胆固醇(LDL-C)水平或代谢综合征是否存在有关,因此已被推荐用于治疗血脂异常患者的 ED。合并前列腺良性增生/下尿路症状(BPH/LUTS)时,长期使用长效他达拉非可使 ED 患者获益。因此,有必要考虑使用 PDE5 抑制剂治疗 ED 期间合并症的特征,并选择更合适的 PDE5 抑制剂治疗 ED。幸运的是,对 11 项双盲、安慰剂对照研究的综合分析表明,按需使用他达拉非(10mg 或 20mg)可以显著改善伴有糖尿病、高血压、心血管疾病、高脂血症、抑郁和 BPH 等不同合并症的 ED 患者 IIEF-EF、SEP-3 和 GAQ 评分。因此,可以认为长效 PDE5 抑制剂他达拉非可以显著改善伴有其他合并症的 ED 患者勃起功能。他达拉非可能广泛适用于治疗伴有合并症的大多数患者的 ED,但仍需要进一步研究。

2. ED 合并症的药物管理　ED 的合并症包括糖尿病、心血管疾病、性激素失调、代谢性疾病、LUTS、阻塞性睡眠呼吸暂停综合征和社会心理疾病等,这些都是引起或加重 ED 的重要因素。同时,这些合并症增加了 ED 的治疗难度,也是患者对 PDE5 抑制剂治疗无反应的重要因素。在 ED 治疗过程中,合并症治疗将提高 ED 治疗的疗效。然而,一些用于治疗合并症的药物副作用可能会损害勃起功能。有趣的是,一些药物与 PDE5 抑制剂联合治疗 ED 有协

第四章　男科疾病诊疗理念

同作用。总体而言,了解合并症治疗药物对 ED 的影响将有助于制订 PDE5 抑制剂无反应者的治疗策略。

(1) 调整相关药物:值得注意的是,在治疗原发性疾病或合并症时,某些药物的副作用会损害男性的勃起功能。抗抑郁药(如选择性 5-羟色胺再摄取抑制剂和三环抗抑郁药)、抗精神病药物(如吩噻嗪类和丁酮类)、抗高血压药物(如噻嗪类和 β 受体阻滞药)和降脂药物(如抗雄激素)可导致 ED。在 ED 治疗过程中,使用这些药物将增加 ED 治疗的难度。应考虑由 ED 患者服用的药物,并对相关药物进行调整以减少对 ED 治疗效果的不良影响。

(2) PDE5 抑制剂与其他非 PDE5 抑制剂药物联合使用:对于合并其他疾病的 ED 患者,治疗策略的重点是控制或治愈原发性疾病,但是无论这些疾病如何,使用一定剂量的 PDE5 抑制剂进行适当的疗程治疗,都是与 ED 康复相关的一个确定因素。因此,将 PDE5 抑制剂与其他治疗合并症的药物联合应用是改善 ED 或挽救 PDE5 抑制剂无反应者的勃起功能的一个重要策略。

雄激素缺乏:体外研究发现,持续的低睾酮激素水平会导致一氧化氮合酶(nitric oxide synthase,NOS)的活性和表达降低,从而损伤阴茎组织;正常的睾酮激素水平会促使 PDE5 抑制剂发挥功效,因为 PDE5 受睾酮激素的控制。血清睾酮激素水平低于 300ng/dl 会降低 ED 患者对 PDE5 抑制剂的反应。对于 ED 和性腺功能减退导致睾酮水平降低的患者,单用睾酮激素可使 34.4% 的患者获得满意的勃起效果,而联合使用睾酮激素和西地那非可使另外 37.5% 的患者获得满意的勃起效果。这些结果表明,睾酮和西地那非联合使用在治疗 ED 中具有协同作用。此外,睾酮激素联合每天一次 10mg 或每周两次 20mg 他达拉非,可以治疗对他达拉非无反应的低睾酮水平(T≤3ng/ml 或 3.4ng/ml)患者的 ED。因此,在用 PDE5 抑制剂治疗性腺功能减退 ED 患者的过程中,添加睾酮激素可以挽救对 PDE5 抑制剂的无反应性。对于常规治疗,在性腺功能减退的 ED 患者中,可先使用睾酮激素单药治疗。如果这还不足以恢复勃起,可加用短效 PDE5 抑制剂(西地那非或伐地那非),并在必要时与长效 PDE5 抑制剂(他达拉非,希爱力)联合使用(图 55)。

良性前列腺增生(BPH):中老年男性常存在 BPH,增加了 ED 的发病风险,α 受体阻滞药是治疗 BPH 的常用药物。循证医学研究发现,在 BPH 和 ED 患者中,与单独使用 PDE5 抑制剂相比,PDE5 抑制剂和 α 受体阻滞药联合使用可使 IIEF 评分提高;特别是长期使用长效他达拉非对伴有 BPH/LUTS 的 ED 有显著疗效。

高脂血症:他汀类药物是重要的降脂药物,有研究证明其副作用可引起男性功能障碍。但有趣的是,通过激活内源性 NOS,阿托伐他汀可显著提高对西地那非无反应的 ED 患者的 IIEF-5 评分并改善勃起功能。两项临床研究发现,

第四章　男科疾病诊疗理念

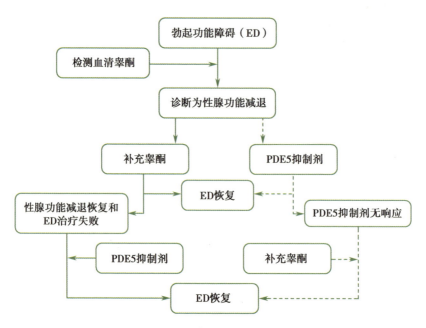

图 55　ED 和性腺功能减退患者的管理

对于 ED 患者,经睾酮激素检测确定为性腺功能减退后,应多注意补充睾酮激素。在 ED 和性腺功能减退的患者中,有些患者在接受 PDE5 抑制剂治疗后会从 ED 中恢复,而另一些患者对 PDE5 抑制剂的治疗无反应;在这些情况下,可以通过在 PDE5 抑制剂治疗中添加睾酮激素来治疗 ED。无反应的原因是 PDE5 受睾酮激素控制,而正常的睾酮激素水平是 PDE5 抑制剂充分发挥作用的基础。因此,对于性腺功能减退的 ED 患者,我们建议优先补充睾酮激素治疗一部分患者,其余患者采用补充睾酮激素和 PDE5 抑制剂联合治疗。

将阿托伐他汀添加到西地那非治疗 ED 的药物中,可显著改善对西地那非无反应的高胆固醇血症患者对西地那非的反应,并增强勃起功能。

总之,将非 PDE5 抑制剂药物与 PDE5 抑制剂联合使用,提高 PDE5 抑制剂无反应者对 ED 的治疗效果是一个值得考虑的重要策略。另外值得注意的是,在对西地那非无应答者的研究中,发现一些药物,如尿道内注射阿普罗司他尼、卡贝格林和腔内注射 PGE1 等,可恢复对西地那非治疗无反应患者的勃起功能。尽管迄今尚未有关于这些药物与 PDE5 抑制剂联合治疗 PDE5 抑制剂无反应者的 ED 的研究,但这些药物也可能是未来 ED 治疗的重要方向。

(五)调整生活方式:一个被忽略的问题

在使用 PDE5 抑制剂治疗 ED 的过程中,生活方式的调整,如吸烟、饮酒、运动量少和肥胖等,都是影响勃起功能和这些药物疗效的重要因素。

第四章 男科疾病诊疗理念

1. **吸烟** 无论是主动吸烟还是被动吸烟,吸烟都会增加 ED 的发生风险。与不吸烟组相比,(现在和过去)吸烟组 ED 的概率(OR)为 1.51(95%CI 1.34~1.71),而有吸烟史组的 ED 发生的 OR 为 1.29(95%CI 1.07~1.47)。实际上,据报道,戒烟可以增强吸烟史相对较长的男性吸烟者的性健康指数,并且这种效果与目前的 ED 状态无关。

2. **酗酒** 长期和过度饮酒也是性功能障碍的危险因素。例如,已有研究表明酗酒和不饮酒与 ED 的发病风险有关,而适度饮酒可使男性免于 ED 和糖尿病的发生。饮酒也会严重影响西地那非治疗 ED 的疗效,这与该药的药理特性有关。

3. **超重、肥胖和代谢综合征** 超重、肥胖和代谢综合征均与 ED 的风险增加有关。在一项研究中,肥胖男性的 ED 风险增加到 40%,参加减重计划的 ED 患者的性活动和性行为得到改善。还有一些研究报道,与对照组相比,坚持地中海饮食可以帮助肥胖和代谢综合征患者缓解并解决 ED 的症状。此外,高脂饮食会减慢大多数 PDE5 抑制剂的吸收,除了他达拉非和口服崩解制剂伐地那非,延迟约 1h 达到最高血药浓度的时间。因此,一些 ED 患者按照药物说明书进行性行为时,可能会因为血液中药物浓度不足而在不知不觉中间接降低了治疗效果。

4. **缺乏运动** 有研究发现,运动量低是与 ED 风险呈正相关的独立危险因素。探究有关机制的一项研究发现,随着运动量的增加,血管内皮功能障碍的标志物,如血清内皮祖细胞和内皮微颗粒等明显减少,表明运动可以通过保护血管内皮细胞来改善勃起功能。

总之,建议接受 PDE5 抑制剂治疗的 ED 患者采取健康的生活方式作为治疗方案的一部分。虽然目前还没有关于生活方式调整与 PDE5 抑制剂无反应性之间的直接关系的研究,但是对于这些患者来说,调整生活方式可能是一种不可忽视的策略。

(六) ED 患者管理

根据患者及其伴侣的需求进行心理咨询是 ED 管理的重要组成部分。

该方法要求患者和医生之间进行良好的沟通,有助于解决患者的疑虑,促进临床医生建议的实施。另外,在 ED 治疗期间,影响对 PDE5 抑制剂无反应的因素有很多。例如,由于 PDE5 抑制剂的药代动力学特征,多数应在性交之前 30~60min 服用,服用 PDE5 抑制剂后过早进行性活动会由于血药浓度不足而导致治疗效果不佳。高脂饮食也可能会延迟除他达拉非和口服崩解剂伐地那非以外的大多数 PDE5 抑制剂的最大观测浓度,从而影响治疗效果。此外,部分患者在 ED 治疗期间还会使用中草药或膳食补充剂。尽管有些药物有效,但这些药物包含许多未知成分,可能会增加在无反应者使用 PDE5 抑制剂的难度。因此,定期对患者进行随访有助于揭示此类药物的使用情况,患者的心理状态和医疗状况,以确定治疗是否充分,用药是否正确,不良生活方式因素是否得到解决,以及是否还有其他影响 ED 治疗的不利因素,以指导 ED 的正确治疗。

四、PDE5 抑制剂无反应者中 ED 治疗的健康管理策略

在 ED 治疗的管理中,吸烟、过量饮酒、高脂饮食和低运动量等生活方式因素与治疗效果密切相关,解决上述不健康的生活方式因素在 PDE5 抑制剂无反应者的治疗中十分必要。因此,调整生活方式并改善 PDE5 抑制剂的药物治疗是治疗的首选。同时,对于有明确精神问题的患者,应增加改善心理状况的治疗策略;对于存在合并症的 ED 患者,对这些合并症的治疗是确保和提高 ED 的治疗效果的重要前提。因此,在纠正不健康的生活方式因素和改善 PDE5 抑制剂治疗的基础上,应强调结合与治疗合并症相关的策略。当然,ED 患者存在严重的异质性特征,且合并疾病不同,应重视个性化治疗,特别是对于接受 PDE5 抑制剂治疗却无反应的 ED 患者,应根据每个患者的特征共同采用上述不同的策略(图 56)。值得注意的是,年轻人和老年人在治疗方法的应用上存在差异。在年轻人中,心理因素对 ED 的影响较大,应注意加强对这些因素的治疗,以快速改善勃起功能;在老年男性中,由于衰老引起的合并症可能是治疗 ED 困难的主要原因,应注重这些 ED 患者的整体健康和慢性疾病的管理。

五、结论

ED 是成年男性常见的性功能障碍,对患者以及伴侣心理和生理上的 QOL 造成严重影响。PED5 抑制剂的发现和应用对于 ED 的治疗具有革命性的意义。如上所述,随着关于 PDE5 抑制剂和 ED 的临床试验的增加,现在有许多改善勃起功能的策略。无论如何,ED 是一种涉及心理和生理因素的非常复杂的疾病。ED 的治疗方案因人而异,尤其是对 PDE5 抑制剂反应较差的患者。因此,应根据每个患者的临床特征,综合运用各种策略来提高对 PDE5 抑制剂的反应性,以提高疗效。此外,PDE5 抑制剂无反应者是一类特殊的 ED 患者群体,对 PDE5 抑制剂缺乏反应的原因还有待阐明。尽管一些研究提出了改善 PDE5 抑制剂无反应者的策略,但这些研究是有限的,需要更多相关的基础和临床研究来帮助 PDE5 抑制剂无反应者获得令人满意的性体验。

第四章 男科疾病诊疗理念

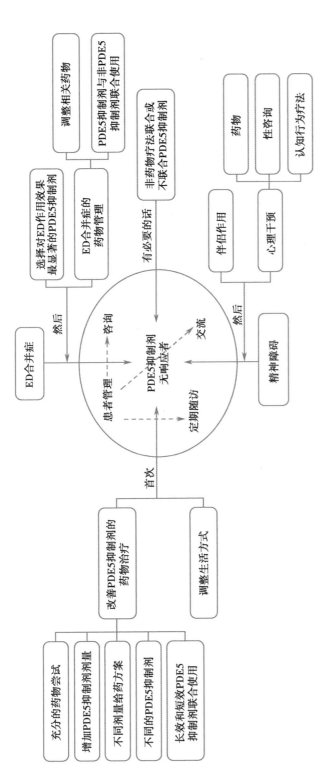

图 56 PDE5 抑制剂无反应者中治疗 ED 的策略管理

在 PDE5 抑制剂无反应者的管理中,一线治疗策略包括调整生活方式和改善 PDE5 抑制剂的药物治疗,包括无充分的药物尝试,增加 PDE5 抑制剂剂量,不同剂量的给药方案,不同的给药方案,如重视伴侣作用,提供心理干预,性咨询和认知行为疗法。如果患者有明显的精神障碍,则应关注患者的心理并给予相应的治疗,如重视伴侣作用,提供心理干预,性咨询和认知行为疗法。此外,还应增加使用 PDE5 抑制剂改善药物治疗和调整生活方式等策略。如果 ED 患者患有合并症,应对 PDE5 抑制剂的药物治疗和生活方式的策略基础上,充分考虑合并症相关的策略调整,如选择对 ED 作用效果最明显的 PDE5 抑制剂,以及对 ED 合并症的药物管理,包括相关的药物调整,以及将 PDE5 抑制剂与其他非 PDE5 抑制剂药物联合使用等策略。必要时可根据每个 PDE5 抑制剂的实际治疗情况选择有无 PDE5 抑制剂的非药物治疗方法。值得注意的是,在治疗每个 PDE5 抑制剂无反应者的过程中,应高度关注患者的管理。应进行定期随访,以发现 ED 治疗过程中的任何不足之处。同时应通过咨询建立患者良好的沟通,解决患者疑虑,并确保治疗的顺利进行。

第四章 男科疾病诊疗理念

第三节 男性不育的治疗策略

> 男性不育的治疗方法众多,经常让患者束手无策,也让医生难以抉择。本节系统介绍了男性不育的基本治疗方法,包括常规方法、药物、手术和辅助生殖技术;基本的治疗原则包括配偶年龄决定治疗原则、综合治疗与个体化原则、经验性治疗广泛使用、安全第一、尽量争取自然怀孕、夫妻同治、加强对患者的教育、鼓励治疗探索和医学人文关怀。

研究证实:半个世纪以来,人类的精液质量明显下降,精子数量减少了一半,对男性生育能力的考量越来越重要。流行病学调查结果表明,男性不育的患病率有增加趋势,而相关基础研究明显滞后,从而引起了人们对男性生殖的严重忧虑,但同时也唤起了专业医生极大的治疗热情。对于有明确病因的患者采用对症治疗的策略,而对于无明确病因的患者则面对众多选择。实际工作中出现了许多令人鼓舞的治疗进展,但同时也带来了大量的问题,使男性不育的治疗成为一个迫切需要规范和深入研究的问题。

男性不育是多病因、多因素性难题,对治疗的反应存在明显的个体差异。采用现代的治疗技术,几乎可以使所有的严重男性不育患者获得后代,其中通过药物或手术治疗等常规办法,可以使 1/3~1/2 的不育男性获得配偶的自然妊娠与生育能力;对于常规治疗无效的患者,还可以采用辅助生殖技术解决生育。

一、基本治疗方法

(一)充分关注常规办法

对于初次就诊者,尝试简单、经济、方便的家庭内治疗,如规避不利因素、放松心情、饮食调节等,在家庭内尝试自然怀孕。还可通过咨询发现不育的潜在原因,采用改善不良饮食习惯和生活方式等,也可以使患者恢复自然生育能力。同时,教给患者基本的生育常识、指导性生活、把握女性排卵期进行性交等,均有助于受孕。实际上,许多特发性不育夫妻,是由于缺乏生育常识而导致的生育时间延迟,尤其是不会把握易怀孕的时机,不知道为了提高生育概率应该如何安排性生活,而医生在该领域内的所作甚少,也许是由于临床工作繁忙所致。所以,应该强化该领域的研究和临床指导工作。

此外,不良精神心理因素对生育能力有明显的不良影响,自我调整精神心理因素有助于不育夫妻双方生育能力的改善,使得自然怀孕的成功率提高,也

第四章 男科疾病诊疗理念

可以作为接受医生综合治疗同时的辅助治疗。

(二) 药物治疗

针对男性不育的治疗药物种类很多,均为经验性治疗,目的是通过提高精子能量、参与精子的代谢过程、提高精子或精液内某些酶的活性、改善精子生存环境,以提高精子数量并增强精子活力。常用药物如下:

1. 抗雌激素类药物　枸橼酸氯米芬(克罗米芬)或他莫西芬,通过竞争性抑制雌激素对下丘脑和垂体的负反馈性抑制作用,促进 GnRH、FSH、LH 分泌,来增强睾丸的生精功能,启动和维持精子发生,改善精子计数、精子活力和精子形态,尤其是当血清 FSH、LH 或睾酮低下,或在正常范围偏低时的效果较好。

2. 雄激素　小剂量雄激素治疗可显著改善少弱精子症患者的精液量、精子浓度、活动力及存活率,提高果糖浓度,从而提高配偶的妊娠率,尤其是对于存在雄激素缺乏主客观证据的患者。但一项对 11 个随机对照研究的循证研究分析结果认为,低剂量雄激素治疗在精液质量和妊娠率上与安慰剂或无治疗对照组比较无差异,睾酮反跳疗法也无差异且有不良反应,认为没有足够的证据支持使用雄激素治疗特发性男性不育症。实际上,选择合适的患者,在设计良好的联合治疗中掌握恰当的药物剂量,雄激素类药物可能成为联合治疗改善精子质量的重要组成部分。

3. 促性腺激素及促性腺激素释放激素　由于促性腺激素及促性腺激素释放激素(gonadotropin releasing hormone,GnRH)在精子发生中起重要作用,许多人探索使用 FSH 及 GnRH 等治疗特发性少精子症,但目前尚无结论性意见。预测 FSH 疗效的具体标准,如生殖内分泌激素水平、睾丸发育情况、FSH 受体基因及其多态性等相关因素还需深入研究。

4. 芳香化酶抑制剂　芳香化酶可以将睾酮及其他雄激素转化为雌激素,后者可对促性腺激素释放激素具有负反馈性抑制作用,口服来曲唑、睾内酯、阿那曲唑等芳香化酶抑制剂可以阻止此过程。动物实验证明,芳香化酶抑制剂可显著改善精子发生,降低精浆雌二醇水平,提高睾酮浓度,使无精子症的狗模型动物产生精子。

5. 其他药物　溴隐亭、血管舒缓素、己酮可可碱、叶酸、锌制剂、α 受体阻滞药、甲状腺素、甾体激素、前列腺素合成酶抑制剂(吲哚美辛)、生长激素、抗生素、多种维生素、中草药等,均可能通过多种作用环节改善精液质量,但疗效有待评价。

氧化应激造成的精子膜损伤和精子 DNA 断裂,可诱发精子功能障碍和形态异常,并最终导致男性不育,或导致流产、子代异常。因此,降低氧化应激的抗氧化治疗,成为精子对抗氧化损伤的重要保护形式。具有抗氧化应激作用的药物,如左卡尼汀、辅酶 Q10、谷胱甘肽、微量元素锌和硒、番茄红素、维生素 E 等,已广泛用于男性不育的药物治疗选择。

临床上治疗选择药物的主要依据是精液质量分析结果和生殖内分泌激素测定结果。针对精子发生、成熟和获能的多个环节,选择 3~4 种药物联合应用。根据精子生成周期,多数学者将疗程确定为 2~3 个月,如果获得了预期的治疗效果,则可以继续治疗;反之,则建议根据精液质量复查结果调整治疗方案。如果合理治疗 >6 个月无效,需考虑选择进一步的治疗措施,经验性治疗不应该超过 12 个月。

早期的欧洲泌尿协会(EAU)针对具体药物治疗效果,仅认为枸橼酸氯米芬或他莫昔芬联合十一酸睾酮有效。循证医学的经验提示,单独使用药物的治疗效果不佳。合理选择药物组合的综合治疗,1~2 个疗程可以使 60%~80% 患者的精液质量有显著性改善,但其配偶的妊娠率仅 30% 左右。近年来,EAU 没有推荐任何药物用于男性不育改善精子的质量。值得注意的是,一些学者已经发现,根据精子生成的多因素和多环节,以及不同的个体差异,联合选择药物组合,可能是有作用的,但是需要深入研究这种组合的方案和疗程。

(三) 手术治疗

手术治疗目的是促进精子发生(精索静脉高位结扎手术、隐睾症手术、垂体瘤手术等)、排放(输精管吻合术、附睾 - 输精管吻合、射精管切开等)和直接获取精子(睾丸活检、睾丸显微取精、睾丸或附睾穿刺),是患者获得自然生育的一个机会,或者通过辅助生殖技术(ICSI 等)生育自己的后代。

1. 精索静脉曲张手术　精索静脉曲张对男性生育能力具有显而易见的不良影响,但是是否为男性不育的主要原因,尤其是唯一的原因,尚无定论,且存在显著的个体差异。以往认为,精索静脉曲张伴有男性不育和精液质量异常,同时基本排除其他影响因素,就是手术治疗的适应证。精索静脉曲张伴有男性不育者进行手术后,可显著降低精子 DNA 的氧化损伤,并增加精浆抗氧化能力。精索静脉曲张高位结扎手术可以加强非梗阻性无精子症和严重少精子症患者的睾丸内精子发生作用。但由于该病与男性不育的关系十分复杂,疾病进展速度具有个体差异,是否需要治疗及如何治疗成为争论热点。

2. 睾丸活检　睾丸活检是进行睾丸生精功能病理分析的诊断方法,也是手术获取精子进行辅助生殖技术的治疗手段。活检常用方法包括开放活检、细针穿刺、活检枪等。但是,睾丸活检有创伤,且容易诱发免疫性不育。近年来,由于生殖内分泌激素测定及精浆生化指标的测定,有助于判断睾丸功能状态和生殖道阻塞情况,尤其是显微受精技术的广泛应用,需行睾丸活检进行疾病

第四章 男科疾病诊疗理念

诊断的病例已寥寥无几,而更加倾向于成为一种获取精子的方法,用于后续的试管婴儿(intra-cytoplasmic sperm injection,ICSI)治疗。

3. 输精管吻合及输精管附睾吻合　传统的输精管吻合手术与显微外科输精管吻合术广泛使用,是手术结扎输精管患者生殖道复通的首选方法。其中输精管显微外科吻合术复通率可高达90%,但手术后的复孕率却不会有这么高,且随着结扎时间延长而降低。近年来,输精管附睾吻合显微手术逐渐开展,已经基本普及,技术水平有较大提高,使得复通率保持在较高水平。

4. 射精管梗阻的诊治　尽管射精管梗阻(ejaculatory duct obstruction,EDO)是罕见的,发生率5/370,但却可以通过经尿道切除射精管(transurethral resection of ejaculatory duct,TURED)手术治疗来疏通梗阻的精道。随着经直肠超声及MRI的广泛应用,使得与不育相关的射精管异常更容易被发现和诊断。近年来,人们更加关注对部分性和功能性的EDO诊断。

5. 直接获取精子　尽管取精技术本身对ART治疗成功率似乎没有影响,但对非梗阻性无精子症患者的理想获取精子方法目前还缺乏随机对照研究,现有的资料也难以得出确切的结论。目前的证据表明,显微解剖睾丸精子抽取(micro-anatomic testicular sperm extraction,MA-TESE)比传统的睾丸精子抽取(testicular sperm extraction,TESE)的优越性仅表现在纯睾丸支持细胞综合征(Sertoli cell only syndrom,SCO),可以发现睾丸内灶状的活跃生精区域;与细针睾丸抽吸(fine needle aspiration,FNA)取精后的并发症比较,MD-TESE似乎是最安全的技术。对于睾丸发育不良的患者,在排除不可治疗的遗传异常因素之后,采用显微取精联合稀少精子冷冻技术,近年来获得了长足的进步,而且越来越成熟,在临床治疗非梗阻性无精子症中广泛使用,显著扩大了辅助生殖技术(assisted reproductive technique,ART)的有效治疗范围,解决了一部分类似情况患者的生育问题。

(四) 辅助生殖技术成为最后保障

人类ART是指通过对卵细胞、精子、受精卵、胚胎的操作处理,最终达到治疗不育的系列技术,也称医学助孕技术。它们或是创建便于精子与卵子会合的捷径,或是建立有利于精卵结合的优越环境。

1. 精子体外处理技术　精子体外处理方法很多,每一种方法都有自己的优缺点和相对严格的最佳适应证。常规技术包括精子筛选技术(稀释与洗涤、精子泳动、密度梯度离心)和精子代谢的体外生化刺激(咖啡因、茶碱、己酮可可碱、激肽释放酶和2-脱氧腺苷)。精子体外处理可配合辅助生殖技术筛选精子,还可直接用于人工授精。

某些精子尽管其外观形态正常,但部分精子可能具有凋亡细胞特征,成为ART受精率低和着床率低的重要原因,而冷冻复苏后诱发的精子凋亡也是造成精子质量低下和 ART 失败的重要原因。因此需要探索分子精子制备技术。利用磁活化细胞分离器(magnetic activated cell separator,MACS)将死亡和凋亡精子分离,改善精液质量和冷冻复苏率,可能有助于提高 ART 治疗成功率。

2. 人工授精　治疗性的供精人工授精(therapeutic artificial insemination by donor,TDI),也称为供精人工授精(artificial insemination by donor semen,AID)是最古老的男性不育治疗措施。随着 ART 和体外受精技术的广泛开展,使得 AID 的需求量显著下降,但 AID 仍然是治疗某些男性不育的适当方法,尤其是对于那些经过多周期 IVF/ICSI 失败,或睾丸操作也难以获得精子的患者。

宫腔内人工授精(intrauterine insemination,IUI)在男性不育的治疗中有重要价值。Randall 等发现,延长精液运输时间的患者仍然可以获得良好的 IUI 治疗结果,因此 IUI 允许患者在家庭内收集精液,这极大地方便了患者并具有较大的隐私性,尤其适用于使用 Gn-hCG 治疗的女性。对于特发性不育患者来说,单次 IUI 的治疗妊娠率与 2 次 IUI 无显著差异;对于男性因素不育患者来说,两次 IUI 较单次 IUI 显著增加妊娠率,分别为 24.93% 和 11.34%。在治疗男性因素不育症时,与其他 ART 技术比较,尽管 IUI 的损伤小、费用低,但其有效性还缺少系统和全面的客观评估,难以有结论性意见。

3. 体外受精-胚胎移植与卵胞质内单精子显微注射　体外受精-胚胎移植(invitro fertilization embryo transfer,IVF-ET)与卵胞质内单精子显微注射(intracytoplasmic sperm injection,ICSI)已被广泛用于治疗男性不育。尽管男性原因不育的夫妇 IVF 受精率(49%)较那些女性原因的要低(76%),但胚胎移植开始后,受孕率却相似。青年 IVF 患者发生较高比例的反复着床失败与男性不育因素、ICSI 低受精率及优质胚胎较少有关。

采用 ICSI 治疗不育症中仍然存在许多潜在问题,例如从遗传学、方法学、生长发育和临床角度,优良精子的选择、注射技术的改进、ICSI 对受精和胚胎发育的影响及 ICSI 生育后代的健康问题等,况且 ICSI 仍然是治标不治本的对症治疗方法。相关研究报道不断出现,需要不断更新认识,例如电镜检查精子超微结构的结果与 IVF 结果相关,并可以解释某些 ART 失败的原因;畸形精子症通常不影响 IVF 的主要观察指标,该类患者不需要进行 ICSI,但需要深入研究来明确不同的精子形态和生化参数在 IVF 中的重要性;严重的少精子、弱精子和畸形精子症(oligo-astheno-terato-spermia,OAT)患者的冷冻保存精子 ICSI 妊娠率低(11.1%),而新鲜精液的妊娠率达到 35.3%。随着精液质量的降低,受精和卵裂率、胚胎质量、囊胚发育率均显著减少,但临床妊娠率和胚胎着床率与精液质量关系不大,似乎精子质量低下仅在很早期的阶段(胚胎基因组

第四章 男科疾病诊疗理念

活化前)对胚胎发育产生不良影响。

二、男性不育的治疗原则

有学者强调,设计良好的随机对照临床研究对男科疾病治疗方法的评价很重要。除非这个治疗方案在临床对照研究中已经证实它的有效性,否则不应该在临床中作为常规做法,尤其是在 ART 技术获得巨大成功的今天。所以,男科医师在临床实践中应该遵循以下原则:

(一) 配偶年龄决定治疗原则

在对生育影响的年龄因素方面,女性年龄因素对生育潜能有较大影响。研究发现,年龄增加是造成妊娠率降低的最主要因素,女性年龄的增加与流产发生率及胚胎染色体异常率的攀升关系密切。因此,对配偶年龄<30岁者,仅进行基本的检查和生育咨询;30~35岁者,全面检查和特别关注;>35岁者,即时应该进行全面系统检查,并积极寻求新技术帮助。年龄的增长意味着显著降低女性的生育潜能,所以在决策治疗方案时,尤其是否期望等待药物治疗男性患者而期望自然怀孕时,女性年龄因素特别重要。

(二) 综合治疗与个体化原则

男性不育不是一种独立疾病,是由多种致病因素共同作用的结果,并存在明显的个体差异。以往对单一药物治疗男性不育的研究,单一药物干预难以收到良好疗效,联合用药可能是提高药物疗效的一个重要途径。药物治疗应该尽量应从不育病因入手,尽量做到治疗个体化,并根据精子发生的多个环节,采取综合选择药物的联合治疗措施。此外,男性不育症常同时伴有许多其他男科疾病和异常,例如男子性功能障碍、前列腺炎、男性计划生育、生殖系统发育异常、男性更年期综合征、生殖系统感染性疾病(性病),以及其他器官系统的疾病,例如糖尿病、代谢综合征等,使得男性不育的诊治错综复杂,同样需要综合治疗。

(三) 经验性治疗广泛使用

大部分男性不育无明确病因,多采用经验治疗,尽管缺乏循证医学的验证,但几乎所有患者都愿意采用非特异性的治疗方法。

(四) 安全第一

不育症一般不是一种致命性疾病,因此在选择经验性治疗方法时,应该尽量避免选择毒性强或有严重不良反应的药物与治疗手段,并避免对精子造成新的伤害。

(五) 尽量争取自然怀孕

由于辅助生殖技术潜在的遗传危险性,因此在选择治疗措施时,循序渐进地选择治疗措施是明智的,尽可能采用生活制度和习惯的调整、药物或手术等方法来等待自然怀孕,首先尝试简单、方便、无创或微创的方法进行治疗是明智的。只有久经多种尝试失败,或经过检查认为目前确实没有有效的办法后,才考虑选择进一步的治疗措施,例如人工授精、体外受精或显微授精等,并仍然遵循由简单到复杂的基本过程,且也有必要配合药物治疗。

(六)夫妻同治

对女性生殖功能的良好治疗是男性不育的最好治疗方法之一。夫妇间生育能力较强的一方可能部分代偿对方低下的生育能力。如果夫妇双方生育能力都有问题,则容易表现出明显的不育。这可以解释为什么在不育夫妇中经常会双方同时存在问题。因此,不能忽视对配偶的诊治。鉴于目前尚缺乏较为合理的治疗方法,每一种男性不育的治疗方法必须配合女性生殖功能的优化,同时加强患者夫妇的咨询讨论,这对目前还没有有效的治疗男性生殖功能紊乱的方法时尤其重要。

(七)应加强患者教育

对不育症治疗应该持什么样的态度?这是每对不育夫妇都要面对的问题。医生有义务和责任做好患者的教育工作,主要包括引导患者接受科学检查、全面咨询、系统治疗,简单、方便、经济、无创伤及微创的治疗是基本的原则。一旦治疗无效或没有有效的治疗手段时,例如高 FSH 水平的小睾丸症、非梗阻性无精子症、明确影响生育的染色体异常等,要学会面对现实,该放手时就放手,放弃也是一种治疗选择,患者还可以选择供精人工授精或领养子女,并期待着科学技术进步的那一天。

(八)鼓励探索和总结治疗经验

尽管 ART 可以获得了较大的成功概率,但是大部分患者更愿意通过自己的努力自然生育孩子,而不是在实验室里;在面对自己的疾病时,大部分患者也更愿意接受针对病因的治疗。此外,ART 的高额费用也使得多数患者愿意选择常规治疗。在基于循证医学背景下的不育诊治,过度治疗加重患者负担,违背有利于患者的原则;然而,无作为仍然不可取。到目前为止,男性不育的一般疗法、药物、手术等治疗方法,虽然还没有太完善的成功经验,但这并不妨碍继续寻找对此有效的治疗,我们应该鼓励医生进行更深入的研究和经验积累。俗话说"前人栽树,后人乘凉",如果没有今天的经验医学与全面探索,将永远也不会有明天的循证医学证据。

总之,有鉴于目前人们对男性不育症认识的误区及诊治意识的淡薄,所以应鼓励生殖医学的基础研究,进一步完善男性不育治疗的基于循证医学资料,加强临床路径(clinical pathways)的探索与总结,强化包括药物在内的常规治疗,以及设计严谨的临床试验方案,从而规范男性不育诊疗,提高临床疗效,降低医疗成本,才能最终解决男性不育症患者的有效治疗问题。

第四章 男科疾病诊疗理念

第四节 男性不育的药物治疗

> 由于男性不育是一个复杂的多因素疾病,涉及众多的专业学科领域,治疗药物的选择也可以区分为许多种类,主要包括内分泌紊乱的特异性药物治疗、特发性精液质量异常的药物、性功能障碍的药物治疗、生殖系统感染的药物、辅助生殖技术之前的药物治疗、免疫性不育的药物治疗等,其中的疗效和分寸很难把握,值得关注。

药物治疗男性不育的目的是通过提高精子能量、参与精子的代谢过程、提高精子或精液内某些酶的活性,以增强精子的数量与活力,并改善精子的功能。药物作为传统治疗方法是重要的手段之一,并往往被首先采用。

药物治疗男方因素引起的不育,首先应该找到引起不育的真正原因,并根据原因对症下药。遗憾的是,到目前为止对很多男性不育的真正病因并不能确定,临床经常诊断的无精子症、少弱畸形精子症等,也只是对精液分析观察结果进行的外部特征描述和病理分类,并不能确切知道精子质量产生这样病变的原因。所以,尽管针对男性不育的治疗药物种类很多,多为经验性治疗。药物治疗应注重适应证与治疗时机的选择、药物联合应用、针对不同病因与生精环节的综合治疗,并应该做好与辅助生殖技术(assisted reproductive technique,ART)的适时链接。

一、内分泌紊乱的特异性药物治疗

特异性治疗法主要用来对已知病因的情况进行治疗,并以此改善生育能力。内分泌紊乱的病因诊断明确,对其引起的男性不育可以采用针对病因的特异性治疗,多数治疗是应该有良好结果的。

(一)低促性腺激素性的性腺功能低下

促性腺激素性的性腺功能低下(hypogonadotropic hypogonadism,HH)可以是先天性的,也可以是后天获得性的。尽管这类情况只占全部不育男性总数不到1%,但它却是少数几种可以有效治疗的因素之一。特异性药物治疗的疗效包括男性第二性征和精液质量的改善,由于对各种病因的治疗目标不同,而致使观察侧重点有所差异。对成年期发病的低促性腺激素性的性腺功能低下男性不育者,经过长期促性腺素释放激素(GnRH)的单一治疗后绝大多数恢复了生育功能;单用人绒毛膜促性腺激素(hCG)或联合应用 GnRH 治疗低促性腺激素低下的性腺功能低下男性不育者,也几乎都可以取得良好疗效,

第四章 男科疾病诊疗理念

尤其对那些还没有出现睾丸萎缩的患者，几乎都能恢复其生育能力。一般建议采用 hCG 和人绝经期促性腺激素（HMG）治疗，根据病情和药物治疗反应，hCG 2 000~5 000IU 每周 1~2 次肌内注射，并可配合 HMG，每周 1~2 次，每次 75~150IU，连续治疗 6~12 个月，国外学者主张相关治疗最长可持续到 18 个月以上。用药后患者性功能有不同程度改善或增强，第二性征也有所改善，部分患者精液内出现精子，并由一定的自然受孕概率。对卡尔曼（Kallmann）综合征，建议采取同样的治疗方法，结果表明可使血睾酮逐渐上升，使性器官和第二性征得到发育。

hCG 和 HMG 的治疗一般无明显副作用，大剂量应用可出现暂时性乳头触痛和男性乳房发育。需要注意的是，人为长期大剂量应用 hCG/HMG，并不能模拟 GnRH 脉冲式分泌后出现的 LH/FSH 生理性脉冲峰 - 谷现象，因而一般不能发挥最佳效果，而且长期使用还可能导致垂体和睾丸上受体数目减少，变得对外源性促性腺激素不敏感。国外尝试用模拟人体生理节律的 GnRH 脉冲治疗 - 人工下丘脑来治疗卡尔曼综合征和先天性低促性腺激素性的性腺功能低下症，一般治疗时间需要 1 年左右。

(二) 高催乳素血症

血清催乳素（prolactin，PRL）水平升高，主要通过抑制下丘脑 - 垂体 - 睾丸轴的功能来损害生殖功能的，其病因可以包括垂体肿瘤、甲状腺功能减退、肝脏疾病和某些作用于中枢神经系统的药物，如三环类抗抑郁药等。所以，男性高催乳素血症（high prolactin，HPRL）患者在治疗前应该首先检查丘脑和垂体部位的核磁共振（MRI），以排除功能性肿瘤的存在。

多巴胺可以通过作用于丘脑下部，并与其受体结合，使催乳素释放因子（prolactin releasing factor，PRF）释放增加，而 PIF 可明显抑制催乳素分泌，多巴胺可以抑制催乳素的分泌。多巴胺激动剂——溴隐停（bromocriptine）可用于治疗 HPRL 患者，并可使他们的丘脑功能恢复正常。临床常用的剂量是 2.5~10mg/d，常分 2~4 次给药，是最常用的治疗高催乳素血症的药物。

一种长效多巴胺激动剂卡麦角林（cabergoline）用于临床治疗 HPRL，只要每周用药 1~2 次。Ferrari 等报道，应用中等剂量的卡麦角林，1mg/ 周，便足以有效治疗分泌 PRL 的巨大垂体腺瘤，而且有很好的耐受性。接受治疗的 HPRL 患者，82% 的催乳素水平完全恢复正常。对于需要治疗的男性不育症，一般建议使用卡麦角林的剂量可以从每周 0.5~1.0mg 开始，分一次或两次用药，并应该同时随访催乳素、睾酮及精液指标。如果精液指标没有恢复正常，应该对该患者做进一步检查，以查找其他导致不育的原因。

(三) 先天性肾上腺增生症

尽管先天性肾上腺增生症（congenital adrenal hyperplasia，CAH）多在儿童

第四章 男科疾病诊疗理念

中出现,但已有报道在成年男性中发现继发于 CAH 的不育病例。CAH 主要是由于缺乏 21-羟化酶,使类固醇在肾上腺合成过程中 17-羟孕酮转化成 11-脱氧可的松发生障碍,并最终导致可的松分泌减少,ACTH 的产物增加,雄激素过多,这样过多的雄激素又反馈抑制垂体产生促性腺激素,造成男性生精障碍。针对继发于 CAH 的男性不育症,可以用可的松来治疗,绝大多数患者的疗效满意。

(四) 甲状腺功能减退症

在男性不育症中甲状腺功能减退症(hypothyroidism)的发生率约为 0.6%,并对男性的精子发生和生育能力产生一定的不良影响,甲状腺素替代治疗通常可以恢复患者的生育功能,推荐口服甲状腺片 20mg/d,连续应用 3~6 个月。甲状腺功能亢进也可能改变生精功能而导致不育,这些患者的临床表现常常很明显,因此一般不对男性不育症患者常规进行甲状腺功能的筛检。但是,在临床工作中的绝大多数男性不育患者甲状腺激素水平在正常范围,也有学者探索对其进行小剂量甲状腺素补充治疗,来促进组织细胞代谢,改善精子活力。

(五) 继发性性腺功能低下症

对仅表现为血清睾酮水平低下的男性不育并伴有继发性性腺功能低下症(hypogonadism)患者,可以采用雄激素补充治疗或调控性腺轴的抗雌激素药物治疗,例如有报道通过枸橼酸氯米芬的治疗后,可以有高达 40% 的自然怀孕率。对于血清睾酮水平较低的男性,如果 T/E_2 比例正常,就可以启动枸橼酸氯米芬治疗,25mg/d;或他莫西芬 10mg,口服,2 次 /d;或 hCG 2 000~3 000IU,肌内注射,每周 2 次,一个月后复查睾酮,每 2~3 个月随访复查精液。如果 T/E_2 异常,例如 T/E_2 比例低于 10 的男性患者(T 以 ng/dl 为测量单位,E_2 以 pg/ml 为测量单位),可能提示这些患者血清睾酮水平低下主要是由于睾酮过多地转化为雌激素所造成的,而不是由于睾酮产量的低下引起的,则可以用芳香化酶抑制剂来曲唑(letrozole,别名:芙瑞)(1.25mg 或 2.5mg,1 次 /d)、阿那曲唑(anastrozole)(1mg,1 次 /d)或睾内酯(testolactone)(50~100mg,2 次 /d)治疗,随访与前述类似,可以增加 T/E_2 比例,还可以改善精液分析指标。

二、特发性精液质量异常的药物治疗

特发性男性不育无明显病因,占男性不育的绝大部分,主要表现为精液质量异常,所以临床医生多希望从改善精液质量入手来解决生育问题,这是合乎情理的。基于目前的认识,男性不育是多种疾病或不良因素作用的共同结果,损害可能发生在精子发生、附属性腺功能、神经内分泌调节、免疫调节等多个环节,所以主张针对精子发生和成熟的不同环节采取综合治疗,即在精子浓

第四章 男科疾病诊疗理念

度、精子活动率、精子存活率、精子形态、精液量、精液液化状态、精浆生化指标等方面选用不同药物,协同改善精液质量。国内外研究证明,许多药物的确在改善精子质量方面有一定的效果。此外,药物治疗因其无创、方便、简单、经济,且不良反应小,所以在临床工作中,多数男科医生首先选择经验性应用药物治疗,即使是最终选择进行 ART 的患者,通过接受药物的治疗来改善精子,也应该有助于改善 ART 的治疗结局。

(一) 治疗特发性男性不育的常用药物

1. 激素类药物

(1) 人绒毛促性腺激素/人绝经期促性腺激素(hCG/hMG):由于对特发性男性不育缺乏合理的治疗方法,因此以往对符合适应证的一些疾病,如继发性性腺功能低下患者使用内分泌药物治疗是合理且有效的。因为使用 hCG/hMG 治疗低促性腺激素性性功能减退患者的成功率,包括有患者夫妇成功怀孕,而且使用 hCG/hMG 可提高促性腺激素水平,进而可刺激精子发生的假设,因此也有人在促性腺激素正常的生育功能紊乱的患者中使用这种治疗方法,高纯度重组卵泡刺激激素(FSH)也同时应用于男性不育的治疗。但到目前为止的多数随机对照研究结果相互矛盾,还难以得出结论性意见(Attia,2007)。Schill(1986)综述了 39 个对照研究结果表明,hCG/HMG 治疗特发性少精子症疗效有限,妊娠率 8%~14%。Kamischke(1999)Meta 分析 223 例男性不育患者,使用重组 FSH 治疗的妊娠率没有差别。Foresta(2002)治疗睾丸活检轻度精子发生功能障碍,且 FSH 和抑制素 B 正常的特发性少精子症者,可以增加精子数量。Baccetti(2004)随机对照研究 FSH 治疗,结果发现可显著改善精子的超微结构,提高 ICSI 治疗的妊娠率。

Foresta(2007)提出了预测 FSH 疗效的具体标准,如生殖内分泌激素水平、睾丸发育情况、FSH 受体基因及其多态性等,相关因素还需深入研究。尽管 hCG/hMG 治疗特发性男性不育已经近 50 年了,但鉴于费用高昂而疗效却一般,仍需要对其有效性进行临床对照研究来加以确认,这会有助于我们分辨究竟哪些患者会对此治疗有效。

(2) 抗雌激素类药物(antiestrogens):通过与雌激素目标受体竞争性结合来抑制雌激素活性,以消除血液循环中雌激素对垂体促性腺激素的负反馈抑制,增加下丘脑的 GnRH 脉冲释放和垂体的 FSH、LH 水平,是最早用于治疗不明原因男性不育,尤其适用于精子活力较好的单纯性少精子症。常用的抗雌激素类药物为非甾体类雌激素拮抗剂枸橼酸氯米芬和他莫昔芬。Check(2007)认为枸橼酸氯米芬在 FSH、LH、睾酮低于正常水平时对提高精子浓度效果明显。Patankar 等(2007)采用枸橼酸氯米芬治疗少精子症患者,药物剂量为口服 25~50mg/d,每月 25d,连续治疗 2~3 个月,其中 25 例严重少精子症患者的

第四章 男科疾病诊疗理念

精子浓度增加,40 例中等程度少精子症患者的精子浓度增加,两组患者的精子活动能力及形态也有改善。他莫昔芬是欧洲治疗男性不育的推荐药物,剂量范围为 10~30mg/d。

(3) 雄激素(androgen):由于在生理状态下的生精过程需要睾酮的参与,这就使人们想当然地使用雄激素治疗特发性男性不育,尽管在这些患者中多数并没有发现雄激素的缺乏,其治疗的合理性引起争议,而且高浓度雄激素可以抑制垂体促性腺激素分泌,从而抑制睾丸的精子发生。

大剂量外源性雄激素反跳疗法:短期内给予超生理剂量的外源性雄激素,通过内分泌负反馈机制,迅速抑制垂体促性腺激素的释放,暂时抑制睾丸生精功能,造成无精子症或严重少精子症。停药后 4 个月内,垂体可大量释放促性腺激素,显著刺激睾丸精曲小管的生精功能,使患者精子浓度不仅逐渐恢复到治疗前水平,而且较治疗前有所升高,此即为雄激素反跳疗法。但是反跳疗法有 4%~8% 的患者可能会导致永久性无精子或精液质量更差。而近年来广泛开展的卵胞质内单精子注射技术(intracytoplasmic sperm injection,ICSI)由于可以使用很少量精子解决男性生育问题,使得雄激素反跳疗法基本上不再作为常规治疗推荐。

小剂量雄激素疗法:鉴于雄激素减少可以影响男性性征,及其在精子发生中无可取代的重要作用,小剂量雄激素有直接刺激效应和组织特异性效应,可促进精子发生、改善精子活力、提高精液量,人们用雄激素补充治疗伴有雄激素水平低下的男性不育症患者,给这部分患者补充雄激素是其绝对适应证。

尽管多数男性不育症的雄激素水平在生理范围内,但许多患者仍然可以通过经验性补充小剂量雄激素(十一酸睾酮胶丸,40~80mg/d)而获得精液质量的显著改善。Adamopoulos 等(2000)研究证实,补充小剂量外源性睾酮可以提高精子活力,但对精子浓度无改善作用。Adamopoulos 等(2003)用他莫西芬联合睾酮治疗特发性少精子症 212 例,治疗组妊娠率 33.9%,对照组 10.3%,有显著差异。何学西等(2009)采用十一酸睾酮胶丸(40mg,2 次/d)对 85 例弱精子症患者治疗 3 个月,结果显示可显著改善少弱精子症患者的精液量、精子活动力、存活率、果糖浓度,降低精子畸形率,提高精子浓度,从而提高患者配偶的妊娠率。但这种较高的治疗成功率并没有在进一步的研究中得到广泛证实,而且到目前为止生产厂商也未申请适应证的许可,所以目前使用睾酮治疗男性不育仍属于实验性的。

由于导致男性不育症的病因不明确且复杂多样,故单独使用某一种药物往往难以达到理想效果,单独使用雄激素也较少采用,常与抗雌激素及抗氧化剂等其他药物联合使用,可望收到较好的疗效。通过随机对照研究、足够疗程、较大的样本量、设计完好的研究发现,联合用药较单独使用雄激素补充疗法相

第四章 男科疾病诊疗理念

比更能明显改善患者的精液质量,提高配偶的受孕概率。

(4) 芳香酶抑制剂(aromatase inhibitors):芳香化酶可以将睾酮及其他雄激素转化为雌激素,后者可对促性腺激素释放激素具有负反馈性抑制作用,通过口服来曲唑、睾内酯、阿那曲唑等芳香化酶抑制剂,可以抑制芳香化酶的活性,抑制雄激素转化为雌激素,从而发挥类似的抑制雌激素作用,降低精浆雌二醇水平,增加睾酮水平,促进精子成熟和精子数量的增加。

(5) 促性腺激素释放激素(gonadotropin releasing hormone,GnRH):初步研究显示,少弱畸形精子症患者血清FSH低下,这可能是由于脉冲式GnRH释放过少导致的。所以,GnRH脉冲疗法用于治疗下丘脑性低促性腺激素性的性腺功能低下,如特发性低促激素性性腺功能减退症(IHH)综合征、性腺功能低下所致少精子症有一定理论基础。不育男性的LH及FSH基础分泌水平在注射GnRH后的增量比对照组更高,这说明注射GnRH后可以调节这些激素生理性的脉冲分泌频率,改善这些患者的精液参数。许多人探索使用GnRH等治疗特发性少精子症,但目前尚无结论性意见。此外,由于GnRH花费较高,作用存在争议且有限,故临床上不作为治疗特发性不育的常规用药。

(6) α受体激动剂:Ishikawa等(2007)经实验研究证实,生长激素受体的配体Ghrelin可促进精子发生过程,提高睾酮水平,提示生长激素对精子发生有重要意义,而可乐定是一种α肾上腺素能激动剂,可以刺激生长激素的分泌。

2. 非激素类药物

(1) 具有抗氧化作用的维生素及微量元素:氧化应激是对蛋白质和核酸损伤的主要病理学影响因子,人们认为抗氧化治疗是对抗氧化应激的最直接方法,因此各种抗氧化剂已在治疗生育紊乱中广泛应用。许多与男性不育相关的因素或事件是由氧化应激所诱发,例如X线辐射、感染、接触环境毒性物质、精索静脉曲张、隐睾等增加睾丸内氧化应激水平,导致生殖细胞凋亡增加,从而造成精子发生功能障碍。氧化应激可以导致睾丸内微血管血流动力学、内分泌信号、生殖细胞凋亡的改变。所以,氧化应激是绝大多数潜在的男性不育者的共同特征及终极结果,提示探索更加理想的抗氧化治疗药物,将有助于对精子发生功能障碍的治疗。

考虑到大部分研究为小样本的非对照研究,所得出的结论又存在很大矛盾,所以有学者认为,抗氧化剂仍然是经验性治疗,寻找哪些患者真正可以从抗氧化剂治疗中获益,还是值得我们进行深入研究和探索。

维生素E、维生素C被认为是畸形精子增多症和精液液化不良治疗的重要药物。目前大量文献认为维生素E可在临床上用于特发性不育症的治疗,并取得一定的疗效。锌参与精子的生成、成熟和获能过程,缺锌后可引起一系

第四章　男科疾病诊疗理念

列的生化功能紊乱,导致器官和组织生理功能异常,补充锌、硒可以改善少、弱精子症患者精子质量,对精液液化不良亦有效。

(2) 肉碱(carnitine):人体内肉碱是赖氨酸经甲基化后进一步修饰的衍生物,长链脂肪酸被转运到线粒体过程需要肉碱,肉碱有减轻神经紧张、增强免疫力、加强蛋白质合成、促进伤口愈合、保护细胞膜稳定性等作用。肉碱可以为精子提供动力,启动精子运动能力,促进精子成熟和提高精子受精能力,保护精子膜和 DNA 对抗活性氧(ROS)诱导的氧化损伤,减少细胞凋亡,延长精子寿命,抑制精子凝集。所以,肉碱在治疗生殖道炎症、附睾炎、辐射、精索静脉曲张、隐睾等相关的男性不育症方面具有一定的价值。

(3) 己酮可可碱(pentoxifylline,PF):是甲基黄嘌呤衍生物,一种非选择性磷酸二酯酶抑制剂,能阻断 cAMP 转变为 AMP,因此可以调节 cAMP 浓度,药理学作用之一就是能使血管平滑肌松弛,用于治疗伴有循环功能紊乱的血管性疾病。推测特发性男性不育患者睾丸血液循环可能会紊乱,因此使用己酮可可碱可以改善睾丸血液循环,促进精子代谢和其他功能,提高精子受精能力。除了口服外,己酮可可碱还可以在体外显著提高精子活力,在体外受精胚胎移植(invitro fertilization and embryo transfer,IVF-ET)时为了改善精子活力并提高受精率,以及 ICSI 治疗前处理精子,也会在精子体外培养时添加己酮可可碱。

(4) 血管舒缓素(kallidinogenase):又叫胰激肽原酶,可以使精液中的激肽原裂解为血管舒张素和缓激肽。治疗特发性男性不育的病理生理机制和药理学原理仍然不是很清楚,但从 20 世纪 80 年代开始,就被应用于男性不育的治疗了,认为它可以改善精子活力。精浆中的活性激肽影响精子活力和代谢作用,精液中添加血管舒缓素可增加精子活力,提高精子运动速度,增强精子的宫颈黏液穿透能力。O'Donovan 等(1993)荟萃分析早期的 5 个对照实验,证明该药物的积极作用,治疗组妊娠率是对照组的 2 倍。Vandekerckhove 等(2000)通过收集、评价和合成日益增长的原始临床研究结果,得出有关干预措施的综合效果(Cochrane 系统)评价该药物对特发性男性不育的治疗作用,结果显示药物治疗组与对照组比较疗效无统计学差异。

(5) α-肾上腺素能受体阻滞药:简称 α 受体阻滞药。虽然在治疗男性不育时使用 α 受体阻滞药并没有明确、清晰的病理生理概念和理论基础,但还是有人在使用 α 受体阻滞药做安慰剂对照研究,并报道使用后可以提高射精量、精子浓度和总的活动精子数量。α 受体阻滞药可以改善精曲小管管腔内液体的流动性,是精子发生后期阶段的重要环境因素,可以将释放的精子输送到邻近的管腔,并最终输送出睾丸,而且是精子发生中的新陈代谢及信息转运所必须。α 受体阻滞药主要用于特发性不育症,尤其是特发性少精子症。其作用机制是通过对精曲小管的管周肌样细胞松弛并维持管腔液流动性,还可作用于睾丸后的男性附属性腺,展示了自主神经系统在精子排出中有重要意义。然而,目前还没有证实使用后可以提高妊娠率。除此以外,大多数研究揭示在观察疗效上仅有弱的统计学证据,认为在对这种治疗的效过得出适当评估前,有必要进行进一步的临床对照研究。

(6) 谷胱甘肽(glutathione):有较强的抗氧化作用,服药后可到达精浆并在精浆内浓缩。有报道称弱精子症患者的谷胱甘肽含量较正常人低。还有学者报道,在谷胱甘肽转移酶基因突变的人中,精液氧化应激明显加强。目前临床上应用的比较少。Ebisch 等(2006)报道用谷胱甘肽治疗少弱精子症,可改善精子浓度、活力和形态;Lenzi 等(1993)报道,谷胱甘肽治疗 2 个月之后,精子活力有改善。Lenzi 等(1992,1993)随机、双盲、安慰剂对照研究 20 例少弱精子症患者使用谷胱甘肽治疗效果,结果在启动治疗的 30d 左右显著增加精子活力,并在停药后疗效仍然持续一段时间,表明其同时作用于附睾和曲细精管上皮细胞。

(7) 辅酶 Q10(coenzyme Q10):能阻止脂类和蛋白的氧化,清除自由基,保护生物膜的完整性,是体内自然存在的抗氧化剂,其在精浆和精子内的水平对男性生殖系统的抗氧化损伤能力有重要影响。Balercia 等(2009)研究了辅酶 Q10 对特发性弱精子症患者的潜在治疗作用,采用辅酶 Q10,200mg,2 次/d,6 个月,治疗 22 例弱精子症,精浆和精子细胞内的辅酶 Q10 水平显著增加,而精子活力也显著增加(前向运动精子从 9% 增加到 16%),但在停药 6 个月后活力降低(前向运动精子从 16% 降低到 9.5%)。

(8) 碱性成纤维细胞因子 β(FGF-β):为活性促细胞分裂原,能促进来源于中胚层及神经外胚层细胞增殖。男性生殖器官来源于中胚层,FGF-β 可能与睾丸生精细胞增殖密切相关。有文献报道,以 FGF-β 治疗 60 例特发性不育症,结果精液质量明显改善。

(9) 溴隐亭(bromocriptine):可以降低血清催乳素水平,改善精子质量。Vandekerckhove 等(2000)证明,溴隐亭可显著降低血清催乳素水平,但精液参数和妊娠率与安慰剂比较没有显著差异。虽然溴隐亭在不育症治疗上没有成功,但在高催乳素血症治疗中还是得到广泛使用,采用多巴胺受体激动剂-溴隐亭治疗,药物剂量 2.5~7.5mg/d,2~4 次/d,要避免胃肠道不良反应。卡麦角林(cabergoline)的疗效与溴隐亭相仿,但服药次数和不良反应较少,属于新型的多巴胺受体激动剂。

(10) PDE5 抑制剂:通过选择性抑制 PDE5 作用,阻断一氧化氮(NO)诱导生成的 cGMP 降解,从而提高其浓度,松弛动脉血管平滑肌,增强生殖器官的血液循环,并可改善精子质量。Dimitriadis 等(2009)认为,除了可以改善男性

第四章 男科疾病诊疗理念

患者的性功能外,PDE5抑制剂还可以在调节白膜和附睾的收缩性,从而加强睾丸间质细胞的分泌功能;增强前列腺的排泄功能,导致严重精液质量异常者的精子活力改善;还可以调节精子获能过程。

(11) 中草药:广泛应用于男性不育的药物治疗。Heidary等(2008)发现,作为抗氧化剂的藏红花(saffron)对男性不育患者的精子形态具有积极的作用,但并不增加精子数量。Tempest等(2008)采用37种草药和7种汤药治疗男性不育症,分析其内分泌激素改变及抗氧化作用,结果37种草药中有15种具有较强的、7种具有中等程度的和15种具有弱的抗氧化作用;7种汤药中5种具有较强的、2种具有弱的抗雌激素效应;7种汤药中3种较强、3种中等、1种偏弱的抗氧化作用。

(12) 其他类药物:特发性男性不育治疗中还应用了许多其他药物。

尽管重组人生长激素的药理机制完全不清楚,但在临床上也有人尝试使用,可除了它能增加射精量外(可能通过增加睾酮水平)没有其他疗效,但需要注意的是,在没有垂体疾病的患者中使用这种激素必须要考虑使用的风险,因为在肢端肥大症患者中观察到生长激素水平升高可能会导致前列腺增生。

体内炎症物质5-羟色胺损害生精功能及精子活力,赛庚啶对抗5-羟色胺,可小剂量、长疗程用于少精子症。

理论上讲,催产素可以增加附睾的收缩能力,通过增加储存精子排空能力来促进精子数量的增加,但是在射精前通过静脉滴注或即刻鼻腔给药使用催产素后,患者射精精液参数和怀孕率并没有改善。

精神治疗药物影响附睾、精囊及附属性腺平滑肌收缩及影响脑内多巴胺受体,可使精子数及活力改善。

前列腺素可以抑制精子生成,体外和临床试验证实前列腺素合成酶抑制剂吲哚美辛(indomethacin)可使精子数量和活率提高。

补充糖皮质激素可减少ACTH和外周血雄激素水平、进而促进促性腺激素释放、睾丸内雄激素合成与释放,从而促进精子生成,尤其是对于那些继发于先天性肾上腺皮质增生的男性不育症可用糖皮质激素治疗。由于可能导致严重的副作用和其他未知后果,一般不推荐对抗精子抗体阳性患者使用皮质激素治疗。

尽管尚缺乏让人信服的数据,但是包括甲状腺片、叶酸、α-干扰素、肥大细胞阻滞药、抗组胺药(酮替芬)、血管紧张素转化酶(angiotensin converting enzyme,ACE)抑制剂(卡托普利)、抗生素、多种维生素等药物在内,也常在临床上作为经验性治疗用药,均可能通过多种作用环节改善精液质量。

(二) 药物治疗特发性男性不育的基本特点

1. 循证医学依据尚不充分　男性不育的药物治疗已有相当长的历史,但

第四章 男科疾病诊疗理念

这些药物的作用机制和治疗理论多建立在假设的基础上,治疗效果不确切,相关报道的波动非常大。尽管药物的种类很多,但合理地选择比较困难。目前大多数药物尚缺乏随机、双盲、安慰剂对照的大样本研究,因此药物治疗的合理性及有效性难以判断,甚至有些药物可能存在对精子的损害和严重的不良反应。

尽管对特发性男性不育的病理生理机制缺乏清晰的认识,对临床上的治疗用药缺乏足够的合理解释,但很多曾经用于治疗特发性不育的用药规则还将继续在临床上应用,可将其概括为"经验性治疗",并需要严格的循证医学随访对照研究来对这些药物治疗合理性、有效性与安全性进行评估。

目前,在男性不育的药物治疗中,随机对照评价单一药物和联合治疗研究尚处在初级阶段。针对特发性男性不育的治疗药物虽然很多,但各家报道的结果差异却很大。针对具体药物治疗效果评估,欧洲泌尿外科学会(European Society of Urology, EAU)早期制定的男性不育治疗指南中对其给予了综合的评价:认为只有抗雌激素(他莫昔芬联合十一酸睾酮)似乎可以有选择地提高患者配偶怀孕率。其余药物目前由于没有随机、双盲、对照的大样本研究,所以疗效难以评价。但是在2013年EAU的相关指南中则否认了全部药物治疗,没有任何推荐。

循证医学的初步结论认为,促性腺激素治疗可以显著增加妊娠率,但需要大规模研究来证实;目前的联合药物治疗结果认为,随机对照、足够疗程、较大的样本量、设计完好的研究很可能从下列药物的联合使用中获得疗效,包括抗雌激素药、抗氧化剂及雄激素,但需要进一步研究;尽管缺乏有效性的充分证据,但由于服用方便、费用低廉、副作用小的特点,抗雌激素药物可以单独使用。

医师在为不育患者及夫妇提供治疗建议时一定要谨记,目前用于治疗特发性男性不育的药物疗法与疗效尚缺乏系统评估,所以在面对繁杂的治疗药物及治疗过程提出决策咨询意见时,需要花费一定的时间与患者沟通,并怀有强烈的责任感。虽然各种各样的药物体系已经应用于临床实践,但在临床对照研究中没有任何一种前述的单一药物体系对妊娠率有显著的改善作用。只要在随机对照的临床研究中没有证明它的效果,男性不育任何药物治疗方法就只能被看作是经验性的,需要行业内的共识来加以规范。

2. 疗效评价的"金标准"是生育 药物治疗男性不育的疗效评价标准主要依靠精液质量改善情况,但金标准是配偶妊娠和生育。评价药物治疗效果的金标准理所当然地是配偶的妊娠和生育,但由于不育症的治疗周期长,随访比较困难等原因,患者配偶的确切怀孕率很难得到,所以精液质量的改善情况仍可作为药物疗效的阶段性重要指标。

第四章 男科疾病诊疗理念

目前临床上评价药物治疗的效果多采取精液质量分析结果,因为精液检查简单、方便,患者易接受,但不应以精液质量的改善作为唯一的评价标准,而应该是患者配偶的妊娠与生育为"金标准",毕竟精子浓度低于 10×10^6/ml 的男性,甚至是偶见,更甚至是隐匿性无精子症患者,仍然有自然怀孕的可能。

3. 影响预后的因素较多　有许多因素可以影响到药物的治疗结果,主要包括:①不育年限,婚后年限越长,自然怀孕的概率越小,婚后 4 年不育者每个月的妊娠率仅 1.5%,依靠药物治疗来恢复自然生育的概率也必然较小。②女性年龄和生育状况,诊治男性不育时应考虑其配偶的生育潜能。35 岁女性的生育能力仅相当于 25 岁女性的 50%,38 岁时则降低到 25%,>40 岁时则 <5%。此外,女性年龄还是影响辅助生殖技术(assisted reproductive technique,ART)结果的重要因素。③原发或继发性不育,原发性不育患者的病因复杂多样,查找病因相对困难,治疗也存在诸多不确定性;而继发性不育易发现明显影响生育的因素,恢复也相对容易。④精液分析结果,精液质量越差,依靠药物治疗获得治愈并恢复自然生育的机会越小。

4. 治疗的基本过程　临床上治疗选择药物的主要依据是查体结果、实验室检查结果和辅助诊断技术,尤其是精液质量分析结果,针对精子发生、成熟和获能的多个环节,选择 3~4 种药物联合应用。根据精子生成周期,多数学者将疗程确定为 2~3 个月,如果获得了预期的治疗效果,则可以继续治疗,使精子质量达到理想指标或者妻子怀孕;反之则建议根据精液质量复查结果调整治疗药物,或者重新选择治疗方案。经验性药物治疗建议在 6 个月内,如果合理治疗 >6 个月无效,一般需选择进一步的治疗措施,经验性治疗不应该超过 6 个月。即使是对于那些治疗有效的严重少精子症,经验性药物治疗也不应该超过 12 个月,建议尽早选择 ICSI。当然,这种医疗决策的制定还需要征得患者及其家属的理解和同意,可以参见相关章节。

5. 疗效　循证医学的经验提示,根据以往国内外诸多研究结果的推算,单独使用药物的治疗效果不佳。合理选择药物组合的综合治疗,经过 1~2 个疗程(3~6 个月)可以使 60%~80% 患者的精液质量有显著性改善,约 1/3 的患者配偶可自然怀孕,其余大部分患者可通过手术或辅助生殖技术等其他助孕技术获得后代,辅助生殖技术成为终极技术,几乎可以解决所有男性生育诉求。

三、性功能障碍的药物治疗

男性性功能障碍包括性欲异常、勃起功能障碍(erectile dysfunction,ED)和射精障碍,后者包括早泄、不射精和逆行射精。对于严重的 ED、严重的早泄患者,以及不射精和逆行射精患者,由于不能将精液排放到配偶的体内,进而影

第四章 男科疾病诊疗理念

响到患者的生育功能,需要在孕前全面咨询与诊治。

(一)勃起功能障碍

ED 与心血管疾病、内分泌及代谢疾病、精神心理疾病等密切相关。因此认为,ED 患者的康复需要有计划、按疗程进行系统治疗;强调综合治疗和对诱发 ED 原发疾病的有效控制,包括改善内皮功能、营养神经血管、纠正性腺功能低下等;精神心理支持有助于患者的全面康复,增强自信心、打消对勃起的顾虑等将有助于恢复勃起能力。近年来,阴茎海绵体内血管活性药物注射与外科手术为治疗 ED 开辟了新的途径,但口服药物仍是广泛应用于 ED 的治疗,也是 ED 患者首选方法。可以适当应用中成药物壮阳补肾,但疗效缓慢且不确定;α 受体阻滞剂(育亨宾、酚妥拉明)、多巴胺类(溴隐亭)、5-羟色胺受体阻滞剂及内分泌激素治疗有一定效果。

选择性磷酸二酯酶V型(phosphodiesterase type 5, PDE5)抑制剂,包括西地那非(sildenafil,50~100mg/次)、伐地那非(vardenafil,10~20mg/次)、他达拉非(tadalafil,10~20mg/次),在性交前服用,以其使用方便、作用自然、效果肯定、安全性好、适用范围广等优点,受到医生的青睐和 ED 患者的欢迎,是目前治疗 ED 理想首选口服药物,广泛使用,有效率高达 70%~80%。作为一次性治疗药物,在性生活前 0.5~1h 口服后,通过选择性抑制 PDE5 的作用,阻断性刺激后释放的一氧化氮(nitric oxide, NO)诱导生成的 cGMP 降解,而提高其浓度,松弛动脉血管平滑肌,增强阴茎勃起功能。PDE5 抑制剂治疗失败的主要原因是由于用药方法不当所致,接受西地那非治疗的患者中有 50%~80% 没有得到正确用药指导,对初次接受西地那非治疗无效患者给予正确指导后可使 30%~50% 转变为有效,因此在确定按需 PDE5 抑制剂治疗失败前,应该明确患者是否正确用药。根据文献资料及专家用药治疗 ED 的共识,在药物治疗的有效性、耐受性和安全性方面,三种 PDE5 抑制剂(西地那非、伐地那非和他达拉非)都是治疗 ED 的一线药物;在药物的有效性、安全性和耐受性方面,PDE5 抑制剂与阿扑吗啡没有显著差别。

还可以局部应用各种血管活性药物(罂粟碱、前列腺素 E_1 等)改善阴茎血管的功能。根据给药途径不同可分为经阴茎皮肤涂抹、经尿道塞入、经海绵体直接注射等。其中后者具有用量小、使用方便、无痛感、无明显副作用、治疗年龄范围广(20~85 岁)、有效率(95%)和治愈率(75%)高等优点。海绵体内注射前列腺素 E_1 是 ED 的二线治疗方法,还可以考虑经尿道内给予前列腺素 E_1,但其有效性要比海绵体内注射差一些。

在近年来广泛开展的辅助生殖技术(assisted reproductive technique, ART)中,由于紧张焦虑、不适应等不利情况,男性在取精时容易发生突发性勃起功能障碍,往往给精液标本的获取带来困难,此时的 PDE5 抑制剂也是治疗这种

第四章 男科疾病诊疗理念

临时性 ED 的一种有效的治疗药物,是在决定其他有创取精方式之前的优先选择。

使用药物治疗过程中还应注意:①配偶的作用十分重要。面对患者应多体贴、关怀、理解和宽容,切忌使用"没用、不行"等批评、埋怨的话语,而应该支持、鼓励患者。否则,会进一步加重患者的心理负担,使患者丧失自信心,治疗也变得困难。②不迷信和盲目服用壮阳药。目前,市场上壮阳药泛滥,且功能疗效夸大。但无一能达到满意的临床治疗效果,有些药物还含有激素成分,这些药物只能起到保健的作用。每种药物都有其最佳适应证,适用剂量和范围应由专科医生来把握。③充分了解 ED 及其他表现形式的 ED,例如排卵期性交失败(timely ovulatory intercourse failure,TOIF)等,知己知彼,及时接受专科医生的治疗指导。

(二)射精障碍

射精障碍(dysfunction of ejaculation)包括早泄(premature ejaculation,PE)、不射精(anejaculation)和逆行射精(retrograde ejaculation)。

1. 早泄 可视病因、病情和具体情况,采用心理、性生活技巧、药物、去除原发疾病等多种方法综合施治,个体化治疗,才会取得最佳效果。目前早泄的治疗是性功能障碍中治疗效果最为满意的,几乎可以使所有患者都恢复正常的性生活。

多数抗抑郁药能够提高射精阈值,有效延缓射精时间。可以选择的药物主要是选择性的 5-羟色胺再摄取抑制剂(selected serotonin reuptake inhibitors,SSRI)类抗抑郁药物,多可获得明显的效果,但应该在停药后 3 个月后妊娠。SSRI 目前在治疗早泄中应用最为广泛,包括舍曲林、盐酸氟西汀、帕罗西汀、米氮平等,但是考虑到患者的生育诉求和长期持续使用药物可能对生育的潜在影响,一般不建议使用这类药物治疗早泄。达泊西汀(dapoxetine)是国家唯一批准的具有治疗早泄适应证的西药,目前在临床上广泛使用,按需使用,性交前 2~3h 口服一片(30mg)有效率约 70%,并可以在药店获得,是治疗早泄的方便易获得的有效药物。达泊西汀的国产仿制药已经通过一致性评价,也在临床上使用。近年来也有采用阴茎皮肤表面麻醉剂,例如利多卡因凝胶等药物的局部治疗。海绵体内注射血管活性药物可以延长阴茎勃起时间。

2. 不射精 不射精使得精子不能进入到女性的体内,难以完成生育过程,是导致男性不育的原因之一。解决患者的不射精问题成为治疗不育症的关键问题。

不射精的治疗包括病因治疗和对症治疗两种。针对性知识缺乏的夫妻,应该进行对症的精神心理疏导,并使双方充分了解性器官的解剖生理和性反应过程,注意性生活的姿势和方法,使得阴茎能够得到最大的刺激。目前治疗

第四章 男科疾病诊疗理念

不射精症的主要办法是围绕筛查睾丸功能和增加精液量,加强性刺激和增强男性生殖器官的直接性感受。有相当部分不射精患者的治疗是可以在家庭内部进行的,通过性技巧和方法指导,获得体外排精。按摩刺激器可以强化地刺激患者阴茎的冠状沟和系带处,往往可以使患者成功地获得射精及情欲高潮,并建立起正常的射精反射。对于生育愿望迫切,而又难以获得满意的病因治疗效果的患者,可以考虑经附睾或睾丸直接穿刺或手术取精,进行辅助生殖技术解决生育问题,这也是一种不得已且合情合理的选择,但是要尽量回避,毕竟这是有创伤的。

器质性不射精的治疗有时十分困难,可以首先采用药物治疗。药物治疗的目的是增加精液量和降低射精的阈值,常用药物包括左旋多巴、麻黄素、绒毛膜促性腺激素、雄激素、B族维生素等。电刺激仪是最强化的治疗手段,也是最后选择的治疗方法,几乎可以让绝大多数的不射精男性恢复射精。个别患者可以考虑包皮环切、尿道整形等手术方法治疗,但治疗效果往往难以确定。

3. 逆行射精　建议积极控制导致逆行射精的原发性疾病,例如糖尿病等;停用那些容易导致逆行射精的药物,例如胍乙啶、利血平、酚苄明等。对于局部解剖结构完整的患者,一些拟交感药物以增强膀胱颈部的张力,一般约有30%患者可在某种程度上恢复正常射精。如果单一药物没有作用,还可以考虑两种药物联合使用,一般可以在射精前几天开始用药。可以采用的α受体兴奋剂类药物治疗,例如丙米嗪、麻黄素、苯丙醇胺和辛内弗林等,可以增加交感神经对膀胱颈的控制力,提高其张力,因而可防止精液逆流。文献报道如丙米嗪(imipramine)(25~50mg,2次/d),抗组胺药盐酸苯丙醇胺和马来酸氯苯那敏制剂(Ornade)等,已经有成功治愈逆行射精的实例,但这些药物都有些不良反应,并因此而影响对男性不育的治疗。麻黄素的用法是25mg,1~2次/d,连续应用一段时间(一般持续2~4周);或者使用25~50mg,性生活前30min服用。一定要注意麻黄素的副作用,患者可以表现为心悸、心动过速、面色苍白等。所以,应该从小剂量开始应用,逐渐增加药物剂量,观察药物的治疗作用和副作用,并最终确定治疗剂量控制在无明显副作用的最小有效剂量。苯丙醇胺15~30mg,2次/d。辛内弗林60mg,性生活前60min口服。

此外,尿道狭窄可以采用定期尿道扩张。对于膀胱颈扩大造成的膀胱颈关闭不全的患者,轻症者可以用硝酸银烧灼膀胱颈和后尿道;重症者可以采用膀胱颈内括约肌成形术,缩窄膀胱颈,阻止精液的逆流,但要认真掌握手术范围,尽量避免因手术范围过广而造成的排尿困难,或者因为手术范围不足而难以达到纠正逆行射精的目的。

对于反复治疗逆行射精仍然不能恢复正常射精的患者,可以采用对症治

第四章 男科疾病诊疗理念

疗的方法来恢复患者的生育能力。由于尿液是偏酸性的,几乎可以立即杀死精子,因此可以通过碱化尿液来获得性生活的尿液,收集精液,进行人工授精。具体的方法如下。在收集精液前,口服碳酸氢钠 1~2g,2~4 次/d,往往在 1d 内使尿液的 pH 达到 7.5 左右。收集精液前插入导尿管排空尿液,用 Ringer 葡萄糖液冲洗膀胱后排出,留取少量(约 2ml)于膀胱内。拔除导尿管,嘱咐患者手淫射精后,采用排尿法或插入导尿管法收集尿液,显微镜下简单地进行精液常规分析,营养性碱化溶液(Eagles 或 TEST)离心洗涤精子,Hams F10 溶液洗涤上游技术收集活动能力良好的精子,进行人工授精。

四、生殖系统感染的药物治疗

(一)生殖道的一般性感染

生殖道一般性感染的治疗原则:建立有规律的生活和工作制度,禁酒、刺激饮食,保持排便通畅,合理性生活,参加体育锻炼,对膀胱和尿道有刺激症状、神经衰弱和性功能障碍者可用镇静剂、催眠药、解痛、镇痛剂等。

抗生素在生殖道非特异性感染治疗中非常重要。喹诺酮类抗生素,如氧氟沙星(氟嗪酸)、诺氟沙星(氟哌酸)等,可在前列腺组织中可达到其他抗生素难以达到的高浓度。据国内外研究认为,应用喹诺酮类药物 4 周,可与以往应用复方新诺明(sulfamethoxazole,SMZ)、红霉素等药物 3~6 个月的疗效相当。一般可用氧氟沙星 0.2g,3 次/d,或诺氟沙星 0.2g,3/d,4 周为一疗程。其他抗生素的选择可根据前列腺液培养和抗生素敏感试验结果来决定。

局部治疗的目的是增进前列腺的血液循环,促使炎症的吸收和消退。主要方法:定期进行前列腺按摩,急性发作时用热水坐浴、局部注射抗生素加氢化可的松封闭注射、大蒜或新霉素等透入理疗,后尿道涂布 10% 硝酸银,尿道扩张后从尿道内注入 1% 利多卡因 10ml、地塞米松 5mg、庆大霉素 16 万 U 的混合液冲洗。经直肠微波或毫米波治疗可增加腺体的血流灌注、促进药物的腺体分布、改善药物的药代动力学,因此微波热疗与药物合用可具有更好的疗效,是一种有效的辅助治疗手段。

生殖道感染不育的治疗过程中除了考虑控制消除炎症的因素外,还应该以提高精液质量并达到生育目的为核心。因此,治疗过程中应尽量避免采用损伤性治疗,如输精管穿刺滴注抗生素、前列腺直接穿刺注药等,特别是大多数感染不育者,炎症较轻微,在辅助应用中西医结合药物治疗后,精液质量可见提高。对感染不育出现精液黏稠度过高或不液化者,可采用 α 受体阻滞药等药物治疗来改善前列腺的分泌功能,必要时可以选择 α 淀粉酶栓剂及精液体外洗涤等处理,然后进行人工授精。

1. 睾丸炎 急性病毒性睾丸炎时仅对症治疗可行,包括对托起阴囊和局

第四章 男科疾病诊疗理念

部降温,同时应用糖皮质激素 10d(泼尼松 60mg/d,之后逐渐减量)。此外,应用抗炎、消炎及退热药物是非常有用的辅助治疗。以上处理通常可以快速减轻肿胀和缓解疼痛。如果检测到血清 IgM 抗体,则可尝试干扰素 α-2B 治疗(Ku,1999)。这种治疗能在多大程度上改善睾丸功能尚不十分明确,尤其是在慢性感染时。流行性腮腺炎合并睾丸炎的患者,其中约一半出现睾丸萎缩,但睾丸分泌的睾酮功能一般不受损害,因此这些患者可以有正常的性欲和性功能,但往往由于少精症或大多数为无精子症而引起不育,对睾丸炎导致的睾丸功能受损目前尚无直接改善精液质量的有效疗法,因此为达到生育目的可考虑 ART。即使在无精子症患者也有必要尝试睾丸取精术(testicular sperm extraction,TESE),因为可能残存的局灶性精子发生。此外,任何原因导致的雄激素缺乏可行睾酮替代疗法。

2. 慢性细菌性前列腺炎　慢性前列腺炎(chronic prostatitis)引起男子不育的治疗,包括针对前列腺炎的病因治疗和针对临床症状的对症治疗,与一般前列腺炎的治疗方法没有明显区别。例如采用综合的治疗方案,联合使用抗生素、α受体阻滞药、植物制剂、生物反馈疗法、互补和替代疗法等。此外,还包括生活调节与心理治疗,做到生活和工作有规律,避免过度劳累和刺激性食物,戒烟戒酒。

对于慢性细菌性前列腺炎,抗生素治疗理所当然地成为最重要的选择;但在众多的非细菌性前列腺炎患者中,其他治疗方法,例如抗氧化、生物反馈(骶神经刺激等)和抗炎症治疗值得深入研究。考虑到治疗前列腺炎可能存在的对精子质量的显著影响以及患者改善生育能力的迫切需求,对男性不育者中的慢性前列腺炎的治疗具有显著的独特之处。考虑到几乎所有治疗方法和治疗药物都可能对精子的功能状态不利,在选择治疗药物时尽量避免长期大量应用抗生素、尽量避免采用损伤性治疗(输精管穿刺及直接注射给药)、尽量采用互补和替代医学疗法(complementary and alternative medicine,CAM)。

(1) 抗生素治疗:慢性细菌性前列腺炎常用抗生素治疗,长期适当的抗生素治疗不仅可以治愈和改善前列腺炎的临床症状,也同时改善精液质量。理想的抗生素应是在前列腺中浓集的、弱碱性和脂溶性的药物。

抗生素可以清除局部的病原微生物,但是抗生素治疗通常对炎症性反应、功能损害和解剖结构的改变缺乏有效的改善作用,而且药物的使用方法明显地不同于治疗一般前列腺炎患者,多采用短期、间断给药或序贯疗法。Giorgi(1989)治疗 30 例对依诺沙星敏感的感染性不育症,300mg,bid,连续用药 10d,间隔 20d,重复 1 个疗程,认为短期选择敏感温和的抗生素对生育能力有改善作用,治疗后精液质量改善 89.2%,主要指标包括:精液黏稠度过高由治疗前的 50%,达到治疗后的 16.6%;精液内白细胞增多者由治疗前的 43.3%,降低

第四章 男科疾病诊疗理念

到治疗后的 23.3%；精液液化情况较治疗前改善 26.6%。张建国等(2004)治疗 86 例慢性非细菌性前列腺炎(chronic non-bacteria prostatitis, CNP)，所有患者均给予吲哚美辛、前列安栓等治疗，同时选择三种不同类型的抗生素类药物进行依次 15d 的序贯治疗 3 个月，认为抗生素治疗可明显改善 CAP 患者的精液质量，并提高 CAP 的治疗效果。

Branigan 等(1994)在 755 例不育症中确诊 102 例(13.5%)白细胞精子症，其中同时满足前列腺按摩液(expressed prostatic secretion, EPS)中白细胞 >20/HP 或白细胞成团者共 87 例，治疗分组：①未治疗组 25 例；②抗生素组 25 例(多西环素)；③频繁排精组 25 例(至少 1 次/d)；④联合治疗组(抗生素+频繁排精) 27 例。结果 3 个治疗组在治疗开始后 1 个月均有一定效果，但在治疗 3 个月后仅联合治疗组有效，认为短期使用抗生素联合频繁排精有助于该类患者生育能力的恢复。

此外，慢性细菌性前列腺炎，尤其是特殊病原体(淋球菌等)感染引起的慢性前列腺炎不育症患者，女方生殖道往往存在同类病原体的感染，因此强调男女同治有重要临床意义。

(2) 抗氧化和抗炎症治疗：近年来的许多研究结果显示，白细胞产生的氧化应激反应可能是精液质量损伤的原因，尤其是精子 DNA 损伤和精子形态缺陷。通过使用抗 ROS 的药物以及提高细胞代谢的药物，使前列腺炎患者精液质量有了改善。由于抗生素治疗后慢性前列腺炎患者的精液质量的改善结果较差，而且可能导致对抗生素耐药菌株的再感染，因此抗氧化和抗炎症治疗药物可能具有良好的应用前景。

研究发现，肿瘤坏死因子(tumor necrosis factor, TNF)-α 和 γ 干扰素与正常精子共同孵育时，即使是在没有感染的情况下也可引起弱-死精子症，而 Bykov 等(2003)认为，L-肉毒碱能够降低 TNF-α 水平，并因此减少其对细胞和组织的损伤。Vicari(1999)采用非甾体抗炎药呱氨托美丁(amtolmetin guacyl) 600mg/d，连续 14d/月，连续 2 个月，治疗 43 例无菌性的男性附属性腺感染(male accessory gonadal infection, MAGI)，其中前列腺炎 16 例(6 例对照，10 例实验观察)、前列腺-精囊炎 14 例(6 例对照，8 例实验观察)、前列腺-精囊-附睾炎(PVE) 13 例(6 例对照，7 例实验观察)，结论认为：长期应用非甾体抗炎药安全有效，可以改善精液的全部指标。

采用抗炎药治疗白细胞精子症的文献少见。Vicari 等(2002)治疗 98 例具有精浆白细胞精子症的非细菌性 PVE，A 组(肉毒碱)30 例，治疗 4 个月；B 组(非甾体抗炎药)16 例，治疗 4 个月；C 组(序贯组)26 例，非甾体抗炎药 2 个月后，肉毒碱 2 个月；D 组(序贯组)26 例，非甾体抗炎药 4 个月，后 2 月加肉碱。结果 C 组治疗效果最明显，B、D 组中等，A 组最差。认为肉毒碱治疗对于非细菌

第四章 男科疾病诊疗理念

性 PVE 预先经非固醇类抗炎药治疗者有效,合理的抗氧化治疗可以重建氧化平衡来对抗 ROS 介导的不育。Vicari 等(2001)采用 L-肉毒碱联合乙酰 L-肉毒碱治疗无菌性 PVE 伴不育的患者 3 个月,精子的前向运动能力和存活率均显著提高,精子 ROS 产生降低,在停止治疗 3 个月内有 11.7% 的患者配偶自然妊娠。Lackner 等(2006)采用环氧合酶-2(cyclooxygenase-2,COX-2)抑制剂(伐地考昔,20mg,1 次 /d)2 周治疗无菌性白细胞精子症患者 12 例,认为可以减少白细胞精子症的严重程度(从 5.5×10^6/ml 降低到 1.0×10^6/ml)并增加精子数量(从 22.5×10^6/ml 增加到 48.0×10^6/ml)。Oliva 等(2006)使用抗组织胺样药物,酮替芬(Ketotifen)也可显著改善了白细胞精子症和特发性不育者的精子形态和活力。

(3) 中医中药:治疗慢性前列腺炎多基于利湿利尿、通经活络、活血化瘀、清热解毒的中医理论而研制的中药口服制剂,或经肛门给药的栓剂。在前列腺炎控制后,还可实施中医中药治疗,提高精液的质量,以达到生育的目的。

(4) 其他药物治疗:因慢性前列腺炎引起的精液不液化,经有效改善前列腺功能后,治疗仍然无效的患者,可以应用糜蛋白酶 5mg,2d 一次,肌内注射,2 周为一个疗程。

因慢性前列腺炎造成的精液质量异常,在经过适当治疗后多可恢复正常。但是,对于那些因慢性前列腺炎造成的精液不液化、精液黏稠度增高、白细胞精子症、精子活力低下等,经过系统的常规治疗难以获得满意疗效的情况下,体外进行精液质量的改善非常必要,例如通过应用糜蛋白酶或 α 淀粉酶体外处理精液或精液反复吹打来改善液化状态、精液的洗涤技术去除精液内的白细胞、己酮可可碱体外改善精子活动能力等,都可以尝试,并配合 ART(人工授精等)来解决患者的生育问题。

3. 生殖道结核 当发现有全身结核(肺、骨关节等),特别有泌尿系统结核,或已发现前列腺、精囊结核者,应积极采取药物治疗或必要的手术治疗,特别要注意预防治疗及早期治疗,以保护其生育能力。药物治疗对早期单侧生殖系统结核可得到控制或治愈,同时也保存了生育功能。双侧附睾结核患者,往往由于生殖道的广泛破坏以及纤维化,可引起梗阻而造成无精子症,从男性不育的角度分析,已很难通过常规治疗而获得自然生育能力。一般可采用抽取附睾精子做 ICSI,使患者恢复生育功能,或采用供者精液人工授精及领养孩子。具体的抗结核药物选择及治疗方法请参考专科书籍。

(二) 生殖道的性传播性感染

1. 生殖道的淋球菌感染 淋病的治疗原则是早期、大剂量应用敏感抗生素。青霉素类是过去淋病治疗的首选药。此外,对慢性淋病引起的梗阻性无精子症,可根据梗阻的部位不同而选择相应的复通手术治疗或睾丸/附睾直接取精,通过ART解决生育问题。

2. 非淋菌性尿道炎　生殖道沙眼衣原体感染:已成为较为流行的性传播性疾病,可引起男性非淋菌性尿道炎,治疗选择敏感抗生素;生殖道支原体感染:支原体常寄居于泌尿生殖道,在一定条件下引起生殖道疾病的主要是人型支原体和解脲支原体,治疗方法和用药同衣原体感染的药物选择,但是由于支原体具有复杂的分型和亚型,多数病原体属于机会性致病病原体,绝大多数患者属于健康携带,治疗的价值存在很大争议,尤其是对于无症状且无不洁接触史的男性更加值得考量。

五、辅助生殖技术前的药物治疗

参见本书的第四章第十一节。

六、免疫性不育的药物治疗

(一) 概述

因免疫性因素造成不育的原因可能来自男女双方。男性生殖系统中的抗原主要来自精液内的精浆和精子,还可以来源于睾丸、精囊和前列腺,其中对精子抗原的研究最为广泛和深入,抗精子免疫成为免疫不育的主要病因。在男性或女性不育者体内均可发现抗精子抗体(antisperm antibody, AsAb)的存在,并可导致不育,这类情况占不育患者的10%~30%。尽管AsAb在免疫性不育中的确切作用还不清楚,但AsAb可在体内发挥一系列生物学效应,并影响生殖过程。例如,可能具有妨碍精子的正常发生、干扰精子获能和顶体反应、直接引起精子的凝聚和制动、细胞毒性作用、抑制精子穿透宫颈黏液、阻止精卵结合而干扰受精过程、干扰胚胎着床并影响胚胎存活等多种作用,并且这种作用与AsAb的效价相关,效价越高则越难以生育。

(二) 免疫性不育的治疗与预后

1. 病因治疗　去除诱发AsAb产生的原发疾病或异常,例如损伤、炎症、感染、肛交等因素,均有助于AsAb效价的降低或消失。

2. 局部隔绝法　避孕套是最古老和最安全的抗免疫治疗措施,可减少女性重复与精子抗原接触的机会,性生活时应用避孕套6个月以上,可使部分女性患者的体内AsAb水平下降,但在减低女性抗精子抗体的效价、提高妊娠率方面的疗效还很难肯定。

3. 免疫抑制剂　对免疫不育最常用的治疗方法是免疫抑制剂,主要应用糖皮质激素。激素抑制法治疗是基于激素可通过减少精子上的抗体来弱化或改变过分活跃的免役系统的理念,它的机制尚未完全阐明,但下列作用是肯定的:①阻止细胞因子和淋巴生长因子释放;②减少抗体产生;③弱化抗体抗原

第四章 男科疾病诊疗理念

结合;④阻碍炎性细胞趋化性;⑤影响体液免疫和细胞免疫。目前人们还无法区分或得到所有有特异性的精子抗原,治疗这些免疫性不育的方法还只是采用甾体激素以减少抗体的产生,尽管对糖皮质激素有许多临床研究,但至今未对给药途径、剂量、给药间歇及治疗持续时间有统一标准。糖皮质激素的用法有许多方案,有在短期内使用大剂量的,也有在较长期内使用小剂量者。大剂量用药的意图是安置在配偶排卵期内,使抗精子抗体的效价降低而增加受精机会,而在排卵期外小剂量用药则主要是出于减少身体对糖皮质激素类药物副作用的考虑。如果考虑到成本因素,甾体激素作为治疗免疫性不育的一种有效手段,目前还有一定的应用价值。

4. 中医中药治疗　采用中医中药的辨证施治,也有助于 AsAb 的消失或使其效价降低。

5. 其他治疗　由于免疫机制在男性不育症中的作用存在争议,尤其是考虑到免疫抑制剂的潜在副作用,近年来对于免疫性不育患者,也可以直接考虑选择 ART,包括精子体外处理/宫腔内人工授精和体外受精,来解决生育问题。

第五节　男性不育用不用雄激素

男性不育的药物治疗选择很多,又经常让医生无可选择或左右为难,尤其是否可以使用睾酮,是一个大问题,而且一直争论不休。2013年欧洲泌尿外科学会(EAU)的男性不育指南指出,雄激素补充治疗被严格禁止用于男性不育的治疗;2018年的EAU仍然在相关指南中,论述雄激素等药物治疗少弱畸形精子症无效,这种观点引起强烈关注和质疑。尽管目前的一些临床研究证据还没有支持任何一种用于男性不育改善精液质量的药物治疗,但不应该妨碍证明这些药物有效的机会,药物治疗的广泛探索应该被鼓励和加强,而不是以简单粗暴的方法加以禁止。无论是从医学基本原则,促进医学发展,医学研究现状以及人文医学角度,男性不育的经验性药物治疗(包括睾酮)应该成为一线选择或基础选择。因此,我认为EAU指南的上述结论考虑不周,不利于学科的发展和对疾病认识的进步。据此,对睾酮在男性不育症治疗中应用主要理由进行了全面论述,这也是成功挑战国际权威指南的一个例证。

在阅读 2013 年欧洲泌尿外科学会(European Association of Urology,EAU)男性不育指南时,觉得让人比较难以理解和接受。根据指南的意见,"雄激素补充治疗被严格禁止用于男性不育的药物治疗,循证医学证据等级为 A。"对

第四章 男科疾病诊疗理念

于这个结论,虽然在指南中也给出参考文献,但在仔细阅读文献出处之后,并未发现其所陈述的客观事实能够作为 A 级推荐级别(最高级别)的证据,并且指南中给出推荐级别的注解为"根据专家共识而做出的更新",也令我感到不解。实际上,任何绝对的结论和违背哲学理念的观点,无论其出自何处,即使是权威的国际指南也都是不能被接受的。在与一些国内外同行商讨和分析后,决定表达一下个人观点及理念。

在以往对不育的药物研究报道中,由于雌激素受体调节剂,他莫昔芬联合十一酸睾酮对于特发性少精子症的男性不育患者具有较好的疗效,因此曾一度被推荐为男性不育经验性治疗的一线选择,也是 EAU 制定的早前期指南中所推荐的药物治疗男性不育的唯一选择。以上两个指南对于雄激素用于男性不育的意见,似乎与以往研究结果和证据有巨大出入。除此以外,2012 年 EAU 的男性不育指南中,关于特发性不育的治疗部分曾有以下语句:"抗雌激素联合睾酮治疗可能对一部分患者有效",并附有相应的参考文献,而这个观点在 2013 年男性不育指南中的相应部分却未能有所体现,连同参考文献都被删掉了。基于"抗雌激素联合睾酮治疗可能对一部分患者有效"这样的循证客观事实的存在,我难以理解指南编写组给出如此重大调整的原因和想法,或许是受到了"雄激素用于避孕"的暗示,或许是由于"抗雄激素治疗前列腺癌"引发的恐惧。

基于以下理由,我认为"雄激素补充治疗被严格禁止用于男性不育的治疗"这个提法和作为指南意见给出,结论欠妥。

一、首选药物治疗符合医学基本原则

自从 1992 年发明卵细胞的胞质内单精子注射(intracytoplasmic sperm injection,ICSI)治疗男性不育以来,难治性男性不育的治疗取得了突破性进展,但对每一位男性不育个体选择治疗方法时,药物作为传统方法还将是重要的治疗手段之一,而且经常被采用,这种传统的治疗方法应受到重视。因此,首先选择药物治疗,包括使用雄激素,是符合医学原则的,简单、无创、微创,由简单到复杂的治疗原则,也是医学模式的基本要求。大部分男性不育患者无明确病因,属于特发性不育,多采用经验治疗,这也符合医学的基本原则。绝大多数男性不育患者都很难找到明确的病因,因此传统的经验性药物治疗也应该成为多数医生的选择。

男性不育的经验治疗始于 20 世纪 80 年代后期,目的是通过药物作用于下丘脑-垂体-性腺轴,强化刺激睾丸功能,使睾丸间质细胞和支持细胞发挥最大潜能,并刺激其附属腺体的分泌功能。希望当性腺功能增强时,精子产生和精子质量都能得到改善,从而增加怀孕机会。努力改善特发性男性不育患

第四章　男科疾病诊疗理念

者精子参数和增加怀孕机会的各种理论及经验治疗方法被广为采用，也都取得了某种程度的成功或者有成功报道。

虽然尚缺乏详实的临床实践和数据，几乎所有的男性不育患者都愿意接受这种非特异性的治疗。因此，传统的经验治疗应该作为医生的一线选择。尽管这些药物的疗效和安全性尚有待临床研究和资料验证，但我仍然认为，至少这些药物被证实有效的机会不应该被剥夺。

二、雄激素水平低下是生精的不利因素

睾酮在男性生殖系统发育与成熟过程中起着重要作用，尤其在生精过程中雄激素不可或缺。精子的生成需要间质细胞产生并维持睾丸内高浓度的睾酮水平，睾酮主要作用于睾丸生精上皮促使精子产生，睾酮水平低下可能造成精子生成障碍。人睾丸静脉中睾酮浓度达到 500~1 200ng/ml，是周围静脉血睾酮浓度的 250 倍，表明生精细胞的发育和成熟需要大大高于血清浓度的睾酮。大鼠垂体切除后，睾丸体积明显缩小，精子发生停滞在初级精母细胞阶段，而给予睾酮制剂可重新诱发精子发生。大鼠试验表明，如睾丸内睾酮浓度降低，精子不能变长，且易于从支持细胞上脱落下来而被支持细胞吞噬。有学者认为，睾酮对 FSH 有协同作用，其机制可能是防止支持细胞凋亡。此外，睾酮还有促进精子细胞的后期分化作用。

近年来，睾酮水平低下及其对男性多器官系统的功能和生活质量的影响逐渐被人们所认识，有研究显示，在年龄大于 45 岁的健康男性人群中，按照总睾酮水平小于 300ng/dl 为标准，性腺功能减退患者比例约为 38.7%。另有数据显示，睾酮水平低下可见于 20%~30% 不育男性患者中。不育男性中存在一定比例的雄激素缺乏，并因此而可能对生精有不利影响，如果因为其被诊断为男性不育症而成为使用雄激素的禁忌证，显然是没有道理的。临床所见的各种睾酮缺乏的患者，如先天性睾酮合成酶缺陷、间质细胞发育不良、雄激素受体（androgen receptor，AR）突变所致的雄激素不敏感综合征、卡尔曼综合征以及其他先天或后天低促性腺激素，均可导致生精障碍，甚至表现为无精子症。我们会因为这些患者出现无精子症、被诊断为男性不育症而拒绝使用睾酮吗？同样没有道理。

三、药物剂量决定雄激素对性腺轴的负反馈程度

"不建议雄激素用于治疗男性特发性不育"的 EAU 专家学者们，他们主要的顾虑是担心雄激素会负反馈抑制下丘脑 - 垂体 - 性腺轴，导致血清促性腺激素和睾丸内的睾酮减少，进而影响精子生成，这个顾虑源自激素避孕的单向思维。权威研究发现，欲实现负反馈抑制生精作用，需要超过正常生理需求的较

第四章 男科疾病诊疗理念

大的药物剂量,而且疗程要相对较长。

为探索使用雄激素可以抑制基础的和促性腺激素释放激素刺激的垂体促性腺激素分泌以及基础的和人类绒毛膜促性腺激素刺激的睾丸间质细胞功能,Adamopoulos 等用短期的(10d)或长期的(3 个月)十一酸睾酮(40mg,3 次/d)治疗特发性少弱畸形精子症,结果证明,包括雄激素的各种类型制剂的治疗,这个药物剂量或者联用他莫西芬,都没有对中枢的或者外周的分泌活性产生抑制作用。有研究表明,起始剂量 1 000mg 十一酸睾酮,以后每月一次 500mg 十一酸睾酮肌内注射,连续使用 6 个月,才能达到临床安全方便并且可逆的抑制精子生成的效果。有数据显示,小剂量十一酸睾酮(40mg,3 次/d)联合他莫昔芬治疗男性特发性不育并不会降低精子质量,反倒会比单用他莫昔芬更能提高配偶妊娠率。目前,临床上治疗男性不育主要使用小剂量雄激素,即每日 40mg 或者 80mg 的十一酸睾酮。尽管目前缺乏好的对照研究,小剂量补充雄激素的联合药物治疗在药物治疗特发性男性不育中具有重要作用,完全没有必要过于担心雄激素负反馈影响生精。

四、雄激素可能成为药物联合治疗的重要选择之一

循证医学就是最好的对专业知识的研究证据与患者偏好及价值的整合,临床判断通常需要决定将现有的研究证据用于每一个患者。由于男性不育具有多病因、多因素以及显著的个体差异,对其治疗存在很多不确定性及未知领域。所以,药物联合治疗男性不育成为多数学者的共识,联合治疗可能让患者获益。我在临床工作中也从未单独使用过任何药物进行男性不育的治疗。

尽管促性腺激素治疗能在一定程度上改善生殖能力,但也需要大量研究来进一步证实。用他莫西芬治疗特发性男性不育已经在一些研究中被评估,但其效果还不足以得到普遍接受。尽管一些研究证实他莫西芬治疗男性不育可以增加精子数量,但对于精子活力和形态的作用未被观察到。这种现象可能是由于他莫西芬对主要负责精子成熟和活力的附睾和附属腺体没有作用。因雄激素缺乏引起的精子参数异常不能完全被他莫西芬的作用抵消。因此,小剂量的雄激素补充不会影响中枢的和外周的激素分泌,而且可以独立于睾丸间质细胞之外,刺激附睾功能,从而改善精子质量。此外,十一酸睾酮(40mg,3 次/d)可以显著提高血清双氢睾酮(dihydrotestosterone,DHT)而不引起促性腺激素改变。因此推测,联合使用十一酸睾酮和他莫西芬对改善精子参数是有益的。此外,Hsieh 等证实十一酸睾酮联合小剂量的人类绒毛膜促性腺激素,可以维持睾丸内睾酮浓度,从而可以支持睾酮补充治疗患者的持续性精子生成。因此,联合使用他莫西芬和适当剂量的雄激素,或联合使用小剂量的人类绒毛膜促性腺激素和适当剂量的雄激素的原理,在于可以强化刺激垂体促性

第四章　男科疾病诊疗理念

腺激素和睾丸间质/支持细胞分泌的同时,强化刺激附属腺分泌和附睾功能。

尽管随机对照研究评价其他形式的药物治疗和联合治疗研究尚处在初级阶段,但循证医学的初步结论:联合使用抗雌激素药、抗氧化剂及雄激素大有前景。联合药物治疗研究发现:随机对照研究、足够疗程、较大的样本量、设计完好的研究很可能从下列药物中获得疗效:抗雌激素药、左卡尼汀、抗氧化剂及联合治疗。尽管单药治疗男性不育不被推荐,但包括雄激素在内的联合治疗大有前景,应予以完善设计良好的临床试验来加以证实。

五、雄激素通过多种途径改善生育能力

在男性不育治疗的方法中,多采用综合疗法,最全面的治疗方法就是对生精器官和精子成熟的系列组织器官,如睾丸和附属腺,进行系统全面的强化刺激。

由于雄激素受体不仅在睾丸、附睾、精囊、前列腺等生殖相关器官存在,还广泛存在于身体其他各个组织器官,如皮肤、骨骼、脂肪、肌肉、大脑等。因此,雄激素补充治疗不仅仅对于男性生殖器官发育和性功能相关症状有改善作用,维持睾丸内睾酮水平相对稳定(减少组织器官对内源性睾酮的需求释放减少),还具有多器官系统效应。另有研究表明,雄激素补充治疗不仅改善雄激素缺乏相关症状,同时也对患者精神状态和生活质量有全面的提高。对于性欲、勃起、射精及前列腺分泌功能、附睾功能、脂代谢、肌肉张力、精神状态和生活质量等的良性影响,都是成功妊娠的正向能量。基于这一点,我们不能忽视雄激素改善生育能力的多效潜能,而将其理解为单纯作用于睾丸内的精子发生过程则有失偏颇。

六、男性不育的药物治疗研究需要引导和加强

抗雌激素类药物枸橼酸氯米芬,也称克罗米芬或法地兰,通过提高内源性FSH、LH以及睾酮水平,进而启动和维持精子生成。他莫昔芬联合十一酸睾酮治疗特发性少精子症,可有效改善精子参数并可以相互增强单用的疗效。除了抗雌激素类药物他莫昔芬和枸橼酸氯米芬外,现有的其他治疗男性不育药物都没有得到认同和推荐。由于无法确认男性不育的准确病因(尤其是特发性精子参数异常),多采用"对症"的治疗方法,至今没有理想的病因治疗方法。此外,一个理想的治疗方法是应该在等待全面的病因因素明确后才能成为现实。在这种几乎没有可以选择的有效药物现状下,我们如何来面对那些不育患者,都将他们推向辅助生殖技术(尤其是试管婴儿)吗?显然不现实。辅助生殖技术高额的费用以及潜在风险,使药物治疗男性不育以获得自然生殖能力成为临床首选,并成为手术治疗及辅助生殖技术的基础治疗方法。

第四章 男科疾病诊疗理念

尽管在2013年欧洲泌尿外科协会(EAU)制定的《男性不育诊疗指南》中明确表示,对于特发性男性不育症没有推荐任何药物治疗,但在当代的医学实践中,针对男性不育症的经验性药物治疗广泛存在。在美国泌尿医师协会进行的一项关于男性特发性不育经验性药物治疗研究中发现,当患者有生育要求的情况下,在接受调查的泌尿外科医生中约有25%会使用雄激素治疗男性不育。联合使用雄激素和其他药物治疗男性不育已经成为各个国家生殖中心和专科医生治疗男性不育的常用治疗方式,尤其是由于社会、宗教或经济方面原因而不能接受辅助生殖技术的地域。总的来说,大约60.5%的医生会给予患者经验性药物治疗3~6个月,而在接受过专业培训的医生中约有70%会使用经验性药物治疗男性不育。也就是说,在接受调查的美国泌尿医生当中,约2/3会使用经验性药物治疗。而根据我们的了解,虽没有统计数据,这种情况在中国更加普遍。我们不能忽视这种现象存在的客观性及合理性,我们不应该回避现实,重要的是应该如何规范和引导其向着更加科学、合理和有效的方向发展。

七、应该鼓励和强化(而不是阻碍)对药物治疗不育的探索

尽管近年来生育技术取得了巨大治疗成功,但是绝大多数不育患者更愿意通过自己的努力实现自然生育后代的愿望,而不是在实验室里。首选药物治疗不违背医学原则,即由简入繁地循序渐进地选择治疗方法。到目前为止男性不育的药物治疗虽然还没有太完善的成功经验,但缺少循证医学证据不等于没有证据,更加不能等同于可以不进行探索,我们应该鼓励医生进行更深入的研究和经验积累。今天的经验医学探索和努力,必将成为明天的循证医学证据。2013年欧洲泌尿外科学会指定的"指南"意见似乎已经成为这种有益探索的障碍。快速发展的"对症"医学(辅助生殖技术)是一把双刃剑,已经在一定程度上阻碍了针对男性不育的常规治疗探索,所以我们更加不希望看到男科学界自己也在限制对学术问题的探索。

总之,在男性不育的治疗中,是否能使用雄激素一直吸引着临床医生和专科医生的关注,并且引起广泛反响,从完全接受到持谨慎的或批判的态度。男性不育的经验药物治疗将会一直是处在经验治疗阶段,直到被足够的循证医学证据证明。因此,应该关注药物治疗男性不育的研究,相关探索应得到鼓励和加强。除辅助生殖技术以外,对于男性不育治疗的任何尝试和努力都不应该受到限制,这些均是经验性治疗的一种方式。

指南是规范医生临床行为的最高标准,理应表达出专业团队的共识,鼓励探索和百家争鸣,并引导学科向前发展。学术团体在制定相关诊疗指南时,是应该非常慎重和严谨的。基于以上论述,我认为,在指南中断言某种药物绝对

不能如何这是很草率的,应该是具有充分证据的,尤其是这种断言可能阻碍了对该药物的后续联合治疗研究,而男性不育症是一个复杂的多病因多因素疾病,联合治疗已经成为专家共识。因此,希望将这个问题展示出来,并与相关专家广泛商榷。基于现状,能否考虑明确以下信息:男性不育中包括雄激素在内的经验性药物治疗需要更多研究,尤其是药物的联合应用,以便为学者开启药物治疗男性不育的探索之门。

我们对"指南"的密切关注,并期望展示有关男性不育治疗的争议,目的是希望引起关注和进一步讨论与完善,使其能够代表更多专家的共识,维护其公正性与权威性,更好地指导临床实践,并在实践中不断完善,逐渐深入人心和被广泛接受。此外,任何指南的制定都难免存在各种不确定因素,医学的进步使得人们对疾病的认识也必将不断发展和深入,并使指南的权威性不断受到挑战,任何指南都不是固定不变的,都只是瞬间体现的相对正确的真理。学术争议是对科学家的最大尊重,因为这表明大家对其学术观点给予了深入的思考和关注,也是对科学的尊重。最后,我诚挚地希望指南能够与时俱进,并真正起到指导临床实践的作用。

第六节 男性不育伴精索静脉曲张治疗方法的选择

> 男性不育伴精索静脉曲张的治疗选择困难,争议较大,在制订医疗决策中要考虑到患者的求治目的是生育,解决问题的办法不仅仅是手术,还应该包括药物和辅助生殖技术,而且三种治疗方法还可以彼此协同。在选择具体治疗方法的时候,要充分考虑到相关因素。

同为男科常见疾病,男性不育与精索静脉曲张常同时存在,并可能存在一定的因果关系,精索静脉曲张对男性的生育能力(精子质量和性功能)均具有潜在的不良影响。精索静脉曲张男性中 20%~50% 伴发精液质量异常和睾丸组织学异常,并因此而影响男性的生育能力。普遍认为,精索静脉曲张可以通过局部的组织乏氧、温度增高、代谢废物蓄积等机制导致精子质量下降和睾酮分泌减少,这些因素均导致男性的生育能力下降。尽管对精索静脉曲张的手术干预可以部分逆转其病理生理过程,但是手术治疗并不能一定实现患者的本来目的,即配偶恢复自然怀孕的概率有限,手术的创伤性和费用也值得考虑,所以选择手术治疗一定要慎重并全面考虑。

近年来,如火如荼的手术技术改进,包括转流/分流手术、腹腔镜手术、显微手术等,精索静脉曲张的治疗引起了大批泌尿男科同道们的关注。然而,

第四章　男科疾病诊疗理念

无论手术操作技术如何先进,是否应该手术还是首先要考虑的,手术指征扩大化的趋势普遍存在。医学技术的进步带动了男性不育治疗的整体进步,男性不育伴有精索静脉曲张的治疗必定要适应这种改变,并做出必要的认识调整,治疗方式选择的最根本目的是让患者恢复生育能力,而解决生育问题的办法也不仅单纯为手术治疗,还包括药物和辅助生殖技术(assisted reproductive technique,ART)。

一、手术治疗

既然认为精索静脉曲张属于外科疾病,选择手术治疗也是情理之中的事情。目前也认为,手术是治疗精索静脉曲张的唯一确切有效方法,可以消除疾病带来的局部坠胀和疼痛不适,并改善精液质量。问题的关键在于精索静脉曲张对睾丸的损害程度以及手术干预恢复正常的可能性。精索静脉曲张与男性不育是否具有因果关系?患者能否通过手术治疗恢复自然生育能力?这些问题都十分重要,需要首先回答。可以通过简单的睾丸检查、生殖内分泌激素测定和精液分析来初步判断。

(一) 手术治疗的现状

由于对精索静脉曲张的病理生理认识还不十分深入,成年男性的精索静脉曲张让生殖医学专家面临许多挑战,一些学者对依靠手术治疗精索静脉曲张来改善男性生育能力提出疑义。例如精索静脉曲张是否影响男性生育功能、精索静脉曲张是否进行性发展、精索静脉曲张治疗的有效性、精索静脉曲张严重程度对治疗预后的影响等,这些问题均存在广泛争议。

所以,应该有一个相对明晰的标准来选择手术治疗。目前的基本认知是:对于不生育合并精索静脉曲张者,如果精液检查结果基本正常,可以观察等待,暂时不考虑手术治疗,每3~6个月定期进行精液常规检查,只要精液质量没有明显变化,可以随访观察并积极试孕,并注意寻找其他的不生育因素,尤其是对配偶生育能力的评价;对于精索静脉曲张且有精液质量异常的男性不育患者,精索静脉曲张也未必就是不育的唯一原因或主要原因,患者可能同时合并其他疾病或异常而影响了生育能力,不育原因还可能来自配偶;只有对于那些未发现其他明显异常,而精液质量和精索静脉曲张严重程度相伴的进行性加重者,才高度怀疑为精索静脉曲张影响了男性生育能力,考虑两者间存在高度的因果关系,此时的积极干预才更可能获得较满意的疗效。

(二) 手术治疗的选择依据

近年来,许多学术团体纷纷制定精索静脉曲张治疗的相关规范、共识或指南,并且在不断更新和变化,常常让医生无所适从。即使是严格按照规范、共识、指南来执行,要做到科学合理地选择合适的患者进行手术治疗,并让患者

第四章 男科疾病诊疗理念

对手术效果满意,也是比较困难的。一些医生在选择精索静脉曲张治疗方法时,还常常根据个人认识和传统经验。但在实际工作中,选择手术治疗不应盲从,而应遵循一定的基本原则。

1. 精索静脉曲张与精液质量异常之间是否存在因果关系?由于许多精索静脉曲张者也可以正常生育,因此,患有精索静脉曲张并不一定都会影响生育过程。在排除其他不利因素的影响后,动态监测(每 2~3 个月定期检查)精液质量呈现进行性下降趋势,尤其是合并患侧睾丸发育不良(体积变小、质地变软)、曲张程度进行性加重的情况,则高度提示精索静脉曲张与不育之间存在因果关系,手术治疗获益的概率较高;反之,在因果关系不明确的情况下,手术治疗获益机会较低。

2. 术后睾丸功能改善的概率有多大?手术治疗后睾丸功能改善的效果主要取决于病情的严重程度,包括精索静脉曲张的严重程度、睾丸生精功能损害程度及其他相关不育因素,手术方式也有一定影响。部分经过手术治疗的精索静脉曲张者,若干年后仍然没有能够生育,其可能原因:手术时机选择过晚,精索静脉曲张属于进行性加重的疾病,并可造成睾丸难以恢复的损害;同时存在其他影响生育的因素没有去除;配偶生育能力低下;有现代医学尚未认识到的影响生育的潜在因素。因此,对诸多情况应逐一分析并区别对待。术前应进行全面的生育能力评估,并为后续的药物配合治疗做好准备,同时对配偶进行检查治疗。对于病情较为严重者,如睾丸明显萎缩且质地变软、精子数量稀少(甚至偶见精子)者,手术预后不好,很难恢复到自然生育程度,此时手术治疗未必有利,应该尽量回避。

3. 患者的选择意愿是怎样的?医学模式的转变,使许多传统观念发生了明显改变,对男性不育伴有精索静脉曲张的手术治疗选择权属于患者,毕竟是否能够生育后代的受益或受伤害都是患者及其配偶,而且生育意愿对每个家庭来说不是同等重要的。无论是患者对手术治疗效果表示疑虑或是过于理想化,或对手术治疗过程比较恐惧,对生育的渴求程度不是很强烈和不很急切的患者,尽管精液质量异常,并可能与精索静脉曲张存在因果关系,仍然可以回避手术治疗,首先选择温和或简单的治疗方法,例如药物治疗是可取的。而通过 ART 解决生育问题,尤其是对于严重的精液质量异常者,即使选择手术治疗也往往难以恢复自然生育能力,此时选择体外受精(in vitro fertilization,IVF)技术更可取。此外,治疗方法的选择还应该包括对女性伴侣的态度及病情考量。

2015 年 EAU 在关于男性不育指南中明确规定的精索静脉曲张手术最高级别推荐(A 级)适应证:临床型精索静脉曲张、少精子症、≥2 年的无其他原因的不育症可以手术,而对于精液正常的精索静脉曲张不建议手术。这也与前

228

第四章 男科疾病诊疗理念

述观点不谋而合。

(三) 手术治疗的效果

根据以往的经验并结合相关文献资料,在术后 1~2 年内,精索静脉曲张患者精液常规检查改善情况可以达到 50%~70%,能使妻子自然怀孕者占 30%~40%,术后配合适当的药物治疗可以提高精液质量改善率和配偶的自然妊娠率,并因此减少了对辅助生殖技术的需求。手术的干预方式也非常重要,并影响治疗的预后。近年来开展的开放式经腹股沟精索静脉曲张显微手术(open subinguinal microsurgical varicocelectomy),极大地改变了男性不育伴精索静脉曲张的治疗现状,并被认为是目前治疗精索静脉曲张手术的金标准(Tatem,2017)。Peng 等(2015)对 145 例精索静脉曲张的显微手术患者平均随访 21 个月,75.2% 患者的精子浓度和活力改善,自然怀孕率 45.5%,平均怀孕时间 11.7 个月 ±6.2 个月,尤其是手术前精子浓度较高($\geq 20 \times 10^6$/ml)患者的自然怀孕率高。

通常来讲,手术和术后药物配合治疗,精液质量改善和配偶自然妊娠往往需要经过 3~24 个月。男性不育伴有精索静脉曲张患者选择手术治疗 2 年后仍未恢复生育能力,提示手术治疗失败。对于需急切解决生育的年龄过大(尤其是配偶年龄偏大)、病情较严重的患者,对自然怀孕的长久等待是不适宜的。

二、非手术治疗

由于部分精索静脉曲张者仍然可以自然生育,没有精索静脉曲张者也不是都能自然生育。因此,精索静脉曲张与男性不育并非严格的因果关系,这为非手术治疗男性不育伴有精索静脉曲张留下了很大的空间。

(一) 针对精索静脉曲张的药物治疗

研究发现,具有改善血管弹性纤维和抗氧化应激作用的迈之灵,可以有效协助其他药物提高不育伴精索静脉曲张男性的精液质量,且对轻中度曲张的精索静脉有一定程度的回缩作用,认为其可作为男性不育伴有精索静脉曲张的治疗选择方法之一。此外,有些合并严重的肺源性心脏病、肺气肿等的精索静脉曲张患者,由于不能承受麻醉和手术治疗,也可以尝试药物治疗,对控制病情的进展具有一定作用。

(二) 针对改善精液质量的药物治疗

尽管药物治疗普遍缺乏循证医学的证据和系统评价,但临床上却在广泛应用,为患者和医生所接受。初步研究证明,许多药物在改善精子浓度、活动率、形态方面确有一定效果,而且也是手术和 ART 治疗的基础,临床工作中多首先采用这种经验性的药物治疗。选择治疗药物的主要依据是精液质量分析和查体结果,针对精子发生、成熟和获能的多个环节,选择 3~4 种药物联合应

第四章 男科疾病诊疗理念

用成为共识。根据精子生成周期,将疗程确定为 2~3 个月,如果获得了满意的疗效,则可以继续治疗;反之,则建议根据精液质量复查结果调整药物或治疗方案。合理治疗超过 6 个月无效,需选择进一步的治疗措施,经验性治疗不应该超过 6~12 个月。

由于氧化应激是睾丸损伤的共同结局,包括精索静脉曲张在内的许多与男性不育相关的因素或事件是由睾丸内氧化应激水平增加所诱发的,氧化应激可导致睾丸内微血管血流动力学、内分泌信号、生殖细胞凋亡的改变,从而造成精子发生功能障碍。探索理想的抗氧化治疗药物,有助于精子发生功能障碍伴精索静脉曲张患者的整体治疗。

研究证实,针对精索静脉曲张相关的少弱精子症的药物治疗,在应用非甾体抗炎药物的同时,还应该配合抗氧化药物。通过口服肉碱及非甾体抗炎药 Cinnoxicam 直肠栓剂,治疗男性不育伴精索静脉曲张患者 3~6 个月,结果发现除Ⅲ度曲张患者外,Ⅱ度、Ⅰ度及隐匿型精索静脉曲张患者的精子浓度、活力、形态均改善,40% 患者治疗后获得自然妊娠,认为低级别的精索静脉曲张使用肉碱及非甾体抗炎药物,可清除对生殖有害的物质而改善精子功能。

三、辅助生殖技术

ART 是解决男性不育的保底技术,几乎所有严重的男性不育患者最终都可能通过 ART 技术获得自己的后代,男性不育伴精索静脉曲张患者的生育问题理所当然可以采用 ART 解决。实际上,绝大多数的不育男性治疗精索静脉曲张的目的是为解决生育问题。在选择治疗方法的时候,对于手术治疗恢复自然生育的可能性极小、配偶年龄偏大、急迫解决生育问题的夫妻,经历漫长等待的自然怀孕过程应该是很困难的事情,选择实验室技术解决生育问题应相对容易。在我国,ART 已经成为常规技术,治疗成功率稳中有升,结合胚胎及囊胚冷冻等新技术,使得每个 IVF 治疗周期的成功率有较大的提高,达到(甚至领先)国际水平。

尽管目前的 ART 技术非常强大,但是 ART 中也不能忽视对男性不育患者的常规处理,尤其是针对精索静脉曲张的手术治疗,甚至于对于那些遭遇过 ART 失败的患者,手术治疗可能还有其存在的价值和必然性,成为 ART 技术的协同治疗手段。Kohn 等(2017)综述了进行 ART 前的精索静脉曲张手术治疗情况,尽管改善了宫腔内人工授精(intrauterine insemination, IUI)治疗结果的证据还不够成分,但可以改善少精子症和非梗阻性无精子症患者的精液质量。Kirby 等(2016)等的荟萃分析结果表明,手术治疗对于临床型的精索静脉曲张的不育患者是具有实质性好处的,对于接受 IVF 或 IVF/ICSI 的少精子和无精子症患者,手术治疗临床型精索静脉曲张可以改善活产率和妊娠率;即使是对于那些手术治疗后仍然是少精子或无精子,且需要 ART 治疗的患者,手术治疗也可以改善精子的获取回收率。Esteves 等(2016)的荟萃分析结果也认为,对于临床型的精索静脉曲张患者,在选择 ICSI 之前完成手术治疗,可以改善妊娠结局。

第七节 精索静脉曲张手术后患者的管理

> 随着手术方式的不断改进,越来越多的精索静脉曲张患者接受手术治疗,而手术后的患者管理需要强化。本节系统介绍了对精索静脉曲张手术后患者的疗效判断和后续的治疗选择,主要包括观察随诊、非手术治疗方法和再手术问题,对于指导临床工作具有一定的助益。

手术治疗精索静脉曲张在改善精液质量、提高配偶自然怀孕率和缓解局部疼痛症状中的作用已为多数医生所认同,尤其是近年来手术技术的不断进步,接受手术治疗的患者越来越多,过度手术治疗的现象也得到了规范。但是,对于手术后患者的管理还重视不够,许多医生容易忽视对术后复诊患者的诊疗工作,甚至不清楚复诊要观察、判断以及需采取的治疗方案,尤其对手术疗效不佳的患者,复诊不到位可能成为重大的医疗安全隐患。

对手术治疗精索静脉曲张的复诊患者,一般要求术后 2~3 个月复诊,主治医生一定要仔细认真对待,跟踪病情变化。首先要迅速了解以往的病情,明确患者的求治意愿和诊治经过,分析手术治疗是否解决了患者的原始诉求(局部疼痛不适和/或精子质量异常),然后进行复诊检查和病情讨论,并决定后续的治疗方法。

一、评估手术治疗效果

首先要观察手术后复诊患者的整体健康状况和精神状态,情绪可以直接反映出患者对前期治疗的满意度。随后要全面了解手术情况,主要包括切口愈合情况,是否还有曲张存在,是否有并发症,局部疼痛是否缓解或消失,精子质量及雄激素是否有提高。

(一) 判断手术是否成功

愈合完美的手术切口应该是表面组织对合整齐、光滑、无出血、无渗出物、无切口瘢痕愈合。此外,还要仔细检查阴囊内的精索静脉情况及其反流是否存在,这是明确精索静脉曲张是否仍然存在及手术本身是否成功的关键。看似一个简单问题,但是在具体的工作中却往往不太容易明确区别是手术失败

第四章 男科疾病诊疗理念

还是复发或并发症,使得后续的治疗选择变得很困难。

查体和多普勒超声检查均是诊断精索静脉曲张的有效方法,可以互相印证,两者具有较好的相关性。可以通过查体的触诊局部是否仍然存在曲张的精索静脉,尤其是在变换体位之后查看是否存在反流征象。多普勒超声检查可以了解静脉的管径和条数,并可以监测静脉内的血液反流情况,但在评估睾丸生精潜能方面,多普勒超声检查结果不能替代精子质量分析结果,所以不能完全依靠多普勒超声检查来判断疗效。

1. 手术失败的判断方法　手术后 1 周至 1 个月复诊,如果查体患者存在明确的静脉血液反流征象,并且超声检测到精索静脉的反流证据,则可以判定为手术失败。手术失败最常见的原因是由于患者过于肥胖致腹部皮下脂肪肥厚,术中未能找到精索,或麻醉欠佳导致肌肉紧张加剧手术难度,或医生的经验不足等。

2. 精索静脉曲张复发的判定方法　一般情况下,术后患者精索静脉曲张的主客观证据在一段时间内和一定程度上有所改善,但随着时间的推移逐渐加重,甚至可以重回手术前状态即可判断为术后复发。

术后复发的原因在于结扎精索内静脉不彻底,最常见的复发原因是漏掉了精索动脉伴行的静脉,也可能源于存在侧支循环。传统的开放手术复发率为 10%~45%,而显微外科手术的复发率最低,为 0~2%。

术后的侧支循环建立需要一个过程,判断是否复发的观察期至少应在 3 个月以上,在此期间可以采取观察等待和对症治疗的策略。

值得注意的是,如果发现阴囊内扩张的精索静脉仍然存在,甚至可能由于局部血液循环恢复不佳,淤血现象明显,甚至存在静脉扩张加重的表现,尤其是伴有鞘膜积液、附睾淤积等并发症的患者,触诊检查结果可能还会有比手术前更严重的表象,但是,只要没有明显的精索静脉血液反流现象(改换体位或增加腹压后,超声检查阴囊内的精索静脉没有明显的血液反流征象),就是手术成功的标志。切记勿将其看作手术失败或复发,毕竟手术方式基本上都是结扎静脉,而非切除或剥离静脉。如果判定确实存在明确的精索静脉曲张并伴有反流,则可能是手术失败(未能有效结扎精索静脉,甚至未能找到精索静脉)或复发(静脉结扎不彻底或有侧支循环存在),要注意与鞘膜积液等并发症进行鉴别。

(二) 判断是否出现并发症

要仔细检查是否存在鞘膜积液、附睾淤积肿胀或炎症、睾丸水肿等并发症,以及因手术造成的各种损伤,包括局部的动脉、淋巴管、神经和小肠等。这些并发症经常会干扰医生对手术效果的判断,并且可能使局部的疼痛不适不缓解、睾丸的功能改善不明显,甚至加重。可以根据不同情况,进行对症处理。

第四章 男科疾病诊疗理念

(三) 收集手术疗效的更多主客观证据

手术后复诊患者的疗效判断,除检查精索静脉曲张之外,还应该包括疾病带来的其他诉求,主要包括生育和精液质量、睾酮水平改变、局部的坠胀不适症状等。

可以通过问诊和查体确认,并进行一些客观检查,均有助于判断手术效果,包括疼痛缓解程度的问诊、精子质量改善情况的化验结果、血清睾酮(总睾酮、游离睾酮、性激素结合球蛋白)水平的改善程度、超声检查了解精索静脉的血液循环和血液反流情况等,然后再进行全面的综合判断,并制定出后续的医疗决策,包括观察随诊、药物及对症治疗、再手术治疗。

二、后续的诊疗方法

根据前述的病情分析,决定后续的治疗策略,主要包括观察随诊、非手术的治疗及再手术。

(一) 观察随诊

患者对手术效果满意,原始诉求基本或完全解决,主要包括配偶已经受孕或精子质量恢复正常、血清睾酮恢复到生理水平、局部坠胀疼痛不适明显减轻或消失,则可以考虑观察等待,并宣告治疗的结束。当然,对生活方式和注意事项指导也必不可少,包括不要酗酒、禁忌辛辣饮食、尽量回避一切增加腹压的生活和运动方式,对于其他可能引起腹压增加的疾病(咳嗽、便秘等)要尽早处理。

(二) 非手术治疗方法

虽然针对精索静脉曲张的手术成功了,但是患者的原始诉求(生育问题、睾酮水平低下及疼痛不适)未必都能够得到有效解决,此时可以考虑使用药物及其他非手术方法来加以完善,包括改善精索静脉曲张及睾丸血液循环的药物和治疗患者主客观诉求的多种对症治疗方法。

1. 药物治疗 文献报道 69.4% 的患者精子质量改善出现在手术治疗 3 个月以后,精子质量的改善可以持续到 1 年以上,而自然生育率约 40%,但也需要 6~12 个月经周期的试孕过程来验证,所以复查生育潜能应该在手术后 3 个月开始,每 3 个月复查 1 次,观察期一般为 3~12 个月。由于精子的 DNA 损伤状况可以通过手术治疗精索静脉曲张而获得显著的改善,而卵泡刺激素(follicle-stimulating hormone,FSH)等生殖激素可以预测睾丸潜能与指导药物治疗选择,建议复查精液常规和质量分析、精子 DNA 碎片化指数(DNA fragmentation index,DFI)和生殖激素。根据精子质量分析、生殖激素测定和 DFI 结果,选择相应的治疗药物。迈之灵是药物治疗精索静脉曲张的一个选择,可以降低血管通透性、增强弹性和收缩功能、抗氧化,具有一定改善精子质量

第四章 男科疾病诊疗理念

和不适症状的效果。手术之后睾丸内的氧化应激状态有很大改善,但是与手术前精索静脉曲张的严重程度相关,且与手术后精子质量的改善程度相关,部分患者仍然存在一定程度的氧化应激状态异常,维生素 B 和维生素 E、微量元素硒和锌、叶酸、左旋肉碱等抗氧化应激的治疗药物有助于精子质量的进一步改善。

尽管对于精索静脉曲张人群中是否存在睾酮水平低下还存在争议,但是精索静脉曲张毕竟是睾丸生存环境中的不利因素,而且有研究结果显示对于已经生育的精索静脉曲张患者也存在睾酮水平低下问题,所以手术干预来恢复其内生性睾酮水平也在探索中,并且研究结果已经证明精索静脉曲张高位结扎手术,尤其是显微手术,可以有效改善精索静脉曲张伴性腺功能低下患者的血清睾酮水平,还可以避免因补充外源性睾酮对生育潜能的不利影响。对于精索静脉曲张伴睾酮水平低下的患者,尤其是手术后睾酮水平无改善的患者,可以直接考虑睾酮补充治疗(testosterone supplement therapy,TST),但是对于有生育诉求的患者,要慎重使用,尽量避免 TST 对睾丸生精功能的抑制作用。

尽管手术治疗对于精索静脉曲张导致的局部不适(尤其是钝痛)症状具有较高(80%)的缓解率,并以经腹股沟管的显微手术效果最佳,但是荟萃研究结果表明,2%~10% 的精索静脉曲张患者出现的局部疼痛症状可以采取非手术方法治疗,尤其是对于手术治疗不能显著改善,甚至无任何缓解的局部症状,可以采用对症药物治疗,包括非甾体抗炎药、解痉药和镇痛药,甚至抗抑郁药。对于精索静脉曲张与慢性骨盆疼痛综合征(chronic pelvic pain syndrome,CPPS)共病的患者,迈之灵还可以与治疗 CPPS 的药物联合使用,有效缓解疼痛不适症状。

2. 其他治疗方法　对于患者的疼痛不适症状,还可以采用物理治疗方法,例如运动、按摩、热敷、生物反馈等。辅助生殖技术(assisted reproductive technique,ART)可以直接高效地解决患者的生育问题。

3. 问题导向的保守治疗　值得注意的是,即使是存在明确的手术失败或复发的证据,如果患者难以接受再次手术治疗,也可以考虑选择前述的这些非手术治疗方法来改善或解决患者的原始诉求。

(三) 再手术

对于确实存在手术失败或明显复发征象的患者,且其原始诉求没有任何改善(疼痛不适与精液质量无改善),原则上可以考虑再手术,但是要慎重,毕竟再次手术治疗的决策无论是对于患者还是医生,都不应该轻易选择。再手术的方式选择也非常重要。显微镜下精索静脉曲张手术具有复发率低和睾丸萎缩率均低的特点,建议作为再手术的首选治疗方法。

1. 做好术后复发与失败的鉴别诊断　精索静脉曲张的术后复发与失败需要与术后近期精索静脉仍迂曲无缓解相鉴别。复发和失败是以精索静脉存在反流、Valsalva 试验阳性为特点,而术后近期精索静脉仍迂曲则主要是由于侧支循环建立缓慢或不佳,并可能因同时存在的鞘膜积液所加重,此为鉴别的关键问题。一旦出现容易混淆的情况,应仔细分析病情,动态观察患者的精子质量、精索静脉曲张程度的变化,建议术后观察 3~6 个月再进行综合判定。否则一旦发生误判,并错误地选择再次手术,不仅不能解决其原始诉求,而且还会使局部血液循环遭到进一步破坏,加重局部的充血水肿和鞘膜积液,甚至还会出现明显的坠胀不适症状,使整体病情加重,更加不利于康复。

2. 再手术指征　选择再次手术的指征应该严格掌握。对精索静脉曲张手术疑似失败,尤其是双侧手术患者的再次手术指征应该同时具备下述 2 个条件:①观察有明确的复发征象(与体位相关的精索静脉曲张及血液反流)存在;②患者的原始诉求(疼痛不适、精液质量异常)仍然存在且无改善。

三、小结

由于手术操作技术的不断改进及其在提高男性生育潜能、缓解疼痛不适及雄激素低下中的作用,接受精索静脉曲张手术治疗的患者越来越多,对手术治疗后的管理十分重要,尤其是对手术治疗效果不佳的患者,应该给予充分关注。首先,要评估手术治疗的效果,包括判断手术是否成功、是否存在失败或复发征象、是否存在并发症、患者的原始诉求是否得到解决;其次,要决策后续的治疗方法,包括观察随诊、非手术治疗和再手术。

第八节　早泄的综合治疗理念

早泄(PE)的发病率高,严重危害成年男子的身心健康及其家庭和谐。延长阴道内射精潜伏期(IELT)、加强患者对射精控制能力的训练、促使夫妻双方达到性满意是早泄治疗目的,而综合治疗可以在最大程度上帮助患者实现这些目的。尽管以达泊西汀为代表的药物仍然是目前治疗早泄的重要措施,但不是唯一办法,综合治疗还包括加强对患者及其伴侣的心理咨询和教育、行为疗法、局部用药、中医药以及手术治疗,而且这些方法还可以联合使用,共同组成了早泄的综合治疗。

早泄(premature ejaculation,PE)的发病率高,严重危害成年男子的身心健康及其家庭的和谐,专业团体及公众都对其极其关注,但是关于 PE 的定义和

第四章　男科疾病诊疗理念

诊疗等诸多方面尚存在争议。无论如何更改 PE 的定义,其包含的三个关键因素是不变的,即短暂的阴道内射精潜伏期(intra-vaginal ejaculation latency time, IELT)、不能自行控制射精以及患者或/和配偶的心理困扰。2014 年国际性医学会(International Society Sexual Medicine, ISSM)发布指南中的 PE 定义由以下三部分组成:①从第一次性生活开始接触阴道后在 1min 左右反复或持续射精(终生性 PE),或射精潜伏时间降为 3min 或更少(获得性 PE);②延迟射精障碍发生在所有或几乎所有的阴道插入;③出现负面的个人结果,如忧虑、烦恼、困惑及逃避性亲密。根据构成 PE 的三个基本要素,以及其复杂性和多因素特点,延长 IELT、加强患者对射精控制能力的训练、促使夫妻双方达到性满意是 PE 治疗的最终目的,而综合治疗可以在最大程度上帮助患者实现这些目的。尽管以达泊西汀为代表的药物仍然是目前治疗 PE 的重要方法,但不是唯一办法,综合治疗还包括加强对患者及其伴侣的心理咨询和教育、行为疗法、局部用药以及手术治疗。不仅 PE 治疗的各种药物可以联合使用、多种技巧可以联合使用,而且心理咨询与教育、药物、技巧、中医药等治疗方法仍然需要联合使用,并共同组成了 PE 的综合治疗。近年来的临床实践早已经证实,联合多种治疗方法开展的综合治疗可取得较好的疗效。

一、心理咨询及教育

由于 PE 属于身心相关疾病,在采用医学手段干预之前进行咨询是必要的,告诉患者正确的性观念,并纠正患者及其伴侣的错误认知,降低患者及其伴侣对治疗结果不切实际的过高期望值,改善其人际交流障碍的困扰,使患者适应干扰性生活的体验和想法并增加与性伴侣的沟通和交流,从而增强其自信心,减小其心理负担和焦虑。Rowland 等分析了 374 例 PE 患者焦虑的原因,结果发现来自性伴侣的压力与 PE 患者焦虑评分显著相关。通过加强对患者及其伴侣的教育,从而减少其病耻感并降低其治疗预期,是获得满意效果的重要基础和前提。

此外,对患者及其伴侣进行咨询和教育的重要性还体现在制定医疗决策中。患者及其伴侣参与到医疗决策中,并与医生共同制定医疗决策已经成为 2018 年美国泌尿外科协会(American Urological Association, AUA)性功能障碍治疗指南更新的最显著特点,治疗 PE 的方法选择同样需要这种共同决策(shared decision-making)的医疗模式。

二、行为疗法与技巧训练

性交过程是否圆满,还决定于对性交经验的积累与练习,性生活中的习得经验值得借鉴和推广。许多成年男性在不知不觉逐渐体会到了延迟时间的诀窍,但是绝大多数 PE 患者都缺少行为方面的探索,甚至医生也几乎没有将那些行之有效的技巧和方法推荐给患者。

行为疗法与技巧训练的目的是提高 PE 患者的性交控制能力,延长射精时间。行为疗法主要包括性感集中训练,动-停、挤捏阴茎头、牵拉睾丸训练。患者应当注意摸索和总结并加强夫妻间配合,可以尝试戴避孕套、女上位、缓慢抽插、多次性生活(多次排精)、增加前戏等方法,使夫妻双方都可以满足。对于 IELT 在适当范围但是仍然要求进行医学干预的患者,行为疗法应该成为主要治疗手段。

此外,行为疗法可以作为药物治疗的辅助方法。行为疗法配合药物治疗与单独用药或单独应用行为疗法相比,可显著延长 IELT。Pavone 等将 157 例 PE 患者随机分配至达泊西汀治疗组、行为疗法治疗组以及达泊西汀联合行为疗法治疗组。研究结果显示,三组 PE 患者的 IELT 均较治疗前延长。联合治疗组的疗效显著优于单独应用药物或者精神心理治疗。有研究者将 PDE5 抑制剂与行为疗法联用治疗 PE,疗效优于单独用 PDE5 抑制剂。

三、药物治疗

治疗 PE 的有效药物主要是选择性 5-羟色胺再摄取抑制剂(selective serotonin reuptake inhibitor,SSRIs)、局麻药物、PDE5 抑制剂、α 受体阻滞药等,其中 SSRIs 联合其他药物或者联合其他方法也可取得较好的疗效。多项研究显示,与单用 SSRIs 相比,SSRIs 联合局麻药物、SSRIs 联合 PDE5 抑制剂、SSRIs 联合 α 受体阻滞药可显著延长 IELT。

(一)选择性 5-羟色胺再摄取抑制剂

SSRIs 分为长效和速效两大类。长效 SSRIs 治疗 PE 需要每日服药,坚持 2 周以上才会起效,但是仍面临巨大挑战,主要是由于药物的安全性问题,例如用药早期出现的诸多不适,长期服用 SSRIs 还可导致药物蓄积,产生一系列不良反应,主要包括性功能障碍、睡眠障碍、停药反应、自杀倾向以及精液质量。

与长效 SSRIs 相比,短效 SSRIs 则为按需服用,达泊西汀作为 SSRI 的唯一获得中国药监局批准用于 PE 治疗药物,半衰期短,达峰时间快,首次给药即可起效,有效改善 PE 患者的 IELT。性交前 3~4h 按需服用达泊西汀 30mg,IELT 可延长 1.3~11 倍。达泊西汀的不良反应较少见且轻微,主要包括恶心、嗜睡、腹泻、头痛、眩晕等,出现情感及认知相关不良反应的发生率低,且对男性性功能的影响小,因服药导致 ED 的患者比例达 2.3%~2.6%。此外,据国内学者报道按需服用达泊西汀对精子总数,精子活动力没有不良影响,并被欧洲泌尿外科协会(European Association of Urological,EAU)制定的男性不育指南所推荐。

第四章 男科疾病诊疗理念

目前,达泊西汀仿制药已经通过一致性评价,投入市场应用。

(二)其他药物

局部麻醉药物可以降低阴茎敏感性,提高射精阈值,且不会对射精造成影响。常用的药物有复方利多卡因乳膏、丁卡因乳膏等,多项研究证实性交前涂抹利多卡因乳膏可显著提高患者 IELT 和性生活满意度。由于药物可能通过性交过程进入阴道,导致女方性快感消失,在一定程度上限制了它的应用。近年来,在欧洲研制并应用的共晶利多卡因喷雾,由于其透皮效果良好,起效速度较快,并且在真皮层局部停留时间较长,极大地改善了局部麻醉药物治疗 PE 的疗效和患者依从性。

一些研究发现,PDE5 抑制剂可延长勃起功能障碍伴 PE 患者的阴道内射精潜伏期,即使是对于不伴有勃起功能障碍的单纯 PE 患者也可以改善其控制能力和性生活满意度,并被新版的欧洲相关指南所推荐,但具体作用机制仍不清楚,可能与其抑制输精管、精囊、射精管、后尿道平滑肌收缩有关,也可能和阴茎硬度增加、焦虑减少从而增加射精阈值有关。

临床研究显示 α 受体阻滞药可以改善 PE,显著延长 PE 患者的 IELT,其可能机制是阻断了输精管、精囊、射精管、后尿道平滑肌中的 $α_1$ 肾上腺素能受体,抑制了其交感兴奋性,抑制其收缩,从而延长了射精时间。此外,也可能是由于其抑制了中枢神经系统的兴奋性而提高了射精阈值。

研究报道曲马多可改善 PE 症状,可能的机制是其对中枢神经系统 5-HT 和 NE 受体的调节。Wu 等对 7 项曲马多治疗 PE 的随机对照试验进行荟萃分析,发现与对照组相比,曲马多可使 PE 患者的 IELT 增加 2.77min(95%CI 1.12~4.47)。但因曲马多有药物成瘾性,临床上很少使用,也被 EAU 最新治疗 PE 的相关指南推荐中定位为弱推荐。此外,咖啡因、叶酸等药物也报道可改善 PE,但其确切疗效仍需要更优质的临床试验来证实。

四、中医药疗法

中医药对 PE 的治疗主要包括中药、针灸及推拿。中药治疗分为从辨证分型角度的定性论治以及从心、肝、肾脏腑辨证角度的定位与辨证论治。近年来,有研究采用中药与 SSRIs 联合来治疗 PE。闫向前等将 180 例 PE 患者随机分配至伊木萨克、达泊西汀及联合应用达泊西汀与伊木萨克治疗 3 组,结果伊木萨克片和盐酸达泊西汀联合应用治疗原发性 PE 比单独用药具有更好的临床疗效,且安全性良好,具有一定的临床推广价值和应用前景。有学者研究了麒麟丸联合舍曲林在继发性肾气不固型 PE 中的疗效,结果显示联合用药效果优于单一用药。

第四章　男科疾病诊疗理念

五、手术治疗

除了上述保守治疗方法之外,有一些临床研究报道,包皮环切、阴茎可膨胀假体植入、阴茎背神经离断、内置生物套技术等手术,可改善 PE 患者射精过快的症状,然而其机制及确切疗效仍有待证实,而安全性问题还是目前的主要顾虑,且均未被主流学术机构和指南所推荐。

六、小结

PE 是一种身心相关疾病,并影响到患者的家庭和谐与夫妻感情,其病因多样性决定了治疗应该是全面的,综合治疗方法实现了全方位治疗 PE,改善患者及其伴侣的治疗感受,并提高疗效,主要包括加强对患者及其性伴侣的教育,降低患者及其伴侣的过高期望值,行为疗法和技巧训练也可成为重要的治疗方案,以达泊西汀为代表的多种治疗药物可全方位改善 PE 指标,成为主导治疗方法,中医药也可以联合治疗,而手术尚无推广应用的价值。

第九节　解读中国《早泄的诊疗指南》

> 早泄的发病率高、危害严重、诊治不规范,制订相关指南十分必要,可以规范和引导男科医生的医疗行为,为患者提供科学合理的治疗手段,有效地构建医患和谐的良好医疗氛围。本节简要介绍了制定早泄指南的意义、指南制订过程和具体的指南内容,同时强调对早泄的指南不应该盲从,任何指南都有其局限性,都应该与时俱进,不断发展和完善,这是符合哲学理念的。

医学的进步使得对疾病的认识不断深化,但理论不统一、技术不规范也变得越来越普遍,在给医生提供了更多诊治方法和操作技术的选择空间的同时,也经常会让他们在选择时感觉到困惑与茫然。随着医学模式从经验医学迈向循证医学(EBM)的转变,医学界非常看重运用循证医学的理论来指导临床实践,医学各个专业都风起云涌地组织专家和学者,开展各种常见疾病诊治指南的编写和推广工作。比较权威的临床指南网站(www.guideline.gov)收录了数千个临床指南,并有逐渐增加的趋势。此举在医学界和医生中引起了强烈的反响,广播、电视、报纸、杂志、网站等新闻媒体纷纷进行报道和评论,甚至连患者、律师、法官等相关人员也倍加关注。

大家通常会对权威专家给出的指南"奉若神明",但是任何指南都不是

第四章 男科疾病诊疗理念

完美的,更不是完全无可挑剔的,也存在时效性,也要忠实于临床实践,我们不应该盲从。一切理念均应该在哲学理念的指导之下,任何指南都不能置身事外,只有实践才是检验真理的唯一标准!在男科疾病的诊疗中,有些疾病的诊断和治疗方向是比较明确的,但是绝大多数的疾病都是难以解释得很清楚,甚至完全说不清楚。尽管如此,遭受疾病痛苦的患者仍然希望他们眼中的救星(医生和医院)能够帮助其彻底解决痛苦,从疾病的折磨中尽快走出来。此时的医生是无奈的,也是茫然的,面对许多现有的检查和测试结果,该如何确定疾病的性质和治疗的方向,实在是难以抉择,而且是一件非常痛苦的事情。一些初出茅庐的医生,最初的心智和底气都是很足的,逐渐被磨掉了棱角,甚至完全丧失了斗志,采取随波逐流的态度,人云亦云,没有了自己的独立思考,对权威观点和学术权威的理念完全接受,不加思考,完全丧失了自我。实际上,权威观点和西方理念也不完全是正确的,检验真理的唯一标准一定是临床实践。只要你坚信自己的观点是正确的,是来自临床实践(虚假的和错误的实践除外),就应该加以坚持,并尽量让自己的观点发布出去,赢得别人的认同和尊敬,并且注定会在这种迎接挑战中成长、成熟,并达到人生至尊的境界。所以,让我们一起来对《早泄的诊疗指南》进行解读与挑战。

早泄是严重危害成年男性健康及其家庭性和谐的常见病和多发病,也是男科门诊患者求治的主要疾病之一,对其治疗存在着认识不统一、方法不规范,许多治疗方法广泛应用却无法保证其疗效,甚至有扩大化倾向。《早泄的诊疗指南》是中国性医学专业委员会最早制定的疾病指南,一经发布就引起了广泛关注,对其进行解读和评头品足也在情理之中,而且也是十分必要的。

一、制订《早泄的诊疗指南》的必要性

与众多的临床指南相比,《早泄的诊疗指南》(以下简称《指南》)具有特别的意义。早泄发生率高,严重影响了患者及其配偶的性生活质量,给他们的精神与肉体造成极大伤害,多数患者没有得到合理、有效的治疗。早泄也困扰了大批临床医生,对早泄的认知存在很大差异,在医治疾病过程中普遍感到很棘手,经历过挫折和失望,缺乏准确诊断的能力,并最终导致不能合理治疗。此外,误诊误治与过度医疗所造成的高额医疗费用及医疗资源浪费,使其成为患者和公共卫生事业的巨大负担。但由于目前对其发病机制及病理生理改变的认识还比较有限,且对某些问题的认识存在明显分歧,也没有明确的标准可以遵循,许多传统的诊断与治疗方法都应该或已经被赋予了新的含义,而新的技术方法不断涌现。

第四章　男科疾病诊疗理念

二、《早泄的诊疗指南》的现实意义

《指南》应该是在现有资料和证据的全面客观分析后，对早泄临床问题的最佳医疗实践的总结，理应成为医生临床实践的重要指导，在选择科学合理的诊断技术、切实有效的治疗方法及制定疗效标准等方面起到指导作用，在推进我国早泄的标准化、规范化诊治进程中的意义重大。

《指南》是对患者和医生权益的保障，使得医疗行为有据可依，也使得庸医和以盈利为目的的医疗机构没有了市场。近年来，通过强化的虚假广告宣传，一些所谓的专家和专科医院，可以把这种很普通的疾病渲染成洪水猛兽，而且这种现象愈演愈烈，早泄就是典型例证。过度渲染早泄及其危害，所为无非一个"利"字。因此，规范早泄的诊治非常必要。

三、《早泄的诊疗指南》的制订过程

《指南》是在中国性医学专业委员会的组织和授权下，先期由张志超和我起草初稿，参阅了大量国内外的相关文献，全面分析与评价当前研究证据和专家共识。随后经过北京部分专家多次逐字逐句修改而基本确定。最后，融合了国内在早泄研究领域享有盛名的部分专家审阅意见，就形成了今天展示在大家面前的这个《指南》。

在《指南》的制订过程中，我们借鉴了国内外相关早泄文献的内容，并将国际公认的指南制定原则、方法与中国国情紧密结合，是一次大胆的尝试和探索。从本指南制定的流程看，是比较透明和公开的，是集体智慧的结晶，具有广泛的代表性和接受性。虽然还达不到尽善尽美，但已尽量做到当前的相对最好，将偏倚降至最低限度。对某些缺乏研究证据并难以达成共识的问题，未作强制界定，而仅给出模糊表述，以便医生在《指南》大原则的指导下，根据经验给出个体化处理。

四、《早泄的诊疗指南》主要内容与特点

《指南》在流行病学、诊断与治疗共计3个方面进行简要介绍，推荐了早泄的诊断治疗流程，对主要临床问题给出推荐意见，并标注了推荐强度和证据等级，适用于指导医生的临床工作，而对基础知识涉猎有限。

《指南》的开篇即以"主诉还是综合征？"将争议和困惑展示给读者，是否将早泄看成是一种症状还是疾病，一直存在争议。《指南》中对早泄的定义描述仍然不十分明确，这也是现阶段人们对该疾病认识局限的充分体现。在疾病的分类上却较明确，是引自目前进国际公认的分类方法，即原发性早泄、继发性早泄、自然变异早泄和早泄样射精功能障碍。

第四章 男科疾病诊疗理念

多数流行病学研究结果显示，早泄的患病率为20%～30%。

早泄的诊断和分类应依据病史和性生活史确定。应对阴道内射精潜伏期(intravaginal ejaculatory latency time, IELT)、自我控制感、苦闷、人际交往困难和射精功能障碍进行多维评价。临床工作中应用自我估算IELT较为适当，而临床试验中则有必要采用秒表测定IELT法。体格检查是PE最初评价所必需的，以便鉴定与早泄或其他性功能障碍，尤其是与勃起功能障碍(erectile dysfunction, ED)有关的基础疾病。实验室或神经生理检查只应在病史或体格检查特定结果指导下完成指定检查，一般不推荐常规进行。

早泄患者的治疗应该首先纠正包括ED在内的其他性功能障碍或生殖泌尿系统疾病。行为技术疗法有益于早泄治疗，然而这些疗法具有时间密集性，且需要得到伴侣的支持，故而难以实施。药物疗法是原发性早泄治疗的基础。每日选择性的5羟色胺再摄取抑制剂(selective serotonin reuptake inhibitor, SSRIs)是早泄的有效药物治疗方案，多数SSRIs的药代动力学类型使其无法进行按需给药，而达泊西汀是短效SSRIs，现已被许多国家批准用于早泄的按需治疗，我们国家也已经正式批准（而且是到目前为止唯一获得批准治疗早泄的处方药物）应用于临床治疗早些患者并在医院使用，药店也可以购买。局部麻醉药可作为SSRIs治疗的有效替代方案。行为疗法可增加药物疗法疗效，加强复发预防。

五、科学看待《早泄的诊疗指南》

面对《指南》，部分医生奉若神明，严格按照它的规定来进行临床诊治工作的决策；部分医生则我行我素，完全无视它的存在；一些患者和律师则在逐字逐句地研读，试图为其遭遇的医疗行为寻找差错或为当事人辩护寻求依据。这些极端态度都不可取。

《指南》毕竟是较为强化地体现了多数专家的"共识"，所以在医疗行为中尽可能按照《指南》的意见去做显然是明智的，至少可以获得在当前比较理想的疗效，也可以在最大限度内规避医疗风险，是对患者和医生权益的最大保障。

但《指南》与教科书是明显不同的，它只能给出疾病诊治的大体轮廓，而并不是精细和完整的系统。因此，希望根据《指南》来解决全部临床（疾病的复杂性以及个体差异）问题是不切实际的幻想，也是《指南》所无法承担的责任。毕竟疾病有其自身的阶段性发展规律，不同的早泄患者存在显著的异质性，没有任何一个人是按照教科书中描述的那样来患病与康复，而医生对疾病的认识程度和治疗体验千差万别，医疗行为很难用"对与错"来简单概括。所以，《指南》的推荐意见也并非金科玉律，医生在具体疾病的诊治过程中不应该忽视个人经验的重要性,同时还要做到个体化的诊治原则。

虽然说在制订各种疾病的专业诊治指南时,主办者都宣称是严格遵照循证医学的基本原则进行的,但早泄的循证医学证据却并不充分,甚至在某些环节上是完全空白的,使《指南》应该具有的效力打了折扣,并使其作为司法证据遭遇质疑,将《指南》看作是衡量医生的医疗行为正确与否及是否构成医疗过失的"金标准"显然有欠妥当。

任何指南的制订都难免存在各种不确定因素,并使指南的权威性受到挑战。例如起草专家的学术地位与资格审核,相关文献的检索、收录及级别评定是否严格按照国际惯例进行,内容的组织安排是否合理(它不应该只是学术专著的简单压缩或"摘要"),都将决定指南的公正性与权威性。此外,国外在制订定指南过程中存在的伦理学和方法学问题也值得引以为戒,例如来自制药公司和某些机构的赞助行为,有利益冲突的主动声明已经成为共识和惯例,这将有助于读者自行判断指南或推荐意见的公正性和权威性。这些问题在国内制定指南过程中同样存在,尤其是早期制订的指南问题更多,但诸多问题却很少被制定者重视,更加很少给予说明和讨论。

六、愿《早泄的诊疗指南》一路走好

《指南》是规范早泄临床实践和提高医疗质量的指导性意见,希望得到广大专业人员的理解和认可,并逐渐深入人心和广泛接受。若临床医生能够全面知晓、准确执行《指南》的推荐意见,必将为我国社会、家庭和患者带来难以估量的益处。如何促进《指南》的推广与实施,别让它闲置,实现《指南》制订者的原始意图,将是《指南》面对的最大问题。

由于对许多疾病的诊治始终存在着不同的认识和经验,随着社会的进步和科学技术水平的提高,人们对疾病的认识也必将不断发展和深入,许多传统的认知和理念将不断更新,新理论、新技术方法和新的诊疗手段将不断出现和被接受。因此,新证据层出不穷,任何指南都不是固定不变的,都只是瞬间体现的相对正确的真理,尤其是早期制定的指南,它们都应该与时俱进,并具有简便、明确、实用等特点,使其在使用过程中不断总结、修改和完善,才能具有生命力,并真正起到指导临床实践的作用。2020年10月27日,第21个中国男性健康宣传日的前夜,由我们团队负责的中国早泄协作组及众多专家参与的早泄疗效判定标准的制订工作终于告一段落,文章已经被专业SCI杂志 *American Journal of Men's Health* 正式接收,这是中国学者自己建立的疗效标准,实现了在该领域由"中国制造"到"中国创造"的转变,也是对国际上早泄研究的重大贡献。充分体现了知识是永远在不断地更新和完善之中。所以,欢迎涉及有助于改进和完善指南的建设性意见,涉及专业术语规范化、完善理论认识、深入探索研究、与国际"指南"接轨和结合国情等问题,指南的不断更新是必然的。

最后,祝愿"指南"日臻完善,造福社会。

第十节　慢性前列腺炎临床诊疗新理念

慢性前列腺炎对男科医生的困扰最大,在许多情况下医生难以准确诊断和有效治疗患者,普遍遭遇过打击和显著的挫败感。转变认识思路,将慢性前列腺炎看作是一种症状,采用对症的治理措施,配合生活方式、饮食制度、精神心理等综合调控,有助于帮助患者解决临床的应对难题。

慢性前列腺炎(chronic prostatitis)一般不会危及生命,但其患病率高,可严重影响生活质量,多数患者对治疗效果不满意,许多医生在诊治前列腺炎过程中感到很棘手,经历过明显的挫折和失望,普遍对该病缺乏自信心和准确诊断的能力,并最终导致不能进行合理治疗。近年来出现的一系列新理念,有助于改变对该疾病的认识和临床应对,并使其成为急待深入探索的热点疾病。

一、定义:将其看作是一组症状而非疾病

有关慢性前列腺炎的定义存在较大争议,普遍认为是一种常见的难治性疾病。比较接受的定义认为,慢性前列腺炎是由于前列腺受到微生物等病原体感染或某些非感染因素刺激而发生的炎症反应,及由此造成的患者前列腺区域不适或疼痛、排尿异常、尿道异常分泌物等临床表现,并持续存在3个月以上,是一种常见且让人十分困惑的疾病。概念中主要强调了一系列的相关临床症状,包含下尿路症状、存在炎症和前列腺受累3个基本要素,各个要素的表现程度可以存在较大的差异。2007年中国学者制订的指南则将前列腺炎定义为"一组疾病",扩大了该概念的范畴,将膀胱、精囊、盆底等也纳入了进来。目前普遍认为它不是一个独立的疾病,而是具有各自独特表现形式的综合性疾病或综合征,是一组常见且让人十分困惑的症状,将其看作是一组症状更加有利于患者教育和临床工作的开展。

二、发病机制:多元化因素

目前,"多元化学说"为众多学者普遍接受,其核心内容:在慢性前列腺炎的发生过程中,前列腺可能作为始动器官,并可能具有周围组织器官、肌肉和

第四章 男科疾病诊疗理念

神经的原发性或继发性疾病,甚至在这些疾病已经治愈或彻底根除后,它(们)所造成的损害与病理改变仍然在独立地持续起作用,其病因的中心可能是感染、损伤、免疫、内分泌和异常的盆底神经肌肉活动的共同作用,这些因素作用于遗传或解剖学易感人群,诸多因素导致周围敏感化和神经内分泌的"瀑布"式分泌,并造成周围(前列腺、盆底肌肉、筋膜、肌腱等)和中枢组织器官的致敏作用,最终结果是出现慢性神经病理性疼痛和皮质中枢对盆底调节功能的失调。在脊髓和高位中枢神经系统参与下,外周和中枢神经原的增量调节,导致神经病理性疼痛状态。患者因此可以由于最初的感受伤害刺激(尤其是早期事件仍然在起作用)、异常性疼痛(非有害性刺激产生疼痛)、痛觉增敏(降低疼痛阈值且增加正常疼痛刺激的痛觉),并出现广泛的盆底疼痛和功能异常。这种功能异常状态进一步被良性或不良的精神心理和社会因素所调节,例如紧张、焦虑、恐惧、心境恶劣、不良应对方式等。

疾病的发生有启动(或始发)因素,通过有害因素的介导、协助和/或放大作用,最后由引起临床症状的效应因素所引发。具体患者发病机制中的这些启动因素的组合情况,以及引起临床症状的主要机制(危险因素)及其严重程度往往有所差别,这也造就了不同患者病情和治疗反应的异质性。而传统的生物医学治疗模式,强调直接针对多种始动因素或原发疾病的治疗策略,毫无疑问将会遭遇多数患者治疗无效的打击。因此不能片面地强调某一因素的作用。任何单一器官或单一的发病机制都不可能合理解释前列腺炎众多复杂的临床表现,而往往是多种因素通过不同的机制共同作用的结果,其中可能有一种或几种起关键作用。

三、分类:应该以治疗目的为导向

探索不同条件下慢性前列腺炎的分类或亚类十分必要,临床医生可以根据患者不同症状和可能的病因,制订具有显著个体化的治疗方案。但是到目前为止,还没有产生针对前列腺炎的为绝大多数学者所完全接受的分类方法。

根据前列腺炎的临床表现、病原学、病理学等特征,可以将其分为不同的类型。根据患者的发病过程和临床表现,可将前列腺炎分为急性前列腺炎与慢性前列腺炎;根据病原学不同,则可分为细菌性前列腺炎、非细菌性前列腺炎、淋菌性前列腺炎、真菌性前列腺炎和滴虫性前列腺炎等;根据前列腺的病理变化,可分为特异性前列腺炎与非特异性前列腺炎;以往主要采用以"四杯法"为基础的传统分类方法,即将前列腺炎划分为急性细菌性前列腺炎(ABP)、慢性细菌性前列腺炎(chronic bacterial prostatitis,CBP)、慢性非细菌性前列腺炎(chronic non-bacterial prostatitis,CNP)和前列腺痛(prostatodynia)四种类型。

1995年美国国立卫生研究院(National Institutes of Health,NIH)在过去综

合分类的基础上,对前列腺炎进行了重新分类,包括 I 型(急性细菌性前列腺炎)、II 型(慢性细菌性前列腺炎)、III 型(慢性非细菌性前列腺炎/慢性骨盆疼痛综合征,chronic peostatitis/chronic pelvic pain syndrome,CP/CPPS)和IV型(无症状的炎症性前列腺炎,asymptoms inflammatory prostatitis,AIP)。该分类方法在一段时间内得到了空前重视,但是其临床指导价值仍然遭遇了严峻挑战。

Shoskes 等将慢性前列腺炎/慢性骨盆疼痛综合征的常见症状区分为 6 个类型:泌尿(urinary)、社会心理(psychosocial)、器官特异性(organ-specific)、感染(infection)、神经/系统性(neurologic/systemic)、疼痛不适(tenderness)6 类,简称 UPOINT,是一个新的诊疗模式,并在治疗上获得了一定突破,患者还可以在网上进行自评,引导了临床应对患者症状的对症治疗策略,是目前最受推崇的分类方法。但此分型仍然不能完整覆盖这个疾病,可能还有多种亚型存在,部分专家建议将勃起功能障碍(erectile dysfunction,ED)作为第 7 个症状,组成 UPOINT'E 系统。精索静脉曲张是成年男性常见病,常与慢性前列腺炎同时存在,并且在发病机制上都属于盆底静脉丛性疾病,表明两者间存在某种关联性,伴有精索静脉曲张的慢性前列腺炎可能成为另一个新亚型。

四、诊断目的:判断病情和排除其他疾病

目前还没有诊断慢性前列腺炎的"金标准",可用于临床研究的方法学的意义非常有限。毫无疑问,一些基本的传统诊断方法仍然具有重要价值,但是它们必须被赋予新的更广阔的含义,其作用也应该重新评价并进行必要的改进。例如针对如何看待前列腺按摩液(expressed prostatic secretion,EPS)内白细胞的问题就产生许多新认识。目前认为,EPS 内的白细胞数量与患者的临床症状无明显相关性,与是否合并感染没有必然联系,与临床选择治疗药物的关系不大,对预后的判断意义也有限。因此认为,EPS 的检测结果并不是判定病情轻重和治疗效果的理想指标,患者也不需要频繁检查 EPS。

慢性前列腺炎的临床症状复杂,常单纯依靠患者的主观感受和表述,很大程度上受到社会背景、风俗习惯、医疗条件、医生知识面以及患者心理因素等多方面影响。症状评分系统可以了解并量化患者的临床症状以及对治疗效果的评估,其中 NIH 的慢性前列腺炎症状指数(NIH-chronic prostatitis symptom index,NIH-CPSI)在临床上广泛使用,具有客观、简单、方便、快速、为患者接受等特点,并具有稳定性、可重复性、高度的辨别性和一定的心理测试性质,为多数专家所接受。

由于前列腺炎的临床表现错综复杂,且不具备特征性的临床症状,尽管可以通过临床症状而初步推断,但必须在进行广泛的检查并除外其他的泌尿外科疾病与异常后才能够确定,必要的检查是确定诊断和鉴别诊断的主要依据,

第四章 男科疾病诊疗理念

也是保护医患双方权益的重要举措,但盲目地选择昂贵和最先进的检查手段本没有必要,应该尽量避免繁杂和花钱多的检查项目。根据病情需要,可选择直接相关的辅助检查项目,其中简单易行的经直肠前列腺指检(简称:肛诊)、尿常规分析及泌尿系统B超检查非常重要和必要。此外,慢性前列腺炎往往是一种排除性或缺陷性诊断,应做好鉴别诊断。鉴别诊断的主要内容就是要排除前列腺的其他疾病和前列腺外的疾病。对于前列腺炎的分类诊断依据也是排除方法,即缺乏其他类型前列腺炎的阳性特点。

五、治疗目的:控制症状、改善生活质量

近年来,随着对慢性前列腺炎认识的不断进步,学者们越来越关注疾病带给患者精神心理和生活质量的严重不良影响,对其的治疗领域也已经表现出长足的改进,最大进步在于治疗目的的变化,从以往的根治和治愈疾病,转化为以临床症状为治疗导向,控制疾病带给患者的不适症状和改善生活质量,这也是衡量治疗成功与否的关键,早已经不再以单纯使用某种抗生素或联合使用抗生素为主要方法,而更加偏好于非抗生素的综合治疗。

六、治疗方法:个体化的综合治疗

尽管慢性前列腺炎的治疗方法众多,但多是经验性治疗并面临挑战,与循证医学的要求相距甚远,治疗结果并不令人满意,目前尚没有统一、规范的治疗方案。

由于临床诊断的慢性前列腺炎并不是单一的一种疾病,而是一组具有排尿异常、下腹会阴部疼痛不适、前列腺液白细胞增多(也可以正常)的疾病组合,每种情形都有自己的特点,况且每个具体患者的病因、病情轻重、精神心理因素严重程度、对治疗的反应性、对前列腺炎的认识程度等都不尽相同。因此,不可能期望会有一种适合于所有患者的"灵丹妙药",而个体化的综合疗法得到广泛推崇和普及。结合患者的具体情况,个体化选择药物的配伍种类及剂量,一般需联合使用3~4种药物,从前列腺炎发病机制中的各个环节入手,针对疾病多因素、多病因的特点,采用多种药物联合治疗,多可获得满意效果。

下述5项治疗原则供参考:①许多前列腺炎患者无明确病因,多采用经验治疗,尽管缺乏严格循证医学的验证,但几乎所有患者都愿意接受这些非特异性的治疗方法,医生的个人智慧和经验变得非常重要。②慢性前列腺炎是一种相当常见、非致命性的疾病,在选择经验性治疗方法时,应该尽量避免毒性强或有严重副作用的药物及仪器治疗。首先尝试简单、方便、无创或微创的方法进行治疗是明智的。③关注患者的饮食制度、生活方式和精神心理状态,尽

可能对饮食制度、生活方式和精神心理进行调整,必要时使用药物,万不得已时选择局部治疗(热疗和生物反馈等)或邀请其他专科专家共同治疗。④由于Ⅲ型前列腺炎可能存在"炎症"(EPS 内的白细胞增高)以外的作用因素,在选择治疗方法时,严格区分ⅢA 型和ⅢB 型前列腺炎的意义有限。⑤Ⅳ型前列腺炎一般不需要治疗,只有在患者合并不生育、前列腺癌、良性前列腺增生、计划施行下泌尿道检查或内镜操作以及其他相关疾病时,才考虑采取相应的治疗措施。

七、治愈标准:主要关注自觉症状消失或减轻

以往普遍接受的慢性前列腺炎治愈标准:自觉症状消失或明显减轻、触诊时前列腺正常或明显改善、定位分段尿液试验正常、EPS 常规检查正常且细菌培养阴性,并需要进行连续 2 次以上、间隔不少于 1 个月的客观检查,结果均阴性才可以使治愈的确定更可信。但由于 EPS 内的白细胞、细菌等检测指标与前列腺炎的临床症状之间缺乏明确的相关性,而对慢性前列腺炎治疗目的的改变,使得人们更加关注疾病带给患者的不适及生活质量的严重影响,即临床症状的轻重,所以治疗目的已经由根治前列腺炎转化为控制或消除临床症状、改善生活质量。因此,现代的治愈标准似乎仅仅局限在自觉症状消失或明显减轻这一项任务上了。

八、预后:雾里看花终隔一层

Reichard 等认为,许多慢性前列腺炎患者是可以达到主观上的治愈目的,但是这些"治愈"的患者在治疗前的 CPSI 分值往往略低一些,而且治愈后的 CPSI 评分绝大多数也很难达到 0 分。目前对慢性前列腺炎的自然转归情况还不完全清楚,缺乏良好的循证医学依据,初步认为药物治疗慢性前列腺炎的疗效判断较为困难,临床症状的完全缓解率在 30%~40%,余下的患者将带有不同程度的临床症状,长期治疗者治愈率约 50%,但仍有治疗超过 1 年以上仍然没有任何效果,部分患者主动放弃治疗。预先告知患者本病的预后,使其能够对自身疾病及其转归有一个清醒的认识,这是非常必要和重要的。

对于许多慢性前列腺炎患者来说,并不是因为强化的治疗过程让他们获得痊愈。即使是最恰当合适的治疗方法,单纯使用也是不够的,往往需要有生活制度、饮食习惯和精神心理方面的配合调节。因此,如何保护前列腺是治疗过程中和疾病治愈后始终要注意的问题。尽量避免一切有害因素,有助于疾病的康复并防止复发或再感染。而时间似乎对疾病转归的影响更加明显,多数患者症状的自然转归被认为会随着时间的推移而逐渐减轻,甚至自愈。

九、预防:教给患者保护前列腺常识

如何保护前列腺,是前列腺炎患者在治疗过程中和疾病治愈后始终要注意的重要问题,尽量避免一切对前列腺有害的因素,有助于疾病康复并防止其复发,这也是防治前列腺疾病长治久安的办法。

通过身心医学咨询、饮食制度改善、生活习惯调整、植物药治疗、维生素与矿物质供给、营养成分补充等手段来预防和辅助治疗慢性前列腺炎,也包括减轻紧张焦虑的方法(瑜伽等)、针灸、运动疗法等,均取得了一定的效果,但其治疗经验有待总结,目前还不属于传统医学或主流医学范畴。

第十一节 辅助生殖技术前对男性不育患者的常规处理

辅助生殖技术(ART)给不育症的治疗和预后带来了巨大改变,但ART前期是否有必要对男性不育开展常规处理存在广泛争议。本节介绍了 ART 前男性不育症进行常规处理的意义,包括对男性不育常规治疗研究的深化和有助于 ART 的顺利成功开展。系统介绍了 ART 前男性不育常规治疗技术,包括药物、手术和实验室技术;常规药物治疗的可能环节与目的,包括确保有足够的精子用于 ART、改善 ART 治疗结局、困难病例及 ART 失败后的再努力以及对男性不育症中性功能障碍的处理。

辅助生殖技术(assisted reproductive technique,ART)的迅猛发展,给男性不育诊治带来了革命性的巨变,使得绝大多数严重的男性不育患者都能获得自己的后代,专家们基本上形成了一定的共识,结合患者年龄、生育的意愿、不育病因与病情、不育时间、配偶情况等综合分析后采取针对性处理,有些患者需要尽快进入 ART 的治疗,有些需要进行适当的治疗,以提高 ART 的治疗成功率,极大地改善了疾病的预后。然而针对 ART 而言,对于男性不育症是否需要进行一定的干预和前期处理,尤其是常规的药物和手术治疗是否有价值,尚存在许多的争议、研究空白和认识误区,值得深入探究。男性是通过精子来参与 ART 的治疗过程,精子的数量、活力和形态都可以影响ART 的治疗结果,对其进行有效改善或适当处理,理论上应该有助于获得良好 ART 结局。

第四章 男科疾病诊疗理念

一、ART 前男性不育症进行常规处理的意义

（一）深化对常规治疗的研究

男性是通过性交的射精过程，精子进入女性的生殖道，使卵子受精而生育子代。所以，对精子质量和性功能的深入研究是生殖医学的重要组成部分，这是男性获得自然生育能力的必经之路，对于 ART 而言也是不可或缺的重要组成部分。ART 的广泛开展和生殖医学认知的进步，男性生殖的研究也取得了快速发展，如何更加有效地将 ART 与男科常规治疗结合起来，提高男性不育症的治疗效果，是当前的迫切任务。

目前，ART 前的这种药物、手术治疗和实验室技术尚处在探索和经验医学范畴，尽管经验医学是循证医学的早期和初级阶段，但它是医学发展的必经之路，男性不育的药物、手术治疗和实验室技术也要经历经验医学阶段，循证医学的全部证据必然首先来自临床经验的积累。应该积极提倡和鼓励泌尿男科医生加强对 ART 前男性不育常规治疗的探索，包括药物治疗、手术及实验室技术的基础与临床领域研究，闯出一条成功之路。此外，与 ART 的较高费用比较，药物治疗、手术及实验室技术的花费是低廉的，而患者的收益可能是超乎想象的。临床实践也证明，多数男性不育患者首先选择的是常规治疗，而不是 ART。

新时代的机遇与挑战并存，ART 的出现，让男科医生有底气来探索以往没有勇气涉猎的治疗领域，例如针对严重的少、弱、畸形精子症和无精子症患者常规治疗，毕竟 ART 宣称的只要有一个精子就可以解决生育问题的口号，极大地鼓舞了我们探索的决心。努力抓住机遇并深入研究，就可能实现认识和治疗突破。

（二）有助于 ART 的顺利深入开展

尽管 ART 前的常规治疗改善精液质量的研究仍然处在探索和经验性阶段，这种治疗在多大程度上有助于改善 ART 的治疗结局尚缺少强力证据，但是具有高质量精子和良好的性能力是男性生育的基础，也是男性参与 ART 治疗的必要过程，对其进行有效改善，理论上应该有助于获得良好的 ART 治疗结局，临床实践也在不断加以证明。此外，绝大多数已经选择 ART 治疗的男性不育患者，也愿意接受 ART 治疗前期的常规治疗。

近年来，相关领域的研究工作和发表论文逐渐增加，初步的研究结果表明，ART 前的药物治疗有助于改善 ART 的治疗结局；手术治疗可以使部分患者获得自然怀孕机会，可以改善精子，手术（显微）取精配合实验室精子冷冻技术可以使那些以往没有生育机会的患者获得自己的生物学后代的机会。获取精子是 ART 的必需步骤，一旦男性出现性功能问题（勃起功能障碍、不射

第四章 男科疾病诊疗理念

精等)、精液内找不到精子等情况发生,都是十分不利的,甚至因此而可能放弃ART的治疗,已经引起了广泛关注,而加强ART前的药物治疗、手术治疗和实验室精子保存的探索可望有所突破。总之,药物、手术、实验室技术等均为改善男性性功能、提高精子质量、有效获得精子和保存精子奠定了基础。

二、ART前男性不育常规治疗方法

(一) 概述

对于有明确导致男性生育障碍病因的患者,多采用针对性的病因治疗,而对于绝大多数无明确病因患者的治疗选择众多,主要根据精液分析和生殖激素测定结果进行"对症"治疗,药物选择与一般的不育症治疗相同,疗程应该一直使用到配偶排卵或取卵日。

与一般不育症治疗达到自然怀孕目的明显不同的是,ART前的治疗目的是提高精子质量及改善ART治疗结局,治疗的可能环节可以是让精子达到ART的最低治疗要求,或是为了ART更加方便、快捷、优质、高效地筛选与保存精子。所以治疗前的医患沟通非常重要,让患者明确这些治疗方法的意图及目标,并做好知情同意和病情交代,不要让患者产生错误理解和过高的期望,例如过分担心药物对精子质量和胚胎发育的不良影响、期望自然怀孕等。

(二) 药物治疗

1. 确保有足够数量和质量较好的精子用于ART ICSI治疗在精子质量极差的情况下,选择出即使是几个活力及形态俱佳的精子也不是一件容易的事情,甚至可能因此造成ART进程的终止。药物治疗可以在一定概率和程度上改善精子质量,提高ART的精子选择余地,降低严重少精子症患者精子选择的难度,而且也不排除有自然怀孕的机会。

以往对严重少精子症患者,采用负反馈疗法,短期内大剂量睾酮制剂来抑制促性腺激素分泌,停药后可使垂体在短时间内释放大量促性腺激素,促进精曲小管生精功能,精子数量及活力均可增加,此即为反跳疗法,但此法有导致永久性无精子的风险,目前已经不再采用,而经验性的联合药物治疗广泛开展。Foresta等(2002)对睾丸活检轻度精子发生功能障碍且FSH和抑制素B正常的特发性少精子症者,使用重组的人FSH(rhFSH)隔日肌内注射100IU,3个月,可显著增加生精细胞和精子数量。

2. 对一般少、弱、畸形精子症(oligo-asheno-teratospermia,OAT)患者改善精子质量 对于一般OAT患者,药物治疗可以有效改善精子质量,可能使选择ART的级别降低,并有自然怀孕的机会。选择治疗药物的主要依据是精液质量分析、查体和辅助检查结果,针对精子发生、成熟和获能的多个环节,选择3~4种药物联合应用成为共识,例如促激素类(hCG、HMG)、抗雌激素类(枸橼

第四章 男科疾病诊疗理念

酸氯米芬、他莫西芬)、抗氧化剂(左卡尼汀、维生素E)、雄激素(十一酸睾酮胶丸)、改善微循环(胰激肽释放酶)、微量元素及维生素、中草药(麒麟丸)等。根据精子生成周期,多数学者将疗程确定为2~3个月,如果获得了预期的疗效,则可以继续治疗;反之则建议根据精液质量复查结果调整药物或治疗方案。如果合理治疗>6个月无效,需选择进一步的治疗措施,经验性治疗不应该超过6~12个月。合理选择药物组合的综合治疗,2~3个疗程可以使60%~80%患者的精液质量有显著性改善,配偶妊娠率可达30%~40%。

在等待ART阶段仍然期待自然怀孕,选择ART治疗后的患者仍然有自然怀孕的可能性。Cahill等调查116对不育夫妇,累计观察最多3年,总体的自然怀孕率达到18%,主要决定于不育时间和诊断,不育年限较短(<3年)并排除输卵管因素者,则自然怀孕概率大;不育年限超过3年者,尽管自然怀孕的概率小,但也不是绝对的没有机会,任何机会都是存在的。所以,对于已经决定放弃自然怀孕的夫妇,许多人仍然有自然怀孕的可能性,在等待ART治疗期间仍然可以通过药物治疗来改善精子质量,甚至有可能在获得自然怀孕,类似的案例并不鲜见。我们经常提到的对于这些自然怀孕概率小的患者,选择怀孕率较高的ART是正确的决定,但是在等待期间还可以去试孕,当然也是尝试运气,毕竟小概率事件也会时有发生,而且一旦患者放弃自然怀孕的想法,心情和紧张焦虑情绪得到缓解,这种小概率事件可能还是值得期待的。

3. **药物治疗可能改善ART治疗结局** 有许多研究报道,对男性不育患者进行常规治疗可以提高ART的成功率。Acosta等研究发现,对于选择性严重性男性因素不育患者,在进行体外受精(in vitro fertilization, IVF)或卵胞质内单精子注射(intra-cytoplasmic sperm injection, ICSI)之前,使用高纯度FSH系统治疗是有益的,其受精成功率和怀孕率有明显提高。Baccetti等随机对照研究证实,采用FSH治疗男性不育症,可显著改善精子的超微结构,推测改善了早期胚胎的质量和种植率,从而提高ICSI治疗的妊娠率。

精子的氧化损伤可以造成精子DNA的断裂,监测精子DNA和染色质完整性在男性不育诊断和预后判断中的应用越来越多,虽然精子的活力和形态未见得出现严重的改变,接受ART治疗的受精率也还勉强,但是精子的氧化损伤与自然怀孕率、宫腔内人工授精(intrauterine insemination, IUI)、IVF妊娠率低下关系密切,且对持续妊娠是十分不利的,往往成为IVF及ICSI后早期流产的重要因素。Bradley等的荟萃分析表明,精子DNA碎片(sperm DNA fragmentation, SDF)结果可以预测ICSI结果,而对于SDF较高的患者进行有效的干预是有益的,可以逆转这些不利的结果。Greco等研究发现,在进行ICSI前给予精子DNA损伤患者口服抗氧化剂(每日维生素C与维生素E各1g)治疗2个月,可以减少损伤精子的百分率,并显著改善ICSI的临床妊娠率

第四章 男科疾病诊疗理念

(48.2% vs 6.9%)和胚胎种植率(19.6% vs 2.2%)。

不得已的情况下,畸形精子也可能作为 ICSI 的候选精子,但是其对受精及妊娠的结局可能具有一定程度的不良影响,尤其是对于以往有 ICSI 治疗失败经历的患者。虽然 Setti 等的荟萃分析认为,对于以往有 ICSI 失败经历的不育患者,采用精子形态学选择显微注射(intracytoplasmic morphologically selected sperm injection,IMSI)在放大 6 000 倍的基础上完成对精子及其细胞器的筛选,可以部分弥补其缺陷,可以增加着床率 3 倍、妊娠率 2 倍,降低流产率 70%。虽然对于 ART 失败 2 次及 2 次以上的患者使用 IMSI 可以改善临床妊娠率(29.8% vs 12.9%)及流产率(17.4% vs 37.5%)(Antinori,2008),但是缺乏随机研究证据,而且这也只能是一种被动的选择,而药物治疗则可以改善精子形态,有望从根本上扭转被动局面。Caroppo 等对于接受 ICSI 治疗的 23 例 OAT 患者,采用人重组 FSH 预先治疗,150IU 隔日一次,治疗 3 个月,可以改善睾丸内分泌环境,睾丸容积和精子参数改善,ICSI 的平均受精率较高(62.3%±22.4% vs 47.2%±20.4%),妊娠率达到 30.4%。

此外,男性的一般健康状况和疾病史,包括神经系统疾病、呼吸系统疾病、骨骼肌肉疾病以及内分泌系统疾病,与其 IVF 的不良结果也具有一定的相关性,而这些因素是可以预先干预的。

4. 非梗阻性无精子症及 ART 治疗失败后患者的再努力　对于绝大多数的非梗阻性无精子症(non-obstructive azoospermia,NOA)患者,尤其是进行过睾丸活检,并经病理证实没有生精功能的患者,进行供精人工授精或领养子女可能是其最后情非得已的选择。但是 ART 的出现,仅仅需要几个精子就可能实现生育目的的极低的生育门槛,总是让患者和医生均心有不甘,其中部分患者的努力可能会有一定的结果。例如睾丸发育尚可、排除染色体和 Y 染色体微缺失(AZFa 和 AZFb)异常、卵泡刺激素(follicle-stimulating hormone,FSH)偏低或在生理水平的低限附近、血清抑制素 B 正常等情况下,通过强化的药物治疗,可能使部分 NOA 患者达到 ICSI 要求(精液出现精子,或者可以经过再次睾丸穿刺与活检获得精子),甚至于自然怀孕。至于治疗患者的选择和药物选择都在探索中,尚难以有统一的意见。

很多情况下,在多次或多种 ART 方法尝试治疗失败后,重新审视不育的潜在病因和可能的治疗环节,就成为生殖中心妇科与男科医生必须面对的问题,对双方配子的质量调节在所难免。此时,改善精子质量可能是一种突破,尤其是在无明确病因的情况下,夫妻双方共同努力,是治疗方向和新选择。

5. 性功能障碍的处理　在近年来广泛开展的 ART 中,由于紧张焦虑、不适应环境、高额的医疗支出等不利情况,男性不育患者容易发生性功能障碍,主要是境遇性的勃起功能障碍(erectile dysfunction,ED),尤其是在女性排卵期发生的应激性 ED,并给性交和精液标本的获取带来困难。所以,在男性不育患者中存在较高的 ED 和应激性 ED 的发生率。杨彬等调查 278 例男性不育患者中,ED 的发生率为 71.6%,其中重度 ED 占 2.9%;在易受孕期性交中容易发生不同程度的应激性 ED,尤其是合并 ED 的不育患者中 20.1% 存在应激性 ED。此时的 PDE5 抑制剂是这种应激性 ED 的有效治疗药物,应该在决定其他有创取精方式之前的优先选择,预先冷冻精液也可以考虑,并应该在决定其他有创伤取精方式之前的优先选择。

(三) 手术治疗

男性不育手术治疗的目的是促进精子发生(精索静脉高位结扎手术、隐睾症手术、垂体瘤手术等)、排放(输精管吻合术、附睾 - 输精管吻合、射精管切开等)和直接获取精子(睾丸活检、睾丸或附睾穿刺)。Kirby 等的荟萃分析结果表明,手术治疗对于临床型的精索静脉曲张的不育患者是具有实质性好处的,对于接受 IVF 或 IVF/ICSI 的少精子和无精子症患者,手术治疗临床型精索静脉曲张可以改善活产率和妊娠率;即使是对于那些手术治疗后仍然是少精子或无精子,且需要 ART 治疗的患者,手术治疗也可以改善精子的获取回收率。Esteves 等的荟萃分析结果也认为,对于临床型的精索静脉曲张患者,在选择 ICSI 之前完成手术治疗,可以改善妊娠结局。

近年来广泛开展的显微手术,极大地改变了男性不育的治疗现状,主要包括显微附睾输精管吻合手术、精索静脉曲张显微手术、睾丸显微取精术等。Peng 等对 73 例特发性的梗阻性无精子症患者进行显微附睾输精管吻合手术,随访 53 例,平均随访 13.5 个月 ±5.3 个月,总的通畅率 71.7%;平均随访 9.9 个月 ±4.2 个月的自然怀孕率 33.3%。Peng 等对以往手术直接取精、ICSI 治疗失败的 62 例患者,尝试附睾输精管显微吻合手术治疗,对其中的 53 例患者平均随访 19.8 个月 ±9.1 个月,总的通畅率 79.2%,自然妊娠率 35.8%,总的活产率 28.3%。Peng 等对 145 例精索静脉曲张的显微手术患者平均随访 21 个月,75.2% 患者的精子浓度和活力改善,自然怀孕率 45.5%,平均怀孕时间 11.7 个月 ±6.2 个月,尤其是手术前精子浓度较高($\geqslant 20\times 10^6$/ml)患者的自然怀孕率高。Bernie 等荟萃分析了包括 1 890 例非梗阻性无精子症患者在内的 15 项研究,结果睾丸显微取精术(microdissection testicular sperm extraction,MD-TESE)显著地提高了精子获得率,是传统睾丸活检(TESE)取精成功率的 1.5 倍,是睾丸精子抽吸(testicular sperm extraction,TESA)取精成功率的 2 倍,而且其标准化操作还在不断地完善。采用 MD-TESE,Ozveri 等从克氏综合征(Klinefelter syndrome)患者睾丸中获取精子率达到 66.6%,且每次胚胎移植的妊娠率为 40%。即使是严重的睾丸发育不良(睾丸容积 <2ml),也不会影响到 MD-TESE 的睾丸取精率。这些都远远超过了人们的一般想象力,极大地扩展了 ART 的

治疗范围。

（四）实验室技术

男性不育 ART 前的常规实验室技术包括对精液质量的评估和精子处理。精液质量的评估是反映精液质量的重要参数，是 ART 治疗方法的选择和评估预后的重要参考指标。精子处理技术主要是指精子冷冻技术，包括常规的精子冷冻和精子显微冷冻。充分利用精子库的意义重大，尤其是一些高危人群，例如、严重少精子症（偶见精子者）、不可逆转的梗阻性无精子症、计划生育手术前、生殖保险。对于那些取精困难者，尤其是 ED 的易患人群，包括年龄超过 40 岁、具有相关基础疾病、长期服用易致 ED 药、生活紧张和压力过大者、不良的生活习惯者，均应该在 ART 前认真询问其性功能状况，尤其是即时取精的困难程度，必要时考虑预先冷冻精子，以免遭遇尴尬，甚至因此而终止 ART 治疗周期。徐鸿毅等报道的 ART 治疗周期中偶发 ED 的 93 例男性患者，其中 30 例提前冷冻了精子。

对于精液内精子极其稀少（尤其是间歇性无精子和隐匿性无精子症）患者的精子是极其珍贵的，无精子症患者主要通过 TESA、显微附睾精子抽提术（micro-epididymal sperm aspiration，MESA）和经皮附睾抽吸术（percutaneous epididymal sperm aspiration，PESA）等获得少量的睾丸或附睾精子，这些精子数量往往很有限且来之不易，难以保证随时获得足够数量的精子用于 ART，可以采用稀少精子冷冻保存技术。此外，将这些患者受精当日剩余或取出的微量精子冷冻保存，还可以避免下个周期因为精子缺乏而造成受精失败或卵子浪费。

第十二节 低促性腺激素性性腺功能减退症的诊疗

低促性腺性性腺功能减退症（HH）是一种相对少见疾病，但却可以有效治疗。多数患者存在性腺激素缺乏的系列症状，并因青春期启动异常或缺乏、男性第二性征发育不良或不育而就诊。治疗目的是维持男性第二性征的正常发育和恢复生育能力，药物治疗以激素替代为主，主要包括雄激素和促性腺激素，多数患者的预后良好，可以获得满意的男性第二性征发育、恢复睾丸的生精能力，甚至可以达到自然生育的目的。

一、概述

（一）定义

人类生殖潜能的启动和维持依赖于下丘脑脉冲式分泌的促性腺激素释

放激素（gonadotropin-releasing hormone,GnRH）。低促性腺激素性性腺功能减退（hypogonadotropic hypogonadism,HH）是由于下丘脑 GnRH 或垂体促性腺激素分泌缺乏或减少所导致的一组疾病。由于 GnRH 的正常节律性的分泌作用异常，使得其未能对正常的垂体-性腺轴产生足够的刺激作用所引发的性腺功能减退，如果伴发嗅觉减退或消失，则称为卡尔曼综合征。由于罹患该病的患者体内的卵泡刺激素（FSH）和黄体生成素（luteinizing hormone,LH）的水平偏低或正常，亦有采用孤立的特发性中枢性性腺功能低下（idiopathic central hypogonadism,ICH）这一术语来定义该疾病，以区别于伴有其他垂体缺陷的中枢性性腺功能减退。

（二）分类

包括先天性和获得性两类。

1. 先天性　先天性低促性腺激素性性腺功能减退症（congenital hypogonadotropic hypogonadism,CHH）包括嗅觉缺失的卡尔曼综合征（Kallmann syndrome,KS）和嗅觉正常的 CHH，即特发性 HH（idiopathic hypogonadotropic hypogonadism,IHH）。

2. 获得性　获得性低促性腺激素性性腺功能减退症（acquired hypogonadotropic hypogonadism,AHH）是由于其他疾病、药物、手术、环境等因素所引发的 HH。

（三）病因与发病机制

HH 是由于遗传或获得性因素引起的 GnRH 以及卵泡刺激素（FSH）和黄体生成素（LH）的生成及分泌减少，进而导致性腺功能减退的一类疾病。发病机制可能与某些基因的异常或突变有关。到目前为止，共发现有 30 余种不同的致病基因，不同类型的 HH 可由同一种致病基因引起，不同致病基因也可导致同一类型的 HH。与 GnRH 神经元迁移有关的 *KAL1*、*FGFR1*、*PROKR2/PROK2* 以及 *CHD7*；与 GnRH 分泌相关的 *KISS1/KISSR1*、*LEP/LEPR*、*TAC3/TACR3*、*PCSK1*；与 GnRH 发挥作用相关的 *GNRHR* 等基因；Kisspeptin 被认为是青春期开始、性激素介导的促性腺激素分泌的调节和生育控制的关键调节因子。

二、临床表现

HH 是一种相对少见疾病，发病率为（1~10）/100 000 活产婴儿，男女比为 4：1，是一个值得在整个生命过程中全程关注的疾病。

临床主要特征为青春期第二性征发育不良，青春期前发病的患儿表现为青春期延迟或缺失，外生殖器呈幼稚状态，表现为喉结不明显、胡须及阴毛无生长、睾丸未发育或隐睾、阴茎短小，常常伴发性功能低下、骨龄延迟、骨密度

第四章 男科疾病诊疗理念

减低;成年发病的患者则表现为超重和肥胖,终身的性腺功能减退和/或不育,精液常规检查提示非梗阻性无精子症或重度少精子症。

三、诊断

HH的诊断比较具有挑战性,尤其是青春期发育早期。多数男性HH患者是由于青春期启动异常或缺乏而就诊,部分患者是因为成年后的不育而求治,极少数是在婴幼儿期确诊。婴幼儿6月龄前做激素分泌测定,可明确诊断,因为1~3月龄婴幼儿FSH和LH水平分泌达到第一个高峰,在第6个月时FSH和LH分泌降低,直到青春期才重新升高。Swee等(2019)总结了CHH患者的丧失的微小青春期(missing minipuberty)临床治疗策略及其重要性,在出生后的数月内整合临床和生化数据,可以早期诊断疾病并干预,甚至可以改变新生儿疾病的过程。通过隐睾或小阴茎来推测出生6个月以后的婴幼儿有明确的指向某一综合征的病变,例如嗅觉缺失或镜像运动。

基于血清睾酮、FSH和LH均显著低于正常参考值,则初步判定HH的诊断,并进行排除诊断,接受系统检测进一步确诊。基因诊断仅用于有明确家族史,或有指向某一综合征表现的患者。

获得性HH患者常有多种垂体激素缺乏和MRI异常表现。

1. 功能性诱因　重大疾病、过度节食、雄激素滥用、长期使用糖皮质激素、阿片类药物或精神类药物。

2. 器质性病因　大出血、颅咽管瘤、垂体瘤、辐射或浸润性病变等。

所以对于确诊后的患者还要检查如下项目,以便进行合并症筛查并做好鉴别诊断,包括甲状腺、肾上腺、生长激素和催乳素水平,确定垂体分泌其他激素的功能情况;下丘脑、垂体区的MRI检查(排除其有无占位性、浸润性病变);肾脏B超,检查有无肾脏畸形及发育不良;询问病史,有无家族史及重大疾病、慢性疾病史。

HH与隐睾在临床诊断中容易混淆,应该做好鉴别诊断,以免误诊误治。由于HH患者的阴囊及睾丸发育不良,睾丸常常位于阴囊的高位,甚至在患者平卧时可以上提到腹股沟处,部分HH患者还可以伴发隐睾,尤其是肥胖患者,腹股沟皮下脂肪增多,因而更容易引发误诊,而一旦误诊误治,其后果是非常严重的。

四、治疗

(一)治疗目的和原则

HH的治疗目的包括改善男性的第二性征和促进睾丸精子发生,药物(包括口服药物和针剂)是目前的主要治疗手段。针对HH的药物治疗可分为雄激素替代治疗和促性腺激素治疗,每种疗法各有特点,根据患者不同的年龄阶段、不同治疗目的,可以选择不同的疗法。对于那些暂时没有生育诉求的 IHH 患者,治疗以维持男性第二性征的正常发育,并为后续的治疗生育问题奠定基础,文献报道均以雄激素替代治疗来维持男性第二性征,以促性腺激素治疗解决生育问题。

男性第二性征发育不良成为 HH 患者的最大困扰,保持与同龄人一致的男性第二性征发育是患者求治的最主要目的;促性腺激素治疗和 GnRH 脉冲治疗对于诱导精子发生具有较好的疗效,绝大多数 HH 无精子症患者可以经过药物治疗而产生精子,极大地激发了人们对其关注程度。采用系统的 hCG+HMG 联合肌内注射治疗,70%~85% 患者在联合用药 0.5~2.0 年内产生精子,绝大多数的 HH 患者预后良好,甚至可以达到自然妊娠的目的。即使是较少数治疗无效的患者,还可以通过睾丸显微取精技术获得精子来解决生育问题。

(二) 睾酮替代治疗

睾酮替代治疗可以使 HH 患者的血清睾酮水平恢复到生理水平,维持全身各个器官系统的生理功能,改善雄激素缺乏所引发的相关症状,例如增加肌肉容积、骨密度,并促进男性第二性征发育。睾酮替代治疗期间尽管患者的睾丸体积无明显改变,但出现显著的男性第二性征,主要包括晨间勃起和遗精、体毛增多,体力明显改善,为其谈恋爱和结婚奠定了基础。待患者结婚准备生育时,应用促激素也获得了理想的生育结局,表明在暂时没有生育诉求时的睾酮替代治疗并不会影响后续的促进生育药物治疗,这个观点早已经印证。

对于青春期和成年患者来说,睾酮替代治疗均应该长期使用。目前临床应用的各种睾酮制剂各有优缺点,因缺乏对照研究,还不能确定哪种睾酮制剂更为有效。

1. 常用睾酮制剂

(1) 口服睾酮制剂:目前国内口服睾酮制剂以十一酸睾酮胶丸为主,起始剂量 80~160mg/d,药物要求与脂肪餐同服,利于吸收,食物中含有 19g 脂肪即可使睾酮充分吸收。口服制剂使用方便,血药浓度达峰时间约 30min。

(2) 注射睾酮制剂:注射用睾酮制剂分为长效制剂和短效制剂。短效制剂 150~200mg,一周两次,其具有半衰期 5~7d、价格便宜、可随时停止治疗等优点。长效制剂可维持有效、稳定的血药浓度 12 周以上,缺点是容易造成血清睾酮水平过高。

(3) 睾酮凝胶:睾酮凝胶制剂使用剂量从 40~60mg/d,可维持稳定的血药浓度 48~72h,具有起效快、接近生理模式、血药浓度稳定。

(4) 睾酮皮下埋植剂:皮下埋植剂为短棒状药丸,每 3~4 个月埋入

600~1 050mg,约 1 个月达到峰值浓度,可维持有效血药浓度 3~4 个月。其优点是可维持长时间、稳定的血药浓度,缺点是需进行小手术,且药丸存在破损的可能性,影响药效。

(5) 外用睾酮贴片(透皮贴片):每日 2~6mg(1~3 片),可以维持睾酮生理水平 24h。优点是可模拟睾酮昼夜分泌的节律,并且使用方便,但是对局部皮肤有刺激性。

2. 治疗方法　睾酮诱导青春期发育的治疗应该持续进行,其间应该每 3 个月进行生长发育评估,以调整用药剂量,符合青春期发育的节律,避免睾酮过度替代及骨骺过早闭合,降低预期身高。一旦患者男性化诱导达到预期,即可使用口服剂型的睾酮维持治疗。为了持续获得稳定的睾酮治疗(testosterone therapy,TTh)的最大益处,成年男性 CHH 患者应该进行长期 TTh,Saad 等(2019)研究证实,观察持续 12 年的长期 TTh 可以有助于减轻勃起功能障碍(erectile dysfunction,ED),改善心肌代谢的危险因素,并减少前列腺癌的发生。

3. 睾酮替代治疗的不良反应及应对措施　由于睾酮在外周可转化为双氢睾酮,其对雄激素受体的作用是睾酮的 10 倍,过多的双氢睾酮可导致红细胞增多、痤疮、脂溢性皮炎、脱发和前列腺增生等并发症。血细胞比容升高是睾酮替代治疗最常见的不良事件,因此,在睾酮替代治疗期间定期检测血细胞比容是避免严重不良反应的重要措施。研究发现,导致 CAG 重复序列变短的雄激素受体基因突变,可导致患者对雄激素的敏感性升高,此时需减少睾酮的用量;当血细胞比容>55% 时,说明患者存在红细胞增多症,需将睾酮用量减少 25%。目前认为,睾酮替代治疗不会增加前列腺特异抗原(prostate specific antigen,PSA)水平,与前列腺癌发生率的相关性尚无定论,且前列腺癌罕见发生于青年男性。

(三) 促性腺激素治疗

促性腺激素治疗的优势在于适用于各种原因的 HH,并且具有经济、患者注射方便、无需日常护理、个人私密性好等特点。促性腺激素治疗可以使患者雄激素水平更加稳定,睾丸体积增大,并促进精子的生成,所以促性腺激素治疗一般应用于有生育要求的患者。但长期连续使用促性腺激素,会诱发产生促性腺激素抵抗,这种激素抵抗可能和机体产生中和性抗体有关。故对于暂时无生育要求的患者,应给予睾酮替代治疗,且不会影响以后促性腺激素对精子生成的作用。

1. 常用制剂　作为基础用药,人绒毛膜促性腺激素(human chorionic gonadotropin,hCG)具有黄体生成素(luteinizing hormone,LH)的类似作用,可使睾丸合成增加,促进曲细精管发育,增加精原细胞数量,部分初始睾丸体积较大(4ml)的患者,单用 hCG 治疗即可有近半数患者产生精子,因其几乎没有卵

第四章 男科疾病诊疗理念

泡刺激素(FSH)作用,一些 IHH 患者单纯使用 hCG 治疗的效果不佳,仍难以产生精子,需联合人绝经期促性腺激素(human menopausal gonadotropin,HMG)治疗,也就是俗称的"双促"疗法。

(1) hCG 与 HMG 联合治疗:具有良好的疗效,经过 9~12 个月治疗一般可产生精子。hCG 的初始计量一般为 2 000U,肌内注射,2 次/周。部分对药物不敏感的患者,需加量至 5 000~10 000U,2 次/周,以诱导正常的睾酮水平。这可能是由于这部分患者本身就残存一定 FSH 分泌的功能。

(2) hCG 与 u-hFSH 联合治疗:对 hCG 治疗不敏感,或严重少精子及无精子症患者,需要增加 FSH 治疗。hCG 与尿源性的人类卵泡刺激素(urinary human follicle stimulating hormone,u-hFSH)联合治疗的效果优于 hCG 与 HMG 联合治疗。目前应用的是重组的人类 FSH(rhFSH),初始剂量为 75U,皮下注射,隔日 1 次,若生精效果和睾丸发育不明显,可加量至 150U,隔日注射 1 次,甚至 150U/d。hCG 加 u-hFSH 治疗 6~10 个月后,可使大部分患者睾丸容量增加,80%~95% 患者精液中出现精子。促性腺激素的传统给药方法为肌内注射,但皮下给药也可,这大大增加了患者的依从性。

(3) hCG 与 rhFSH 联合治疗:rhFSH(recombinant human follicle stimulating hormone)是近年来应用基因工程技术人工合成的纯度达 100% 的 FSH 制剂,较 u-hFSH 纯度更高、特异性更强、作用持续更久,其消除半衰期(48±5)h,且无内源性 LH 活性。另外,rhFSH 可促进抑制素的分泌,刺激睾丸 Sertoli 细胞释放非甾体因子,促进 leydig 细胞合成睾酮,以增加睾丸局部睾酮的浓度。Kobori 等(2015)报道了一组病例,约 70% 以上的患者产生了精子。

(4) 脉冲式 GnRH 治疗:脉冲式 GnRH 治疗(GnRH 泵输注方法)适用于有生育要求的垂体功能正常的 IHH 患者,因其可模拟生理脉冲分泌,是最符合生理调节机制的治疗方法。其可启动青春期发育、维持第二性征和性功能、启动和维持精子/卵子发生。GnRH 主要通过可编程的便携式输液泵发挥作用。间隔时间一般设定为 90~120min,每次皮下注射的剂量为 GnRH(10 肽)5~25μg 或 25ng/kg。男性患者连续应用,一般 3 个月后会出现青春期的变化,血清 FSH、LH 和睾酮水平升高至正常成年男子范围。

由于前者更接近生理状态,部分学者认为 GnRH 脉冲泵诱导无精子症的 IHH 患者精子生成方面优于 hCG 与 HMG 联合治疗,更有利于刺激睾丸体积的增大,诱导精子生成需要的时间更短,精子生成率近 90%,还可以作为促性腺激素诱导精子失败后的补充疗法。侯开波等(2020)报道 GnRH 脉冲泵输注戈那瑞林治疗经双促性腺激素诱导精子失败后的 HH 伴无精子症的男性不育患者,治疗 8~28 周,促性腺激素和性激素水平明显上升,雄激素缺乏症状显著改善,4 例患者均有精子生成。少数患者对 GnRH 治疗不敏感,多为携带 *KAL1*

第四章 男科疾病诊疗理念

基因突变的患者,可能是由于该突变破坏了 GnRH 信号转导通路。有证据表明,GnRH 治疗对睾丸生长速度的作用优于促性腺激素治疗,但在睾丸最终容量、生精能力、精子浓度、受孕率等方面,并无明显优势。

新一代 GnRH 泵的出现具有了一定的优势,表现在个体化设置输注、微量输注剂量精确、脉冲输注迅捷有力、安全性高、操作简洁携带方便等,极大地促进了该治疗技术的推广。

2. 影响因素和有效指标　由于小部分 HH 患者对促激素的治疗效果不佳,尽管不断地延长治疗时间仍然无效,人们开始关注影响促性腺激素治疗的预后因素,这主要是与短暂青春期丧失(loss of minipuberty)有关,而男子发育早期阶段的短暂青春期在睾丸成熟中非常关键,并且对最终的精子发生具有深远的影响,进一步加剧生殖健康障碍的因素还在于没有及时启动青春期的诱导发育过程,导致了生殖系统和性心理的发育不良。目前发现影响促性腺激素治疗的预后因素主要包括治疗前的睾丸容量、有无隐睾病史、抑制素 B 水平、性腺成熟度既往雄激素治疗史和体重指数(body mass index,BMI)。

治疗前睾丸容量大小是促生精治疗和受孕时间的独立影响因素。睾丸初始体积大于 4ml,其治疗效果明显好于睾丸体积小于 4ml 的患者。对 BMI<30kg/m^2 的 IHH 患者进行促生精治疗的成功率为 88%,较 BMI>30kg/m^2 的 HH 患者的成功率(64%)要高;且前者精子浓度≥1.5×10^9/L 的比例显著高于后者(75% vs 43%)。抑制素 B>60ng/L 的生精治疗效果好。既往曾经应用促性腺激素或 GnRH 治疗过的 IHH 患者生精治疗效果相对较好。已有青春启动的 IHH 患者应用 GnRH 或促性腺激素治疗成功所需时间较短。

Swee 等(2019)认为,尽管延长治疗期,但与不良预后有关的一个因素是伴有嗅觉缺失的 HH(也称卡尔曼综合征)对于生育治疗的预后欠佳,这主要是由于短暂青春期丧失,这是早期生命中睾丸成熟及后续生精潜能形成的关键时期。另外一个加重因素是不能及时地启动 HH 患者的青春期,使得生殖器官发育不良及性心理发育障碍。

五、预后

由于 IHH 治疗的目的是维持男性第二性征的正常发育和恢复生育能力,所以在判断预后上也主要观察这两个方面的变化。

(一)维持男性第二性征

绝大多数 IHH 患者接受睾酮替代治疗的预后良好,患者可以获得满意的男性第二性征等发育,包括体力增加,性功能改善,阴茎不同程度增长,阴毛逐渐增多,出现胡须,睾丸总体积明显增大,并出现遗精现象。杨晓玉等观察了 41 例男性特发性低促性腺激素性性腺功能减退症患者,治疗前后对比,第二性征均出现了明显的改善。

(二) 生育能力的恢复

绝大多数 IHH 患者接受促性腺激素治疗的预后良好,患者的睾丸可以恢复产生精子的能力,甚至可以达到自然妊娠的目的。Liu 等通过对 75 例接受促性腺激素注射患者的研究,其中 64 例接受了一个疗程治疗,39 例接受了两个疗程治疗,13 例接受了 3 个疗程的治疗,发现该治疗方法可使 50% 的 IHH 男性患者生育,其中 33 例次为自然妊娠,5 例人工辅助妊娠。患者精液中出现精子的中位治疗时间为 7.1 个月,其妻子受孕的中位时间为 28.2 个月。在接受促性腺激素治疗过程中,患者配偶受孕的中位精子浓度为 $(5~8)\times 10^6$/ml,表明虽然精子浓度未达到世界卫生组织(WHO)的正常范围,但仍可使其配偶怀孕。配偶受孕以后,还可留取患者精子,进行冷冻保存,以备将来借助辅助生育技术,节约治疗成本。

2009 年介绍的数个有关 hCG 和 rhFSH 联合治疗研究结果显示,约 84% 的患者可以产生精子,精子出现的中位治疗时间为 6~10 个月,其中 60% 患者精子浓度≥1.5×10^9/L,所需的中位治疗时间为 9~12 个月,10%~20% 的患者最终可自然生育(近年来的临床观察实际情况要远远好于这个结果),其余患者需辅助生殖技术解决生育问题。对于近期准备再次生育的患者,可首先尝试单独使用 hCG 进行维持治疗,以保留其生育能力;近期不准备生育的患者,可恢复睾酮替代治疗。Ortac 等(2019)对 112 例三低(睾酮、LH、FSH 低,催乳素正常)的 HH 患者接受 LH 与 FSH 类似物治疗预测其预后的治疗有效性及相关因素,结果发现 96 例(85.7%)精液内出现精子,其中已婚的 72 例希望生育者中 48 例(66.7%)自然妊娠,平均出现精子时间 9.48 个月;基础水平的 FSH、T、LH 没有差异;高龄、较大睾丸体积及不合并隐睾症是精液内出现精子的有利因素;高龄、较大的睾丸体积也是自然怀孕的有利因素;隐睾患者多半年轻、小睾丸、T 低下,但是精液内精子出现率也不会显著下降(73.7% vs 87.6%,P=0.261),总体结论认为:现代药物治疗可以有效解决 HH 患者的精子和生育问题。

综合文献分析,HH 患者经过系统治疗后有可能以达到生育目的,产生精子的时间为 6~10 个月;即使精子浓度不能达到正常水平,仍有可能使配偶自然妊娠;对于顽固性少精子或无精子症患者,尤其是对促性腺激素治疗不敏感者,即使不能自然妊娠,亦多可借助辅助生殖技术,主要包括体外受精、宫腔内人工授精和卵胞质内单精子注射(intra cytoplasmic sperm injection,ICSI),甚至供精人工授精等技术,以实现生育目的,并可以获得比较高的生育率。

六、性腺功能减退症状的返转

10%~20% 的 HH 患者可以出现自发性的生殖功能和性腺功能减退症状

第四章 男科疾病诊疗理念

的返转。Sidhoum 等对这种特殊现象给出的定义：①不应用促性腺激素释放激素及促性腺激素可以生育；②经过洗脱期后，睾酮水平大于 250ng/dl (8.68nmol/L)；③在未使用过促性腺激素释放激素及促性腺激素治疗的 IHH 患者中，睾丸体积大于 4ml 或者睾丸体积最少增加了 2ml；④ LH 脉冲水平和频率在正常范围。最近 Dwyer 等、Mao 等提出了预测 IHH 患者性腺功能返转的有效指标，主要包括睾丸体积大于 5ml，基础 LH 在 1.0U/L 以上，经药物治疗后 LH 可以升高到 28U/L。因此，在对 IHH 患者进行治疗时，应考虑在青春期发育完善后停止治疗 3~6 个月，以评估患者性腺功能减退患者性腺功能返转的可能性。

总之，IHH 是泌尿男科医生临床工作中经常遇到的疾病，及时诊断和合理治疗可以有效地诱导青春期发育，改善性能力、骨发育、代谢和心理健康，绝大多数患者的预后良好，绝大多数 CHH 患者可以通过脉冲式的 GnRH 或促性腺激素治疗恢复生育能力，值得推广相关知识并需要深入研究。

第十三节 迟发性性腺功能减退症的药物治疗

迟发性性腺功能减退症（LOH）是一种与年龄增长相关的临床和生化综合征，对中老年男性的身心健康构成严重威胁，目前的主要治疗手段是药物。本节仅就药物治疗 LOH 的治疗原则（以雄激素为核心药物的综合药物治疗）和常用药物进行了介绍，尤其是具体的药物治疗方法和注意事项，并治疗了药物治疗 LOH 的体会。

随着人口老龄化加重，中老年比例不断上升，加强了对其健康的关注。和女性相同，随着人体由成熟走向衰老，男性也会经历更年期阶段，部分中老年男子出现与女性更年期综合征相似的临床症状和体征，可以对多系统器官的功能造成不良影响，并降低生活质量，称之为男性更年期综合征。大约 40% 的中老年男性可能会出现不同程度的症状和体征，是一种多病因、多因素性疾病，其中由于雄激素缺乏导致的男性更年期综合征被称为迟发性性腺功能减退症（late-onset hypogonadism, LOH），是一种与年龄增长相关的临床和生化综合征，其特征为血清睾酮水平降低，具有一定临床症状，对机体多种器官、系统功能有不利影响，严重影响生活质量。尽管对 LOH 的认识还存在广泛争议，LOH 药物治疗尚缺乏统一的标准或规范，但我们必须面对这些患者，并有责任和能力来利用现有的认识，帮助他们摆脱疾病困扰。药物是目前 LOH 的主要治疗方式，也有一定的基本原则可以遵循。本文结合国内外研究以及个人经验，对药物治疗 LOH 加以介绍。

第四章 男科疾病诊疗理念

一、LOH 的药物治疗原则

由于 LOH 只是生命进程中的一个阶段性的不利事件,其对多器官系统的潜在不良影响还不完全清楚,尤其是疾病的预后和转归还缺乏认识,所以控制症状、改善生活质量是现阶段药物治疗 LOH 的主要目的。由于雄激素水平降低是 LOH 的明确原因,也是目前研究比较多的因素,补充雄激素必然成为其治疗的核心。由于 LOH 的病因复杂,不能单纯用雄激素缺乏来解释其全部现象,例如雄激素受体敏感性的下降、肥胖、疾病、药物以及不良生活习惯等,均是促进 LOH 发生和加重的不可忽视原因,单纯使用睾酮补充治疗(testosterone supplement therapy,TST)不可能解决 LOH 所带来的全部问题,因此主张采用综合治疗原则,在纠正雄激素缺乏的同时,进行对症治疗,实现对症治疗与病因治疗的有机结合。

LOH 症状多而复杂,患者具有显著的异质性特征,TST 的疗效和疗程存在较大的差异,这可能与睾酮的药代动力学、基因及非基因作用、雄激素受体多态性以及细胞间的甾体类成分代谢能力等因素有关。况且每个患者对药物治疗的反应性、精神心理状态、生活方式、个体需求等都存在极大差异,所以,个体化治疗 LOH 十分重要。此外,要加强医患沟通,对患者存在的诸多疑问要给予详尽解释,可以提高患者对药物治疗的依从性,进而保证药物治疗的顺利实施及其疗效。

二、LOH 的常用治疗药物

(一)睾酮补充治疗

TST 的目的是通过外源性补充睾酮,使其达到正常生理浓度,从而消除由于雄激素缺乏而导致的生理变化及临床症状,并全面改善患者的生活质量。对于中老年男性存在明确的 LOH 临床症状,并有血清睾酮水平降低(血总睾酮水平 <8nmol/L 或 230ng/dl),推荐直接进行睾酮补充治疗;若血清总睾酮水平处于 8~12nmol/L 的可疑区间,建议重复测定血清总睾酮,同时可测定游离睾酮,或者根据检测的性激素结合球蛋白(sex hormone-binding globulin,SHBG)水平和血浆白蛋白水平,计算血中游离睾酮水平,如果血清游离睾酮低于 225pmol/L,则是进行睾酮补充治疗的有力证据。但由于检验技术水平的限制,多数医院尚无法测定游离睾酮,所以对总睾酮水平在 8~12nmol/L 的患者,推荐 3 个月的试验性睾酮补充治疗(testosterone therapeutic test,TTT),即 3T 试验。如果治疗有效,说明 LOH 诊断成立,则继续用药;如果治疗无效,则应该停止睾酮补充治疗,寻求其他原因。

由于睾酮缺乏可以给全身多器官系统带来不利影响,尽早开始 TST 可以

第四章 男科疾病诊疗理念

让患者更多获益,所以建议一旦 LOH 诊断成立,应该立即启动 TST。TST 不仅对性欲及性功能有所改善,增加性生活频度,增加自发性勃起硬度,维持男性化特征,还可以恢复健康的感觉、体能和精力,预防骨质疏松并增加骨密度,显著降低体重和腰围,减少皮下脂肪和内脏脂肪,增加瘦体量,改善胰岛素敏感性,减少心血管疾病的发生,改善大脑敏感度,且安全性良好。此外,TST 还能改善更年期男性的精神方面的紊乱。Arver 等评估 TST 的成本效益,认为对于性腺功能低下的患者,终生接受 TST 是值得的。

可用的睾酮制剂种类繁多,但治疗 LOH 常用口服十一酸睾酮胶丸,推荐剂量是 80mg,2 次/d,可以满足 LOH 患者的日常生理需要。药物通过淋巴吸收,没有肝脏首过效应,随时可以终止治疗,并以其安全、有效、方便的特性而广为使用。由于每个患者的睾酮缺乏程度不同,药物剂量应该有所不同。原则上,基础睾酮水平越低,临床症状与睾酮缺乏的相关性越大,需要补充的睾酮剂量越多。Heidari 等发现,对于那些雄激素水平在正常生理范围低限值的 LOH 患者也可以接受 TST,同样能够改善性欲和 LOH 症状。

TST 的疗程尚无统一认识,但可遵循的原则是其时效性。雄激素缺乏可导致众多的临床症状和体征,不同需求,不同疗程,TST 对多器官系统效应发挥疗效具有明确的时效性。对于性欲、勃起与射精、情绪、脂肪、低体质量、肌肉容积及肌力等常见诉求,都可以在 3 个月内有所改善,所以建议疗程最少 3 个月,这也是对于睾酮水平处在 8~12nmol/L 的可疑 LOH 患者进行 3 个月 3T 的依据所在。

一旦实验室检查证实睾酮缺乏,且 TST 有效,则 LOH 诊断明确,可以继续进行药物治疗;否则应该停止 TST,寻求其他病因并调整治疗方案。如果诊断结果提示合并存在其他疾病(共病)或异常,则建议请相关科室专家会诊,联合诊治。

(二) LOH 的其他治疗药物

口服抗雌激素药物枸橼酸氯米芬通过减少雌激素对下丘脑 - 垂体 - 性腺轴的抑制作用,引起 FSH、LH 和睾酮水平的升高。芳香化酶抑制剂通过抑制睾酮向雌二醇和双氢睾酮的转化,从而提高血睾酮水平。人绒毛膜促性腺激素(human chorionic gonadotrophin,hCG)注射治疗能促进内源性睾酮分泌,治疗效果明确,但因价格及需要注射给药,因此其接受程度有限。选择性的雄激素受体调节剂(selective androgen receptor modulators,SARMs)也可以发挥其对前列腺、皮肤、毛发等的生理效应,提供合成代谢作用,主要用于改善急性肌肉萎缩者的生理功能和瘦体量。其他用于 LOH 治疗的激素也有报道,如生长激素、褪黑素、脱氢表雄酮等,但尚不能证明其合理性。

传统的中草药也可用于 LOH 的治疗,获得了一定的疗效,并规避了部分

第四章 男科疾病诊疗理念

LOH 患者禁忌补充雄激素的尴尬,但其机制与 TST 不同,且主要适用于轻症患者。

三、LOH 的药物治疗体会

1. **全面检查是基础** 为了明确病因、病情及做好鉴别诊断,对初次就诊的 LOH 患者进行全面问诊、查体和必要的辅助检查。许多慢性疾病可对睾酮水平造成较大的影响。询问那些可以使 LOH 提前发生的疾病或异常,患者是否合并先天性或获得性的睾丸损伤,例如睾丸下降不全、睾丸扭转、睾丸炎和精索静脉曲张等,均可导致睾酮分泌减少。同时,必要的体格检查和辅助诊断,如血 PSA、直肠指检患者是否可能合并前列腺癌,血常规分析明确有无红细胞增多症等,以除外 TST 的禁忌证。

2. **尽早、尽快、有效控制症状** 了解患者的主要症状或诊治诉求十分重要。TST 虽然是 LOH 药物治疗的核心,但是其发挥疗效需要一定时间,况且明确雄激素缺乏程度及排除 TST 治疗禁忌证也需要时间。为了尽快改善患者症状,可以在启动 TST 之前及补充的同时,给予对症的药物治疗,如失眠患者给予帮助睡眠药物,具有 LUTS 症状的患者给予 α 受体阻滞药和具有清热消炎作用的中成药,合并焦虑抑郁患者辅以抗抑郁药物,勃起功能障碍患者给予 PDE5 抑制剂等,可以让患者尽快感受到药物的疗效,提高 TST 的依从性。在全部检查结果齐全后复诊,结合辅助检查结果以及药物治疗的初步效果确定诊断和调整药物。

3. **关注患者的精神心理状况** 要重视患者的情绪,比如抑郁、焦虑等通常也是 LOH 的常见症状。在诊治过程中,要详细告知雄激素缺乏引起抑郁的可能性以及 TST 的有效性,必要时也可配合抗抑郁药物。通常 LOH 患者不太容易接受精神心理科医生的诊治,必要时可请相关专家会诊。

4. **准确预测疗效** 医生应该详尽地告知患者全部治疗计划,并根据 TST 多器官系统效应的时效性,来预测起效时间以及疾病的动态变化,让患者准时获得期待的疗效,并增进患者对医生的信任度。通过对药物的生物学特性的了解,尤其是药物的半衰期及起效时间等,医生完全可以相对准确地预估药物起效和最佳疗效时间,这也是医生观察病情和科学研究的关键点之一。

5. **安全性考虑** 尽管前列腺癌是 TST 的明确禁忌证,但到目前为止,还没有 TST 导致前列腺癌的证据。为了保护医患双方的利益,建议对准备接受 TST 的患者全面评估,包括存在雄激素缺乏的临床症状和血清学证据,排除前列腺癌的存在,血清 PSA<4ng/ml,患者的依从性良好,就可以进行 TST,并密切观察相关指标。

四、展望

LOH 的药物治疗仍然有许多问题需要澄清，是一个急待探索的领域，也是极有可能获得重大突破的新领域。深入研究将使我们对其认识更加明确，并有希望通过药物治疗来预防、推迟、减轻或消除许多老化过程中出现的 LOH 症状。

第十四节 男科疾病患者精神心理障碍及其药物干预

> 男科常见疾病包括男性性功能障碍、男性不育症、慢性前列腺炎、男性更年期综合征等，疾病对患者的身心均具有显著的不良影响和反应，存在较高水平的焦虑和抑郁障碍也在情理之中，但是这种精神心理障碍的存在，使得针对疾病的治疗和预后效果不佳，需要强化医生的认知。而正确合理使用抗抑郁药物，有助于提高疗效，改善患者的预后，值得深入研究和推广。

男科学（andrology）是研究男性生殖系统发生、发展及功能状况，包括生殖系统组织器官的功能障碍，也就是男性生殖系统疾病。男科疾病的范畴包括男性性功能障碍、男性不育症、前列腺疾病、男性更年期综合征等。男科学的重要性是由男性在生殖、家庭和社会中所担任的重要角色决定的，而男性生殖健康的严峻性则是摆在我们面前的残酷现实。

一般人群的抑郁障碍终生患病率较高，调查发现抑郁症为 4.4%~19.6%，心境恶劣为 3.1%~3.9%。许多男科疾病患者具有不同程度的精神症状，抑郁障碍的发生率明显高于一般人群。抑郁和抗抑郁药物已经深入到男科学的各个疾病，抗抑郁药物在男科疾病中有广泛的使用，而抑郁及抗抑郁药物也可能成为男科疾病的直接病因和加重疾病的重要因素。对男科疾病患者合理使用抗抑郁药物，并有效规避其不良反应，具有重要意义。

一、男科门诊所见抑郁和焦虑

由于社会的进步和生活水平的不断提高，人们对生活质量的要求也不断提高，尤其关注生殖健康方面的问题。在这种大背景情况下，男科学变得越来越重要，男科患者逐年增加，许多综合医院纷纷开设男科门诊，男科医院也应运而生，主要诊治男性的性功能障碍、男性不育症、前列腺疾病、男性更年期综

第四章 男科疾病诊疗理念

合征、男性性腺发育等疾病。有鉴于男科疾病的特殊性,患者的精神心理因素特别明显,许多男科疾病患者具有不同程度的精神症状,焦虑和抑郁障碍的发生率明显高于一般人群,并与男科疾病互为因果,形成恶性循环,阻碍疾病的康复,应该引起专科医生的高度重视。

男科疾病患者的情绪障碍普遍存在,抗抑郁药物治疗具有一定的价值,但由于男科疾病患者往往不愿意承认自己存在情绪障碍,尤其是忌讳医生把自己看作精神有问题,更加不愿意接受抗抑郁药调治,使得患者接受情绪调整存在一定困难,如何说服那些具有明显情绪障碍的患者接受精神科药物,提高患者的治疗依从性,是对专科医生的重大考验。

以下分别以男性的勃起功能障碍、男性不育症、慢性前列腺炎及男性更年期综合征进行论述。

(一)性功能障碍

男科门诊接诊最多的疾病就是性功能障碍。性功能障碍可区分为性欲障碍、勃起功能障碍(erectile dysfunction,ED)和射精障碍,后者包括早泄、不射精和逆行射精。

ED是一个值得关注的疾病,40岁以上男性中52%患有不同程度ED,估计全世界约有一亿以上男性患有ED。从生理健康角度讲,ED已成为公认的预警信号。ED对男性心理和生理的影响有着非同寻常的意义,男人往往因此而自卑、焦虑、抑郁、失去自信。在ED的病因研究中发现,精神心理因素贯穿始终。长期ED可以使患者心理上变得脆弱、抑郁。抑郁和焦虑是公认的ED病因。抑郁情绪本身就可以引起ED,ED又加重抑郁情绪,而改善患者的抑郁情绪将有助于性功能的康复。

值得注意的是,即使是在精神专科的患者,也普遍存在性功能障碍,主要原因是疾病本身及抗抑郁药的影响,抗抑郁治疗过程中出现的性功能障碍超过50%与抗抑郁药有关。抑郁患者中的性功能障碍可表现为3种情况:①抑郁症前就有性功能障碍;②是抑郁的一个症状;③抗抑郁治疗后出现的不良反应。抑郁、抗抑郁药物及性功能障碍三者经常同时存在,给精神专科医生带来极大困扰,并经常成为被患者投诉原因。以往在治疗精神科疾病时,专科医生常常会忽略患者的性功能问题,尽管有效治疗后患者的情绪稳定,但却常常因为性功能障碍而引发医疗纠纷,而且类似问题近年来变得越来越严重。

(二)男性不育症

据中外学者研究证实,近50年来,人类的精液质量明显下降,精子数量减少一半,从而引发了对男性生殖的忧虑。不生育是男性生命中难以承受之重,可以让男人性能力每况愈下。许多调查发现,男性不育(male infertility)患者的性能力普遍低于生育人群,他们之中的焦虑和抑郁情绪比较普遍。

第四章 男科疾病诊疗理念

欲速则不达,男性不育患者中普遍存在的不良精神心理因素阻碍了他们获得理想疗效,不生育本身就成为男人不生育的病因之一。在治疗男性不育症中表现出来的"抱子得子"现象,启迪我们精神心理因素的重要性。但由于抗抑郁药物可能对男性生殖系统的潜在不良影响,目前不主张使用抗抑郁药物,而主要通过精神心理调整来处理。

(三) 慢性前列腺炎

前列腺炎(prostatitis)是由于前列腺受到微生物等病原体感染或某些非感染因素刺激而发生的炎症反应,及由此造成的患者前列腺区域不适或疼痛、排尿异常、尿道异常分泌物等临床表现,是一种男性常见且让人十分困惑的疾病,绝大多数属于慢性。

慢性前列腺炎患者的精神心理因素产生原因:①久治不愈容易产生焦虑状态,对治疗丧失信心;②容易与性病、性功能障碍和不育牵连,加重患者的焦虑和抑郁状态;③媒体广告的虚假夸大宣传加重患者的心理压力;④患者本身多具有内向型性格,情绪不稳定,容易受外界环境和情绪所左右。张锐强等研究 315 例慢性前列腺炎患者,精神心理症状的发生率为 51.1%,认为疾病久治不愈加重了患者的精神心理症状。袁涛等采用 SCL-90 症状自评量表对 82 例顽固性前列腺炎患者的心理状态进行调查,结果 84.3% 的患者存在不同程度的精神症状,其中 45% 患者的症状比较严重,有明显抑郁的 23.7%,焦虑的 21.4%,病程与精神症状的严重程度相关。陈修德等对 258 例合并有不同程度心理障碍的慢性前列腺炎患者分组治疗 3~6 个月,结果采用常规疗法及心理治疗(心理暗示、心理疏导及认知疗法)组患者的症状改善效果达到 93.2%,明显优于对照组的 74.5%,治愈率分别为 75.7% 和 61.8%。乔博义诊治 286 例前列腺炎,经 HAMD 量表发现 34% 伴有明显的焦虑抑郁,对其中的 96 例伴情绪障碍的前列腺炎患者随机分为 2 组,采用氟西汀协同常规方法治疗 8 周,结果采用抗抑郁药组的总有效率 87.5%,对照组 60%;HAMD 的总有效率 93.8%,对照组 50%。

(四) 男性更年期综合征

男性更年期是人体由成熟走向衰老的过渡阶段,多数男子是在不知不觉中度过的,没有任何临床症状,部分中老年男子则出现与女性更年期综合征相似的临床症状和体征,可以对多器官系统的功能造成不良影响,并降低生活质量,称之为男性更年期综合征(andropause),其中因雄激素缺乏所致的,称为迟发型性腺功能减退(late-onset hypogonadism,LOH)。更年期是人生旅途的必经之路,是身体健康状况逆转和让人不安的时期。

LOH 的主要症状:①生理体能症状;②血管疏缩症状;③精神心理症状;④性方面的症状。其中精神心理症状中的失眠、健忘、焦虑、抑郁、缺乏自信、

第四章 男科疾病诊疗理念

效率降低、注意力不集中的发生率较高。卡路瑟斯调查了 31~80 岁(平均 55 岁)男子的众多临床症状和不适,其中抑郁 70%、易怒和不理智现象 60%。我诊治的 112 例男性更年期综合征患者的精神心理症状占 83.0%,而补充雄激素并配合米氮平、舍曲林、氟西汀等抗抑郁药物治疗,获得了满意的疗效。

总之,男科疾病的病因和发病机制的复杂性决定了任何单一治疗都难以获得满意疗效,因此强调综合疗法,联合使用专科治疗措施,尤其是男科疾病多与精神心理状态密切相关,因此强调对患者的精神心理调整,必要时配合抗抑郁药物,多可获得满意疗效。

二、抗抑郁药物在男科疾病中的应用

(一) 常用抗抑郁药物分类及其毒副作用

1. 分类 根据药物特性分类,常用的抗抑郁药物包括以下几点。①三环类:阿米替林、氯米帕明。②四环类:马普替林。③选择性 5- 羟色胺重摄取抑制剂(selective serotonin reuptake inhibitors,SSRIs):舍曲林、帕罗西汀、达泊西汀、氟西汀、西酞普兰、氟伏沙明。④5- 羟色胺/去甲肾上腺素重摄取抑制剂(serotonin/noradrenalin reuptake inhibitors,SNRIs):文拉法辛。⑤去甲肾上腺素和选择性 5- 羟色胺能抗抑郁药物(noradrenergic and specific serotonergic antidepressant,NaSSA):米氮平。⑥其他:曲唑酮、奈法唑酮等。

2. 毒副作用 抗抑郁药物的常用副作用主要包括以下几点。①性功能:性欲低下、勃起功能障碍(erectile dysfunction,ED)、性快感减弱。②消化系统:恶心、食欲改变、便秘。③神经精神系统:头晕、头痛、失眠、多梦、情绪改变。④其他:口干、皮肤瘙痒等。

(二) 抗抑郁药物与男科疾病

1. 性功能障碍 性功能障碍可区分为勃起功能障碍和射精障碍,后者包括早泄、不射精、逆行射精。抑郁患者中的性功能障碍可表现为 3 种情况:①抑郁症前就有性功能障碍;②是抑郁的一个症状;③抗抑郁治疗后出现的不良反应。

抑郁、抗抑郁药物及性功能障碍三者经常同时存在。Menza 等大型前瞻研究发现,性功能障碍在抑郁症患者中普遍存在,主要原因是疾病本身及抗抑郁药的影响,抗抑郁治疗过程中出现的性功能障碍超过 50% 与抗抑郁药有关,1 022 例使用 SSRI 的患者中 604 例(59.1%)存在性功能方面的问题,以西酞普兰和帕罗西汀为最明显,分别为 72% 和 70%,其中性欲降低最常见。Montejo-Gonzalez 等在 344 例服用 SSRI 精神病患者中发现,帕罗西汀、氟伏沙明、舍取林、氟西汀出现性功能障碍的概率分别为 65%、59%、56% 和 54%,但是在 SSRI 治疗前多数患者(58%)不存在性功能问题。

第四章　男科疾病诊疗理念

（1）勃起功能障碍：ED是一个值得关注的疾病，40岁以上男性中52%患有不同程度ED，估计全世界约有一亿以上男性患有ED。从生理健康角度讲，ED已成为公认的预警信号。ED对男性心理和生理的影响有着非同寻常的意义，男人往往因此而自卑、焦虑、抑郁、失去自信。

尽管ED可能是由于血管、神经精神和内分泌等组织器官病变所引发，但精神心理因素贯穿始终。即使是心因性ED，也可以进一步导致精神改变的躯体症状化，形成组织器官的某些生理功能的改变，并形成恶性循环。长期ED可以使患者心理上变得脆弱、抑郁，适当采取药物、心理、行为等综合治疗原则是行之有效的。

抑郁和焦虑是公认的ED病因。抑郁情绪本身就可以引起ED，ED又加重抑郁情绪，而改善患者的抑郁情绪将有助于性功能的康复。李先富等对心因性ED患者测评结果表明，ED患者具有明显的抑郁情结，个性特征表现为不稳定的内向性格，而通过心理治疗后性功能显著改善。对于因抑郁而影响了勃起功能的患者来说，经过适当的抗抑郁药物治疗情绪提高后，他们会感到性欲和对性活动的兴趣也有提高，许多患者的性功能也逐渐恢复或改善，但部分患者仍然需要进行性治疗。Boyer等分别采用舍曲林和氟西汀治疗抑郁症患者，6周后性功能满意度的改善率分别为60%和45%。

尽管经过充分的抗抑郁治疗后其他多数症状消失，约5%用三环类抗抑郁药物治疗的抑郁患者的性功能却不改善，性功能进一步降低。所以，对抑郁已经解决而仍然有勃起困难者，进行性治疗当然是合适的，性治疗的适应证与治疗时机的选择很重要，否则不但无效，反可使精神病恶化。例如对选择性的轻度抑郁而认知功能尚未显著受损者，在急性抑郁发作期用性治疗是可取的。

此外，在ED病因中，精神心理因素和长期服用易致ED药物有密切关系，其中抗抑郁药物就是常见的导致ED药物。抗抑郁药可通过对5-羟色胺受体2（5-HT$_2$受体）、α$_1$受体、胆碱能受体、催乳素受体、一氧化氮合酶（nitric oxide synthase，NOS）等途径的影响而导致ED，并由于对受体的选择性及代谢特性的不同而存在差异。治疗抗抑郁药物导致ED的方法众多。Nurnberg等选择65例使用SSRI的ED患者，应用西地那非治疗3~7周，33例安慰剂对照，认为有效；Seidman应用西地那非治疗152例患ED的抑郁症，结果不仅改善抑郁症状，生活质量和性功能也显著改善；王飚等在使用SSRI治疗抑郁症的6周后，患者的抑郁症状明显改善，但性高潮障碍成为严重问题，勃起自信心丧失，使用西地那非治疗31例患者，性功能改善有效率84%。

（2）射精障碍：抗抑郁药物对射精功能的影响主要是引起射精量减少、射精无快感和射精延迟。由于精神科医生在使用抗抑郁药物时观察到的药物延迟射精、不射精副作用，被男科医生借鉴由于治疗早泄，成为抗抑郁药物用于

第四章 男科疾病诊疗理念

男科疾病治疗的最大亮点。抗抑郁药治疗早泄的机制在于：①阻断 5-HT 的再摄取，提高体内的 5-HT 水平；②具有抗胆碱能作用；③三环类药物也具有阻断 5-HT 和去甲肾上腺素的再摄取作用，同时还具有镇静、抗胆碱能和抗组织胺的特性，从而提高生殖器部位感受器的刺激域。

尽管早泄者并不一定存在抑郁，但抗抑郁药治疗早泄效果肯定。蔡健等采用氟西汀治疗 42 例早泄患者 4 周，早泄改善率 76.2%，夫妻双方性生活满意度提高率 71.4%，9 例性欲增强，4 例性欲下降。在北京协和医院使用米氮平治疗早泄患者 130 余例，随访治疗有效率 60%~70%，药物治疗副作用小，尤其对于合并睡眠质量差和食欲低下的患者更佳。孙少鹏等采用舍曲林联合可多华治疗 46 例早泄患者 6 周，治疗前后的射精潜伏期由 0.57 分增加到 3.90 分，性生活满意度积分由 6.1 分增加到 9.8 分，配偶性生活满意度积分由 5.5 分增加到 8.9 分。唐文豪等观察 120 例早泄患者，比较舍曲林、西地那非、多沙唑嗪控释片单独及联合行为疗法治疗早泄，结果夫妻性生活满意度及性交时间延长效果依次为舍曲林、西地那非、多沙唑嗪控释片及单纯行为疗法，并推荐使用舍曲林联合行为疗法治疗早泄。对于合并 ED 的早泄患者，孙祥宙等建议改善性功能是关键。

2. 男性不育症　据中外学者研究证实，半个世纪以来，人类的精液质量明显下降，精子数量减少一半，从而引发了对男性生殖的忧虑。不生育是男性生命中难以承受之重，可以让男人性能力每况愈下。许多调查发现，男性不育患者的性能力普遍低于生育人群，他们之中的焦虑和抑郁情绪比较普遍。

欲速则不达，男性不育患者中普遍存在的不良精神心理因素阻碍了他们获得理想疗效，不生育本身就成为男人不生育的病因之一。在治疗男性不育症中表现出来的"抱子得子"现象，启迪我们精神心理因素的重要性。但由于抗抑郁药物可能对男性生殖系统的潜在不良影响，目前不主张使用抗抑郁药物，而主要通过精神心理调整来处理。

3. 慢性前列腺炎　前列腺炎(prostatitis)是由于前列腺受到微生物等病原体感染或某些非感染因素刺激而发生的炎症反应，及由此造成的患者前列腺区域不适或疼痛、排尿异常、尿道异常分泌物等临床表现，是一种男性常见且让人十分困惑的疾病，绝大多数属于慢性。

慢性前列腺炎患者的精神心理因素产生原因：①久治不愈容易产生焦虑状态，对治疗丧失信心；②容易与性病、性功能障碍和不育牵连，加重患者的焦虑和抑郁状态；③媒体广告的虚假夸大宣传加重患者的心理压力；④患者本身多具有内向型性格，情绪不稳定，容易受外界环境和情绪所左右。张锐强等研究 315 例慢性前列腺炎患者，精神心理症状的发生率为 51.1%，认为疾病久治不愈加重了患者的精神心理症状。袁涛等采用 SCL-90 症状自评量表对 82

第四章 男科疾病诊疗理念

例顽固性前列腺炎患者的心理状态进行调查,结果84.3%的患者存在不同程度的精神症状,其中45%患者的症状比较严重,有明显抑郁的23.7%,焦虑的21.4%,病程与精神症状的严重程度相关。陈修德等对258例合并有不同程度心理障碍的慢性前列腺炎患者分组治疗3~6个月,结果采用常规疗法及心理治疗(心理暗示、心理疏导及认知疗法)组患者的症状改善效果达到93.2%,明显优于对照组的74.5%,治愈率分别为75.7%和61.8%。乔博义诊治286例前列腺炎,经HAMD量表发现34%伴有明显的焦虑抑郁,对其中的96例伴情绪障碍的前列腺炎患者随机分为2组,采用氟西汀协同常规方法治疗8周,结果采用抗抑郁药组的总有效率87.5%,对照组60%;HAMD的总有效率93.8%,对照组50%。

4. 男性更年期综合征　男性更年期是人体由成熟走向衰老的过渡阶段,多数男子是在不知不觉中度过的,没有任何临床症状,部分中老年男子则出现与女性更年期综合征相似的临床症状和体征,可以对多器官系统的功能造成不良影响,并降低生活质量,称为男性更年期综合征。更年期是人生旅途的必经之路,是身体健康状况逆转和让人不安的时期。

男性更年期综合征的主要症状:①生理体能症状;②血管舒缩症状;③精神心理症状;④性方面的症状。其中精神心理症状中的失眠、健忘、焦虑、抑郁、缺乏自信、效率降低、注意力不集中的发生率较高。卡路瑟斯调查了31~80岁(平均55岁)男子的众多临床症状和不适,发生率依次由高到低为性欲减退80%、勃起功能障碍80%、疲劳或精力不足80%、抑郁70%、身体疼痛感和四肢僵硬65%、易怒和不理智现象60%、夜间盗汗50%、皮肤变薄和干燥46%、潮热25%、早泄和不射精25%。诊治的112例男性更年期综合征患者的精神心理症状占83.0%,而补充雄激素并配合米氮平、舍曲林、氟西汀等抗抑郁药物治疗,获得了满意的疗效。

(三) 抗抑郁药物用于男科疾病治疗的注意事项

由于抗抑郁药物主要在精神科疾病中使用,而在男科疾病中使用往往要面对许多问题,医生应该格外小心,充分关注用药的细节问题,以免将自己置于尴尬境地。

1. 声明不是治疗患者的"精神病"　由于男科疾病患者往往不承认自己存在情绪障碍,尤其是忌讳医生把自己看作精神有问题,而抗抑郁药在男科的某些疾病(例如早泄)中也不是针对患者的不良情绪,因此有必要讲解使用抗抑郁药物的必要性和真实作用,尤其是不良情绪调整在疾病康复作用中的作用。

2. 合理使用药物,提高治疗的依从性　普通抗抑郁治疗中的患者依从性往往很低,治疗12周后仅有56%患者还在坚持治疗。充分讲解药物的使用

第四章　男科疾病诊疗理念

方法,包括服用注意事项、剂量、疗程等,可以提高抗抑郁治疗的依从性,以免因不良反应而让患者放弃了治疗机会,毕竟绝大多数抗抑郁药物是先见副作用,然后才是正作用(通常抗抑郁药物获得情绪调整和延迟射精等功效往往许多1~2周时间,而副作用则出现在用药后的当天或次日),或因使用不当而难以获得满意疗效。此外,选择那些对男性性功能伤害小的药物,可能更受欢迎。Gelenberg等对使用SSRI类药物的患者切换至米氮平,6周后发现男性和女性的性功能状况都有所改善,ASEX评分下降。所以使用有用药经验的药物,尤其是那些起效快、高效、作用持久、服用方便、耐受和安全性好的抗抑郁药物是明智选择。

通常要求抗抑郁药物要在饭后服用,以避免其胃肠道刺激作用。小剂量开始,药物剂量作到个体化和有效的最小剂量。治疗疗程明显不同于精神科的长期大量用药,获得男科疾病症状改善的时间为1~2个月,因此疗程多为1个月,有效者可连续使用2~3个疗程,并逐渐减量维持;无效者应该重新审视疾病病因,继续使用抗抑郁药物也难获得满意效果。

3. 强调综合治疗　男科疾病的病因和发病机制的复杂性决定了任何单一治疗都难以获得满意疗效,因此强调综合疗法,联合使用专科治疗措施和药物,多可获得满意疗效,而切忌单一使用抗抑郁药物。男科疾病多与精神心理状态、生活方式和夫妻感情等相关,因此强调自我调整,尤其是生活方式、性技巧和夫妻配合的综合手段。

第十五节　应加强男科医生与检验技师的沟通

实验诊断结果是男科医生诊断疾病、判断病情、寻找病因和评估疗效的基础与前提,然而目前的实验诊断难以承担医生对其期待,不利于临床工作的顺利开展,加强男科医生与检验技师的沟通势在必行,具体的内容:实验诊断的作用、意义及困扰;临床医生对检验结果的需求,即临床医生与检验师对实验报道结果的理解应该一致,实验结果最好同时做到对病因和病情的双重诊断;临床医师与检验师的共同期待是生殖实验诊断标准化、加强复合型人才培养与制度建设、建立生殖实验室检验技师与临床医生的长效沟通机制。

理论上讲,生育能力低下患者的生育能力还可能存在,"不育"的概念应当是相对的。时间让患者可能在没有任何医疗干预的情况下自然怀孕,甚至在专业的生殖中心等待辅助生殖技术(ART)的患者,自然怀孕现象也时有发

第四章 男科疾病诊疗理念

生,"时间因素"可能改变人们对"不育"的认识。问题是:怎样去判断?哪些人可以等待自然怀孕?哪些人需要药物或ART帮助?哪些人没有任何治疗价值?

理所当然地,医生们首先想到的一定是从实验诊断中寻找答案,而遭遇打击也是必然的。很多情况下医生是难以从实验诊断结果中获得满意答案的。在没有确切实验诊断为依据的前提下,面对患者的医生就不得不费尽口舌去解释,而且往往这种解释会显得苍白无力、事倍功半,患者的就医满意度较低,医疗投诉不断,而且也使得许多研究结果没有可比性,专业文章遭遇质疑。本节就生殖医学(主要是男性不育)实验诊断中临床医生与检验技师的常见困惑与科学衔接相关内容加以阐述,并列举典型问题加以分析。

一、实验诊断的作用、意义及困扰

(一) 实验诊断的作用和意义

生殖医学实验诊断包括两个目的:评估患者的生育能力、探索不育的病因。实验诊断是用于分析疾病的病情和病因、评估治疗效果、推断疾病的预后与转归的重要手段,其最重要的目的是指导临床医疗决策。通过科学准确的实验诊断,来决定哪些患者是具有潜在可治疗的病因,哪些患者难以治疗却可以进行ART,发现ART中可能影响后代健康的遗传异常,即使ART也不能解决问题且只能进行供精人工授精(artificial insemination by donor, AID)或领养,发现潜在的威胁健康和生命的疾病或异常。然而,目前生殖医学实验诊断的现状堪忧,在很多情况下并没有达到或很好地实现这两个目的,难堪重任且困难重重,诊断项目有扩大化趋势,而且许多特殊的检查项目都存在一定缺陷。从各自不同的角度出发,生殖医学实验室人员(主要是检验师)与临床医生对实验诊断的理解与认识肯定是不同的,这需要协调和沟通,否则必然会对疾病管理和医疗决策带来不利的影响。

(二) 实验诊断的困扰

生殖医学的快速发展,不仅在于临床治疗患者的技术和药物进步,还有赖于实验诊断方法的进步,大量的新的诊断技术方法和正常参考值不断涌现,甚至有些让人应接不暇,与此同时有关实验诊断存在问题的讨论和争论不断,实验诊断方法不是不足,而是太杂乱,但是又很难准确理解,远远不能满足临床工作的需要,甚至有些时候还会起误导作用。临床医生对实验方法的准确性、与疾病相关性等方面的疑问始终存在。临床诊疗与检验医学能否实现顺利衔接,是医生做出合理医疗决策的基础,临床医生与检验技师的深入沟通是实现这种衔接的基础和关键,也是某种形式的转化医学。

临床医生直接面对患者,需要对繁多的实验室检查结果给出合理解释,并

第四章 男科疾病诊疗理念

结合患者的病情做出疾病性质及严重程度的准确判断和总结,给出具体的治疗方案,并判断预后和疾病转归。但是在许多时候,面对让人眼花缭乱的检测检测方法以及千变万化的实验诊断结果,却往往很难都给出符合逻辑性的合理解释,甚至会完全颠覆了临床的预判,让患者难以理解和接受,也让医生十分无奈。临床医生不仅需要完整全面地理解检查结果,还需要实验诊断结果具有稳定、准确并与病情变化相一致,因此迫切需要与实验诊断的检验技师密切配合,而临床工作中的这种配合往往难以顺利、有效开展。在这种诊断技术水平难堪重任且困难重重的情况下,临床医生开展诊疗工作的处境就很艰难,而且在很大程度上,医生的自主决策成为治疗的主导意见,偏差与争议在所难免!过度的检查和治疗加重了患者负担,违背了有利于患者的医学原则,实验诊断责无旁贷!

通过临床医生与检验技师对生殖医学实验诊断中相关话题的学术研讨和直接对话,不难发现临床医生存在许多困惑,临床与实验室存在沟通和衔接障碍。许多临床医生对精液分析、生殖激素检测结果、遗传分析报告等的实验诊断结果普遍感觉到失望和挫折,并提出明确的期望,包括重新认识实验诊断的作用和意义、对常规检验分析结果和新诊断技术方法临床价值的再认识。此外,还有一大批检验项目,例如,已经开展的精液特殊检查项目(精子低渗肿胀实验、精子顶体完整率分析、精子染色实验、精液脱落细胞分析、精浆 α-葡糖苷酶、精浆果糖定量、精浆酸性磷酸酶、精浆肉毒碱、精浆免疫抑制物、精浆抗精子抗体),以及大量的新检验项目的结果及意义,都需要加以重新评估和确定。

二、临床医生对检验结果的需求

(一) 临床医生与检验师对实验报道结果的理解应该一致

实验诊断报告应该客观反映患者的真实情况,并准确无误地传导给临床医生。检验技师在实验条件下(显微镜、电泳条带等)所能够发现的实验诊断结果,应该能够与医生看到报告单后所理解的一样!实验诊断结果应该让临床医生一看就明白,可有的放矢,并可以有效地为患者实施对症及对因治疗,但是在具体工作中却很难做到。临床医生拿到的检验结果却经常是含糊不清、前后不一,除了诊断标准和技术水平存在一定的差异外,实验室人员不了解临床医生诊断疾病的客观需求指标,以及临床医生与检验技师的认识差异和沟通不畅成为主要障碍。这种现状不利于临床工作的顺利完成和医患和谐关系的有效构建,尤其是疗效判断的不准确,对于科学研究和总结治疗经验也十分不利,甚至会得出错误的结论。

1. 前列腺按摩液检查结果 影响检查前列腺按摩液(EPS)结果的因素太

第四章　男科疾病诊疗理念

多,包括来自患者的因素、来自医生的因素、来自实验员的因素。不仅如此,对 EPS 化验单的误读是经常存在的。不同的实验员可以对同一份 EPS 给出不同的结果,然后再经过医生的解读,可以获得不同的临床诊断。

例如仅就 EPS 内白细胞(WBC)的报告单,就不难看出其结果的明显不同。WBC 8/HP;WBC 3~13/HP;WBC 3~13/HP,多数均匀分布;WBC 3~13/HP,分布不均匀,可见局部成堆分布;WBC:分布不均匀,绝大多数视野内 3~13/HP;WBC:分布不均匀,绝大多数视野内 0~5/HP,多个视野内可见集簇分布。这些结果可能是来自一份 EPS 的结果,但是理解起来却不一致,甚至可能获得完全不同的结果(存在前列腺炎或不存在前列腺炎),而临床工作中需要更多的数据来加以综合判断其诊断结果。最为重要的是,医生理解的结果应该与显微镜下检验医师的发现一致,才不至于发生理解偏差的情况。

2. 精液常规分析结果　由于不同精液质量改变多是非特异性的,给临床工作上的病因判断造成了困难,目前只能根据精液分析的结果,来初步预测生育潜能的大小,任何检测结果都不能成为临床医生判断是否与生育直接相关的诊断结论。那么,科学理解精液检查的结果就变得十分重要。

实验结果是对患者提供的各种标本的理化和生物学特性的客观判断。但是,在具体的个体患者来说,存在着显著地异质性,主要包括患者的年龄、性别、身高、体重等自身情况,还存在着生活方式、饮食习惯和精神心理状态等的显著差异。此外,在获取实验标本时患者的配合程度是否满意也很重要,这些都会对生殖医学相关检测结果造成显著的影响。正如一句哲学的教导"人从来不会经过同一条河流"一样,任何事情都是在不断变化的过程中,我们可以期望,甚至要求检验技师将检测结果做到精益求精,不断完善对精液分析的标准化探索,但是临床医生一定不要僵化机械地理解具体数据。对于生殖医学实验室技师的主要期望是:能否让检测结果更准确地反应患者的真实情况? 在取精出现各种干扰情况下,例如精液常规分析的取精间隔时间、取精方式、身体健康状况、情绪等因素下的精液常规分析结果的矫正参考值?

抛开主观因素和环境因素之外,实验诊断方法学的不规范,缺乏标准化问题,一直是困扰结果准确性的重要原因。尽管近年来在推广标准化和规范化检测方面已经进行了大量的工作,但是仍然有深入探索和推广普及的巨大空间。

(二) 实验结果最好同时做到对病因和病情的双重诊断

无论是精液常规,还是 EPS 的常规检查,其获得的结果多是对病情严重程度的评估,但是均为非特异性的,不能明确其真正病因,毕竟许多危险因素或药物等均可以对人体产生相同的伤害作用,而同一个危险因素对同一个个体影响的结果可能又存在很大差异,并且可能同时又多器官系统损害。例如,导

第四章 男科疾病诊疗理念

致精子数量、活力、形态损害的因素千奇百怪,而某一个损害因素(发热、感染、损伤、药物等)又可以同时导致精子指标的全面异常。所以,男性生殖实验诊断给出的结果,往往是从某一个侧面来反映事物的属性,显然不够全面,而且存在一定的缺陷。

1. 精液常规分析及形态检查结果并非病因诊断　男性不育不是一个疾病诊断,而是一个症状(没有后代)描述,是各种异常结果共同作用后的相同表现,而精液分析描述的不是病因诊断,精液质量异常提示的只是病情的严重性。所以,无论精液质量是否正常,都应该对患者进行全面的病史询问及体检,以发现性功能及其他病因。

(1) 精液常规分析指标多样化:多年的临床实践告诉我们,只有针对病因的治疗,才能够获得满意的疗效。所以,在男性不育的诊治过程中,迫切需要提供病因诊断的实验证据,而精液常规及质量分析是男性不育诊断的基础检查,也是临床医生最为看重的检查项目。然而,检验技师给出的精液分析结果却经常让临床医生很闹心,极大地困扰了临床医生。精液常规和质量分析只是对精子一般特性的总结,主要包括对精子数量、活力、形态及精浆特性的综合描述,精液质量的好与坏都只是对病情的基本判断,不能给出病因诊断。

到目前为止,还难以单纯通过对精液质量的常规分析来判断病因,检验技师曾经试图探索吸烟、酗酒、精索静脉曲张等有害因素导致精液质量异常的特异性改变,例如"尼古丁精子""酒精精子"等,但是却都难以获得理想的结果,更谈不上为广大的专业人士所接受,毕竟某种精液质量的异常,可以由多种疾病、药物或异常等不利因素所诱发;而一种损害因素,同时可以造成精液质量多种参数的异常。临床医生应该结合以往的工作经验和患者的病情,加以综合判断,尤其是可以结合患者的病史、查体及其他检查进行综合分析,并做好鉴别诊断。

(2) 精子形态异常率太高:按照传统思维,第 5 版 WHO(World Health Organization,2010)的精子形态分析方法及结果很难被患者及医生接受,精子异常形态率结果往往高得离谱,门诊患者的精子形态检查结果绝大多数的畸形率在 96% 以上,还有许多患者的精子形态检测结果达到了 100% 畸形。较高的精子畸形率能否生育? 能否生育发育正常的健康后代? 成了患者心中的极大顾虑。此外,绝大多数精子畸形也难以与明确的病因相关,多属于非特异性改变。

医生难以向患者解释:如何认识现代的精子形态分类? 即使是完全异常形态的精子,也有许多男子成功生育健康后代。各种精子形态的特征很难说明什么? 往往与临床治疗结局难以挂钩。多年从事男科临床工作的男科医生都知道,这些年精子畸形率的正常标准一直在变化,而且变得越来越难以理解和

第四章 男科疾病诊疗理念

接受,从最早期阶段的超过了20%畸形就认为是异常的,增加到50%、70%、85%,而WHO第5版精液分析标准存争议将异常精子率超过96%才认为是异常的。临床报道结果也让医生难以招架,许多不育患者的精子畸形率超过96%,甚至达到100%畸形者。这样高的精子畸形率,一旦遭遇不育、流产或畸胎,都难免与其挂钩,并让医生和患者都充满了联想,甚至让后续的医疗决策陷入迷途。

精子形态已知的事实是:畸形与非畸形精子的机会不是均等的!活力异常的精子中含有的正常形态精子百分率明显降低;异常形态精子的单链DNA和DNA损伤发生率高。再次体现机会不是均等的:形态严重异常及DNA不完整的精子很难或不能与卵细胞透明带结合。真实世界的结论:精子形态对IVF结局影响不大。克里夫兰临床生殖中心ICSI的一项回顾性研究($n=1\,074$)主要的结果变量受精率、怀孕率、胚胎植入与精子形态之间没有相关性,而且畸形精子最严重组怀孕率和出生率也不受其影响。

理性接受科学发展现状:精子形态给医生的困扰最大!这个问题不仅在三甲医院存在,在基层医院同样遇到并普遍感到很棘手,应该引起重视。

首先是诊断标准问题。WHO出版5个诊断标准,临床工作中究竟该执行什么标准,确实存在广泛争议。尽管WHO的权威地位,WHO第5版手册及参考值被视为"圣经",但其参考值只是一个阶段性的历史记录,不是终点,是新起点。为此,有学者认为第5版手册的诊断标准趋向于用于辅助生殖技术,并可作为筛查健康献精员的参考标准,而临床一线诊断仍可沿用第4版标准。此外,检验师要做出必要的调整,这很重要,传统(真正意义上的畸形)的和现代(非标准形态意义上的畸形)的精子形态标准检测结果都给出来,以供临床医生判断病情和病因,并为后续的分析提供完整的形态学资料。

其次是检测技术标准化问题。在临床男科实验室、生殖中心、精子库和检验科开展精子形态学分析的标准化研究很有必要,并具有重要临床和科研价值。对精子形态学的分析,一定要标准化操作并做好质量控制,可以显著提高分析结果的准确性。许多基层检验技师对精子形态的正常与异常标准缺乏必要的完整理解,需要加强相关培训工作。

2. 遗传异常的可能性≠后代获得遗传异常的概率 在生殖医学中,遗传异常发生的检出率不低,而其危害性和重要性不言而喻。据2013年的EAU指南根据11篇文献报道,在9766例不育男性中,染色体异常率为5.8%,其中,性染色体异常为4.2%,常染色体异常占1.5%。医学诊断技术的进步,带动了科学的发展,也给临床医生带来了许多困扰,尤其是遗传学问题。新的诊断技术发现了大量性质不明确的突变和多态,五花八门遗传检测结果的临床价值值得商榷。医生期望了解:哪些遗传异常是绝对的没有治疗价值?哪些遗传

第四章 男科疾病诊疗理念

异常是没有临床意义的生理变异？哪些是可以携带遗传异常但可以存活的情况？某些遗传异常的不良妊娠结局概率是多少？但是残酷的现实却很是骨感，并常常让医生不知所措，毕竟一旦实验诊断发现有遗传异常和基因变异时，必须对不育夫妇做遗传咨询，而这种异常与临床表型在很多情况下难以一一对应。

(1) 精子 DNA 碎片化分析结果与异常妊娠结局不确定：精子 DNA 碎片化分析(sperm chromatin structure assay, SCSA)是近年来开展的新检测项目，一般采用流式细胞术检测精子 DNA 完整性，其检测原理是受损的 DNA 在酸作用下变性成单链，吖啶橙(AO)与双链 DNA 结合发出绿色荧光，与单链 DNA 结合发出红或黄色荧光，然后通过配有专用软件的流式细胞仪得出相关参数。DNA 碎片化程度(DFI)正常，DFI≤15%；临界值，30%>DFI>15%；异常，DFI≥30%。

尽管 DFI 异常结果与各种异常生育结局都可能挂上钩，例如不育、流产、畸形胎儿、试管婴儿治疗失败等，但是都不是结论性意见。DFI 增高只是反映精子整体上的质量问题，并不能具体到每一个精子，而怀孕只是需要一个精子，理论上应该一定是功能最好的精子去受孕(而这个精子不应该是 DFI 有问题的精子，或者 DFI 异常的精子基本上没有自然受孕或 ICSI 受孕的机会)。真实世界的情况是，DNA 损伤的精子很难/不能与卵透明带结合，而那些已经正常生育过的男人，精子的 DFI 都正常吗？显然不是。DFI 过高是否一定不怀孕？导致 IVF 中的卵子不受精？一定流产？例如：DFI 60%，是否意味着流产概率 60%？显然也不是。DFI 检测结果异常≠不生育或流产/畸胎，其结果的意义仅仅指代生育概率问题，而不是绝对表明不生育或异常妊娠结局。当然，DFI 结果异常可能同时伴发其他的不利情况，会不会是其发生较高频度的不良妊娠结局的真实原因！既然如此，为何要对 DFI 过于耿耿于怀？还有哪些诊断方法可以预测 DFI 异常对生育的不利影响是需要关注的，而不能单纯凭借 DFI 检测结果一家独大，否则将会使得我们忽略对真正病因或主要病因的探索，迷失合理治疗的方向。

(2) 染色体平衡易位与流产的关系错综复杂：染色体平衡易位获得正常胚胎的可能性有多大？这个问题很难回答。按照遗传学规律进行咨询的结果：后代可能有 1/18 正常核型，1/18 与亲本一致的核型，总体上 1/9 的后代可存活；8/9 非平衡染色体不可存活。还有其他一些可能的学说认为后代可能存活的概率为 1/26、1/36……患者对于生育自己后代普遍没有信心，医生的个人经验的说服性也很有限。

现实情况：每种配子出现的概率不一样(1/18 正常遗传的可能性≠1/18 正常概率)。来自 PGD 的经验告诉我们，获得可移植胚胎(正常胚胎+与亲代

第四章 男科疾病诊疗理念

相同核型胚胎）概率 >1/9。欧美几个生殖中心平衡易位患者获得胚胎情况：在 1 081 个胚胎中，可移植 276，占 25.5%。其中男性因素 29.8%，女性因素 23%。有学者表示：染色体平衡易位患者的家庭正常妊娠的概率 40%~50%；男性染色体平衡易位患者比女性更容易产生正常的配子。设想一下：几亿个精子中的染色体正常或接近正常的精子(1/18 正常核型，1/18 与亲本一致的核型，总体上 1/9 可存活)与其他的精子是否具有同样的竞争成功率？！所以，临床医生与患者都不应该固守 1/18 正常核型概率的束缚，努力尝试自然怀孕或 PGD。那么，生殖实验室检测项目是否可以为此提供新的、有力的佐证或依据？值得期待。

(3) PGD/PGS 要慎重选择：PGD/PGS 的开展，让 ART 又上了一个台阶，解决了一部分人的后代遗传健康问题，例如唐氏综合征、血友病等，但是其本身存在的问题更多，需要进一步加强研究。例如，有些遗传异常难以明确定位基因或染色体，有些是多基因疾病，有些遗传异常只是没有意义的多态，有些是没有明显危害的遗传表现，有些是基本不会遗传的遗传异常(例如 47,XXY)，即使是明确的遗传异常，也不是都能靠 PGD/PGS 来明确或加以有效排除。

由此可见，医学要求的求真、求精与现实的距离有多大！PGD/PGS 带来的不全是益处，目前开展的 PGD/PGS 诊断项目还很有限，再加之考虑到不菲的检测费用和失败率(医生诊断不一定完全准确以及患者成功生育率降低)，一定要慎重选择。

3. "正常值范围"的困扰　设定实验报道结果的正常值有许多标准，例如学术团体的规范和指南会给出重要影响和权威性的正常值范围；各级医疗行业与医疗机构自身也会给出正常值；甚至生产试剂盒的制造商及每个试剂盒本身都可能有不同的正常值范围。当然，这些"正常值"也是会与时俱进，永远在不断地变化和更新中，例如仅仅精液常规分析，WHO 就给出了五个版本。但是，正常值在某些"数字"医生(单纯根据化验单结果的正常与否来判断疾病诊断)看来，就成为诊断疾病与健康的绝对标准，并经常被误读。

(1) 精液常规分析的正常值范围：以精液分析报告为例，临床检验提供"正常、异常"结果，包括精液量、液化、酸碱度、浓度、活力、形态等，甚至还有千奇百怪的精子功能测定。尽管精液质量异常者中不生育的概率较大，但那些检验异常的"精液"也不总是预示不育。来自人类精子库(健康献精员)的数据提示，许多已经生育者的精液分析都或多或少地存在各种各样问题，甚至是很严重的问题。所以，精液分析能够提示的重要结论：任何情况下都不能许诺患者"能怀孕"，也不允许肯定患者"不能怀孕"，而只能告诉其怀孕概率。此外，还有不同年龄、生理、病理状况下的"正常值范围"的差异，在分析问题时均应该加以考虑。此外，比较遗憾的是，作为 14 亿人口的大国，在 WHO 等多

第四章　男科疾病诊疗理念

个国际学术组织制定的规范中，还缺乏许多国人生殖医学相关的正常参考值范围，临床参考依据又别无选择，只能在摸索中前行，也是造成目前被动局面的重要原因。

(2) 生殖内分泌激素测定结果的正常参考值：门诊工作中，一些患者在拿到内分泌激素结果报告单时，常常会有这样的疑问："检查结果都在正常范围，为什么说我不正常？"以北京协和医院给出的正常值参考范围加以解释。FSH 1.27~19.26nmol/L；LH 1.24~8.62nmol/L；催乳素(PRL)2.64~13.13ng/ml；E2<47pg/ml；睾酮1.75~7.81ng/ml。FSH的水平可以协助判断睾丸的生精潜能，FSH越高，提示睾丸功能越差。对于一个健康的育龄男性，FSH结果一般不会超过7mIU/L，超过10nmol/L提示生精功能已经受损，超过15nmol/L应该是已经提示存在很严重的睾丸生精功能损害，而正常值的上限是19.26nmol/L；睾酮水平的下线是1.75ng/ml，但是在临床工作中，睾酮低于3ng/ml已经怀疑存在雄激素水平低下了；PRL的上限值是13.13ng/ml，但是不超过20ng/ml，临床医生一般不太会关注。

三、临床医师与检验师的共同期待

(一) 生殖实验诊断标准化

标准化检测是医生与检验师的共同期盼，这样可以省略了很多复杂和困难的校对与解释，而且不同实验室的结果才具有可比性，发表科学文章才容易被接受，尤其是多中心研究更加需要检测结果的标准化。

精液分析的标准化一直是临床医生盼望的目标，国家正在加紧开展工作(组织科研)科技部基础研究平台，国家卫健委科研所、东部战区总医院(南京军区总院)等，均在进行相关的研究和探索。

生殖激素测定是生殖实验室的最常见检查项目之一，对实验方法具有较为严格的要求，毕竟有许多因素可以干扰检测结果，例如一般限定在上午7~9时抽血，让患者放松、别紧张，询问是否用药治疗过，例如使用hCG者，FSH可以下降；使用抗雌激素药物(枸橼酸氯米芬、他莫昔芬)可以使FSH增高。

(二) 从实践中发现临床工作的真实需求

医学应该尊重和遵循患者求医治病的初衷。真实需求(也是我们开展检验的原动力)来自临床实践，并需要在实践中不断地加以验证与总结，这也是临床医生不断提出新的诊断需求的基础。无论实验诊断方法怎样变化，其为临床服务和疾病诊治的本质不会变，临床中需要的诊断方法是既简单明确又客观和精准的项目，没有必要追求方法上的多样性和华而不实的项目。所以，许多检验诊断的临床价值得知商榷，而许多检验结果的异常也未见得一定指代疾病，反之亦然。单纯依靠检查结果就给患者确定为某种疾病或者排除某

第四章 男科疾病诊疗理念

种疾病,这是偏离了医学的原动力。

临床医生提出了对实验诊断工作的基本需求,也就是检验医学如何为临床服务的问题,同样也是转化医学在生殖医学实验诊断方面的具体体现,值得提倡与开展。在对男性不育诊断的实验诊断分析中,临床医生和检验技师的沟通不畅表现得特别严重和普遍,这对提高医疗技术和改善患者服务水平都是十分不利的。迫切需要加强临床与实验室的沟通,彼此要全面深入地了解对方的工作特点。

1. 现实工作中临床医生对实验诊断的需求

(1) 临床医生认为对精液内的细胞进行鉴别十分必要:在临床工作中,精液细胞学检测报告多数没有区分白细胞和生殖细胞,精液内的细胞性质难定。能有效地鉴别精液中细胞的性质。结合精浆生化指标测定可鉴别阻塞性无精症和非阻塞性无精症,取代输精管造影,并可反映睾丸的生精功能。了解细胞毒类药物、温度等因素对生精细胞的影响。动态观察精液生精细胞的变化,可作为疗效观察和判断预后的指标之一。

精液内的细胞成分太复杂,一旦在精液内发现圆细胞,许多基层(也包括部分大型综合医院)的化验员习惯于报告成白细胞,而在精液内发现白细胞,则意味着存在炎症,惯性思维是炎症＝病原体感染、病原体感染＝细菌存在＝需要抗生素治疗。

如果将精液内的圆细胞都报告成白细胞,一定会存在错误报道的结果,最终导致误诊误治,不能给患者解决问题且容易造成伤害。实际上,精液内的细胞成分不仅仅可能是白细胞,还可能是生殖细胞,尤其是在无精子症患者中的精液内圆细胞多数都可能是生殖细胞。为此,对精液细胞学的鉴别非常重要。

即使是生精细胞,也存在着千差万别,并且具有不同的意义。精液中生精细胞包括:①精原细胞;②初级精母细胞;③次级精母细胞;④精子细胞。

对于确实需要明确细胞学特性的精液样本来说,检验技师可以有效地鉴别精液中细胞的性质,应该是对检验人员的基本要求,区分白细胞与生精细胞是检验人员必备的责任,可以通过对氧化应激水平的检测、直接镜检法、瑞-姬染色或巴氏染色法染色、过氧化物酶染色法(甲苯胺蓝、联苯胺及邻甲苯胺过氧化物酶染色)、荧光原位杂交法、免疫细胞化学法测定(CD45、CD4、CD8)、弹性蛋白酶、白细胞介素 8(IL-8)及溶菌酶测定等,给临床医生进行综合判定提供更多的依据。

明确区分炎症细胞与生殖细胞,在治疗上起到关键作用:一旦诊断为炎症细胞,需要了解是否存在感染的病原体;一旦诊断为生殖细胞,需要分析其细胞构成及主体细胞是什么,生精阻滞在哪一个发育环节,有助于判断睾丸功能。根据精液生精细胞的动态分析,还可作为疗效观察和判断预后的指标之

第四章 男科疾病诊疗理念

一,例如细胞毒类药物、温度、治疗药物、手术等因素对生精细胞的影响。

实际上,精液脱落细胞学一词的含义更广泛,涵盖了精液中显微镜可见到的所有内含物。依据精液脱落细胞学检测结果,可以确定不育夫妇双方存在的病理性因素,作为观察与判断疗效的指标,探讨睾丸生殖功能障碍与生殖激素代谢综合征关系,为不育症患者的治疗提供理论依据。

(2) 不活动精子≠死精子:精液常规化验结果:精子活动力为0%(无活力),是一个很严重的问题。但是,精子不活动,不一定是死精子,需要进行判断,尤其是对于 ART 开展的 ICSI 选择精子,意义更大。常见的方法包括伊红染色、低渗肿胀试验、与改善精子活力的药物共同孵育、超高倍显微镜下观察、机械刺激观察等。如果有条件的单位,还可以选择进行电镜分析。

(3) 精液不液化要给出严重程度的判断:目前的生殖实验诊断中均未能检测和区分精液不液化的严重程度,这给临床工作判断病因和病情带来很大的盲区!迫切需要实验室人员总结和给出精液不液化严重程度的判断,同时我们还可以借助于一些其他指标加以综合判断。例如看一下精子的活动能力,寻找一下不液化的可能原因,可以体外有效处理不液化。所以,不液化≠不能怀孕。

此外,值得注意的是,虽然精液的液化酶是在前列腺内分泌的,但是不液化≠前列腺炎,该检测指标只能提示前列腺的分泌功能低下。

(4) 对生殖能力的综合评估:良好的生育功能需要男性具有优良的精子和良好的性功能,而在实验室评估生育潜能的时候,不仅在于对精液的分析,还应该包括附睾功能、前列腺功能、精囊功能等,甚至全身各个组织器官的功能状况。其如同高考一样,给出一个总评分,是临床工作所期待的。

在评估男性精液质量的各个参数(精子数量、活力、形态,精浆生化、液化、黏稠度、酸碱度等)时,实验诊断能否也给出一个针对男性生育能力的综合评分,来全面评估男性不育症的生育潜能及预后?最终医生需要了解的是:通过实验诊断,患者的生育潜能很好、一般、很差、极差,达到这些就够了,简化诊断工作,把复杂的事情同时简单化,做到深入浅出。

2. 深受临床医生欢迎的检验项目 临床医生和临床工作需要那些检验结果准确、可重复、对诊断具有较强支撑价值、准确判断预后的实验诊断项目,这也必然成为实验诊断技术研究和广泛开展的基本动力。举例如下:

(1) 预测男性不育症药物治疗预后的检测项目:在治疗非梗阻性无精子症及少、弱、畸形精子症患者中,经常涉及预后判断的问题,FSH、无精子因子(azoospermia factor,AZF)、抑制素 B、染色体核型等都是判断预后的实验诊断指标。Check(2007)发现,当血清 FSH,LH 和 / 或睾酮低下或在正常范围偏低时,使用枸橼酸氯米芬效果较好。Foresta 等(2007)发现,FSH 受体基因及其多态

第四章 男科疾病诊疗理念

性等相关因素也很重要。但是直到目前为止,这些结果预测预后的准确性有限,尚无脱颖而出的才俊。

(2) 预测精索静脉曲张手术后对精液质量改善的项目:什么样的精索静脉曲张患者手术治疗之后才会获得精子质量的有效改善也是广为关注的问题。手术是精索静脉曲张的有效治疗方法,但是并不一定适合于全部患者,过度医疗问题也引起了广泛关注。邢俊平团队(2015)的研究发现,只有在男性不育患者带有 GSTT1 基因表型阳性的患者接受手术治疗才可望获得理想效果,而对 GSTT1 基因表型阴性的患者手术治疗效果不好,不建议手术治疗。对青春期精索静脉曲张患者带有 GSTT1 基因表型阳性的患者接受手术治疗可能预防其成年后的不育。

非梗阻性无精子症(NOA)伴精索静脉曲张患者手术后10%出现活动精子,6%自然怀孕,如何提高其手术治疗的精子出现率非常重要;智二磊等(2018)研究认为,对于精浆 miRNA-192a 低下者进行精索静脉曲张手术治疗是可取的,精浆 miRNA-192a 水平可能成为预测临床手术治疗效果的潜在标志物,而且分析精浆具有方便、无创、快捷等优势,方便开展工作。

(三) 加强复合型人才培养与制度建设

积极培养男科实验室人才,学科要发展,人才是关键。临床医生应该了解实验诊断结果是如何获得的,而检验技术也应该了解疾病的诊断过程及检验结果在诊断中的重要作用。建议有条件的医院,临床男科医生最好能够在实验室工作一段时间,亲自完成相关的实验检测与分析,了解其机制和操作过程,对于全面理解实验诊断结果具有非常重要的价值;检验技师也应该参与门诊的诊治工作,深入到临床工作中,了解一线工作人员的真实需求,并给出最符合临床要求、最接地气的报告单。

(四) 建立生殖实验室检验技师与临床医生的长效沟通机制

任何事情的规范化和长期稳定开展,都需要有制度的保障。加强相关领域的组织和管理工作也迫在眉睫。建立统一的男性实验诊断规范化管理机构,统一管理不育症的检测与质量控制管理刻不容缓。

生殖医学实验诊断的诸多问题是客观存在显而易见的,不能回避而要积极面对,迫切需要加强检验与临床专家之间的有效沟通。希望相关学术团体,包括中华医学会检验医学分会、中华医学会男科学分会、中华医学会生殖医学分会、中国性医学专业委员会等,深切体会临床医生的苦衷与困难(不仅要超负荷看患者,还必须面对患者的诸多质疑),重视男科学实验诊断的应用与发展,切实关怀生殖医学实验诊断的检测与临床应用,开展规范化、统一的数据资料库,建立并提高我国生殖医学的临床诊断与治疗标准和水平。

第五章

男科疾病诊疗的 40 个理念

第五章 男科疾病诊疗的40个理念

全面认识男科疾病,首先要认识男科疾病存在的大环境及其对男人的深刻影响。本章内容是特别为临床医生撰写的医学哲学理念小品文,目的是以更加容易理解的方式,让男科医生全面认识男人、男科疾病及其治疗理念!

做医生难,做当代医生更难,但是其实也不难,只要你掌握一定的原则和理念就可以一路畅通无阻。行医的原则和理念是每一个医生必须认真思考和仔细对待的,而且要不断积累和总结。单纯学习了书本上的知识是不够的,即使是你可以熟练地掌握了疾病的全部知识,也难以应对复杂的现实患者,有大量的规则要掌握,有大量的问题要去思考,并且尽可能地将其融会贯通。面对一个未知的和变化万千的世界,任何一个医生都不能保证其接诊的患者将会完全康复,或许患者经过了你的治疗措施后没有得到任何改善,甚至还会出现不良反应和并发症。但是,在从事医学职业生涯中,我们敢于保证的是对生命的敬畏,尊重患者并从不敷衍任何一个患者,全心全意为患者服务,这是一个医生应该持有的态度,也是一种行医理念,并应该成为我们的行为准则。

本章节内容均来自对男科疾病诊治过程中的理念思考与实战经验,其中具有一般性的医疗实践问题,也有哲学理念方面的探索与总结,有助于医生(当然也包括患者)认识男科疾病的复杂性和选择治疗手段的艰难,相当于医生的高级科普读物,40篇文章通过生动形象的社会现实介绍和典型案例的处理,达到传递科学理念和正能量的目的。

为医生讲述哲学思维和行医理念不是一件容易的事情,让深奥的道理通过简单生动的案例和文字呈现出来,是一个十分有益的创作探索之路。文章撰写的角度比较独特,都是来自真实世界的具体事件,还有对比较典型案例的分析,并且附有创作的灵感或想法,无论是对医生行医,还是对患者求医,这些信息都是非常有价值的。此外,也期待这种写作模式会受到医生同行们欢迎,甚至可能开启新的医生之间学术交流的创作模式。

理念一 做男人挺艰难

不经意间,你就会发现自己身边的男人或多或少地都活得很艰难。

在一次学术会议的休息期间,男科医生们聚在一起闲聊。一位医生半开玩笑地说道:"听说男保姆在上海很抢手,薪酬也满可观,大家有感兴趣的吗?"许多人都觉得十分新奇,纷纷谈论起了有关男人的见闻。"现代男人不仅要扮演好传统大男人的角色,还要紧跟时代步伐,做一个出得厅堂下得厨房的小男人。""以前都是薄情郎抛弃贤惠妻的陈世美模式,现代新女性频繁更换丈夫的越来越多了。""丈夫饱受妻子'暴力袭击'的劲爆消息也不时见于新闻媒体,其凶残程度一点都不亚于男人施暴……"不由得引起了大家的唏嘘感慨:

第五章 男科疾病诊疗的 40 个理念

男人今不如昔了,如今的男人怎么了?谁来挽救弱势男人?

阴盛阳衰泛滥

近年来,从时有发生的个案来看,"性骚扰"早已并非女人"专利",但因为相关法律法规的不完善,造成男人投诉无门,或遭遇法律空白的无奈。《工人日报》曾报道发生在云南昆明的一件"稀罕事"。男青年王某屡遭丈母娘的性侵犯,最后忍无可忍,向有关执法部门求助,却遭遇无法可依的尴尬,不仅没有得到法律保护,反而被弄得"里外不是人"。在中国的离婚案件中,女性担当原告的比例越来越高,据报道提出诉讼的原告 70% 是女性。家庭暴力案件中有 20% 则是男人被施暴。家庭女成员对男成员实施"精神暴力"或"冷暴力"的行为也很普遍,这些精神上的摧残更让人难以忍受。男人多以事业为重,而事业带给他们的压力又是最大的,失业和下岗让男人的生活几乎陷入绝境。

生理功能降低

与女人相比,男人的总体生活质量明显低下,表现在平均睡眠时间少、饮食次数少、参加体育运动时间少、接受健康体检次数少、平均寿命比女人要短 5~6 年。由于不良饮食习惯和生活方式、沉重的精神压力以及复杂的社会环境,给男人的整体健康和生殖健康都带来了明显的冲击,男人特有疾病(慢性前列腺炎、男性更年期综合征、前列腺癌、生殖器肿瘤等)的发生率在不断增加,甚至男人最担心的性能力也频繁给他们的生活带来难堪,阴茎不能坚硬地勃起(阳痿)和勃起不能挺得更持久(早泄)的发生率也越来越多,难怪许多男人发出"做男人'挺、坚'难"的感慨。在生育方面所面对的形式更加严峻,男性不育的发生率逐年上升,世界范围的人类精液质量在逐渐下降,其中精子数量平均每年以 2% 的速度下降,近半个世纪来,男性的精子数量下降了一半,形形色色的环境因素都会对男性的生殖健康产生不利影响。性传播疾病,尤其是艾滋病的肆虐,也成了男人享受性爱时挥之不去的阴影。许多常见慢性疾病(高血压、糖尿病、高血脂等)发生率也在攀升,进一步加剧和恶化了男人的性能力,家有"病"君子的数量在潜移默化地增加,男人逐渐与"难"人靠拢。

心理压力加剧

"强者"是对男人特殊地位最好的诠释,人类社会制造出来的种种男人神话,让男人为之付出了不可估量的代价,而男人的脆弱也往往被其表面的强硬所掩盖。其实,男人作为家庭和社会的强者也会有软弱的时候,无数男人在困惑、痛苦和艰难中无望地挣扎着,生活在种种压抑和承诺之中,来实现自己对这个世界的责任和"控制",而有些压抑和承诺已经超越了多数男人所能够承

第五章 男科疾病诊疗的 40 个理念

受的极限,甚至让他们一蹶不振,至少从现代医学和社会学角度看的确如此。但人生赋予了男人太多的责任和重压,让他们倍感活得很累、很难。现代社会里流行着一句话:"做人难,做女人更难";而另外一句话:"做男人难,做现代男人更难",已经逐渐成为时尚语言。

没有"组织"关怀

在女权主义不断上升的当代,男人正在逐渐走向劣势,做男人的艰难之处不仅表现在就业、婚姻、家庭、生理、心理等诸多方面,还表现在维权上,男人们在不断地承受着社会变动产生的新压力,却没有相应机构和法律来维护男人的合法权益。你肯定知道"妇联",但你见过"男联"吗?近年来倡议成立"男联"的呼声越来越高,呼唤"男联"的背后,有着许多不被人重视的男人们的苦涩……其实有没有"男联"这个机构并不重要,男人们需要的是平等的权利和地位。男人也可以是弱者,而且正在变得越来越弱。

女人,请帮助男人崛起

在男尊女卑封建思想延续了五千年的中国,男人变得如此羸弱实在是一件难以想象的事情。看来,为了维护男人的权益还要经历许多艰苦的努力,这项任务不仅仅是社会和医生的责任与义务,也必然要求助于关爱他们的女人。男人的一半是女人,男女休戚相关,如果男人不幸福,那么女人的幸福也就成了无源之水。作为丈夫的亲密爱人,你将如何滋养你的男人?为了让男人活的不再艰难,除了要在饮食起居和健康方面更多关注外,最重要的是要给丈夫精神减负,遭遇困难时要共同面对,一起分担,不要总"挤兑"丈夫,尤其在人前要尽量为丈夫多"留面子"。

近年来,社会上对男人的诠释在潜移默化地改变,男子汉的强者形象逐渐地被那些"中性"特征的偶像所取代,是一种趋势,也是一个带有普遍意义的现实社会问题。许多不自信的男人频繁遭遇"做男人"的困扰,男科疾病的发生率越来越高,并与精神心理和社会舆情等诸多因素相关,尤其是社会上还缺少对男人关爱的组织和机构。这无疑对男人的身心健康十分不利,并将最终给和谐的家庭生活带来不良影响,也给男科疾病的诊疗和康复埋下了隐患。因此,呼吁健康管理层、新闻媒体、公众及家庭成员,广泛关注这一普遍现象,理解男人、尊重男人,并重塑男人。

理念二 男科疾病患者容易走极端

要么放大病情,要么讳疾忌医,"那方面"的问题容易偏两头。

第五章 男科疾病诊疗的 40 个理念

看到电视上频频出现"你该补肾了""吃亏是福,但肾不能亏"的画面,结合自己最近出现腰酸腿软、力不从心的表现,很多人开始心惊了:自己是不是真的"不行了",看来该补补了;还有人认为,虽然自己"那方面"表现不太好,但为了这点事就去看病,好像还有点犯不上,再说也不太好意思。

对于男性"那方面"的问题,这两种现象都非常普遍。因为,一方面铺天盖地的广告宣传使很多人把勃起功能障碍(俗称阳痿)等性功能问题放大化了,于是似乎全民都要补肾壮阳;另一方面,很多确实有性功能问题的患者,却由于各方面的原因没有去医院就诊治疗。目前,针对男性的性问题,男人们明显存在放大和缩小化的现状。

在临床工作中,经常遇到本来没有问题的男人,却偏偏认为自己有性功能障碍,并且坚决求治。实际上,诊断性功能障碍是有严格的标准的。首先是时间,3 个月到半年以上经常出现问题,才会予以考虑。其次,医生还要进行专业问卷调查,做内分泌、血管造影、神经反射等客观检查,并结合患者的病史、生活史、人际关系等,才能做出最后的诊断。

其实,男性性功能受很多因素的制约,偶然"不行",可能是受劳累、不利环境、夫妻感情不和睦等外因的影响,不能出现这样的情况就主动和阳痿画上等号,甚至盲目地在广告的引导下服用一些补肾壮阳的保健品。很多人认为这类中药保健品反正也没有什么不良反应,就算吃不好,也不会有什么副作用。殊不知,这些保健品中可能含有多种说不清道不明的药物成分,甚至是激素类,或者含有壮阳作用的西药成分,服用后会出现面色潮红、腰酸、腿痛等不良反应,严重者甚至导致心脑血管意外事件的发生。

另外一个极端,就是容易隐瞒、掩盖或忽视男科疾病的存在。据我院在临床工作中做的初步统计,到泌尿科因为前列腺炎、不育症等就诊的男性患者中,有 50%~70% 存在不同程度的各种性功能问题,但只有约 30% 的患者主动提到自己的问题,其他的患者都是在医生主动询问时,才会谈到一点,也多少有所保留。更有相当多的患者根本没有就医。还有很多老年人觉得年纪大了,没有性生活是正常的。其实,老年人即使到了七八十岁,甚至八九十岁还是有性能力和性反应的,也可以有适当的性生活的。出现性功能障碍不仅影响夫妻感情,降低生活质量,它还是糖尿病、高血压、冠心病、脑梗死等疾病的早期信号,及时就医可早防早治。

许多男科疾病患者,在遭遇到勃起功能障碍、早泄、不育、更年期综合征等难以启齿疾病的影响后,普遍存在前述这两种极端反应,而过度关注和刻意回避都是有害的,必须有清醒的认识,这对于男科医生准确把握病情和做出合理医疗决策非常重要,对于患者的疾病康复以及维持良好的日常生活均是非常重要的。

第五章 男科疾病诊疗的 40 个理念

理念三　始终把握患者的求医目的：我们的治疗方向是不是跑偏了

原本十分繁忙的一个下午,需要申报新的研究课题,还要修改研究生论文,却被办公室内的一个电话给彻底打乱了。电话里男人声音中所带有的紧张不安情绪是显而易见的,但听起来却并不熟悉。"李教授,我是一个患者,从一个医生朋友那里得到您办公室的电话号码,冒昧地给您打电话,知道您的工作非常繁忙,但是我实在是求助无门了,才不得不打扰您,您能帮帮我吗?"听到他情真意切的语言,实在难以让人拒绝,看着办公桌上那些等待完成的任务,我说:"那么把你的问题简要地告诉我,看看我是否能够帮助到你。"

"我和妻子结婚十多年了,一直也没有孩子,我知道主要原因在我这里,妻子检查没有毛病,是因为我在性生活时不能射精,这肯定是与我在结婚前多年的过频手淫有关,所以婚后尽管也有性生活,却从来没有能够射精。""那么,你接受过医生的诊治吗?"我问。"这些年来,我的积蓄几乎都花在看病上了,而且已经有无数的医生宣告无能为力了,他们都没有能够治疗好我的不射精问题,我也几乎绝望了,现在只想听听您是否还有办法,如果您也束手无策,我也就彻底死心塌地认命了。"患者的话,一下子引起了我强烈的好战情绪,多年来喜欢迎接挑战和面对疑难病例似乎已经成了我的一个癖好。我接口说道:"给我详细讲讲你的治疗经历吧。"

随后他用了近 20min 的时间向我讲述了自己看病的曲折经历。从他的谈话中我发现,几乎所有治疗不射精的办法都用过了,患者和诸多医生遭遇到的打击是显而易见的,看来重复使用这些老办法不太可能奏效了,需要考虑新的策略。我问道:"你能排精吗?手淫能够排精吗?""这些年解决性问题几乎都是靠手淫了。"患者答到。"那么,你是否考虑过先生孩子,然后再治疗不射精问题呢?"患者毫不迟疑地说:"如果不是因为要孩子,我根本不会到医院看病。""那么,到我的门诊看病吧!"

经过门诊的再次确认病情,详细地体格检查和精液分析之后,没有发现患者发育上有问题,精液质量也完全正常。于是,我教给患者如何监测女性的排卵期,如何在排卵期将精液注入妻子体内(具体方法一定要与医生当面咨询确认,切不可盲目操作,以免带给女方意外伤害),让患者自己在家里进行人工授精。半年后,患者的妻子怀孕,生育了一个男孩。孩子周岁的时候,患者再次来到我的诊室,难以掩饰喜悦之情,向我宣告他已经恢复了性生活射精。

通过这个案例的诊治,让我回想起毛主席的经典名篇《矛盾论》,干任何事情都不要盲目地进行,始终要抓住主要矛盾。这个患者问题的关键是生育,不射精只是障碍他获得后代的一个中间环节,并不是患者求治的核心和主要问题,我们固然可以坚持治疗其不射精,甚至采取很强化的办法,但是同时并不影响我们对生育后代的努力,我们完全可以跨越不射精的这个障碍,直接解决主要问题,而让患者获得后代才是最重要的。

不射精问题障碍了患者获得后代,而因没有孩子带给患者夫妇的焦虑和感情纠葛进一步妨碍了患者性功能的康复努力,使得长期处在紧张焦虑之中的患者难以获得满意的治疗效果。一旦患者的生育问题获得解决,精神负担彻底解脱了,而夫妻感情进一步密切,又通过妻子妊娠期的暂时停止性生活而使男性的阴茎敏感度不断改善,同时对治疗措施的敏感度和反应性也会提高,恢复性生活时阴道内射精的自然性生活过程也就变得不再那么困难了,甚至可能恢复自然射精,这也就是马克思对立统一辩证观在这个患者身上的具体体现。

什么才是患者求医问题的关键?什么办法是纲举目张的有力举措?通过这么一个实例,让我们再次体会和领悟了哲学思想的精髓。如果当初接诊的医生能够熟练运用矛盾论和辩证法,并始终坚持把握治疗的终极目的,可能患者就不必走这么多的弯路了。看来,医生也要知道一点哲学思想,并要在临床工作中不断实践。

理念四　健康男人也可以不舒服:"无病"的求医者

小王是某IT行业的优秀人才,然而事业上的成功带给他的并不都是愉快。近半年来,时不时出现的会阴部的不适症状让他很心烦,慢慢地病情加重且难以忍受,甚至达到痛苦不堪的程度,并为此四处求医,却不能得到满意结果。眼见得病情有逐渐失控的趋势,最后来到协和医院求治。

展现在医生面前的是多家医院的病历本、检查报告及处方药物清单,看来患者一定是遇到了较大的麻烦和困难。全面查问病史和治疗经过后,并没有发现特殊的病因。经过认真查体后似乎也难以发现身体上的明确问题。询问以往治疗药物及其他手段的疗效,患者也明确表示虽然尝试过大量的药物,但疗效却微乎其微,都没有什么改善。

"那么,这些不舒服症状会在什么时候容易出现且加重,怎样就会好转或改善了呢?"我试图了解其症状的变化规律。小王回答道:"每当酗酒或加班熬夜,长时间久坐后,都会出现类似的症状,而在其他的时间段则都挺好的,近日来到了年底,由于饭局太多而加班又频繁,症状才又凶猛起来,也让我再次不堪忍受而求医。"这个回答让我陷入了沉思。

第五章 男科疾病诊疗的 40 个理念

没有病也可以不舒服

通常认为，患病会让人很不舒服。所以，不舒服似乎就成了得病的征兆或代名词。实际上，我们在日常生活中经常会遭遇各种各样的不利情况，人体必然要做出适当的反应和调整，并会让我们有各种各样的感觉，包括不舒服的感觉，这些均应该属于生理反应，有的不舒服的感觉可以达到难受的程度，甚至痛苦不堪，其中绝大多数与疾病无关。例如，不睡觉就会困倦，不吃饭就有饥饿感，长跑及登山后就会出现腰酸腿软，脑袋撞墙会头痛，等等。

关键是要科学认识

谁会因为跺脚出现脚麻而自认为得病呢！谁会因为大喊大叫发生缺氧头晕而去看病呢！然而，确实有那么一些人，就是划不开这个"拐"，甚至特别容易因此而被别人"忽悠"，"本山大叔"的小品"卖拐"很好地诠释了这个社会现象和现实。类似的情况在门诊中经常发生，是带有普遍意义的问题，这往往会让医生也很为难。明确告诉患者没有病，患者往往难以接受，可能认为医生不负责任，甚至推诿患者；但是，一旦诊断为疾病，尤其是许多患者很容易就被归类为一些很时髦的大众疾病，例如慢性前列腺炎、非淋菌性尿道炎、阳痿早泄等，则带给患者的后续治疗及心理压力是难以想象的，而且治疗也很难有患者期望的奇效。所以，当人们出现了不适症状，是否都是疾病惹的祸，是否都应该去看医生，公众需要了解和明确，并且认真思考和分析。

正确对待是良方

来自日常生活中的不利因素所引起的不舒服，往往有明确的诱发因素，症状与不良因素的强弱程度密切相关，并常可以通过自我调整而获得迅速而显著的改善。例如男性较多出现的下腹及会阴部不适，多与日常生活中的酗酒、饮食辛辣、久坐、长时间骑车、饮水少、天气寒冷、情绪不佳等因素有关。了解了自身的基本情况后，小王的心情一下子就放松了下来，并进行了一段时间的积极控制，没有酗酒，也回避加班，还在日常工作中注意多饮水、多排尿、勤走动，让他痛苦不堪的症状在 2 周内就基本消失了。

值得注意的是，持久存在的不良生活方式与习惯，使得症状持续出现，对人的身心健康都构成一定的威胁。久而久之可以让这些症状固化而持续不缓解，进而影响到患者的日常生活和工作，吃不好饭、睡不好觉、工作没有激情和动力，一切都陷于恶性循环之中，并真正成为患者，临床上的一个时髦称谓是"临床症状的躯体化"，而此时的治疗药物也往往更加难以奏效。因此，要求健康人也要保持良好的生活方式和精神状态，摒弃不良习惯，才能让人生活的不至于那么难受,甚至完全"high"起来。即使是真的身体上出现了问题,也会因为你的良好生活方式而获得最大程度、最快速度的缓解与控制。所以,在生活中多加小心是有益的,不要让小问题酿成大麻烦。

人们对疾病的认识需要调整,没有疾病的男人,也不是都那么舒服自在,也可以很难受,但这并不一定是疾病的征兆,必须加以认真分析和甄别,这是一个具有普遍意义的现象。所以,加强对公众的宣教是医生的责任,而为了自身的健康,接受科学的理念则是公众的义务。

理念五　贫穷影响了疾病进程和医疗行为

现代有一句时髦的话"贫穷限制了我们的想象力",这是精神层面或上层建筑领域的谈论,认为经济条件差可以让我们不敢有任何超越现实的想象力,或者是不敢有极限目标和理想。然而,在医疗领域中,贫穷还与我们的身体发育、认知能力和躯体疾病密切相关,并同样可以左右我们的医疗决策、治疗结局,甚至还决定着患者对待医疗过程和结果的态度。

因求学而背负沉重的亲情债务

亲恩深似海,学有所成无疑是穷人家孩子的极大骄傲,更是家乡父母和亲朋的最大期盼。但是,成材让众多穷孩子付出了太大的努力和太多的艰辛,尤其对于那些来自边远贫困地区的孩子更是如此。要知道,能够成材就等于永远摆脱了贫困,还等于没有辜负亲人的期望,更是为偿还多年来对父母亲朋的亏欠奠定了基础。

尽管家庭并不富裕,但青少年时期的生活毕竟充满了亲情和友情,即使在最困难的时候,穷孩子们仍然可以更加深切感受到这一点,一口粥、一碗水都凝聚着厚重的爱意,这也让我们更加怀念和希望加倍回报始终如一地支持自己的父母亲人,毕竟多年的求学给贫困家庭额外增添了太多的负担,要知道辍学是多少苦孩子不得不时常面对的残酷现实呀,这几乎可以表达了万千学子对父母的亏欠和报恩心理,以及永远也偿还不清的精神债务。

这些不需要偿还,却永远也还不清的金钱和情感债务,让无数人的内心沉甸甸的,始终如一地节俭和沉默寡言或许是他们最无奈的选择。的确,能够拿什么来回报亲人们的付出和期待呢!在漫长的毫无建树的求学过程中,只能选择沉默和压抑,那份煎熬是其他人所难以想象和理解的。而贫穷带给我们的这些影响,必将对健康的身心发育产生一定的干扰,并可能给其成年后带来一定的不利后果。

第五章　男科疾病诊疗的40个理念

艰难的求学之旅

自从我的杂文《还不清的欠条》在2002年8月1日的《南方周末报》发表以来,引起了多方面的关注,许多亲朋好友纷纷以各种方式表达他们的深切感动和对"我"的同情、理解和支持,这让我非常激动。应该说,感动他们的不是我的文字,而是基于真人和真实事件为背景的人间真情。实际上,穷人家的孩子哪一个不是依靠艰苦奋斗熬过来的呢!又有哪一个不是在父母亲人的期盼和泪眼中成长的呢!所以才让他们在读到"还不清的欠条"时,会有"类似年轻时看《读者》文章时经常涌起的那种感动"。

在成长的道路上,穷孩子们可能都有着几乎同样的生活经历,这也是引起他们共鸣的主要原因。例如开学的时候从家里带上几个蒸馍和咸菜,这可以让他们几天内不必到学校的食堂花"现钱"买饭,这是节衣缩食的真实版本;生活在大都市却从来没有尝试打一回出租车,甚至可以为了节省微薄的公共交通费用而"算计"是否要少坐一站地;饥肠辘辘难以入眠,可以与室友分享一袋简装方便面;衣着简朴的甚至可以与"新三年、旧三年、缝缝补补又三年"媲美。有多少穷人家的孩子仍然忘不了父母为了孩子远行而依依惜别的婆婆泪眼场景,这让他们到独立的多年以后仍然害怕送别,仍然害怕面对父母那双期盼与依依惜别的眼神。

过于沉重的"报恩"

"成材"对于辛勤的学子们具有多么大的诱惑呀!多少人为之而努力,而又有多少人为了难以如愿而扼腕叹息。穷人家的孩子常常会甘于寂寞却不甘于平庸地加倍勤奋,甚至"乐于"忍受与星星做伴的孤独,"成材"也会更加"关照和光顾"他们,毕竟命运也总是会额外关照那些可以付出辛劳的人。

俗话说"穷人的孩子早当家"。然而,过早地为生计考虑,长年的节衣缩食和辛苦工作,尤其是背负着沉重的亲情包袱,严重地伤害了"穷人家孩子们"的身心健康。当他们一旦真的成材,却又面对众多的亏欠,尤其是来自父母、爱人和子女的亲情"债务",当然也包括对自身健康的亏欠,而精神上的"亏欠"却更让他们难以承受,甚至在父母亲人最需要他们帮助的时候,也往往会由于各种各样的困扰而难以尽到一个儿子/女儿、丈夫/妻子、父亲/母亲的责任。这些"亏欠"的不断累积,甚至可以让美好的事业中途夭折,让人惋惜。岁月这把杀猪刀常常会在他们的身心刻下了太过深重的痕迹。他们往往两鬓过早地斑白了,面容比同龄人衰老憔悴了许多,患有脂肪肝,经常失眠,记忆力不断衰减。面对着如山般的工作几乎快要把他们压垮了。

一些调查发现,家庭出身贫寒的后代,他们成年以后的健康状况不容乐观，许多人存在营养失衡（脂肪肝、大肚腩或过于瘦弱）、精力不济（神经衰弱）、疾病缠身（高血压、糖尿病、前列腺疾病）等健康隐患，甚至有许多英年早逝的中青年才俊，给他们本应很乐观的事业前景蒙上了一层阴影。

学有所成的学子们，在力所能及的范围内回报亲人的付出理所当然，但是完全不必额外背负沉重的精神负担，完全可以不必带着内疚和负债感去面对有恩于自己的父母亲朋，成材即是最好的回报。父母亲情是伟大的，他们完全是心甘情愿不求回报地在支持着自己孩子的事业，况且能够学有所成已经是带给父母的骄傲，更是对他们的最大回报。成材是多少金钱也换不回来的，是让父母觉得很自豪的事情，只要子女的事业成功，就已经实现了父母亲朋的期望。更为重要的是，父母亲朋也不希望看到自己的亲人因为背负着过于沉重的精神包袱而艰难前行，甚至于倒在前进的路途中。既然我们连最"艰苦"的岁月都熬过来了，就不要让得来不易的良好发展基础毁在"爱"的沉重包袱下，不要让我们跌倒在人生旅途的竞跑线上，尽管父母亲情永远也偿还不清，却并不需要背负任何精神负担，不要让沉重的亲情带给我们身心巨大的无形压力。

贫穷者易患的疾病

"不经历风雨，怎么见彩虹""要想成大器，必先苦其心志"等类似的立志豪言壮语比比皆是，吃苦耐劳的确锻炼了人们的身心，让其可以在任何艰难困苦的环境下适应环境、顽强生存。但是贫穷者由于缺乏均等的教育和培训机会，往往更多地依靠出卖体力来换取生活费用，劳累是必然的；营养和饮食条件差，难以做到均衡，甚至是饥一顿饱一顿，挨饿更是家常便饭；出行工具也要选择经济一点的，出租车、头等座、卧铺、头等舱都没有过概念等。由于贫穷而更易选择的这些生活方式，使得某些疾病容易找上门来。例如营养和消化不良导致易患胃肠道疾病，包括胃炎、胃溃疡、结肠炎、肝炎等；过劳相关疾病，例如关节炎、腰肌劳损等；免疫力低下相关疾病，例如肺结核，俗话说的"痨病"，就是与营养不良和过度辛劳有关。

贫穷影响医疗行为

为了节俭度日，贫穷者面对疾病时经常要采取的策略是"抗一抗"。实在挨不过去了，才不得不求助于医疗帮助，而且经常是敷衍了事。一个流传甚广的典型事件就说明了这个问题。某医院的急诊室来了一位农民工，手指断了，需要救治。医生的判断是：手术接手指还来得及，对以后的功能也不会有太大的影响。问及需要多少费用，医生的回答是：3 000 元左右。农民工愣了一下，"那截掉呢？"在了解到截掉仅需要 300 元钱的时候，这位农民工果断地做出了选择"截掉吧，不要了。"经济上的困境，让他别无选择。电影《我不是药神》

第五章 男科疾病诊疗的 40 个理念

里面的一句台词:"这个世界上有一种病,叫贫穷,是没有办法治疗的。"这让所有人都感到扎心,但也是无奈的现实。

在医疗领域里,贫穷背后衍生出来的社会问题值得关注,许多医生对贫穷缺乏必要的认识,并正在失去对社会底层的共情能力。一个对社会底层充满感知力的医生,在面对经济条件比较拮据的(切记千万不能说患者穷,毕竟"穷"是带有侮辱和蔑视性质的词句)患者时,在选择治疗方法过程中,就应该尽可能在价廉物美(切记不要说"便宜")的医疗举措中进行更多地考虑,并尽可能在医疗保障范围内选择,或者尽可能寻求社会救助,即花小钱(或者不花钱)办大事,并且要征得患者的理解、认同和完全接受,"患者决策"的医疗模式是对这种难以把握情况下的主动探寻方法,特别值得推荐。

贫穷影响患者对待医疗过程和结果的态度

少花钱办大事是贫穷教给我们的铁一般的定律。尽管存在着社会救助系统的扶持,但因为治病而返贫的家庭,甚至是因为疾病而导致债台高筑,都是残酷的社会现实,患者选择"逃单"也就不难理解了。如果花了大的价钱,尽管解决了问题,仍然会心有不甘,甚至是耿耿于怀;如果花了大价钱,问题还没有解决,那种懊恼自然是在情理之中的;如果花了大价钱,不仅没有解决问题,甚至还带来了不好的结局,副作用、并发症,甚至是亲人亡故,那种伤痛和愤怒是不言而喻的事情,医生遭遇到患者的不满、抱怨,甚至是各种伤害就难免了。

总之,一定要谨记:贫穷是一种常见的生活方式,也会影响到疾病的发生和发展,以及疾病的预后,并左右着我们的医疗决策和患者对医生及医疗结果的态度,是医生在医疗实践中必须给予更多考虑的因素。

门诊患者千差万别,一些患者的经济条件并没有那么充裕,医疗费用对其压力不可小觑,甚至其疾病产生的原因就在于其过于贫穷。医生在分析病情和制订医疗决策的时候,要学会与患者共情,要考虑到不同层次患者的实际需求和愿望,将"少花钱、办大事"放在心上,否则必将遭遇到这部分患者的不满,甚至是投诉。

理念六 比一比,治"重"病:
公共浴池让他重获男人自信

在走进男科诊室的众多患者中,有些人是本来不需要看病的,或者说他们根本就没有疾病,但是"男科疾病"却一直困扰着他们而不能自拔,往往让他们丧失了许多本应该得到提拔或晋升的好机会,甚至连过普通人的一般生活也成为一种奢望,不敢找对象、不敢结婚、不敢性生活、不敢生育,让他们的人生变得一团糟。大学生小陈的经历就非常具有代表性。

恐惧阴茎短小，让他人前矮一截

走进诊室的小陈是湖北省某知名大学的大四学生，是专程来北京求医的，甚至连毕业求职这么大的事情都顾不上了，多年来的"疾病"把他折磨得明显缺少同龄青年人的那种朝气，但求医的愿望却十分强烈并不惜代价。仔细讯问后才得知，原来是因为其阴茎短小，要求增大阴茎，再朔自我，重振男人雄风。"阴茎短小让我痛不欲生，十几年来为了掩盖这个事实让我付出了惨痛的代价，我最大的愿望只想做一个普通人。"听起来小陈的想法也很简单，而且合情合理，一点也不过分。

小陈流泪的陈述，让任何富有同情心的人都会觉得心痛。他来自农村，从初中到高中一直是班级里的优秀学生，学习成绩始终名列前茅，并最终成功地考进了理想的大学。除了努力跳出农门的目的外，还有一个重要的原因，那就是偶然看到过别人的硕大"阳具"，让自己羡慕和嫉妒，偷偷上网浏览了一些网页后，进一步强化了自己阴茎短小的理念，并自惭形秽，此后便再也不敢左顾右盼而只能专心于学业。

由于"心病"未除，进入大学的生涯更加充满了艰难困苦，总是独来独往，更没有知心朋友。大学四年期间里，小陈从来不敢到学校的浴池去洗澡，经常是在夜深人静的午夜，独自在水房里用毛巾擦一下身子（下体）来解决卫生问题，即使是在寒冷的冬季也是如此。最初，同学们也会约他一道去洗澡、游泳、旅游，但是频繁、毫无悬念地被拒绝后，也就不再强求了，都理解成他是为了节省几个钱。

宿舍同学彼此开开玩笑或者打打闹闹也是常有的事情，所以睡觉也成为一大难关。为了避免自己的隐私被别人窥见，每天要学习到最晚，并要在校园内散步到深夜，一直等到同学们都入睡后才敢悄悄上床，而早晨又要很早起床离开，怕被别人嘲弄而尴尬。逐渐地小陈与同学之间明显地缺少了交流，并被冠以校园几大怪的"独行侠"称号。

自信来自公共浴池里面的比较

感叹之余，不仅让人产生一种强烈的想要帮助他的愿望，无论如何不能让一个有志青年再这样沉沦和煎熬下去了。然而，经过全面检查后却发现小陈的生殖器发育是完全正常的，疲软状态下的阴茎长度足有10cm，看来是没有任何问题的。

意想不到的检查结果让我陷入了深思，该怎样把真实情况向他讲明，让他不要再为自己莫须有的"阴茎短小"而背负沉重的精神枷锁，必须认真对待。

第五章 男科疾病诊疗的 40 个理念

否则,经过北京协和医院的救治仍然对他的疾病"束手无策",将让他更加万劫难复。

在将实情告诉他后,单纯的说教果然不能让其信服。"我承认,你的阴茎肯定不是最大的,但绝对不是最小的,为了证明我的说法,我有一个建议需要你配合,你可以到公共浴池去洗一次澡,大家都是脱得光光的,你轻易就可以感悟到别人阴茎的大小,然后再对自己阴茎的发育情况品评一下,并将结果告诉我。"

"可是我从来没有,也不敢到公共浴池去洗澡,我实在害怕别人像看怪物一样盯着我的下体。"胆怯明显地写在小陈的脸上。

患者的疑虑一下子让我想到了不同地域居住人群的差异,南方和北方人群的生活习惯是显著不同的,北方的公共浴池那种十分开放的氛围,所有人都一丝不挂地随意走动,显然不是一个男方客可以想象和理解的,这一点一开始并没有想到,却也的确让我花费了不少的时间,才把地方的习俗讲明白。"公共浴池是大家清洁卫生的地方,彼此都不认识,尤其是你来自外地,更加不会有熟悉你的人,有什么可怕的呢!除非你遭遇了变态者,否则没有人仔细盯着你的那个部位乱瞧并评头品足。你也不要紧盯着别人的私处,不经意间你就可以得到你需要的答案。"

面对着犹豫不决的小陈,一大堆的鼓励话语似乎在逐渐起效了,他已经不再像当初那么决绝地回避浴池洗澡了。我默默地祝愿他:"大胆地迈开第一步,你就可以抵达成功的彼岸。"

男人要认清自我并建立自信

再次见到小陈时已经是半年以后了,往日的愁苦阴霾已经一扫而光,换之以一脸的喜悦让人欣慰。这次来见我完全不是为了看病,只是想让我分享他的喜悦并表达感激之情。

半年前离开诊室后的小陈,选择去了北京郊区的一个很普通的中等规模的公共浴池。经过一番比较后惊奇地发现,自己"命根子"的排位还在中等偏上,这让他兴奋不已,尤其是看到那些肥胖男人外观很小的阴茎,更加让他信心大增。回到学校后,自己主动邀请室友一起去洗澡,也没有发生他想象多次的尴尬情景。还因为自己的多年勤奋努力,学业十分优秀,并获得了一份理想的工作。当同学们问起他的变化时,他自豪地说:"人逢喜事精神爽嘛。"的确,他遇到的喜事太多了,找回了男人的自信,找到了理想的工作,并即将开启了人生最精彩的篇章,而这一切都源自一个认识理念的转变。

男人那些事对男人的意义有多么大?!帮助男人解除他们的困惑对男人意味着什么?!这些都是显而易见的,而男人的某些困惑可能完全源自理念的差异。治疗男科疾病不一定非要在医生的诊室和医院,这是很值得回味的真实案例。实际上,男人的许多顾虑和不自信源于对自身状况的不清楚,或者过于追求完美。帮助男人了解自身的发育情况并建立自信心,同样是男科医生和全社会的责任。所以,治病不一定都要在医院!

理念七 一切顺其自然最好:请别在意把它"放"在哪儿

男科疾病的病因和表现复杂多样,患者的各种疑问也层出不穷。作为一个男科医生,每次门诊接待患者,都要回答大量疑难问题,其中的许多问题甚至很奇葩。最奇葩的问题之一来自一位22岁的小陈,他预约了我的特需门诊,讲述了自己的艰难遭遇。

自打青春期后出现男人的那点反应以来,几年来他就一直被阴茎的问题折磨着,总是觉得把阴茎放在哪里都不舒服,一段时间阴茎偏向左侧,一段时间偏向右侧,还时不时地向上撅起,无论把它重新摆放在自认为很理想的位置,都还会很快就"我行我素",不按照自己的意愿存在,让自己特别别扭,睡觉也不踏实,整天筋疲力尽、无精打采、疲于应对,甚至因此还影响到了学业,高考也失利了,找了份工作也干的不是很好,经常被上司责骂。甚至在私下里,小陈曾经埋怨过男人的内裤居然没有为"小弟弟"专门设置一个空间,一度怀疑这才是造成自己困境的罪魁祸首。

小陈的困扰听起来很怪异,许多男人并不关心这个话题,也许还没有仔细思考过,但是一旦将其看成是一个问题的话,也许还真的不知道答案,甚至带来困惑。

在一次学术研讨会议上,我把这个疑问向男科专家们提了出来。让我感到意外的是,好多男科专业医生对于这个问题的认识也比较模糊,甚至还有几位医生私下问我:"到底应该把阴茎放在哪儿最合适,哪里会是其最佳位置?"由此看来,这是一个需要正视的问题。

让它自然"放置"就好了

阴茎是一个无骨的肌性管状器官,位于人体中线的会阴部,悬挂在小腹的下部和阴囊的前面,受到性刺激(无论是视觉、听觉、嗅觉和触觉,大脑的精神心理活动,还是在睡眠中的非自主反应)或局部摩擦,均可以诱发勃起,而平时的绝大多数时间里都处在疲软状态。受到重力的影响,阴茎在自然站立或坐位的体位下呈现下垂状态,而在侧卧位(睡眠)中则会自然而然地偏向同侧自然下垂,这还是受到重力影响的结果。

第五章 男科疾病诊疗的40个理念

功能状态下的位置也有规律

成年者的阴茎肩负着两大职能：一是排尿，二是性交。在排尿的时候，为了避免尿湿裤子、找准排尿方向而准确地将尿液排入尿池，男人几乎都可能会借助手的干预来调整阴茎的位置。勃起状态下，则阴茎可以抬起"头"来向上勃起（竖起），竖起的角度一般决定于年龄，越是年轻的成年男性，其勃起角度越大，阴茎越是向上，甚至可以紧贴下腹部；此时的强行干预，不仅难以让阴茎回归本位，还可能伤害阴茎海绵体的组织结构。偶然在内裤过紧的约束下，可以让阴茎偏离自然位置，也多无大碍，也有的男人会松一松内裤也就释然了。

斤斤计较不利于健康

由此可见，阴茎的存在自有其规律性，完全不必斤斤计较，让它自然放置，没有必要过多干涉。况且，一旦强加干涉，尤其是违背其自然存在规律的干涉，不仅难以达到让它舒适的目的，还会适得其反，让阴茎"不知所措"，甚至给阴茎带来伤害。不知道你是否体会过手足无措的感觉，那就是不知道该把手和脚放在哪里的一个烦躁不安的尴尬境况。偶然的阴茎"无措"会带给男人不安，而长久强烈的阴茎"无措"，尤其是强行干预，则会让男人出现巨大的焦虑、恐惧和烦躁，甚至最终会影响阴茎的功能状态，出现各种不利情况。

任何事物都自有其内在规律，因势利导、顺其自然最好，强行干预或按照个人的主观理解去盲目调整，必然是事倍功半，甚至适得其反。仔细反思起来，小问题蕴含大道理，都需要调整认识。类似的这些困扰了许多男人的疑难问题，很可能是生活中微不足道的小事件，却会演变成为隐患和后续出现病症的导火索，而科学调整认识则会给我们提供摆脱疾病的线索，这个案例对医生、患者和公众都有一定的参考和借鉴意义。

理念八　变化是绝对的，不变是相对的

对于男性不育症患者来说，最为熟悉的可能就是精液分析了，在疾病的诊治过程中可能要做多次精液分析，包括治疗前、治疗过程中和治疗结束后，并要根据检查结果来决定治疗方案、调整治疗药物和判断预后。但是，最让患者困扰的是每次精液的检查结果都不一样，有些结果甚至相差得很离谱，让他们无可适从。为什么会是这样？该接受哪一个结果？好些的，不好的，取平均值，都让我的患者尝试过，最后仍然在纠结中。

第五章 男科疾病诊疗的 40 个理念

认同最好的那个结果

由于精液检查结果特别容易受到各种因素的影响,许多不利因素都只能会让检查结果变得越来越差,使得结果不具有代表性。这种偏差主要来自患者的自身因素干扰(患病、酗酒、休息不好、精神压力大、禁欲时间差异等)。取精环境恶劣(声音、敲门、密闭空间等),医生没有给予患者足够的注意事项提示。还可以因为患者的精液收集过程出了问题(医院里取精紧张、射精不充分、精液部分遗失、外部温度影响、送检时间间隔太久等),此外,很多医生及实验员的认识也存在较大的差异。

设想一下,一个大字不识的人能否轻易地依靠侥幸考取大学?显然不会。如果你自身的精液质量本来就极差,也一定难以有特别好的检查结果;但是如果你的精液很好,却会受到许多前述因素的干扰而出现较差的结果,这只是一种假象,并不能代表你的真实情况。有鉴于此,我个人的意见是认同最好的那一个结果。此外,医院的权威性也应该考虑在内,不同级别和水平的医院,其分析方法和专业性是不可同日而语的;精液检测的时间也必须关注,更加坚信近期的检测结果,毕竟较为久远的精液分析只能代表过去那一个阶段时间内的结果,这期间发生的很多事情会影响到化验结果。当然我也接受其他人的不同理解,无论如何看待精液结果,科学解释并将其理念生化最为重要。

对这个问题的理性看法会带来两个有益的启迪。

1. 保持身体整体健康状况良好,有益于男性生育。既然了解到有许多因素会影响身体健康状况和精液的化验结果,在日常生活中始终保持健康良好的状态,射出的精液才能真正地体现优良品质。所以,那些有计划要孩子以及那些已经进入"封山育林"状态的准爸爸们,一定要在生活中多加注意,尽量规避来自恶劣环境和不良生活方式的影响,必将有力地保护男人的生育能力,并让生育潜能充分发挥出来,有助于早日实现为人父的愿望。

2. 治疗效果变得"更加糟糕",别紧张。接诊过大量患者后,每天都有喜笑颜开的求医者,因为它们的精液质量因为我的治疗而获得改善,甚至如愿以偿地"怀上了"。但是最让我头痛的是,少部分患者的治疗效果不佳,甚至比治疗以前的结果更差,这让患者无论如何也难以理解和接受。几乎所有的治疗精子的药物都是安全的,是否有效倒也不能完全确定,但是把患者"治坏了"的可能性是不存在的,那么问题出在哪里呢?

实际上,即使你不接受药物治疗,每次检查精液的结果也不会一成不变,肯定会有自然波动。就如同高考前的摸底模拟考虑一样,一摸、二模、三模的考试结果肯定会不同。既然是波动,就会有好有坏,出现更加糟糕的化验结果也就在情理之中了。所以,在接受治疗过程中,一旦出现不理想(甚至很糟糕)的精液复查结果,一定要冷静下来,反思一下,近期是否有前述提到的那些影响身体整体健康状况及化验精液的不利因素。如果有,出现坏结果就是意料中的事情;如果没有,则可能是药物的疗效不佳,更换治疗药物或治疗方法(例如选择辅助生殖技术)就可以了,完全没有必要为此耿耿于怀,甚至纠缠不休。

宇宙间的一切事物都是变化的,变化是绝对的,不变时相对的,就如同哲学理念中的"人不会经过同一条河流"一样。患者都希望医生能够以肯定的态度(没问题,能治好)来回答一个不确定的未知世界情况,做医生太难了。作为一个医生,给患者施以任何治疗措施都难以保障一定会获得疗效,甚至病情会变得更糟。在遭遇到患者的治疗效果很不理念,甚至比治疗前还要不好的情况时,千万别慌张,这类情况并不少见,问题的关键是如何摆脱困境,重建患者的信任和继续治疗下去的坚持,前面的分析十分可贵,一定要善加把握,这种情况也是医生成长的必经之路,同时也最考验一个医生的能力。

理念九　没治好≠没效果

刚一走进我的诊室,年近六旬的张先生就嚷嚷开了:"都吃药3d了,怎么还没有给我治好哇,赶快给我换一点有用的效果强的办法。"在让张先生坐下并简单寒暄之后,我仔细翻阅起患者的病例。原来患者是因为下腹疼痛和夜尿频,经过了外院的数月反复治疗不愈,转而来我院求治,已经看过了我科的一位大夫,但是由于疗效不佳,才费了很大周折预约上了我的门诊。

除了前列腺稍微大一点之外,全面检查也没有发现明显的异常,诊断慢性盆底疼痛综合征(CPPS)不会错,处方的几个药物也应该对症,为什么在经过3d的强化治疗后却没有效果?!看来又是一个困难患者,一定是效果不好才会让患者这样情绪激动。

待患者情绪稳定后,根据前次门诊期间提供的病史,我开始了问诊,逐一核对病情变化进行核对,结果十分耐人寻味。

患者的下腹疼痛虽然还有,但是发作频度和强度早已经不那么严重了,夜尿也由原来的5~6次减少到2次。显然患者前来求治的主要目的基本上都有了显著改善,可见临床症状已经显好多了。在与患者反复确认治疗效果后,患者的情绪出现了明显的变化,由愤愤不平而转为面露笑容,并承认能够在短短的几天内达到这样的疗效已经很难得了,觉得非常满意,向医生表达了谢意和歉意,并要求继续治疗下去。

看着患者拿着药满心欢喜地离开诊室,整个诊治过程让我陷入了思考之中,这也是一个带有普遍意义的问题。假如医生没有能够冷静下来仔细分析病情变化,假如任由"患者主导决策"地调整治疗方案,假如没有能够让患者认识到疗效的存在,都将让患者和医生处在极其尴尬和困难的境地,医患和谐与相互信任固然难以维系,甚至还可能产生医患纠纷,后果不堪设想。

"求全"心态普遍存在

值得注意的是,许多慢性疾病患者,由于疾病久治不愈且十分困扰,都有着强烈的根治疾病的愿望,他们对医生的治疗期望值往往过高,具有"求全"心态,是可以理解的,也是所有久治难愈疾病患者的通病,但是不能提倡,并要尽量避免。求全心态使得无论治疗效果有多么明显,只要患者觉得在众多的症状中还有一项(或几项)症状没有改善,或者尽管已经有改善但是还没有彻底根除,他们往往都会认为疗效不好,甚至抱怨没有效果。

任何疾病的发生、进展及康复都有一个渐进过程,求全心态会让我们放弃掉那些可能已经证明是有效的治疗药物或方法,甚至因此而使患者丧失有效的治疗方案和时机。固然我们可以要求医生尽量将工作做得细致,甚至分析患者所陈述治疗无效的真伪,以部分弥补医患沟通的缺陷,或因患者故意没有实话实说所造成的掩盖真相。但是,如果能够摆正心态,公正客观地陈述病情和治疗效果,让医生做出合理判断,岂不更好!我经历的临床实践早已证明,提出不满抱怨的患者中,绝大多数的临床症状还是有不同程度的改善。

承认疗效的存在,这对医患都很重要

承认治疗有效可以帮助患者认识到疗效的存在,建立战胜疾病的自信心和对医生的信心,并能够坚持继续治疗的决心,为最终战胜疾病奠定良好的基础;反之则容易丧失正确的治疗方向,并将迷失在对其他治疗方法的盲目求索中。承认治疗有效还可以增进医生的自信心和成就感,坚定其从医的信念,在执业中感受到乐趣,并不断深入探索疾病的特性,积累诊治经验,最终成长为经验丰富的大医生,造福更多患者;反之,则会误导诊疗工作,让医生丧失自信心和准确判断病情、疗效的能力,个别医生因为频繁遭遇治疗失败的打击和患者的严重质疑而不信任医生,而最终放弃行医的并不鲜见。

在具体的疾病诊治过程中,多需要时间和不断调整与复查,如何做好疾病变化的动态观察是关键,但是很多时候患者往往会不耐烦这个过程,期望一步到位。求全心态和一劳永逸地根除疾病是患者的普遍期待。所以,医生诊治疾病一定要注重病例的记录,记载尽可能多的问题及其严重程度,这是原始资料和治疗的起点,然后可以在患者接受治疗后的复诊过程中逐一核对其疗效,确定诊断的准确和治疗的有效性,不仅可以增加患者的信任度和依从性,还可以增加医生的自信心和从业的荣誉感,少遭遇打击。

理念十　无为而治：难言之隐，不洗"了"之

尽管许多男科疾病的发生和进展多与生活方式和环境因素有关，但是患者更加愿意将疾病完全交付医生，缺少自身的必要反思与关注，而医生对疾病的认知也是需要时间的，尤其是当疾病的表现不那么典型的，就会更加扑朔迷离，难以得出准确诊断，也就难以为患者提供有效治疗，还可能延误病情，甚至误诊误治，给患者的疾病诊治带来不利结果，并导致患者的不满。下面的疾病诊治的波折历程，全面地体现了对疾病认知的困难、医生成长过程的曲折、生活方式与环境因素的作用，具有一定的普遍意义，值得公众、患者和医生参考借鉴。

打击老医生的竟然是一个微不足道的小问题

在门诊接诊的患者中，有一位年轻患者，姑且称其为"晓伟"吧，确实让我遭遇了很大打击，这在我的职业生涯中是很罕见的事情，尤其是患者诊治的是阴茎头（俗称：龟头）发炎的小毛病，居然久治不愈，竟然让我在阴沟里翻了船。

患者晓伟是因为不生育来求医的，检查发现精液质量差，随后就一直在门诊药物调理精子。在一次复诊中，晓伟不经意间提起阴茎头疼痛的问题，特别敏感，都有些害怕过性生活了，而且已经有相当长的一段时间了，尝试过买些药膏无效，求治一些医生也经久不愈。在家里的强光线下，晓伟自己拿着放大镜甚至可以观察到阴茎头表面细密的血丝样改变，而且极不舒服，甚至连进行性生活都紧张难过得要死掉了。听起来似乎很简单，我以往也治疗好过许多类似的疾病，无非是一个阴茎头炎（俗称：龟头炎），局部涂抹一点对症治疗的软膏也就都很快会好了。没有想到的是，涂抹过抗生素染膏、抗真菌软膏、抗过敏软膏，均无效。患者的症状似乎没有一点改善。最后，患者失去了耐心，转诊去皮肤科诊治阴茎头炎了。

感同身受，是对疾病的最好体验

前一阵子，由于小区内增设了一家健身房，并报名参加了健身锻炼，毕竟身体是革命的本钱嘛。每日健身后，大汗淋漓是难免的，而一个淋浴也会让人酣畅淋漓，那种感觉真是舒服极了，还捎带地减了肥，可谓是一举两得。既然是花了钱自费健身，而且又是这么有益处，当然是乐此不疲，坚持得还是很好的，除非是万不得已，我几乎从来不翘课。但是好景不长，在健身3个月以后的某一时段，就出现了和晓伟一模一样的症状，阴茎头痛，而且的确是有血丝样的表现，那滋味真的是不舒服，也切身体会到了患者的痛苦。此外，也是尝

尽了各种办法,依然无果。这时我的感受是,医生如果把患者的疾病都亲身体验一下,一定会有助于医生攻克疾病,并且深切理解患者的艰难处境。

体验生活细节,发现玄机

一个周末因为公务外出开会,连续几天没有去健身房,烦恼的阴茎头疼痛的现象居然没有再出现,似乎是消失得无影无踪了,观察一下局部的血丝也不见了。仔细地将前因后果想了一下,逐渐厘清了头绪,似乎是与健身有关,又似乎与健身后的洗澡有关,极有可能的罪魁祸首应该是洗涤用品。男孩子一般都很粗心,选择的洗澡用品也比较简单随性,我比较喜欢的就是透明皂,去油脂和去污效果好,当然刺激性也不小。会不会是透明皂的问题呢?在以后的健身过程中,为了验证我的猜测,虽然还是每天运动后都要洗澡,但是坚持每隔2d才给"小丁丁"彻底清洗一次,而且也再不对它给予厚待。此后,就再也没有出现过前述的尴尬情况。

小问题,大道理

终于想明白了一件事,摆脱了一个烦恼,其实道理也很简单。阴茎头是人体最为敏感的部位,皮肤娇嫩自不在话下,很难经得起严重摩擦等强刺激,化学品的刺激也难以抗拒。在与全身皮肤黏膜同等对待的前提下,首先发生问题的就是阴茎头的皮肤。实际上,人体的皮肤会分泌一些保护性的油脂,频繁清洗,尤其是使用较为刺激性的洗涤用品,极其容易将皮肤表面的油脂保护层破坏掉,使得皮肤容易干裂,极其容易获得感染,甚至是那些机会性致病菌也容易侵袭人体,出现皮肤发炎的现象,对于那些皮肤本身就很干涩的人来说就更加不利,尤其是人们更加愿意对"小丁丁"给予特殊的照顾,毕竟它常常成为我们洗澡的主要原因和重点清洗部位。这种额外的关注,让"小丁丁"吃不消,当然也无福消受,最终会以自身的发炎、疼痛来抗议人们的"偏爱"行为。所以,运动后坚持每日洗澡,洗去浑身的汗液是合理的,但是一些人愿意使用去脂能力较强的洗涤用品,则十分不利。洗涤是可以的,但是清水足矣,间断或偶尔使用少许刺激性小的洗涤剂比较可取,可以清洗洗涤局部而不必额外给予照顾。此外,洗涤用品的选择很有讲究,一定要选择对皮肤刺激性小的,最好是中性洗涤用品。

再次小实践,检验大道理

再次见到晓伟,是在一次复诊检查精液时,他的阴茎头炎的毛病居然还没有好。一问起来,晓伟也是很热爱健身运动,几乎每天都在运动后洗淋浴,并且"捎带脚"地就把"小丁丁"彻底地清扫了一下。把我的体验告诉晓伟后,不

第五章 男科疾病诊疗的 40 个理念

久就传来了好消息,久治不愈的阴茎头炎症彻底地好了,难以示人的烦恼"不"洗了之。

患者出现了问题,不舒服,甚至很痛苦,但也不一定都是疾病,也不一定单纯依靠医生就可以完全搞定。也许在这个时候,给"患者"施加任何的医疗手段都是不必要的,甚至是有害的,而不处理可能更加可取。然而,不进行医学层面的处理,不等于可以无所作为。医生应该尽可能地帮助患者寻找来自生活中的各个方面的原因,并加以克服。

理念十一　勃起功能障碍治疗:七分疗效,十分可取

在疾病的诊治过程中,疗效是医生和患者都非常关心的,毕竟能够走出困境是患者求治的最大愿望,勃起功能障碍(俗称阳痿,简称 ED)的诊治也一样。一些患者获得了非常满意的疗效,而另外一些患者尽管也比较有效,但是仍然没有达到 100% 的满意程度,他们会对医生提出质疑,甚至请求加强治疗手段。

没有达到 100% 疗效的"遗憾"

赵先生的咨询问题就颇有代表性:"我和妻子结婚 8 年了,也有了一个可爱的儿子,本来温馨的生活却因为近年来出现的阳痿问题而变得一团糟,性生活经常失败,夫妻间常常为此闹矛盾。为了改善性生活质量(提高硬度),您给我开了 1 个月的药,希爱力(长效的磷酸二酯酶抑制剂 V 型),5mg/片,每日半片,乌灵胶囊早晚各 3 片。这一个月吃下来感觉有一定的效果,每次也都能完成性生活,但有时还是会觉得硬度不足,自我感觉效果仅有 60%~70% 的程度,想咨询下您看今后该怎么办,感觉到药物使用的剂量有点小,能否更大一点,谢谢。"

患者的要求合情合理,理论上讲也有药物加量的空间,毕竟我只是给患者使用了常规剂量的半量,但是治疗上是否还要更上一个台阶,进行强化治疗,这在专业医生之间也存在不同意见。以我个人的理解,七分疗效有助于实现投入和产出的利益最大化,患者需要的不再是增加药量,而是进行巩固治疗和必要的心态调整。治疗 ED 七分疗效的优势是很多的。

为个人努力留有空间

由于性交失败而不能在性活动中获得愉悦和鼓励,甚至遭遇的是打击和巨大压力,ED 患者往往因此而缺乏自信心,丧失了斗志,并将康复的愿望完全寄托于医生和药物。性生活是夫妻双方都需要积极参与的一项活动,性治疗

药物也需要夫妻双方的密切配合才会充分发挥其疗效,不应该完全依靠外援来解决问题,尤其是感情问题。

一旦性交能力获得一定程度的改善,并在其中获得彼此的认同和无尽的愉悦,患者的情绪、自信心及配偶的赞许等正能量都将极大地提高,甚至可以让其焕发出十二分的能力,十分可取;而采用更加强化的药物治疗,单独依靠药物来主导疗效,不利于个人能动性的发挥和后续的治疗。

有利于后续治疗药物的减量

采用药物治疗疾病的最终目的是治愈,患者期望彻底摆脱疾病,也包括摆脱对医生和药物的依赖。尽管治疗是否最终都能够达到治愈目的尚未可知,但是追求治愈不仅仅是一种理想,对于许多 ED 患者还是很现实的考虑,尤其是年轻人、心理压力小、病情不严重、没有慢性疾病、夫妻配合良好的 ED 患者,追求摆脱药物的治愈还是有可能的,或至少达到尽量减少药物剂量的目的。从七成疗效的药物剂量开始减量,显然要优于从全量开始减量。

减少了药物副作用及经济支出

足量使用药物,除了患者要支出不菲的金钱以外,还必然伴随着副作用的增加;而七成疗效的药物剂量在副作用及花费上都具有明显的优势。

总之,由于具有很强的特殊性,使得 ED 的治疗也变得比较独特,它不仅需要医生的帮助来纠正生理异常,增进自信心,还需要自身的不断努力来改善被动局面,更加需要借助于外力(妻子的积极配合)来实现主动进取,而药物的作用只是短期内帮助男人重振雄风的推手。一旦有了成功的性生活,其自信心和妻子对男人的认可度都将及大地提高,成为后续彻底摆脱 ED 的强大依据和基础。

在许多疾病的治疗过程中,可能都会或多或少地存在类似的情况,是否要把疗效达到无以复加的程度,值得思考,毕竟"内因才是变化的根据,外因只是变化的条件",任何时候都不应该忽视患者的积极配合,而给患者留下一些自我努力的空间可能更可取,毕竟"上帝也救自救者"。

理念十二 "假药"治愈勃起功能障碍,不值得提倡

在医学上有一种治疗疾病的方法,叫作"安慰剂"疗法,就是使用那些根本无关痛痒且没有明显不良反应的药物,也就是老百姓通常所说的"假药"(但安慰剂不完全等同于假药的是,后者可能有不良反应的潜在危险,而且后者的

第五章 男科疾病诊疗的 40 个理念

药物成分往往不清楚),尝试去治疗患者的疾病,并获得一定的疗效,甚至使患者彻底康复,摆脱疾病的困扰。

安慰剂的应用还真的有点道理

"安慰剂"疗法通常用于治疗具有明显精神心理性因素的疾病,例如癔症。男科疾病,尤其是性功能障碍往往是明显具有不良精神心理作用的,不自信、自觉低人一等,因此一些医生对那些未发现明显器质性疾病的勃起功能障碍(ED)患者,也乐于选择使用安慰剂,而且获得了 20%~30% 的有效率。看来效果还的确不错,而且也简单、便宜。

实际上,无论是治疗来自器质性疾病还是非器质性因素的 ED,自信心都是最好的药物,这一点毋庸置疑。"假药"尽管并不能让阴茎有效地勃起,但是自信却可以做到,它可以使男人的性爱信使(环磷酸鸟苷,cGMP)大量增加,这也是为什么安慰剂在治疗 ED 时频频得手的重要原因,让我们再次认识到了自信心的作用。性功能障碍患者的自信依赖于他的妻子。因此,在治疗 ED 时,让配偶积极配合,给丈夫恢复自信心是很重要的。

但是一些 ED 患者自行使用这种"假药",无论是主动地,还是被动地购买或使用"假药",甚至妻子可能打着"治疗 ED 有效药物"的幌子给丈夫使用安慰剂,尽管它只不过是一种心理上的暗示治疗,可以使患者的心理障碍得到部分或完全解除,但无论其是否最终在治疗 ED 上获得满意效果,都是不值得提倡的。

安慰剂治疗 ED 毁誉参半

许多男性在遭遇到 ED 时,由于性观念等诸多因素的影响,他们多数首先选择的往往不是积极需求医疗帮助,而更愿意进行自我调整,例如进行性生活频度的调整或盲目使用滋补壮阳类药物。许多 ED 患者的病因可能都不太严重,不太可能是由于器质性因素所致,而更可能是来自日常生活。生活环境(包括性生活环境)的突然变化、生活的长期放纵、年龄的增大等均是不利因素。本来问题并不严重,如果能够得到积极有效的救治,应该很快走出性生活的困境。但是由于没有及时就医,失去了得到专业咨询和调整的机会,只是依靠所谓的偏方、壮阳药物等来试图康复,往往难以获得肯定的治疗效果,而久治不愈可以让患者的自信心大减,甚至丧失了康复和求治的愿望,是让患者由激情四溢的"猛虎",变成英雄气短的"痿人"的重要原因。

安慰剂效应不能取代有效的医学办法

尽管自信心是获得 ED 等疾病康复的重要因素,但并不是唯一因素,甚至不是决定性因素,性功能的康复都需要有切实有效的办法。像许多心因性ED,我们也积极主张尽早选择药物治疗,西地那非、他达拉非等PDE5抑制剂,可以使性爱信使在阴茎局部蓄积,并因此而促进阴茎勃起,只要在性生活前服用适当剂量的药物就可以了,药物安全有效,没有明显的副作用(心血管疾病及使用相应药物治疗的患者应该在医生的指导下用药),也没有成瘾性和依赖性,治疗心因性ED的有效率可以达到80%左右,且可以通过逐渐减少药物用量的做法,最终达到不用药物就可以获得自主勃起的目的。而单纯服用安慰剂的有效率仅30%左右。一旦采用安慰剂治疗ED患者失败,将会加重患者的精神心理负担,紧张焦虑情绪会使局部的性爱信使被大量代谢掉,使得后续治疗变得十分困难,药物治疗的有效率将大打折扣。更好更快地恢复性功能是ED患者的强烈心愿。因此,对于绝大多数的ED患者,尤其是在难以确定是否存在器质性因素的情况下,一般都应该首先采取有效的药物治疗,毕竟西地那非、他达拉非等药物可以使绝大多数(70%~80%)的ED患者获得满意的疗效。

出现ED问题,一些人讳疾忌医的心态是不可取的,无论是无休止的自我调理,还是侥幸地自行使用某些壮阳药物,都是不值得提倡的;而一些医生随意给患者施以疗效不确切的治疗方法,甚至心安理得地认为即使是安慰剂也会有效,这样的观点都是不可取的,真正有效的仅是少数,并必然会使绝大多数患者治疗无效,且对治疗丧失信心,使得后续的治疗变得更加困难。理智的做法是应该接受必要的检查和具体指导,包括使用药物注意事项、药物剂量调整,以及如何使部分ED患者最终摆脱药物,可以使患者获得最大利益。

理念十三　治疗勃起功能障碍,夫妻都是患者

做男科医生越久,考虑的问题越多也越全面,并因此而给患者提供的帮助越大。男科医生的患者当然是男人,显然这是无可争议的,但是由于男科疾病的特殊性,往往在考虑疾病的诊治时难以绕过女性问题,即使是其配偶没有任何问题,也必须要加强教育,支持、协助配合男人的治疗,否则可能事倍功半。许多青年男科医生在诊治疾病过程中容易忽视女性的作用,值得关注。作为一名长期(32年)坚守在男科第一线的老医生,我想自己有责任将这个理念传递给青年医生,以及患者和公众。

男人出了状况

家居农村的小魏已经28岁了,好不容易娶了妻子,但却因婚后半年无成功性交来诊。虽然夜间勃起还好,但只要上床性交就勃起困难、不坚硬、不持

第五章 男科疾病诊疗的 40 个理念

久,且射精快。久而久之出现了性欲明显低下,夫妻感情一般。

小魏一贯身体健康,没有患过任何疾病,全面的性功能检查后也没有发现什么问题。看来是属于新婚 ED(勃起功能障碍的简称,俗称阳痿),多半是没有性经验,性格比较老实内向。陪同前来的妻子站在一边一言不发,也没有引起我太多的注意。我给患者处方了最强的治疗药物,力图快速回复其性交能力,也对自己的治疗药物和疗效充满了信心。

女人逃之夭夭

半年后再次见到小魏,本来希望听到患者感激的话语,却没有想到带来的消息竟然是妻子已经离他而去了,并刚刚拿到了离婚证,这让我明显地不安起来。我的治疗方法应该不会轻易失手的,何况情况竟然糟糕到无法挽回的地步,一定是什么环节上出了问题。仔细询问下来才明白,原来夫妻俩的感情很脆弱,前次就诊时已经分居了。虽然小魏使用药物还确实有效,但是却没有任何施展机会,早就与妻子分床了。妻子陪同他前来看病,无非是想寻找一下丈夫"不行"的原因,并成为其选择离婚的理由。

由此看来,在 ED 诊治过程中忽视另外一半的代价实在是太大了。

将配偶也纳入治疗计划内

性是两个人的性,任何单一个体想要获得完美的"性福"都是不现实的。一旦男人遭遇了不"性",另外一半的重要作用和意义就变得更加明显。设想一下,如果小魏的妻子善解人意,并且深爱丈夫的,治疗效果应该是无可争议的,重建家庭幸福应该指日可待。而相关调查研究也发现,在男性性功能障碍患者中,有 10% 是因为其配偶的问题。所以,治疗 ED,应该将配偶也纳入计划内,明确其问题所在。即使配偶没有任何问题,也应该积极配合男人的治疗。医生有能力也有义务和责任告诉配偶应该怎样配合丈夫的康复过程,尤其是针对感情出现摩擦甚至破裂的家庭,帮助配偶转变观念及态度。一定要让配偶认识到,一个失败的婚姻(甚至离婚)是没有胜利者的,无论问题出在哪个人身上。所以,全力支持和配合丈夫康复才是妻子的明智之选。

夫妻同治的理念值得推崇

当男人遭遇到健康问题时,男子生命中最重要的女人(妻子、母亲、女儿)责无旁贷,尤其是妻子。妻子是男性健康的直接关注者、参与者和被影响者。妻子的认识、态度和行动至关重要。本着科学对待、重温感情、积极行动的原则,力争打赢丈夫的康复之战。

夫妻二人一同进入诊室,与男科医生面对面交谈,然后在医生的指导下共同接受治疗,或者一方接受治疗而对方默契配合,这种"夫妻同治"的模式在许多发达国家已经很盛行,但对于我国男科疾病患者来说还相当陌生,专家同时为男女双方治疗或指导的就更少见了。多数男科专家都认识到,只有大力宣传这个理念,让夫妻两人都能客观地面对自身问题,彼此紧密配合,才能真正帮助男人摆脱病痛。

理念十四　勃起功能障碍男人的性功能康复:四点不能忘

在现实社会中,由于工作压力和职场竞争加剧,成年男人发生勃起功能障碍已经不是什么新鲜事了,从满大街的壮阳药店和性保健品的火爆销售就可见一斑。而所谓的正规军(国家大医院)在诊治相关疾病中也都给与了极大关注,专家们各显身手,新的技术手段和药物层出不穷。然而,能否让ED患者恢复青春活力,并不是一件简单的事情。这类不"性"的男人,往往十分迷信药物和器械的神奇疗效,他们希望完全依靠医生和医疗技术的帮助,就可以将其不"性"根除,却忽视了生活中的许多重要方面。

但是,现实往往很严峻。往往在经过一段时间的壮阳药"调理"后,许多本来十分有效的治疗方法却难以获得理想的疗效,甚至适得其反,究其原因大多是因为ED患者对下面的四个方面忽视或没有给予足够重视。

是否合理用药

在专家的处方下进行科学的药物治疗,是目前治疗ED的最常用方法,也有人将其称为一线疗法。助性药物一般是用来在一定的时间范围内帮助那些心理性ED或轻中度的器质性ED患者,让他们能够顺利进行(满意)性生活,从而提高生活质量。但有效药物未能获得理想效果,在很大程度上取决于患者是否正确用药。目前有3种治疗ED的常用药物,包括万艾可(西地那非)、艾力达(伐地那非)和希爱力(他达拉非),一些同类的国产品牌药物也在陆续问世。这些药物的起效时间、持续时间、作用强度、副作用等存在某些差别,但化学成分没有本质区别,都能选择性地抑制PDE5,在性刺激作用下,可以使"性爱信使"在阴茎局部蓄积,促使血液流入阴茎体,并因此而增进阴茎勃起的硬度。药物主要解决:①勃起困难而难以性交;②提高性生活质量和性感受;③增强男人的自信心;④改善女人对男人的认识和态度。

许多患者往往忽视性刺激的作用,服用药物后就无所事事地等着阴茎的勃起出现,往往难以如愿。实际上,PDE5抑制剂不是"春药",不能无中生有地"催欲",而是需要有性刺激的作用下才能发挥作用,它们可以使性兴奋能量蓄

第五章 男科疾病诊疗的 40 个理念

积而达到促进勃起的作用。

是否选择合适的性交时机，规避不利时机

要告诉男人可以对女人的性要求说"不"。提出性要求的可能是男方，也可能是女方。当女方提出性要求，而男人又觉得"不在状态"的情况下，即使是使用那些有肯定疗效的助性药，也难以让男人"性"致高昂，此时的男人要学会婉转地说"不"，要尽量规避性交，以免遭遇打击。

生活中，让男人败"性"的情形太多了。每一次尝试性生活的失败，都会带来一定程度的心理打击，让男人自信心不足，而自信心对于男人来说，是成功进行性生活所不可或缺的。所以，本来已经存在性功能问题的男人，就不要再去冒险挑战性能力的极限了，即使是在使用助性药的时候也不要忽视来自生活中的各类干扰，尽量回避前述提到的那些"不在状态"的不利时机。常见的情形：夫妻任何一方患病；工作压力过大，过于紧张焦虑；身体过于疲劳；饥饿或酗酒后；情绪低落；环境不佳；夫妻感情不和睦。而在身心健康状态良好、夫妻感情（尤其是激情）高昂的情况下，可以让性爱发挥到淋漓尽致的程度，并使药物发挥出最大功效。

当今社会，由于竞争的日趋激烈，工作压力和工作强度较大，这对性生活的和谐是极其不利的，要知道人的精力是有限的，不可能在身心疲惫的情况下仍然还能保持强劲的"性"趣。一些不健康的娱乐方式，例如麻将桌旁的鏖战、过于激烈的竞技活动等，将浩劫男人的精力，并使激情发生转移。酗酒和大量吸烟对男性的性能力也有较大的损害作用。

是否对性能力康复期望过高

每个人的能力及其对性生活的体验和感受不尽相同，就如同我们的五个手指有长短一样，存在显著的个体差异。只要能够顺利完成性交过程，夫妻间觉得彼此满意就可以了，而不一定非要与自己的"想当年"进行比较，或与那些具有"超能力"者一争长短，况且许多自诩性能力强健的男人的茶余饭后胡侃也不足信。盲目听信别人的所谓超强性生活体验，造成对自己性能力的低估和不自信，正是许多 ED 男人的直接致病原因。

是否取得妻子的理解和支持

性爱以情为先，密切夫妻感情是 ED 患者的首要任务。由于长时间的性生活不和谐，夫妻间忽视或缺乏情感培养与交流，进一步加剧了性的不和谐，以及性康复的难度，毕竟妻子对性生活质量的作用是至关重要的。据研究表明，性欲的产生更多地取决于社会家庭因素和个人生活文化背景，特别是伴侣

第五章 男科疾病诊疗的 40 个理念

双方的感情、性生活时的情绪、性刺激是否适当等,这些均是比助性药物更有潜能的"性燃料",男女之间的亲昵温存是最有效的性兴奋剂。对于男人来说,好女人胜过 100mg 的万艾可(西地那非)和 20mg 的希爱力(他达拉非)。

为了增强性感受,必须在性敏感区给予充分的刺激才有效果。每一个男人和女人的性敏感区都不尽相同,不要因为害羞等因素而阻止了你表达自己的性感受。为了加强彼此性感受的沟通,性爱中的你可以通过语言、手势等方式告诉伴侣,让她知道你喜欢她,以及如何或在哪里抚摩刺激你的敏感部位。性爱过程中,你还可以尽自己所能来让妻子兴奋和激动,女人的积极参与和性兴奋,还可以反过来强化男性的性感受。

治疗性功能障碍,多数患者(甚至包括部分医生)以为只要是花了钱、用了药,接受了治疗,疾病就应该康复,而完全放松了自我努力,而单纯依靠药物是远远不够的,这容易让患者和医生均陷入十分被动的境地。实际上,男性的自身健康状况、男人对性功能康复的期望值及妻子的配合程度都很关键,这是治疗疾病的完整链条,缺一不可。密切夫妻感情与回避不利的性交时机是 ED 患者始终要注意的事情实际上,将药物诊疗与自我努力彼此有机地结合起来,可望加速重振雄风。

理念十五 治疗时机:医生决策中必须要加以考虑的

阳痿早泄求治遭拒后,患者为什么没有恼怒? 这个问题值得思考。勃起功能障碍与早泄带给男人的困扰和打击自是不言而喻。然而,当患者求治性功能,却遭遇医生"严词"拒绝(甚至还含有指责意味)的时候,患者不仅没有恼怒,反倒表现出感激之情,就显得不那么合情合理了,整个事情的转折过程值得深思。

来到门诊的患者小东还没有坐稳,就从背包里拿出一袋子喜糖放在了桌上,显得异常兴奋。在经历了由无精子症到出现几个精子的曲折治疗过程,然后又采用试管婴儿技术才让妻子怀孕(刚刚经过化验和 B 超检查确定已经怀孕 1 个多月了),确实让人高兴,宣泄一下喜悦情绪理所当然。

"李大夫,你说过的,为了避免药物影响生育的努力,只要治好了生育问题,就可以给我用药治疗性功能了。现在,我的妻子怀孕了,该治疗早泄了,而且我的勃起也不是太好,希望同时强化治疗一下子。这几年来一直压得我喘不上气来的问题终于解决了,也该让自己低质量的性生活改善一下子了。"小东的这个请求让我犹豫了,最终选择了拒绝,并建议他在妻子平安产子后再作治疗努力。

第五章 男科疾病诊疗的40个理念

"革命"尚未成功,难有"用武"之地

按照常理而言,患者确实存在问题,需要医生的帮助,而且现代的治疗技术也完全可以有所作为,为什么会不情愿帮助患者的合理诉求呢?尽管妻子刚刚确诊怀孕,男人的任务已经结束了,使用任何药物也不必担心对精子和后代产生不良影响。但是,从另外角度看,孩子还在孕育阶段没有出生,仍然不能算作结束了"生育问题"。

更加不能忽视的是,怀孕早期的性生活容易诱发流产,而怀孕晚期的性生活还可以诱发早产,即使是怀孕中期的频繁强烈性生活也对妊娠不利。在极其艰难困苦情况下的怀孕是何等不容易,男人仅有那么几条精子,女人又是经历了颇为复杂和"烧钱"的试管婴儿,这绝对属于熊猫级别的"珍贵儿",谁敢轻易涉险!万一没有坐住胎,后悔药是没地方买的。

妻子情何以堪

作为性伙伴的另一方,妻子仍然在为生育艰苦努力,怀孕后的早孕反应,以及拖着沉重身体的诸多不便和不适应,已经让妻子应接不暇,此时的丈夫更应该做的是陪在妻子身边,经常嘘寒问暖,才能让妻子感受到丈夫的体贴和恩爱。而此时的丈夫却要提出性生活的要求来满足自己的性欲,这让妻子情何以堪,怎么有理由勉强妻子来应对自己的欲望,尽管这种欲望在平时来说是再正常不过的事情了,但此时却显然是欠考虑的。

难免节外生枝

妻子怀孕期间,由于难以满足丈夫的性要求,个别男人转而寻求婚外的性刺激,生活中也会时常遭遇类似的事情。而此时丈夫的性功能在医生的治疗下恢复正常,甚至变得更加强劲,姑且不谈诱发妻子流产的问题,谁敢保证男人不出轨!一旦在妻子怀孕期间的丈夫发生了婚外情或不洁性接触,甚至将性病带回家里,波及无辜的妻子与胎儿,医生也难以逃脱伙同犯罪之嫌。

合理宣泄有办法

实际上,怀孕期间也不是绝对禁忌性生活,此时的妻子甚至比以往更加需要爱抚及性的滋润,性生活也绝对不仅仅只是阴茎与阴道的性交。怀孕早期为了避免诱发"珍贵儿"的流产,尽量不要采用直接的性交方式,而彼此的爱抚和相互手淫也可以成为性活动的主要方式;怀孕中期可以进行性交,但是尽量不要过度压迫妻子腹部,且性交的频度和强度也要加以控制;怀孕后期,则不宜采用常规的男上女下位性交,侧位性交最为安全。

万事总难两全

明白了全部情况后,小东欣然地放弃了求治的要求,并满怀感激地离开了诊室。望着他远去的背影,我也有些疑虑,这样做(选择拒绝患者的求治愿望)是否真的很妥当?绝大多数男人不会出轨,也都会珍惜妻子和后代,不应该对所有的人都采取怀疑的态度,给他们施治也是应该的,其中只有极个别的人会出问题,是否一定会因此而让医生陷入泥潭和尴尬境地,值得思考。当然了,每天都要面对选择,很难说都考虑的那么全面,总会有顾此失彼的时候,让时间和公众去评判吧,也许只有当事人才能真正体会到其中的左右为难。

无论现代的医学技术多么先进,无论治疗效果有多么完美,由于涉及性伴侣的问题,都不是单纯从男人一方来考虑问题的,必须考虑到性伴侣的感受和身体状况,也就是对治疗时机的选择。否则必然是事倍功半,还可能遭遇到患者家属的不满,甚至是重大伤害,其治疗效果理所当然地会大打折扣。

理念十六　尊重生命、敬畏自然：
生育关怀行动且行且珍重

在生物界,低等动物的繁衍是通过简单的复制而代代相传,由于其生殖方式不涉及性别而称为无性生殖,例如草履虫。伴随着生物的不断进化,在比较高等的生物体内出现了专门进行生殖活动的细胞和器官,生殖是通过两种异性细胞(生殖细胞)的结合而完成的,并因此有了雄性和雌性的区别,依靠异性的交配过程繁殖后代,称为有性生殖。

生命活动是一个复杂的过程,受到物种内在的遗传因素和外界的环境因素相互作用而共同制约。为了延续生存,物种必须为自己留下后代,否则就将不断被淘汰而永远灭绝。长期的进化演变过程,给地球上留下了那些具有强盛的繁殖能力,并能够适应地球环境变化的物种。非常幸运,人类就属于这个物种之一,而且在越来越强大,甚至可能控制了地球上的全部生命及生命活动。

人类对自身生长发育的认识经历了相当漫长的过程。

最早期思考这个问题的人们,坚信是上帝造人,无神论者也将这个功劳归于"造物主";但逐渐发现只有通过性交才能让女人怀孕,单纯依靠男人不灵;17世纪发明的显微镜,让人类亲眼观察到了男性体内的某种浑浊排出物(精液)内的精子,这让人类脑洞大开,并认为精子已经具备了人的雏形,女性只是单纯地提供孵育器而已;1827年发现了哺乳动物的卵子,随后进行了大量研究,人们才了解必须精卵结合才能受孕怀胎;现代医学认为,男性的精子通过

第五章 男科疾病诊疗的 40 个理念

性交进入到女性的阴道、子宫,进而进入到输卵管壶腹部,并在那里与来自女性卵巢,并经过输卵管伞而至的卵子相遇,精子与卵子结合形成受精卵,受精卵不断分裂并沿着输卵管达到子宫,种植于子宫内膜,在此继续分化繁殖形成胚胎,进而发育成胎儿,直至分娩。

我们每一个有幸来到这个世界上的人,都是幸运儿,都是在数以亿计的精子中脱颖而出的佼佼者,并在出生的那一刻就继承了父母留给我们的身体(包括性别)以及周围的生存环境(包括陆海空,以及其中所出产的一切物品和宝藏)。我们应该如何来支配这份遗产,以及应该如何看护好它,并将其更好地留传给我们的下一代呢?都是人类必须回答的问题。但是显而易见,能否健康、顺利地繁衍后代是关键和前提。

尽管对于绝大多数人来说,生育是顺理成章和水到渠成的事情。而部分人进行繁衍后代、完成种族延续的过程中则可就不是那么一帆风顺。有许多因素可能会妨碍他们实现为人父母的愿望,而内在因素和外部环境的不利改变是其根本原因。人们已经开始重视到生存环境对生育的重要影响,认识到了环境保护的重要性和必要性了,并且在进行着不懈的改进努力。

作为整个人类物种的延续,少部分人的不生育并不会造成太大的影响,而且还由于优胜劣汰的生存法则淘汰掉了"劣质"后代,无疑是一件好事。但是对于"当事人"(不育症患者)来说,不生育却将会是"灭绝性"的打击。

现实社会,人类对自然界的"干预"充斥着我们生活的各个方面,尽管这种"干预"的结果如何还难以完全准确预料,也不清楚地球能够在多大的程度和范围内"容忍"这种干预,但是至少在日常生活中它给我们带来了可喜的巨变。科学正在对人类自身的繁衍进行不懈的探讨,人类对生命奥秘的彻底揭示也越来越接近本质阶段。

认识自己并善于控制和调整自己,人们按照自然规律,在改造自然界的同时,也对自身进行着各种"干预"。借助于科学的力量,人类对生育所进行的"科学干预",可以"随心所欲"地对自身的繁育进行有效的驾驭,在自己想生育的任何时候生育自己想要的孩子,包括生育子女的性别和数量。人类在对自身的认识方面已经不再是处于无所作为的被动局面了,对生命过程的"干预"并不是一个空洞的、毫无意义的幻想,而是正在接近实现的目标,正在逐渐取代"造物主"的职能。现代的生育技术,几乎可以使所有严重的男女不生育的患者都能够实现为人父母的愿望。

人们利用现代科技,正在为自己的生活创造幸福和美满。毕竟,在当代的社会里,人人享有平等的生育权利,不育症患者也享有平等的生殖保健服务的权利,而且我国政府和许多学术机构都在为实现人们的这种权利而努力。由中国计生协会提出,在全国范围内开展"生育传承希望,关怀相伴和谐"为主题的生育关怀行动,已经初见成效。各地计划生育协会与生殖医学机构纷纷响应,紧密结合群众需要,组织人力、物力和财力,深入社区和乡村,为群众提供知识与信息的传授,情感与精神抚慰等关怀活动,例如"家庭健康促进计划""生育关怀亲情牵手""生育关怀零距离服务""幸福工程""扶助贫困母亲"等,以关怀营造和谐气氛,以关怀体现以人为本的服务理念。当代的不育患者迎来了希望的春天。

与大自然相比,人类是渺小的;但是在认识和改造自身的过程中,人类又是非常伟大的,并正在逐步取代"造物主"的部分职能。尽管还不知道在这条道路上人类还能走多远,对生命的干预是福是祸,那些在医学技术干预下出生的后代(原本他们是不能来到这个世界)的健康和繁衍状况如何,都是大大的疑问,但是医生和患者均乐此不疲。请在此过程中尊重生命,敬畏自然,且行且珍重。

理念十七　怀不上孩子,不是谁的错

现今,人们的生活环境和营养条件都已极大提高,生育能力却大不如前。不生育,成为困扰众多家庭的一道魔障。两人高高兴兴地结婚了,正紧锣密鼓地积极准备继后香火。可是,左等右等,妻子的肚子还是没动静。此时此刻,无论是公公、婆婆,还是丈夫,甚至妻子本人,都会先想到是否是女方出了问题。于是,妻子先去检查,查不出问题时,丈夫也"接力"去检查。可是,丈夫检查并无任何异常。此时,目光又投到了妻子身上,"一只不会下蛋的母鸡"恶名从此诞生了。难道,怀不上孩子,就一定是妻子的错吗?

怀孕的机会有多大

一般认为,未采取避孕措施的育龄夫妇,在每一个月经周期里,平均有25%的机会怀孕;50%在婚后3个月内应当怀孕;72%在婚后6个月内应当怀孕,80%~85%在婚后12个月内也应当怀孕了;不育症可能影响到大约10%的育龄夫妇。所以,结婚后,在未采取任何避孕措施下,有规律的性生活一年以上,若配偶不能怀孕,或能受孕但未能怀胎分娩,应考虑不生育的可能,医学上将其统称为不育症,包括男性不育和女性不孕不育。

不育,也不一定都能找出啥毛病

许多不育患者都希望能明确病因,并试图通过针对性的治疗方法来获得康复,然而,现实并没有那么简单。

精子是男性生育的使者,精液质量异常是男性不育患者的常见表现,所

第五章　男科疾病诊疗的 40 个理念

以，一切影响睾丸生精的因素都会影响生育,包括睾丸和附睾的因素、精索静脉曲张、前列腺疾病、勃起功能障碍(俗称阳痿)、逆行射精等,而且这种影响是天长日久的,而且是不断累加的,估计十分难以不判断具体的病因。而卵子是女性生育的使者,卵巢早衰(不产卵)、卵泡释放障碍、输卵管不通、子宫肌瘤、子宫内膜异位症、盆腔炎症等,也都将影响女性的生育,临床上常表现为月经不规律、痛经等。

一旦检查男性的生育能力基本正常后,许多人会将不育的原因归罪于女方(无论女方的检查结果正常与否),这是有失公允的。男女双方均接受了全面检查,结果都正常,就是不能生孩子,这种情况缺失存在,医学上叫"特发性"不育,大约占不育夫妇中的 10%~15%。

实际上,不明原因并不是真的没有原因,而是我们的认识水平还没有达到理想的境界,或目前的技术水平还不能检查出来。随着诊断技术的进步,不明原因的不育将会不断地降低。

对于这种"健康"的不生育夫妇,许多人还真是"束手无策"。所以,有的时候,医生也宁愿他们是有"毛病"的,知道病因,也好采取相应的措施。

相互推诿,不如共同努力

患了不育症的夫妻,双方不要互相指责和推诿责任。实际上,即使一方存在明显影响生育的因素,也不表明对方就是完全正常的。因为生育也是存在优劣互补的情况,如果某一方生育能力很强,另一方存在一些影响生育的问题,但还是可能成功怀孕的。

不育夫妇一定要认识到,生育与不育只是属于夫妻间的事情和隐私,不应该太在意双方老人、亲属、朋友和社会的"关心"与压力,一切要按部就班地有计划进行治疗。

对于不明原因的不育症,一般可考虑采取经验性的治疗,通常需要进行 3~6 个月;若效果不明显,可以接受实验室治疗,准确监测女性的排卵期,在排卵期指导进行夫妻生活,或者采用夫精人工授精技术来助精子一臂之力。万不得已时,还可以考虑进行试管婴儿技术解决生育问题。

平静下来,水到渠成

在多年诊治不育症的经历中,常常会遇到以下情况:不育夫妻经过多年的治疗,仍不成功,完全丧失了治疗的信心,甚至领养了子女,而且,养子女也逐渐长大了;但在此时,他们却意外地怀孕了。真是"有心种花花不发,无心插柳柳成荫"。

"招弟"现象的存在,自有其深刻的根源,问题可能出在哪?

人体的一切活动都是在神经内分泌系统的调控下进行的,紧张、焦虑、忧愁等不良精神心理因素,可以引起神经中枢的功能紊乱,使男女的神经内分泌功能失调,继而影响到精子与卵子的发生、成熟及排放,影响了生育。

另外,各种性功能问题的出现,如男性的不射精、勃起功能障碍(俗称:阳萎)、逆行射精、女性性冷淡等,也限制了生殖功能的正常发挥,造成不生育。

还有一些人可能过分关注不生育,迫切希望能迅速提高生育能力,对诊断和治疗的"关注"度都超出了应有的客观态度,频繁地调整药物、连续的人工助孕、甚至试管婴儿技术也马不停蹄地使用,这让医生与患者都疲惫不堪,患者的实际生育能力可能还会"每况愈下",真是"欲速则不达",最终的结果很可能是让彼此都十分失望。

然而,在夫妻放弃生育的希望之后,心情上彻底解脱,再也不必为了孩子而费力,紧张的情绪也得以放松,这反倒解除了对大脑功能的影响,当一切恢复正常之时,自然生育也就变成可能了。

求子心切而造成的紧张焦虑和内分泌功能紊乱,不利于生育。生育的迫切心情,也常让人的头脑不清醒,盲目求医,甚至容易上当受骗,就像有的人看到一些广告宣传,到处购买所谓的"生育灵丹妙药",这是不可取的。最终的结果很可能是人财两空,还可能错过了最佳的治疗时机。治不育,得先调治自己的心情与情绪。

理念十八　别让"传宗接代"毁了一辈子的幸福生活

"不孝有三、无后为大"的传统观念在现代人的头脑中仍然根深蒂固。为了传宗接代,许多人可以付出任何代价,孩子成为他们生活的全部。一旦遭遇生育困难,那种不撞南墙不回头,甚至撞了南墙也不回头的执着精神,往往让人难以理解,甚至瞠目结舌。一些还没有面临生育问题的青年男性,对于生育能力低下也容易产生恐惧心理,而其家长的推波助澜有时甚至可以带来灾难性的后果,应该引起社会的关注。

五代单传面临绝后困境

满面愁容的父母带着21岁的小张前来男科门诊求治。从厚厚的一摞病例和检查报告就不难看出,无论是在精神上还是肉体上,患者都已经付出过不小的代价。仔细询问后发现,原来是父母担心儿子婚后不能生育,催促小张接受了相关的检查,精液分析多次均偶见活精子,被诊断为"严重少弱精子症"。如同种地需要种子一样,差种子很难有收成,精子这样差让男人的生育成了问题,而对于五代单传的家庭来说,这个消息不亚于晴天霹雳。

在随后的一年时间里,生活对于小张来说简直是一种煎熬,几乎都是在父母的督促和陪伴下到处求医,检查做了一大堆,药物吃的更是难以计算,花掉了大量的金钱,而病情却不见有任何好转。虽然小张也不太在意是否能够生育,而且还没有对象,但眼见得父母整日以泪相伴,也只好满足他们的愿望,不辞辛劳地坚持配合求治,并希望来到协和医院做最后的努力。

治疗还是等待,是一个问题

仔细检查过患者的生殖器发育情况并全面阅读了以往的求治资料,发现患者的病情并不是其想象的那么差,医学手段还不是完全无能为力,只是以往治疗的针对性较差,没有采用特别有效的治疗手段,患者可以选择积极求治措施。

问题是:立即启动治疗的时机是否妥当。

通常来说,只有对结婚一年以上、有固定伴侣、规律的不避孕性生活,妻子不能怀孕和生育的,认为可能遭遇生育困难,才可以诊断为不育症,需要接受医疗帮助。显然,给小张施治有悖医学原则。

理论上讲,只要有一个精子就有自然怀孕的概率。而小张这样的严重少弱精子症,婚后尽管仍然有自然怀孕的机会,但概率微乎其微,基本上都要遭遇生育困难,立即启动治疗程序也不为过。

但是,考虑到其婚后的夫妻生活问题,则情况截然不同。

幸福生活比传宗接代更重要

小张还没有结婚,甚至还没有女朋友。立即开始强化治疗,必然要对其生活状态和精神心理造成一定影响,还可能影响其结婚和处女友的情绪。而哪一个女孩子愿意嫁给一个"病秧子",还有可能婚后遭遇试管婴儿的折磨,甚至可能终生不育!孤注一掷地努力,疗效不确定,最终将丧失一生的幸福生活,也让生育更加艰难,可能形成"竹篮打水"的局面。

而暂时放弃生育想法,专心处对象,尽快结婚,共同度过婚后的一段美好生活,夫妻双方建立起紧密的亲情,然后再共同面对生育问题,则更加可取。那时候,即使是采用最强化的生育技术,也通常不会影响到小夫妻的感情和家庭稳定,而且现代的生育技术也还不是完全无能为力,至少可以通过试管婴儿技术实现生育目的。

在了解了病情对当事人的影响及全部意义后,小张的父母终于回心转意,为了那个虚无缥缈的传宗接代,让儿子吃那么多的苦,似乎有些得不偿失,毕竟孩子的终身幸福才是最重要的。此外,如果处在类似境遇中的男性,对生育的渴求不那么强烈,甚至可以不要孩子,永远放弃生育要求,做健康快乐的"丁克"家族,那么他的婚后生活状态将完全不被影响,没有任何烦恼。

人文关怀始终是医生必须给予患者的,除了参考医学检测结果外,任何医疗决策还都应该考虑到患者的切身感受及其长远影响,并加以综合分析。患者需要引导来转变观念,而其周围的亲人,尤其是父母,当然也应该接受新理念,并摒弃养儿防老和传宗接代的旧观念。

理念十九　没道理,一直在避孕的"不育症"

刚刚走进特需门诊楼的诊室,就发现一对年轻夫妇早已经安静地坐在那里耐心地等待了,双眼充满了期待和无奈。显然,他们应该是挂了第一号,也一定是经历了大半夜的排队。我知道,为了看我的特需门诊,单是挂号费就要300元,还要早早地排队等待,患者的问题一定不简单,而且来到协和医院的患者绝大多数都是比较疑难和棘手的。

简单询问病史后,他们带来的问题还真的比较独特,也耐人寻味,门诊工作中时常遇到,让人很痛心,顽固观念却又强烈地控制着患者的思维和行为方式。

原来,这是一对儿恩爱夫妻,婚后三年,避孕两年,在1年前开始筹划生育后代问题。出于优生优育的考虑,妻子建议夫妻双方在全面检查后再要孩子,丈夫也觉得十分有道理,所以避孕措施一直不敢松懈。很快,检查有了结果,妻子没有任何问题,而丈夫的精液质量差一些,精子活动力没有完全达到正常标准,当然也所差无几。毫无疑问,为了家庭的幸福和后代的健康,夫妻都一致选择了继续避孕,并决定男方接受专业治疗,期望等到精液质量完全达标后再生育后代,毕竟在那个年代,国家的政策规定每个家庭都只能要一个孩子,孩子的健康涉及三个家庭和两代人的性福,万一生出一个畸形孩子该怎么办,为什么不生育一个最高质量的后代呢!随后便开始了艰难而漫长的求治之路,折腾了快一年了,各种检查和药物治疗都几乎尝试遍了,精液质量仍然还是差了那么一点点。万般无奈之下,才来到协和医院求治,也算是他们的最后一搏。

明白了这对儿夫妻是因为精子活力差一点(医学上称为弱精子症)而不敢要孩子,却还在一直坚持避孕,这让我陷入了沉思。看来,患者对生育常识存在的许多偏见,这个顽固理念看起来似乎有道理,确实不容忽视。

别轻易给自己冠名"不育症"

首先让我们看看什么是男性不育症。一般认为,未采取避孕措施的育龄夫妇,若婚后同居一年以上,进行有规律的性生活而未能生育,就应考虑不育

第五章 男科疾病诊疗的40个理念

症的可能,其中病因在男方的叫作男性不育。此概念的基本含义包括不避孕、同居、有规律性交、时间界定为1年的生育努力。可以说,按照不育症的定义,这对儿夫妻还够不上不育症的诊断,尤其是他们完全没有进行尝试生育的努力(一直在避孕),就直接进入了不育症治疗周期,是比较过分的。

将生育能力尝试时间,或不育症诊断定义时间确定为1年是有深刻道理的。实际上,即使是生育能力完全健康的年轻夫妻,也不是都在婚后的第一个月怀孕的。研究发现,未采取避孕措施的育龄夫妇,每一个月经周期平均有25%的机会怀孕,50%在婚后3个月内应当怀孕,72%在婚后6个月内应当怀孕,80%~85%在婚后12个月内应当怀孕,而不育症仅仅可能影响到大约10%的育龄夫妇。

先给自己一点机会尝试怀孕

前面的理由分析已经很充分了,这对夫妻显然是很纠结,其做法也很欠妥,甚至是过分的。对于新婚或刚刚解除避孕措施的夫妻来说,总是要先尝试看看自己是不能怀孕?还是存在其他的生育困难,例如怀孕流产?胎儿发育异常?等,然后才好采取针对性的措施进行调治,而其中绝大多数(80%以上)夫妻经历一年时间的共同生活都生育了自己的健康宝宝。这就如同求学者还没有参加过高考,就自己觉得不行,放弃参加高考而直接进入补习班一样,是没有道理的。参加一次高考后,成功了,也就一切都不是问题了;一旦失败了,则可以发现失败的原因,例如哪门功课不及格,也好采取针对性补救措施。生育后代也是同样道理。

别误读化验单

最让这对夫妻焦虑的问题还在于对男人的精液化验单的解读。

实际上,我们现实所做的精液分析只是对精液质量的表观描述,并不能很好地反映精子的功能状态和男人的生育功能,而正常参考值也是人为设定的,并不是达不到合格标准就一定不育。以我从医32年的极端案例看,一个无精子症患者经过半年的强化治疗后,精液内仅出现数个精子(显微镜下仅发现2个精子/HP),而妻子就怀孕了。当然,这是比较特殊的案例,就如同购买奖券中了大奖一样,但谁敢否认一张2元钱的奖券就没有抽奖中500万大奖的机会呢!而该求医者的精液质量远非百万分之一的机会。从来自我国多家人类精子库的研究报告也发现,那些已经有了后代的男人们,其中半数以上的精液检测不合格,即没有达到目前医学标准给定的正常范围。显然这种单纯依靠精液分析结果来一刀切地推断生育能力和后代健康的做法存在严重偏差,这种观念必须加以调整。

其实，每种疾病的诊断都不是一件简单的事情，医生需要根据病史、临床表现、体格检查、化验检查及辅助诊断技术进行综合判断，即使这样，还会存在难以决断的情况，甚至集体会诊也难以给出一致性结论。所以，医院医生给出的各种检查报告单，不应该简单地根据其表面结果做出"病"与"非病"的判断，医生和患者都不应该成为数字的奴隶，一张普通的化验单经常对患者，也包括公众进行有意无意地"误导"。所以，现代社会依靠某些网站上提供的所谓"大数据"和疾病诊断"简明流程"来对号入座的看病模式是极其有害的，如何防止公众和患者对一些检验指标的病态关注，从而减少不利于疾病康复或把健康看作疾病的各种不利因素，始终是医生关注的热点，公众也应该有所了解。

瞻前顾后、裹足不前：过于顾虑后代的健康不敢怀孕完全没有必要

年轻夫妻还会因为精液质量稍微差一些而担心后代的健康。

精子的遗传物质在头部，而精子的运动能力决定于精子尾部的摆动，所以精子活力低下与遗传异常没有直接关系，可以不必担心对后代的危害。畸形精子的受精能力也几乎丧失，没有受孕能力。况且，活力差及畸形精子也难以经过"千里跋涉"跑到输卵管壶腹部位让卵子受精。所以，经过自然竞争实现受孕的种子，基本上都是优良品种，不必太紧张。

此外，胎儿畸形与精子畸形不是一回事。胎儿畸形主要发生在器官发生期，即女性怀孕的早期（头3个月内）阶段。如果在此期间孕妇感染病原体、发热、服用有危害性的药物（抗生素、激素、神经毒素类等具有生殖毒性药物）、接触到环境危险因素（酗酒、农药、射线）等，将直接危害到胎儿器官分化的进程，导致胎儿畸形或发育迟滞。由此看来，胎儿畸形与精子畸形没有必然关联。

迷途知返者的前景可期

讲明白了全部道理，这对夫妻心情放松了许多，答应先回家解除避孕措施，努力尝试半年看看结果。在解除避孕后的第3个月，妻子的月经没有如期而至，化验尿证实妊娠，并经足月妊娠，产下一个健康男婴，全家皆大欢喜。

千万不要做"数字"医生，根据"标准值和正常值"来臆测健康十分不靠谱。后代的健康除了决定于遗传物质外，最重要的还在于女方体内的十月怀胎过程。所以，即使是完全健康的夫妻生育后代，也都难以保障后代的绝对安全，都需要在孕期注意防护，并加强孕期保健和胚胎发育监测，这也将成为生育健康后代的重要保障。

第五章 男科疾病诊疗的 40 个理念

理念二十　不育夫妇：3 个条件助其选择助孕方法

吃药还是做试管，生育大事应该如何抉择？

王先生和妻子想要有个孩子的念头一直也没有断过，总想吃药就解决问题了，但是没有想到，不断地调换药物，治疗了十来年，小王都快成老王了，但是妻子的肚子还是瘪瘪的，没有任何反应。一想到如今的生育技术特别先进，转而要求医生协助做试管婴儿，但是医生认为妻子的年龄(40 岁)偏大了，治疗的最佳时机过去了，试管婴儿的成功率也较低，而且花费很高，还要不要去努力了？这让夫妻俩都很困扰，这么些年一直在治疗哇，怎么会晚了？到底该如何选择以及何时选择吃药，还是做试管婴儿？

现代的不育症治疗方法很多，包括种类繁杂的药物、各种手术(输精管道复通、精索静脉曲张高位结扎、显微手术取精等)和辅助生殖技术(ART)，后者又可以区分为人工授精(AI)、体外授精-胚胎移植(IVF-ET)、单精子卵泡浆内注射(ICSI)和着床前遗传学诊断(PGD)等。实际上，许多遭遇生育困难的不育夫妇，在其寻求医学帮助的时候，经常会面对选择困难的情况，一旦没有选择妥当，甚至没有把握好宝贵时机，都将延误孕育后代的人生和家庭大事。

那么，应该怎么样去选择助孕技术呢？主要依据以下的三个方面。

夫妻双方的病情

病情显然是选择治疗生育方法的最主要依据。如果夫妇双方中有一方或双方存在影响生育的一般问题，也就是说病情不严重，就应该首先尝试自然怀孕，可以在家庭内观察等待、排卵期性交；药物治疗也是一个不错的选择，吃药具有简单、方便、经济的、优点，双方积极配合尝试自然生育。例如，男方的精子数量和活力稍微差一点，女方的内分泌稍微紊乱一点，药物治疗一般建议 2~3 个月为一个疗程，但是最好持续半年左右，但是不要超过 1 年，过久的药物努力往往意义不大，且容易丧失宝贵的"黄金"生育时间；如果一方的问题十分严重或双方的生育问题均很严重，则倾向于选择快速、高效的 ART 技术，例如女性的输卵管难以复通的梗阻，男性的严重少弱精子症，都首先建议选择 IVF/ICSI。

女方的年龄因素

年龄因素在选择治疗不育治疗方法中的作用至关重要，越是年轻的夫妇，获得自然生育的概率越大，尤其是对女性年龄因素的考量，毕竟男性的年龄因素通常不是那么重要，多数老年男性仍然保持一定的生育能力，但是女性则不然。

与青年女性相比,35 岁的女性自然怀孕率下降一半,而 40 岁以上的女性,则其自然怀孕率只有青年女性的 1/20。所以,对于青年女性,多半选择等待自然怀孕或使用一定的药物治疗来促进生育;对 35 岁以上的女性,生育已经是很急迫的事情了,必须抓紧;对于 40 岁(尤其是 45 岁)以上的女性,生育问题已经是迫在眉睫,属于赶"末班车"的感觉,实现生育愿望的概率很低了,即使是选择试管婴儿技术的成功率也大打折扣了,用百姓的话讲,就叫作"碰运气"的事情了。

求子的急迫程度

不育夫妇对对生育后代的渴望和急迫程度是明显不同的,有一些夫妇并不是特别着急,另外一些夫妇则很急迫,一些求治者甚至恨不能马上怀孕。对于不太急的患者,可以只是简单地检查和调理一下,首先选择药物治疗是明智的,并尽量等待自然怀孕;特别急迫的患者,则选择相对麻烦、对身体有一定影响且费用较高的 ART,因为其具有快速且成功率相对高的特点。

在选择不育治疗方法和实施过程中,医生和患者都要始终把握好一定的原则,在病情、女方年龄和急迫程度上进行权衡,把握好时机并做出必要的调整,不要一条道走到黑,浪费了宝贵的治疗时机,使得后续的治疗变得越来越困难,选择成功治疗的机会越来越小。医生则有责任和义务不断提醒患者做出及时、科学及合理的选择,以免导致无可挽回的后果和患者的伤心、绝望与投诉。

理念二十一　100 万与 0 的差距有多大

随着人类辅助生殖技术(ART,俗称医学助孕)的不断进步,让越来越多的不育夫妇获得了后代,尤其是"只要你有一个活精子,就能解决生育问题"的宣传,极大地鼓舞了不育患者和医生。的确,通过单精子卵胞质内注射(ICSI,俗称二代试管婴儿技术)仅仅发现一个活精子,就会有可能使卵子成功受精和怀孕,毕竟一个卵子仅需要一个精子来受精,而我们每一个人都是分别来自父母的一个卵子和一个精子的结合产物。

当男性不育患者拿到精液化验单,看到报告的结果上写着精子浓度为 1×10^6/ml(每毫升 1 百万)时,一定会暗自庆幸,甚至沾沾自喜,尽管自己的精子没有达到正常标准,但毕竟还有这么多精子,生育后代只需要一个精子应该问题不大吧,至少还可以通过二代试管婴儿稳操胜券吧。但是,一系列问题难免随之出现,而科学认识现状可以帮助我们理性地选择治疗方法,并成功脱困。

第五章 男科疾病诊疗的 40 个理念

100 万精子与正常生育需求相距甚远

世界卫生组织第 4 版的标准规定,健康常年男性精子浓度正常参考值的最低范围为 20×10^6/ml(每毫升两千万),这一指标在 20 年前曾经是 60×10^6/ml,而健康生育男性的精子浓度多在 $(60\sim150)\times10^6$/ml,即平均每毫升一个亿。此外,即使是健康夫妇,也不是都在同居后第一个月怀孕,每个月的自然怀孕率大约 25%。那么,对于一个仅有正常人 1/100 数量精子的不育患者,期望自然怀孕的概率必然是十分渺茫,无异于买 2 元的体彩,期望获得 500 万的概率,这毕竟是一个太小的小概率事件了。

做二代试管婴儿也容易"踏空"

面对艰难处境,具有自知之明的患者可能转而选择 ICSI 解决生育问题,满以为会万无一失。姑且不说试管婴儿的成功率绝对不是 100%,即使是选择做试管婴儿的患者也可能遭遇在授精的关键时间节点内拿不出精子来,这会完全出乎意料,并让患者遭遇很大损失,有的还不得不放弃本次治疗,患者更加难以理解问题的根源。

实际上,精子是非常微小的,需要放大数百倍才能看到很小的精子。分析精液时,实验员在每个高倍显微镜下的正常男性精液内可见到数百条甚至更多的精子,而每毫升 1 百万精子,只是能够见到一条精子的概念,还不一定是具有活动能力的好精子,还不保证每个视野都能找到精子,看不到精子的情况并不罕见。如果患者的身体健康状态不佳,或者取精环节出了问题,都可能造成显微镜下找不到精子的尴尬境况。打个比方,把 1 百万条鱼放到大海里,你还能找到它们吗?显然是非常困难,甚至是不可能的。研究发现,当精子浓度 $<0.2\times10^6$/ml 时,即使在离心情况下,也难以找到精子。所以,你有 100 万精子,也难以保证不踏空,更难以做到"保险生育"。

最好做到有备而无患

俗话说:人无远虑必有近忧。对于精子数量特别少的患者,最好提前做一点准备。可以考虑首先进行一段时间的药物调理来改善精子,虽然绝大多数患者仍然难以达到自然怀孕的目的,增加一些精子数量,至少可以减少做试管婴儿时的"踏空"概率吧,而且精液质量改善后的 ICSI 治疗结局应该会更好,至少不会有害处吧。预先将好精子进行冷冻,以备 ICSI 的使用,也会避免"踏空",当然目前这种显微冻精技术还没有普遍开展,仅在某些医疗机构进行。即使是在 ICSI 治疗期间没有拿到精子,患者又不考虑(附睾、睾丸的穿刺或活检)直接取精,还可以考虑冷冻卵子,以备后续找到精子时的再次 ICSI。

第五章 男科疾病诊疗的 40 个理念

化验报告与真实世界的差距到底有多大,有的时候是很难想象的。这尤其让患者难以想象,也不能理解。但是患者会按照自己的理解去操作具体的事件,这是很危险的。如果医生不能清晰地把客观情况讲明白,实验结果误导患者,甚至误导医生的情况比比皆是,防不胜防,遭遇尴尬和患者不满,甚至投诉,也就在所难免了。

理念二十二　别把"精子畸形"与后代发育异常紧密挂钩

一些夫妻在生育过程中,偶尔会出现胎儿发育异常,或称为畸形,在寻找病因时,最常见的发现就是男方的精子异常形态率超过正常标准,或称为畸形精子症,这让患者和医生都很崩溃。精子畸形与后代畸形总会让人们充满联想,并经常将其视作同源。畸形精子症在生殖医学界的研究和临床工作中引起了很大的争议,值得关注。

精子形态的判定标准

近年来,随着科学技术和认识水平的不断提高,国内和国际上分析精子形态学的标准也在不断地变化(表6),目前临床工作中执行的形态学标准是世界卫生组织(WHO)的第5版,精子形态正常率的标准为≥4%,看来精子形态的判定标准越来越严苛了。

表6　WHO 不同版本精子形态学相关内容的比较

版本	篇幅	染色方法	观察方法	参考值
第1版	10 页	改良勃-利氏染色 巴氏染色	40 倍物镜观察	$(80.5 \pm 19.4)\%$
第2版	13 页	吉姆萨染色 改良巴氏染色 改良勃-利氏染色	40 倍相差镜下观察,或 100 倍油镜下观察	50%
第3版	13 页	湿片法吉姆萨染色 改良巴氏染色 勃-利氏染色 Shorr 染色	100 倍油镜下观察	30%
第4版	15 页	改良巴氏染色 Diff-Quick 染色 Shorr 染色	100 倍油镜下观察及至少 10 倍目镜下观察	15%
第5版	49 页	改良巴氏染色 Diff-Quick 染色 Shorr 染色	100 倍油镜下观察及至少 10 倍目镜下观察	4%

第五章 男科疾病诊疗的 40 个理念

如何看待精液内的畸形精子

精子的结构分为头颈部（长 7~8nm、宽 3~5nm）和尾部（约 45nm），正常的精子像蝌蚪一样，呈卵圆形，需要在放大几百倍的显微镜下观察。

人类的精子可以有发育异常的，显微镜下表现为非正常形态，其中有一些是正常的生理变异（图 57），而有一些则是属于畸形范畴（图 58）。一般情况下，这样形状异常的畸形精子不应该太多，如果异常的精子超过正常标准，尤其是在半数以上，可以影响精子的整体受孕能力，明显减少"有竞争力"精子的数量，不利于精子成功地使卵子受精，可以影响精子的受孕能力。严重畸形者（80% 以上的精子形态都是明显异常的）可以让男人的生育能力遭遇困境。但是，受孕率的降低，只是决定了人们自然怀孕的难易程度，却并不能决定后代的健康，真正决定后代发育是否健康的在于其遗传物质，也就是我们熟知的染

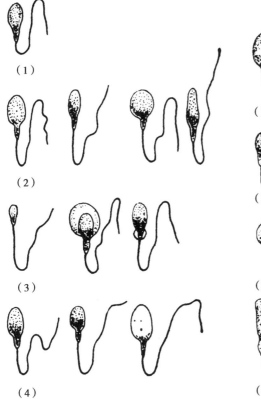

图 57 正常形态的精子
(1) 正常精子；(2) 正常精子生理变异；(3) 幼稚型精子；(4) 衰老型精子。

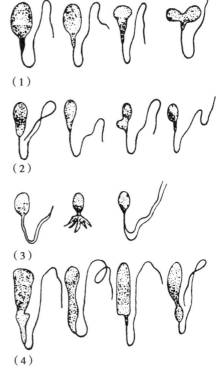

图 58 常见的精子形态缺陷
(1) 头部畸形；(2) 体部畸形；(3) 尾部畸形；(4) 头和体混合畸形。

色体,当然在母体内孕育的过程也有着不可估量的影响。问题的关键是精子形态异常与精子染色体异常的关联性到底有多大?

认识偏差的历史根源

存在精子畸形与后代畸形关联这种认知态度也不是空穴来风,自有其深刻的历史渊源和社会背景。早在1674年,荷兰的Hamm与Leuwenhock第一次在显微镜下看到了自己精液内的精子时,因为精子有头、体、尾,有完整的系统结构,有运动能力,如同一个小娃娃一样,人们就认定了精子应该是一个独立的生命体。那时的科学家们坚信,精子就是人类的雏形,女人无非是提供了一个让精子发育的孕床,并单纯提供精子生长发育所必需的各种营养成分,就如同种子与土壤一样的关系,完全忽视了女人对后代的实质性(遗传)贡献。

关于精子形态问题的多重困扰

抛开标准的差异问题,现代人对精子形态的顾虑还是很多的,简单总结了几个问题:在生育后代的这件事情上,对精子的评价是单纯以形态为主,还是以功能(能力)为主?形态异常的精子是否有均等的机会去受孕?形态不够标准的精子是否其染色体就一定是异常的,或者脆弱的?严重畸形的精子是否也有受孕机会?真正受孕的那一个幸运精子,是否一定是形态最佳的?没有正常形态的精子,是否就不能受孕了?精子形态学标准总是在变化,这样越来越严苛的精子形态标准的意义何在?其临床价值是什么?担心后代发育不正常的顾虑该如何解除?这些问题都需要正面面对,因为回避的态度不是一个好的选择,医生和患者的顾虑不能够得到解除,尤其是患者。

1. 自然怀孕精子所注重的指标　以能力为主。形态只是评估精子功能的指标之一,但不是唯一,也不是最为重要的。一直以来,评估精子生育能力的主要指标都是精子的数量和活力。

2. 形态异常或不够标准的精子受孕概率　会小一些,但是也不是没有机会。就如同购买彩票抽奖一样,大家都有机会,除了看能力之外,还要看运气。能力大的精子,固然成功受孕的概率会大,但是也不是绝对的。概率是科学层面上的事情,是大数据决定的,但是在具体到每一个精子来说,大家都有机会,机会的大小与能力不一定完全成正比例关系,在很多时候以及很多事情上是没有道理可讲的,运气也很重要。

3. 形态异常或不够标准精子的染色体情况　发生异常的可能性很小。目前使用的WHO第5版标准,给出的都是精子各个径线的物理差异,并没有畸形的概念,只有真正严重、全部的某些特殊类型的畸形精子,才可能与遗传异常相关,在疾病诊断中应该属于非常罕见的情况。

第五章 男科疾病诊疗的 40 个理念

4. **真正受孕的那个幸运精子** 一定是功能最强大的,却并不一定是形态标准的,毕竟全部的精子均具有一样的遗传物质,并不会因为其形态的差异而出现染色体的显著变化,大家都有成功受孕的概率,就如同抽奖一样的道理。此外,这一点在精子库筛查献精员的过程中已经得到了充分证明。那些已经生育健康后代的成年健康男性献精者,其中不乏 100% 精子异常形态者。

5. **严重畸形精子的受孕机会** 几乎为零。由于存在重大的发育缺陷,甚至是遗传异常,严重形态异常的精子往往运动能力极差、顶体酶不足、遗传物质不完整,很难获得受孕概率和持续的后续胚胎发育机会。

6. **精子形态学标准越来越严苛的意义** 看问题的角度不同了。以往,我们看待男人的生育能力,主要看精子群体状态,即整体上的精子功能如何;现代则是看个体,毕竟最后真正怀孕所需要的精子只有一个,就如同奥运会夺冠一样,只有功能最强劲最优秀的那部分精子当然也最有可能成功受孕。

7. **苛刻精子形态标准的临床应用** 目前主要用于人工筛选精子。风生水起的辅助生殖技术,让人工选择精子成为一种常态。期望在数以亿计的精子中,筛查出那么几个优秀精子不是一件容易的事情,医生不可能了解每一个精子的功能状态,只能从其中选择那些外观上看起来最为标准的精子,也就是形态学正常的精子,这是没有办法的事情。甚至为了提高试管婴儿的受精率,医生还经常采取超高放大倍数的显微镜来观察和分析精子的形态。当然,这些操作的结果,只能是在外观上下功夫,精子形态也是医生唯一可以操作的主要依据指标。

8. **后代发育异常的顾虑** 不必过于担心怪胎的出现。生育后代是一件大事情,有心理顾虑是可以理解的,谨慎一些也不过分。事实上,医学中有许多不确定因素存在,无论是自然妊娠和分娩的后代,还是试管婴儿后代,都不见得是全部健康的! 甚至在母体孕育的过程中,同样会给后代带来某些危害。但是,漫长的繁衍历史告诉我们,人类自身可以通过多种途径,对有问题的后代进行有效处理,达到优胜劣汰的优生目的,否则人类早就会消亡掉了。

胎儿畸形与精子形态异常不是一回事

胎儿畸形主要发生在器官发生器,即女性怀孕的早期阶段(头 3 个月内)。如果在此期间孕妇感染病原体、发热、服用有危害性的药物(抗生素、激素、神经类等具有生殖毒性药物)、接触到环境危险因素(酗酒、农药、射线)等,将直接危害到胎儿器官分化的进程,导致胎儿畸形或发育迟滞。由此看来,胎儿畸形与精子畸形没有必然关联。

许多发生胎儿畸形的妇女,仔细询问起来,多数可能存在各种导致胎儿畸形因素存在,可以在仔细检查后加以明确。当然,也有部分患者找不到明确的致畸性病因,属于特发性因素,则应该加强再怀孕后的运气监测,以便早期发现胎儿发育问题,尽早处理。

胎儿发育异常的监控有配套措施

值得一提的是,个别携带遗传异常基因的夫妻,确实存在将自己的遗传异常传给后代的机会,并可能引起胎儿畸形等发育异常,需要一系列措施加以控制,必要时可以做胎儿的遗传筛查,以确保后代的健康发育。主要是在拟生育之前接受包括染色体在内的全面的遗传学分析,并应该由专业医生进行详细的遗传咨询。我们还可以利用现代的科学技术对胚胎和胎儿进行全面检查,早期淘汰异常或畸形儿。此外,子宫本身可以将异常胚胎以流产的形式排斥掉。最后,在万不得已的情况下,还可以通过产前诊断来明确胎儿的发育情况,对于确定诊断有严重异常的胚胎,给予有效的清除处理,确保生殖安全。

如何应对精子形态异常

引起精子形态异常的原因很多,包括内在的和外在的两种类型。

影响精子生长发育的内外因素,例如内分泌激素水平异常、精索静脉曲张、生殖系统感染、服用过具有生殖毒性的药物、接触环境中的有害因素(毒物和射线)、不良的生活饮食习惯(嗜好烟酒和桑拿)等,而且是多种不利因素的累加作用,当然也不除外遗传异常。外在因素则更多,而且复杂,任何伤害睾丸生存环境的衣食住行等因素,均可以导致精子形态异常。除了某些特定形态的精子异常(可能存在遗传异常因素或其他严重的不利因素)外,绝大多数的精子形态异常是非特异性的,也就是没有具体的原因,是多因素多种异常共同作用的累积结果,而且还有一定的时间持续性。

针对这些已经明确的病因,可以采取针对性的方法加以治疗。此外,患者可以在日常生活中多注意一些,例如不酗酒、不吸烟、不洗桑拿等,平衡饮食、适当运动、注意休息、放松紧张的情绪等,均具有一定的作用。同时可以使用一些调整睾丸内环境的治疗药物,多可改善精子发育环境和精子形态。

什么才是决定后代发育正常与否的关键因素,是男人精子的形态吗?显然不是。真正的生育使者是男人的遗传物质,也就是存在于精子头里面的染色体,这是男人生育的根本所在。近年来,精子形态的判断标准不断变化,认识调整在所难免,有些时候医生的认识偏颇,容易遭遇临床实践困境和患者的质疑。但是万变不离其宗,无论外部的判断标准如何变化,根本性的东西不会改变,胎儿发育畸形自有其特定的形成机制,与精子的外在形态关系不大。

理念二十三　没有孩子,未必都要拿精索静脉曲张开刀

在男性不育症中,精索静脉曲张是比较明确的病因之一。许多遭遇生育障碍的男人,一旦被检查出患者有精索静脉曲张,是否都要"挨一刀",其中的选择十分困难,需要考虑的问题很多。

没有孩子,都是精索静脉曲张惹的祸?

愁眉不展的小文夫妇坐在医生对面,手里拿着病历和厚厚的各种检查报告,焦虑不安地询问医生:"我们结婚8年了,一直没有孩子,妻子检查基本正常,是我的精液有问题,还发现有左侧精索静脉曲张。结婚这几年不停地看病,自己挣的钱都贴进去了,还向双方的老人求助过,虽然吃了太多的药物,但是都没有任何效果,而且精液质量也变得越来越不好,到现在只剩下几个精子了,看来我的生育希望实在是太渺茫了。也曾经有医生劝我做手术治疗精索静脉曲张,但我们始终拿不定主意,况且也没有任何疼痛不适的感觉,就这么拖了多年,看来是精索静脉曲张让我绝了后。你能告诉我,精索静脉曲张到底是怎样的一个毛病吗?对男性生育的影响大吗?"

精索静脉曲张是怎么一回事?

医生讲解道:一些男性可以在阴囊内摸到一团条索样的东西,有人会描述成"蚯蚓状""鱼子状"等囊性的可压缩的东西,严重者可以直接"看"到阴囊局部饱满坠胀,还可以通过B超检查发现,临床上诊断为精索静脉曲张,是男性的一种常见疾病,一般人群中的发生率在15%左右,许多精索静脉曲张者也可以正常生育,但是在男性不育患者中精索静脉曲张的发生率可以接近40%。所以,患有精索静脉曲张,并不一定都会影响到生育,能否生育的关键是在于睾丸的损害程度,可以通过简单的睾丸检查和精液分析来判断。对于不生育合并精索静脉曲张者,如果精液检查结果正常,可以暂时不考虑手术治疗,每3~6个月定期进行精液常规检查。只要精液质量没有明显变化,可以一直观察下去,并注意寻找其他的不生育因素,尤其是对妻子生育能力的评价。

小文接着话茬说:"请你帮助我检查一下吧,看看我的情况是否很严重。另外,这几年的精液分析报告都在此,还有刚刚做完的精液结果,你看看吧!"

进行生殖器官的检查后,医生又详细翻阅了精液化验单,最后告诉小文:"你的情况并不乐观,精索静脉曲张相当严重,左侧睾丸已经明显萎缩变小了,而且质地也软了许多,同时右侧的睾丸也已经受累。这几年的精液质量越来

越糟糕,近期的分析结果在高倍显微镜下只能偶见精子。"

手术时机选择及治疗效果如何?

小文探询地问:"那么,我有精索静脉曲张且不生育,可以考虑做手术吧!"

不生育伴有精索静脉曲张者,在下列情况需要考虑接受手术治疗:精索静脉曲张的患侧睾丸与对侧睾丸相比明显变小、质地变软;精液常规检查异常,尤其是在连续多次检查出现精液质量每况愈下的情况。

"精索静脉曲张做了手术就可以有孩子了吧!"妻子关切地问。

总体上讲,在手术后一年内,患者精液常规检查的改善情况可以达到50%~70%,能使妻子自然怀孕的占30%~50%,手术后配合适当的药物治疗可以提高精液的改善率和妻子的自然怀孕率。但是,部分经过手术治疗的精索静脉曲张者,在经历了若干年以后,仍然没有子女,其可能原因:手术时机选择过晚,精索静脉曲张造成的睾丸进行性损害难以恢复;同时存在其他影响生育的因素没有去除;妻子有影响生育的因素;有现代医学还没有认识到的潜在因素影响生育。文先生的情况比较严重,即使是做了手术,预后也不会太好,很难恢复到自然生育的程度。

沮丧明显地写在了这对夫妇的脸上。

是否只有做手术这一个办法了?

"实际上,你们夫妻治疗的目的就是要生育一个孩子。既然选择手术治疗精索静脉曲张几乎没有恢复自然生育的可能性,那么选择实验室技术解决生育问题应该是不太困难的,现代的生育技术只要有一个精子就可以解决问题,即使是严重的男性不生育患者也大多可以实现为人父母的愿望,你们当然也不例外。"

夫妻俩的心情顿时开朗了许多,细心的妻子转而关注起新技术的问题:"我知道了,这是试管婴儿技术,但是听说成功率不是太高,是吗?"

"目前,试管婴儿技术已经成为常规技术,治疗成功率稳中有升,国内的成功率已经达到30%~40%,结合胚胎冷冻等新技术,使得每个治疗周期的成功率有更大的提高,完全不必担心。况且,一次不成功,还可以再次进行,迟早会让你们夫妻圆梦。"

了解了解决自己生育问题的全面情况后,夫妻俩开始忙着为下一段的治疗做准备。

男性不育伴精索静脉曲张的患者,求治的主要目的是生育,而且绝大多数患者没有任何不适症状,这与单纯因为精索静脉曲张导致疼痛不适求治的目的不同。患者为了实现生育的目的,可以选择药物治疗、手术、辅助生殖,而且

第五章 男科疾病诊疗的 40 个理念

可以联合使用这些方法以追求最大疗效,并且还有患者可以什么都不做,仍然可以有自然怀孕的机会。不要被精索静脉曲张所困扰,努力实现患者最根本的求治目的,治疗选择是多种多样的,并且需要征得患者的意见。

理念二十四　生育机会渺茫,男性不育患者还要不要接受治疗

某次全国性学术研讨会议上,我正在做学术专题报告。在提问的环节,有学者提出:"对于那些极其困难的患者,尤其是几乎没有任何治疗价值的男性不育患者,例如睾丸发育不良(睾丸容积很小)且 FSH 特别高的无精子症患者,是否还要给予治疗?而许多这类患者都坚持要求治疗,不放弃。"提问者的意图很明确,这是一名老患者,经历过很艰难的诊断过程,预测已经没有什么办法了,但是患者不甘心,找到了北京协和医院,我却给患者开了药。提问者实在不明白继续治疗的目的和价值何在!

医生放弃一个困难患者,很容易也很简单,可以说只是其众多治疗选择中的极少数,而给这些患者盲目地施以种类繁多的高费用有创治疗,往往徒劳无功,甚至还会被误认为是欺骗患者的钱财。然而对于具体患者来说,医生放弃了努力,就等于他的全部希望破灭了。让一个年轻气盛的男人轻言放弃是难以接受的,努力一下的想法并不过分。进退两难时如何权衡利与弊,患者和医生都值得深思。我个人的建议是,对于那些坚决不放弃且心态良好的患者,在进行充分的沟通之后,还可以给予一定的治疗措施,并以简单、安全、经济、无创(微创)且适可而止为原则,而药物是首当其冲的治疗选择。采用治疗和改善睾丸功能切实有效的药物,并且尽量回避效果不确切且费用较高的药物,是比较明智的。

这种医疗决策的选择是依据以下几方面。

期待奇迹发生

多年的临床经验告诉我,由于存在显著的个体差异,在极其罕见的情况下,仍然有非梗阻性无精子症患者通过药物治疗后,精液内可以出现精子,而现代的助孕技术仅仅需要一个活精子足矣,这给了我们很大的鼓励和无限想象。所以,尽管发生奇迹很难,但任何时候都不能断言患者没有了治疗机会,即使是对于异常复杂的患者,获得成功治疗的希望也不是都为零。

为后续治疗奠定基础

实际上,给患者进行基础药物治疗还并不完全是出于"撞大运"的考虑。

第五章 男科疾病诊疗的 40 个理念

药物治疗可以改善睾丸的内环境,毕竟会对后续的激进治疗有帮助,例如睾丸取精可能是目前这类患者的最后选择,而医学显微技术的进步,例如睾丸显微取精和显微精子冷冻,也确实给这类患者提供了一定获取精子及进行试管婴儿的机会。即使是以往认为没有任何机会的克氏综合征(Klinefelter syndrome)(染色体核型为 47,XXY)患者,熟练的显微操作者也可在一半左右患者的睾丸中获得精子。理论上讲,药物治疗后对睾丸内外环境的改善,应该有助于提高直接取精的成功率,就如同明知道考不上大学,也要好好复习一下再去应考,而不是贸然前往,这样即使可能仍然考不上,也不至于那么难堪,甚至可能有意外惊喜。

让周围的人看到患者自己的努力

生育后代毕竟是一个家庭的头等大事,尤其是对于青年夫妇来说更是如此。因为男人的不生育,一旦轻言放弃,很难让周围的人,尤其是妻子接受和理解。接受一段时间的安全、经济、有效的药物治疗,证明给周围的人看,尤其是让妻子感受到自己的男人在努力,这很重要,甚至在一些家庭中的这种努力已经成为维系夫妻情感和继续生活下去的重要需求。

给自己一个宽裕的时间做出理性选择

对于任何重大问题往往都难以决断,尤其面对家庭的生育问题是很难轻易下决心的,应该给予这些夫妇充裕的时间来考虑,包括孩子的意义和人生的意义。孩子不是人生的全部,而只是生命中的阶段性事件,不应该因生育问题而将全部生活弄得一塌糊涂。许多患者想明白了,转而采用供精人工授精或领养子女,甚至放弃生育后代的要求,过着平稳而愉快的人生,甚至有些人转而将对家庭的小爱转化为对人类和生命的大爱,成就了许多对人类和社会有巨大贡献的杰出人物。即使是那些仍然执意追求生育自己后代的夫妇,也一定会通过冷静思考而做好了应对艰难处境和接受最坏结果的身心准备。

期待科技进步

只要希望还在,就有奋斗和努力下去的动力和决心。科学技术日新月异,试管婴儿、克隆技术等带给人类社会和家庭的巨大冲击现在还值得回味,而未来的生殖医学领域还会发生什么样的惊人进步,任何人也难以预料,也许巨变就发生在明天,也许遥遥无期,但是相当值得期待。一旦人类的克隆技术、干细胞技术和不成熟生殖细胞培养获得成功,今天生育渺茫的患者就会轻松实现生育后代的目的。

其他的可能考虑

如果说还可以有一个医疗决策选择考量的话,那就是北京协和医院从来不差钱,不会为了考虑从患者身上挣钱来养活医生,所以医生选择的治疗药物都是最价廉物美的、安全的,疗效也是最好的,服务和态度更是无可厚非的。但是,这么多的好处集中在一起,谁都不能保证治疗好所有患者,尤其是对这类很困难的患者,一样很难让他们彻底摆脱疾病的困扰。

从前述6个方面的分析来看,医疗决策的制订不完全是(甚至完全没有)出于生物医学考虑,还必须包括对患者的个人感受、家庭影响等多方面考虑,尤其是人文医学考虑,医生和患者都容易忽视这种人文医学的需求,必须对这种心态和认识进行必要的调整。

理念二十五　不能忽视对男性不育治疗时机的把握

一旦患病,绝大多数患者都关心诊断的准确性和治疗的有效性,却对治疗时机疏于考虑,最终没有能够让他们获得应有的理想结果。

"准丈夫"遭遇生育尴尬

一个25岁的男性,在进行婚前例行检查时,意外地发现精液内居然没有精子,尽管睾丸发育很好,生殖激素结果也不错(FSH 3.25nmol/L;LH 2.68nmol/L;睾酮3.74ng/ml),遗传检查未见到异常,染色体46XY,无精子因子(AZF)未缺失,但是无精子的严酷现实还是给两个家庭(男方及女友)带来了巨大的震动,对于双方家人来说,都如同晴天霹雳一般。

5位专家5个意见

在随后的求医之路中,患者看过了许多男科专家,但是获得的治疗方案都不尽相同,且很难抉择。第一位西医专家建议采用药物治疗,治疗方案是打针(hCG、HMG);第二位是中医专家,建议处方中药进行肾虚的调理;第三位西医专家建议进行手术探查,必要时考虑进行附睾输精管显微吻合来解决可能存在的梗阻问题;第四位西医专家检查了一下,居然没有发现输精管,诊断为先天性双侧输精管缺如(CBAVD),建议附睾穿刺;第五位西医专家建议睾丸显微取精+冻精,保存生育种子(精子)。最后,来到我诊室的是计划结婚的两个准新人,希望要个说法,哪一个方案更加可取。

第五章　男科疾病诊疗的 40 个理念

最佳的选择竟然是等待

双方的痛苦和挫败感不言而喻,我还注意到女友对男人的极大失望和明显的不耐烦。在全面分析了病情后,病情基本明确了,患者是因为生殖道发育问题而导致的无精子,即梗阻性无精子症,睾丸的发育没有任何问题,睾丸内存在好精子是大概率事件。我最终给出的治疗决定居然是:等待,暂时不要采取任何措施。这让他们十分不解和失望。但是在听到我的全面解释后,他们释然了。

5 个治疗方案均有道理,但不合情理

实际上,前面 5 个专家的治疗建议都是建立在对病情了解的基础上的,都有一定的道理,但是无论采用任何治疗方法,都难以让患者获得理想结果。具体的理由在于:

1. 家庭和谐稳定是第一位的　结婚是为了寻找一位与自己相伴终生的伴侣,尽管生育是其中的一个重要方面,但绝对不是最重要的。设想一下,未婚就遭遇了生育问题,在现实社会中结婚还会顺理成章地发生吗?女友还会心甘情愿地走进婚姻的圣殿吗?有多少女人愿意结婚后可能要通过医学助孕方式来怀孕,还可能不是自己爱人的后代,甚至还可能做不成母亲,这对任何一个未婚女人来说都是严重问题,都将让她们重新考虑婚姻的必要性,这其中绝大多数的女人会动摇,甚至放弃婚姻。一旦女友跑掉了,热火朝天的(吃药、打针甚至手术)治疗就失去了意义,而且一定会吓跑后续的继任者,再找对象将变得更加困难,甚至根本就不可能有女人愿意嫁给明确知道有生育困难的男人,更何况还会有漫无边际的猜测和流言,很可能将男人打入万劫不复的境地。

2. 治疗生育需要一定的条件　国家对选择辅助生殖技术(ART)的管理更加明确,至少要求婚后一年以上(这是法律规定的诊断不育症的最低年限)的不育患者才可以接受 ART。如果立即展开对男子的治疗,后果还难以确定,一旦非常艰难地治疗成功(精液里出现精子),或者直接取精拿到了十分珍贵的精子,对于未婚或未到不育诊断年限者,也不会有医疗机构肯为其完成后续的 ART,白白浪费了治疗成果,情何以堪。

3. 首先确立感情与家庭　科学合理的做法是首先与女友坦诚商议,在要孩子和婚姻之间,两人的感情基础是否会胜出,是否还要结婚,是否愿意通过 ART 技术在婚后实现生育目的。一旦征得女友的理解和支持,这个男人将是非常幸运的,他的婚姻获得的是非常珍贵的贤良女人,是一个肯与他生死与共的伴侣。然后,在结婚一年后,通过 ART 技术实现生育后代的愿望。女友提

第五章 男科疾病诊疗的 40 个理念

出分手时,也不应该从道德和人性上去对其苛责,此时的男人要振作起来,重新寻找志同道合的女友。值得庆幸的是,科学的进步,让绝大多数严重的男性不育患者都有希望获得自己的后代。前面提到的患者是梗阻因素导致的无精子症,获得精子应该是很容易的事情,婚后通过 ART 生育也不是什么难事,关键要看其女友是否愿意与其共患难了。

总之,医疗决策不仅出于医学考虑,对治疗时机的选择非常重要,要顾及治疗时机对患者后续生活和家庭的影响。针对每一种疾病、家庭和个体来说,治疗时机的选择会有千差万别的考虑,是每一个医生和患者要经常要面对的,也许是一个永远也没有完美答案的考题,期望每次都能有一个尽可能完美的时机把握。

现代生育技术可以解决非常严重的男性不育因素,输精管缺如的患者也可以经过手术直接取精,通过试管婴儿技术解决生育问题,但是对于一个家庭还没有建立的"准夫妻",女方的想法还不知道,是否愿意为了还未成亲的丈夫去做试管婴儿吗?显然都没有答案。面对这么多的不确定,采取确定的取精和手术技术的意义就几乎没有了。所以,对这个患者的任何治疗前提都是其确定稳定的家庭关系之后的事情。

理念二十六　放弃也是一种治疗选择

传统的生物医学模式转化到生物-心理-社会医学模式,让患者参与治疗方案的选择和决策已经成为现代医学实践的共识。患者的意见变得越来越重要,甚至成为决定性意见。所以,在面对彻底丧失治疗机会的患者时,引导患者学会放弃,成为医生的一项重要任务。

面对疾病,医生常束手无策

主动选择放弃的确很困难;而帮助别人做出放弃的选择,就更加让人情何以堪。很不幸,医生就是那个经常要劝导别人做出放弃选择的人。职业特点经常会把医生推向这种尴尬境地,一次一次地劝慰患者放弃,这是一个做医生的最艰难选择,这表明了医学和医生在面对疾病情形下的束手无策,也是医生的耻辱。

北京协和医院的患者来自全国各地,多数都是四处求医无果,甚至是已经被多次宣判"死刑"的没有任何治疗希望的患者。他们不甘心自己的命运如此悲惨,更不相信命运如此不公平,往往把最后的希望寄托在协和医院,期望在这里起死回生,有奇迹发生。既然是奇迹,就不是经常发生的。虽然协和医院每天接诊并治愈了大量的疑难杂症患者,但是也不是都能奏效。所以,在这里可能被"终审宣判"的患者十分常见。

在我诊治的不育症患者中,经常会面对那些已经没有任何治疗成功希望的患者,他们总是不甘心、不放弃。而我则经常成为这种宣判"没有希望"的代言者。此时的我是痛苦的,也是矛盾的,内心的挣扎一点儿不比患者少。

帮助患者选择放弃,也是一种关怀

有一天我收到一位患者的来信,从而对这种帮助患者选择放弃有了新认识。信中写道:"李大夫您好!其实我并不是你的病患,但我仍然要给你写这封感谢信,因为您救治的不是我们的病,而是我们的心灵……我们跑了几家医院都是同样的答案(无法怀孕)。说实在的,我们都很痛苦,特别消沉……然而今天看到你跟一位病患说'人生有许多有意义的事情,不见得仅是生育一件事'时,感触良多。也许我们把心思花在事业上会更有意义……如果我们有幸能有小孩,我也要我的小孩以后能学医,成为像李医生这样的好大夫。"

能够遇到这样通情达理的患者,最让我感到欣慰。我理解患者的孤独无助和痛苦绝望的心情,也常常为此而觉得愧对患者那一双双渴望而噙满泪水的眼睛。但是医学不是万能的,对于某些极其艰难条件下的痛苦选择,尤其是在已经注定不可能有任何结果的情况下,还不如学会放弃,可能展现给你的是另外一片广阔天空。

这种放弃有主动和被动两种方式。主动放弃者,由于不必遭遇进一步打击而回避了许多灾难,并且能够积蓄精力和财力开始新的人生旅途;而被动放弃者,由于不断面对艰难险阻,可能全身遍体鳞伤,甚至难以有勇气直面人生。

我亲历最多的是被动放弃的患者。一位患者发出的痛彻心扉的话语让人难忘:"上帝不公平。我年轻力壮,什么都不比别人差,凭什么让我绝后?"的确,绝大多数患者在面对类似的情况下都心有不甘,主动放弃者寥寥。而最终结果是,在他们经历千般磨难后,往往是债台高筑、家徒四壁、心力交瘁,甚至家庭解体。

当面对一个已经没有任何进一步治疗希望的患者时,积极建议其摒弃不切实际的过高期望而选择放弃,也应该看成是对患者的一种关怀,医生有义务帮助患者做出合理选择。

与疾病抗争,别违背医学规律

被动放弃的医生大有人在。个别医生在已经没有任何可能的情况下,仍然选择不放弃,还在全身心努力地与疾病抗争,试图挽救患者,给他们及家属信心与支持,却也难以为公众接受。最典型的例子是国外一位著名的外科医生,在为患者施行手术时的忘我境界和不放弃精神让所有人都感到震惊,即使

第五章 男科疾病诊疗的 40 个理念

是在患者已经停止了呼吸和心跳、麻醉师一再提醒医生该停止操作的情况下，仍然不能让这位忘我的医生受到任何干扰，手术被我行我素地进行着。经过几小时后手术完美收官，但引发包括患者家属和医生在内的全体人员的公愤，最终也给自己带来了法律的制裁。

在评价医生工作的职能时，我觉得一位国外同行的墓志铭特别有道理"有时是治愈，常常是帮助，总是在安慰"这句话再恰当不过了。进一步的思考与理解后，我对其进行了一点点变动，即"有时是治愈，永远是帮助，总是在安慰"，无论患者的最终选择是什么，医生都总是会提供必要的帮助。

我在北京协和医院从事男科学临床工作，诊治大量男性不育患者，见到许多已经没有任何生育希望的患者，仍然不放弃，表现出明显的不理智，最终遭遇巨大的身心伤害，甚至欺诈，让和谐的家庭生活蒙上阴影。联想到北京协和医院（全国疑难重症会诊中心）其他的许多专科疾病也都存在类似的现象，觉得这是一个带有普遍意义的问题，有必要让公众认识到现代医学的局限，理解医学和医生，也理解医学选择的多样性，并达到重建医患和谐的目的。

理念二十七　男性不育症，或许还有第三种治疗选择

来到我诊室的男性不育患者，多数都是愁眉不展，并充满了强烈的焦虑、不安和期望。的确，一旦男人不能生育，就意味着自断后路，尤其是那些治疗希望很渺茫者，绝望和无奈将伴随其终生，无论对于男人自身及其家庭和谐来说都是致命的打击，而面带微笑走进诊室的陈先生和他妻子却让我感到有些困惑。

刚一落座，陈太太就抢在丈夫面前告诉我："我们是你的老患者，丈夫是无精子症，你告诉我们治疗非常困难，要依靠供精人工授精或领养子女来解决生育问题。我们回家商量了，接受了你的建议，现在刚刚做完供精治疗并成功受孕。这些年我们跑遍了全国各地的大医院都没有能够解决最为关心的生育问题，现在我把我丈夫带来了，你尽管放心地治疗，不要有任何心理负担，如果治疗有效，能够有精子，我们再做试管婴儿生育自己的后代，如果治疗无效，我们也会坦然面对，毕竟我们已经有了一个属于这个家庭的后代。"

面对这对仍然充满强烈希望却没有任何焦虑不安情绪的夫妻，一刹那间我的心里充满了感动和轻松，能够遇到这样通情达理的患者，最让我感到欣慰，一种如释重负的感觉让我从容给他们做出新的医疗决策。

多年来，医生给患者治病一直是一件相当压抑和沉重的事情，虽然每天都有康复的患者喜笑颜开，带给我治疗成功的喜悦和成就感，但是治疗失败的痛

第五章　男科疾病诊疗的40个理念

苦、无奈和绝望的表情给我的打击更大，而且常常严重地打击我对后续努力的信心。

的确，面对疾病，医生常束手无策，一旦面对那些已经没有希望康复的顽疾，引导患者学会放弃是医生的一项重要任务，放弃也是一种治疗选择。但是应该在什么情况下才放手，却没有一个明确的界限。在我诊治的不育症患者中，经常会面对那些治疗希望很渺茫的患者，他们那种不顾一切、不甘心、不放弃的精神让我很是纠结，也让我对后续的治疗顾虑重重。通常我会给他们两个选择：一个是放弃，选择供精人工授精或领养子女解决生育问题，或者干脆不要孩子，作丁克家庭；另一个就是不放弃，努力一下，尽人事听天命，等待奇迹发生。但是我知道奇迹很少发生，每次的努力和坚持都要承受着巨大的压力和痛苦，无论患者还是我都一样，此时的我是痛苦的，也是矛盾的，内心的挣扎一点儿也不比患者少。放弃，情何以堪；不放弃，前景渺茫。

陈先生和他太太提出的第三种选择办法让我眼前一亮，似乎这是一种完胜的选择，尽管后续的治疗结果尚难以预料，但这种选择足以让患者及医生都能够从容地应对疾病，没有了任何心理负担。实际上，坦然面对，放下思想包袱，轻装上阵更加有利于疾病的康复，或者使治疗的成功率提高。而且生育是有时间限制的，年龄越大，治愈的机会越小，尽管疾病是因为男人的问题（没有精子）造成的不育，但是如果治疗努力迟迟不能达到生育的目的，如5年，甚至10年，女性的年龄也会越来越大，错过了最佳的生育年龄，即使那时再选择供精人工授精，也使治疗成功概率明显大打折扣，甚至完全丧失生育机会。

以上经历让我联想到，医生在治疗顽疾时，遭遇到诸多类似的两难选择时，是否还有第三种选择，可以让医生和患者都能放下思想包袱，轻装上阵，专心攻克疾病，值得医生和患者的深思，这是一个带有普遍意义的问题，有必要让公众通过认识现代医学的局限性来理解医生，从而达到重建医患关系和谐的目的。

当危机严重到无以复加的程度时，先解决燃眉之急是一个无奈的选择，但是这种选择却可以让我们减轻很大的压力，无论是患者，还是医生，都会因为放下沉重的思想包袱而和缓地面对生活，无论以后是否还在纠结这个危机，都已经没有那么艰难了，可能都不再是难题了，甚至已经不是问题了。

理念二十八　难得糊涂：让人纠结的亲子鉴定

亲子鉴定带给了一些家庭快乐，让一些游子认祖归宗，但也给另外一些家庭带来了烦恼，甚至是毁灭性打击，道理不言而喻。在我的职业生涯中也频繁遭遇到了亲子鉴定的问题，不仅困扰了患者，偶尔也会让我进退两难，并陷入

第五章 男科疾病诊疗的 40 个理念

纠结和思考中。

期盼中的怀孕带来大困扰

一个病情非常严重的患者,经过一段时间强化治疗,在治疗期间妻子怀孕了。本应该是个皆大欢喜的事情,然而患者的网络咨询信却让医生、患者及患者的配偶都陷入了十分为难和尴尬的境地。

患者在网络咨询信中写道:"我是在您那里查出的无精子症患者,睾丸发育正常,染色体正常,Y 染色体微缺失检测也未发现异常,精液脱落细胞学分析里面有许多不成熟的生殖细胞,甚至还有精子细胞,但是没有成熟精子。您给我开了 3 个月的药,共计 4 种,吃完药物后,由于工作忙,一直没时间去您那里复查,只是连续 2 次派人前往开药坚持治疗。幸运的是得知妻子怀孕了,应该是刚刚受孕怀上的,万分欣喜,以后也就没有再用药。可是 1 个月后去我家附近医院顺便检查精液的时候(其实我的心里也不踏实,也想弄个明白),结果只见到一个死精子。当时我的心情就别提有多难过了,就像沉入了万丈深渊。别人说这种情况根本是不可能怀孕的,当时我妻子和我也都不能接受这个纠结的现实。有没有可能是吃药期间有了精子,一断药就没有了呢? 我妻子则信誓旦旦宣称自己的无辜,并坚持逼着我一旦孩子出生后就去做亲子鉴定,为自己的清白要证据。我心里一下子就没有了主意,主要是这样很影响家庭啊。能不能给我一个简单的回答就成,只要您告诉我孩子有没有可能是我的? 我们是否必须做亲子鉴定? 万分感谢。"

理论上讲,各种可能都有

看到咨询的电子邮件后,我的心里充满了复杂与纠结的感觉,要知道有些话是很难把握分寸的。按照常理推断,这个咨询者妻子的怀孕可能包括 2 种情况:假怀孕、真怀孕。假孕当然没有什么值得奇怪的,只是生活中的一次小插曲而已,许多因素可以让女人的月经后延。但是,如果是真怀孕,则必须认真对待。这种怀孕当然可能是丈夫的后代,也不能除外社会因素。而一旦是婚外因素怀孕,则这个家庭将面临严峻考验,医生的解释一旦欠考虑,将引起严重后果。

1. 首先应该确定一下是否真的怀孕了　所以,在回复咨询信时,我首先让他们确定一下,妻子是否是真的怀孕? 有些女性可能有月经不规律或推迟等导致误诊。判断这种情况并不难,只要简单化验一下尿液就可以确定,B 超检查一下子宫就更加准确无误了。何况还可以什么都不做,只是等待一段时间查看是否腹部增大,都是怀孕的证据。

如果不是假孕,将不得不面临后续诸多问题……

343

第五章　男科疾病诊疗的 40 个理念

2. 丈夫的杰作也有可能　理论上讲，生育后代只需要一个精子，只要有精子的患者都有可能自然怀孕，就如同我们购买体育彩票，即使是你只花费 2 元钱，也有中 500 万大奖的机会，只是机会大小的问题。然而，这种所谓的机会，或者称之为概率问题，都是出于科学考量，也都来自大数据。但是，在真实世界中这些并不能完全起作用，一种说不清道不明的叫作"运气"的东西，一直在人世界发挥作用，这样一来，问题就复杂了。

对于无精子症患者应该格外注意，因为化验报告单中的精液里面无精子，与真正无精子不完全是一回事，医学上可能存在一种间歇性无精子症的，即一段时间精液内有精子，一段时间无精子；还有一种叫做隐匿性无精子症的，即常规化验精液无精子，但是将精液进行离心浓缩后，再次检查沉淀物，就可以发现精子。极个别的情况下，有的"无精子症"患者在排精后的尿液里也会出现少许精子。这也就是为什么一些所谓的"无精子症"患者也能生育后代的原因。实际上，当精液内的精子浓度 <20 万/ml 的时候，即使是在经过离心浓缩精液后的分析结果，也很难在显微镜下找到精子，遗漏或者误判的可能性是存在的。

当然，我的一个特别极端的患者的情况也可以说明一点。他也是无精子症，强化治疗半年后妻子怀孕并停止药物治疗，在其妻子妊娠 6 个月的时候，丈夫化验精液仅见到 2 个精子。咨询者的精液内见到 1 个不活动的精子，当然有理由怀疑可能存在较多精子的机会，甚至在离心检查后应该有更多的精子，甚至是活动精子，尤其是在停止药物治疗时的 1 个月前的精液情况让人充满了遐想。

此外，男科学的学科发展起步较晚，对生育的认识还很不完善，的确还存在许多说不清道不明的现象。

3. 患者仍然心里没底　回复的咨询信发出后不久，就再次接到了反馈信息。以下是我们之间经过几个回合的往返咨询信息。

患者："没想到您能这么快的回复我，都不知道该怎么感谢您了！这也让我和我妻子的心里得到了许多安慰！不管怎么说，我们还是决定等到孩子出生后去做亲子鉴定！能在您这里接受治疗是我的荣幸。"

医生："我明白，也能理解，你们夫妻仍然心里没底，做亲子鉴定也是无奈之举。但是抛开医患关系，单纯从朋友角度来讲，我还是不建议你们做亲子鉴定。毕竟从理论上讲，男人有生育自己后代的可能，而妻子又'信誓旦旦'且又不畏惧亲子鉴定，婚内生育的可能性极大。况且一旦最终选择了亲子鉴定，无论结果如何，都特别容易伤害彼此感情，甚至可能导致家庭和孩子都不幸福，你们一定要考虑好。"

"也许对于其他家庭来说，怀孕很容易，甚至一次一次地去做人工流产，但

第五章 男科疾病诊疗的 40 个理念

是对于你们却非常不容易,你们既然决定要生下这个孩子,是明智的选择,我坚决支持你们。如果真的是我治疗好的,别忘记通知我一下,也许是个创举,或者至少是个奇迹。"

患者:"那是一定的李大夫,到时候锦旗送上。"

医生:"锦旗是小事情,就是为了较真而进行亲子鉴定,无论结果如何都是不愉快的,你们是否还要坚持?难道所谓的真相就那么重要吗?你一定要慎重考虑。无论最终结果如何,夫妻间多理解和宽容都是最为宝贵和重要的,人生中生育后代只是阶段性的事情,不可能成为生活的全部,即使没有后代,也不至于就失去了整个人生,彼此和睦相处,体验人生的快乐和美满最重要。"

期待奇迹发生

这件事情已经慢慢地过去了一段时间,现在也还不太可能有任何结果,这对儿夫妻最终是否一定选择了亲子鉴定也难说,也许他们接受了我的建议而放弃亲子鉴定。无论如何,我都只能默默地为他们祈祷和祈福,期望他们能够一切顺利,圆满地诞生自己的龙宝宝。但是在我的心底里,我还是有所期待,期待出现奇迹!也期待万能的造物主能够赐给我力量和智慧让我创造奇迹,我更愿意为了这个家庭的和谐稳固而让患者发生奇迹。因为我清楚地知道,一旦奇迹没有发生,将意味着什么!

寻找疾病原因,也就是导致自己不幸的真相,是绝大多数患者都在期盼的。患者希望医生能够带给他们有关疾病的真相,找到了真相,似乎也就找到了将其克服掉的最直接途径。然而,事情的真相往往是多种多样和错综复杂的,而且许多真相并不好看,甚至是丑恶的。或许,面对一件很纠结的事情,糊涂一点更加可取,真相并不那么重要。

理念二十九 绝育男性选择输精管复通手术要考虑周全

有许多成年男子,在他们已经生育子女后,积极响应国家号召,进行了绝育手术。但是,若干年以后,当他们因为某些原因,例如子女意外伤亡、残疾、丧失生育能力等客观因素,需要再次生育时,以往的绝育手术成为他们获得子女的最大障碍。

对于这部分人的生育问题,想象中应该不是太难解决的,只要把绝育手术堵塞了的输精管复通,就可以实现其求子愿望。首先要选择的治疗措施当然是恢复输精管的通畅,使得精子能够从自然的途径排放出来,采用的手术方法在医学上称为输精管吻合术。图 59、图 60 是输精管吻合的两种手术方法,即

第五章 男科疾病诊疗的 40 个理念

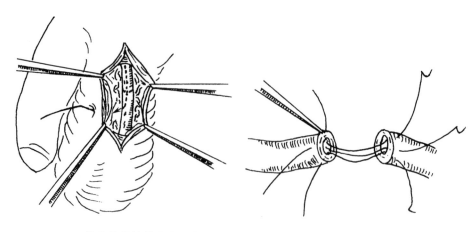

图 59　传统的输精管吻合手术　　　图 60　显微外科输精管吻合术

传统的手术方法和显微外科方法。研究结果表明,输精管显微外科吻合术的复孕率高于附睾或睾丸取精的单精子卵胞质内注射(ICSI)技术,费用低,且可避免女方超促排卵的并发症和取卵风险。

由于显微外科技术的不断进步,使输精管吻合的准确性和成功率有明显提高。但手术成功并不一定能够让女方怀孕,手术吻合后的再生育率波动较大,一般为40%~60%。Belker等对1 469例输精管显微外科吻合术的分析发现,输精管显微外科吻合术复通率可高达90%,但复孕率随着结扎时间延长而降低,见表7。

表 7　输精管显微外科吻合术复通率

时限/年	复通率/%	复孕率/%
<3	97	76
3~8	88	53
9~14	79	44
>15	71	30

对于计划选择手术吻合输精管的男子,他们最关心的是能否有生育能力。如果手术复通输精管后仍然不能获得自然生育能力,则手术变得徒劳无益。一些男性在完成输精管手术复通之后,精液化验仍然见不到精子;即使复通后精液内有了精子,却仍然难以繁衍后代,真正顺利恢复自然生育的人并不多,与之相关的一些问题常常困扰着他们,例如手术是否成功地恢复了输精管的通畅? 手术后的精液内是否出现了精子? 精液内的精子是否具有生育能力? 吻

第五章 男科疾病诊疗的 40 个理念

合的输精管是否还会再次堵上？如果手术后经过一段时间仍然没有让妻子怀孕，还有什么办法等。

影响受孕率的一些因素

实际上，道理很简单。除了要求手术技术完美外，阻碍他们生育的原因还包括如下几个方面。

1. 以往绝育手术方式　除了常规的输精管结扎术以外，男性绝育方式还包括粘堵和栓堵，前者的手术结节较小且局限，手术切除结节后的复通多比较满意；而后两者由于用作输精管阻塞的材料问题，可能会造成输精管内较长距离的堵塞，因此可能需要切除较长的输精管来吻合，即使如此也难以确保完全复通，而部分患者可能由于堵塞范围过广而难以完成输精管吻合手术。此外，包括附睾在内的其他部分生殖管道是否也发生了病变都需要明确。

2. 睾丸功能　对于一个已经没有生精能力的睾丸来说，生殖管道是否通畅都没有实际意义。尽管年龄老化对健康男人的生育能力影响还不大，但绝育手术后男人的生育能力恢复却与绝育年龄相关。这可能与绝育手术后带来的感染、自身抗精子免疫、炎症、继发性睾丸功能障碍等有关。

3. 配偶的生育能力　多年不再生育的配偶是否具有完备的生育能力值得商榷。以往的生育过程是否留下了不良影响？多年的生活中是否遭遇了某些影响生育能力的疾病或异常？等，都需要明确。

4. 配偶的年龄　女性年龄的增大是障碍其生育能力的重要因素。希望再次生育的人群中，往往夫妇双方的年龄都比较偏大，而研究证明：35 岁女性的生育能力仅相当于 25 岁女性的 50%，38 岁时则降低到 25%，超过 40 岁时则少于 5%。

所以，在决定进行输精管手术复通之前，需要明确几个问题。

输精管复通前需要明确的问题

1. 基本明确睾丸是否有生精功能　显而易见，睾丸变小、质地变软往往标志着睾丸功能不良，当睾丸体积小于 8ml 时，尤其是同时伴有质地偏软，则多数难以获得精子。此外，对于睾丸体积正常的男性，还可以通过化验生殖内分泌激素来判断睾丸功能，主要包括卵泡刺激素（FSH）、黄体生成素（LH）、雌激素（E2）、催乳素（PRL）和睾酮，其中 FSH 的检测结果最为重要。血清抑制素在判断睾丸生精能力中的价值比 FSH 更高。

选择手术前，预先进行附睾穿刺或睾丸活检来判断睾丸的生精能力也是明智选择，可以增加手术复通的概率。有些医生更愿意选择在手术台上先进行附睾穿刺，发现有精子后再进行复通手术，是比较聪明的做法。

2. 检查附睾情况　如果发现附睾的头、体、尾均存在广泛病变者,此时进行输精管吻合没有任何意义;如果附睾的病变仅局限在尾部,可以进行附睾穿刺检查是否有精子,然后再决定是否进行输精管复通手术,也可考虑手术探察,在术中检查附睾的生精能力,并将障碍精子通道的附睾尾部切除,然后再与输精管的近心端吻合。

3. 评价结扎后局部结节和瘢痕的范围　通常单纯进行输精管结扎术者,局部的吻合结节比较局限,切除结扎结节并进行吻合应该不太困难;粘堵术和栓堵术的局部结节范围则可能比较广泛,切除结节后的吻合手术因没有足够的输精管而变得十分困难或不再可能。此外,生殖系统的许多继发性疾病,例如感染结核、损伤等,也可以让附睾、输精管等生殖管道发生病变。此时,需要在进行输精管吻合手术前进行输精管造影检查,以确定堵塞的范围和程度。

4. 筛查女性的生殖能力　一旦确定女性生育能力十分低下或已经没有了生育能力,例如配偶年龄过大、卵巢衰竭、子宫切除等,男人选择输精管复通就没有任何意义了。

复通手术后需要关注的问题

对于那些进行过输精管结扎、希望恢复生育能力并遭遇困难的男子,我们建议:

1. 手术治疗前已经判定睾丸有生精功能,但复通后没有见到精子,可能是由于吻合口狭窄、出血等造成的,在局部情况稳定后可以再次考虑手术,但要确保有足够长度的输精管用于吻合。手术复通失败者,还可以考虑直接从附睾或睾丸内获取精子,进行 ICSI 来解决生育问题。

2. 对于手术后已经恢复了输精管的通畅性,但经过一段时间仍然没有怀孕的患者,可以按照一般的不育症进行治疗。必要时可以考虑实验室技术,通过试管婴儿技术解决生育问题。例如吻合后的精液内有精子,但是精液质量稍差,可以选择药物等方法治疗 3~6 个月,等待自然怀孕,或配合人工授精(AI)等助孕技术;精液质量极差,例如严重少弱精等,或经过充分的系统治疗后精液质量仍然难以有显著的改进,难以有自然生育的机会,可以直接选择试管婴儿(尤其是 ICSI)技术。

3. 当综合分析睾丸已经丧失产生精子能力的男性,应该面对现实,放弃自己生育的想法,更没有必要选择输精管吻合手术,可以选择供精人工授精技术或领养子女。

生育问题涉及的因素很多,不是简单的"复通"就能解决全部问题,需要按照生育的系列环节逐一分析,在拟完成手术复通之前,评估睾丸潜能和获得成功复通的概率,并做好全面应对的准备,还应该重点关注女性问题,毕竟选择再生育患者的妻子年龄和生育潜能不容忽视。

理念三十　前列腺爱犯"感冒"

陈先生因慢性前列腺炎久治不愈伤透了脑筋。尽管到处诊治,仍然难以"绝根",每隔一段时间就得发作一次。自己的心里也十分明白,前列腺炎的发作与久坐有关,但咱是开出租的"的哥",不开车靠啥养家糊口呢！每当犯病后,陈先生都坚持轻伤不下火线,能挺就坚持硬挺过去,实在没有办法了,就要歇工几天,症状很快就缓解了。可是误工就是在损失"白花花的银子"啊,不仅仅不挣钱,还要搭上"份钱",咱普通百姓耽误不起呀,一家老小的吃穿和各种费用都要依靠自己开车赚回来,容易吗！

久治不愈,成了心病

每次犯病,陈先生的心情都烦躁不堪,尤其是在读了许多大牌专家有关前列腺炎的文章后,陷入了绝望。尽管许多文章中也都提到只要坚持治疗、坚持生活中的调理,前列腺炎是可以治愈的,但是几乎所有的文章都在讲前列腺炎有多么难以治愈、医学上还没有有效办法、容易反复发作和再感染,甚至连大医院的权威医生们都束手无策。看来,自己这辈子是要被前列腺炎拖累到死了,一点光明也看不到。这是一个认识上的问题,陈先生陷入了认识误区。

久治不愈,自己的责任更大

对前列腺炎的现代最新观点早已经与以往明显不同了,已经由传统的单一生物医学模式,转化到生物、心理和社会的多维模式。久治不愈的慢性前列腺炎带给患者的排尿异常、下腹会阴部疼痛不适及其他诸多症状,与最初诱发前列腺炎的始动因素(病原体感染、损伤、免疫异常等)可能早已没有任何关联,而是与不良的生活习惯(前述陈先生的久坐、纵欲过度或节制性欲、长时间骑车等)、饮食习惯(酗酒、喜欢饮食辛辣等)及精神心理因素(内向、孤独、好钻牛角尖)有密切关系。这些不利因素造成的前列腺及盆底组织脏器充血肿胀和功能异常是引发症状的"直接罪魁"。

实际上,前列腺与我们人体的许多组织器官一样在各自承担着自己职责。当主人滥用职权强加给组织器官超过其所能负荷的负担极限后,它们必然要做出相应的反应,发出抗议声音。不同的组织器官"抗议"的方式是不同的,就如同经历马拉松远跑后的全身肌肉(尤其是大腿)出现酸痛、不睡觉要困倦、不吃饭要有饥饿感一样,前列腺的抗议方式是出现排尿异常和疼痛不适症状。尽管在某些情况下,人体的组织器官可以表现出明显的临床症状,但是并不表明这些组织器官将终生患病,永远难以治愈,只是人们看待问题的角度需要改变。

转变认识,"疾病"成为"症状"

由此联想到生活中极其普遍的一种疾病:流行性病毒性上呼吸道感染,俗称"感冒",就非常具有典型意义。感冒往往是在人体疾病中很普通的一个,几乎所有的人都患过感冒,甚至年年发生,更有甚者一年内多次发生感冒。一旦患了感冒也很麻烦,症状绝对不会比前列腺炎轻,患者要多休息(甚至卧床),多喝水,按时吃药(甚至输液),可能需要1~2周才能康复,严重者可能还要拖得更久。但是还没有听说哪个患者会对感冒表现出悲观绝望的态度,更不会因为以后还将患前列腺炎而担心疾病终生没有康复的机会。如果我们的前列腺炎患者也能将疾病看作是前列腺"感冒"了,适当调治就可以康复了,问题不大,这样一来至少可以减少因精神心理因素造成的前列腺炎,并有助于疾病的治疗和康复进程。众多患者的经验提示,慢性前列腺炎的症状并不是一成不变的,往往具有明显的波动性,其症状最轻微或无明显不适的时候,往往是情绪最放松(精神状态最好)的时候。许多其他的慢性疾病也都与精神状态有密切关系,患者也都有类似的体验。因此,慢性前列腺炎患者最好"看开"一点,可能更加有利于疾病的彻底康复。

是疾病,亦或仅仅是一组症状。慢性前列腺炎困扰了太多的患者和医生。将前列腺炎的发作及复发看作前列腺"感冒",是一个很好的建议,有助于患者摆脱不良情绪和缓解心理压力,是彻底治愈前列腺炎的基础和前提,那些久治不愈的顽固性前列腺炎患者朋友们不妨一试。

理念三十一　阴囊、精囊,一字之差,险酿危机

一个好医生当然需要有精湛的医疗技术,还应该有高度的责任心,但是光有这些是不够的,更应该具有细心、耐心和良好的沟通技巧,同时需要患者的充分理解。细心、耐心和良好的沟通技巧,同时有患者的充分理解,可以化干戈为玉帛,将矛盾消弭于无形,或减少冲突的激烈程度;否则将激化矛盾,甚至造成无法挽救的局面。我的一次亲身经历就充分证明了这个道理。

小差错带来的大麻烦

张某因连续发生多次精液带血(临床称血精)来到我的诊室。在经过详细询问病史和专业体检后,我为他开出了系列检查,其中包括B超检查精囊。因为现代医学认为,血精的出血部位主要来自精囊,并需要确定或排除精囊炎

第五章 男科疾病诊疗的 40 个理念

症、结石、囊肿、肿瘤等器质性疾病。

3d 后,当我再次见到张某的时候,拿到的 B 超检查报告竟然回报的是睾丸的影像图。看到我复杂的表情,张某很紧张地问:"我的问题严重吗?"我告诉他:"你的检查报告不是我所需要的,一定是超声科医生搞错部位了,你去让他们重新做吧。"

一想到已经离开家乡多日,住旅店、吃盒饭,花销已经很大了,一切都是为了诊治清楚疾病,没想到预约等待 3d 才拿到的结果,竟然做错了部位,张某显得非常激动和气愤。在与超声科医生理论了许久后,医生从库房大堆的申请报告中找出了原始申请单,上面清楚地写着:检查部位"阴囊"。显然,超声科医生没有差错。

错了,就要承认,并努力改正

看到痛苦、失望甚至带有明显气愤情绪的张某手上的申请单,我的心沉了下去,申请单上清晰地盖着我的印章,申请部位是"阴囊",但是字迹却不是我的。为了学习临床知识,许多进修生和研究生经常到门诊协助我看病,一定是我的研究生疏忽大意开错了检查单,把"精囊"写成了"阴囊"。由于协和医院的患者太多了,多数检查都要预约,许多患者为了 1 张报告单可能要等待好多天,B 超检查就通常要等数天,尤其是比较特殊部位的检查,时间相应地要长一些。尽管只是一字之差,却可能让张某白白地等待 3 天。在想明白缘由后,我主动地向患者承认是由于我们的工作失误给他带来了麻烦,并积极地帮助他协调后续事项。毕竟,无论问题出在哪里,不管是谁的差错,我都是有责任的。

尽量把损失降低到最小

我首先向患者道歉,请求他的谅解,告诉他我将为他尽快安排重新检查,等到结果出来后可以随时安排复诊,并写便条向超声科向医生表示歉意,同时请求他们协助尽快安排张某的检查事项。不巧的是检查精囊经验丰富的医生已经换班,需要等到次日。我有些担心患者是否会不高兴,甚至抱怨。在我与张某商量是否要等到明天,并因此而延误他的 1d 行程时,张某没有愤怒和不满,相反却是感激。张某对我说:"李大夫,您每天要看那么多患者,偶尔出点小问题也在所难免,您也不是存心的,更不会故意刁难我,但我没有想到你会这么负责任地帮助我协调,多待 1 天没有关系,只要知道你是真心真意地为患者,让您看病我也放心。"最后,我是在办公室为他单独进行诊治处理的,并对其后续治疗提供了许多有价值的建议,患者满意而归,还一再对我千恩万谢。

第五章 男科疾病诊疗的 40 个理念

不纠缠、不推诿,互相理解

这件事情已经过去许久了,我却难以忘记。在患者遭遇疾病痛苦的时候,他们与医生不期而遇,并携手共同抗击疾病。在此过程中,医生和患者谁都难免会犯错误,例如医生在诊治疾病过程中可能有笔误或处置失当,甚至给患者带来意料之外的伤痛;患者可能有某种不良情绪、对医生期望过高等,甚至也有无理取闹者。如果医生不是积极地弥补过失、努力与患者沟通,如果患者仍然不依不饶地纠缠,都可能导致不愉快的后果,使矛盾升级和尖锐化,甚至可能产生危机,最终的结局只能是两败俱伤,没有赢家。医生可能会遭遇扣工资、扣奖金,甚至降低或开除的命运;患者也将丧失获得合理治疗的机会,绝大多数医生都将因患者的态度而在选择治疗手段上会大有保留,甚至不敢或拒绝接诊。而许多医疗纠纷的起因并不复杂,更不严重,多数是因为沟通欠缺和缺乏理解所致。

针对目前医患关系紧张的现状,实际上是诸多社会不和谐现象的集中表现,而和谐的医疗环境是可以让医生和患者都获益的基本条件。医生是医疗活动中的主动一方,尽管偶尔出现差错,甚至是很初级错误,在所难免,但是都要争取尽量少犯错误和不犯错误,一旦发生了问题和差错,要及时弥补过错,并尽量挽回损失。

理念三十二　男科诊室来了"女患者"

女人有更年期由来已久、无可置疑,但是男人是否也与女人一样存在更年期,却是一件争论已久的话题。

为丈夫问病:男人也"更年"?

走进男科诊室的是一位年近六旬的女士,这让医生十分惊奇,并连忙解释道:"这是男科诊室,您走错了吧。"女士没有离开的意思,大大方方地坐了下来,自我介绍道:"我是来为丈夫问病的,现在我也不知道自己是否来错了,丈夫姓金,比我小几岁,叫我金太太就可以了。"

随后金太太说道:"实际上他已经有好长时间一直不太对劲儿了,经常无缘无故地乱发脾气,整天丢三落四,懒得什么也不愿意干,也有好久没有'碰'我了。我开始没有多想,以为可能与他在单位的工作不顺心有关。但是近来我观察到,几乎每天起床后他的背心都湿乎乎的,不太可能是情绪影响的,一定是身体出了问题,是不是得了什么不治之症了?他的情况一下子让我想到了自己,我刚刚度过了更年期,他的表现与我那时太像了,难道他也更年期了吗?

第五章 男科疾病诊疗的 40 个理念

男人也有更年期吗?"

医生细解惑:"更年"并非女人专利

医生告诉金太太,更年期并非女人的"专利",男人也有更年期。男性更年期通常是生命中的一个相对短暂的阶段,是由中年步入老年的过渡时期,也是身体健康状况逆转的阶段,一般开始于40~45岁,持续到60~65岁(甚至更老),几乎所有的男性都会被影响,只是程度不同罢了,接近四成的男性在更年期可能有明显的体验和经历,称为男性更年期综合征,而多数人的感受轻微甚至没有异样的感觉,可以平稳度过。雄性激素部分缺乏是男性出现更年期综合征的重要原因,其他众多的激素水平改变、许多相关的疾病、精神心理、环境等因素均同男性更年期综合征的发生有关。

"既然男人也有更年期的问题,你们能给确诊吗?"金太太疑惑地问。

问卷+验血,可以下结论

诊断男性更年期的专门问卷,可以初步判断男性是否存在更年期综合征。问卷主要包括4个方面:体能症状(全身无力、失眠、食欲减退、骨和关节痛)、血管舒缩症状(潮热、盗汗、心悸)、精神心理症状(健忘、注意力不集中、恐惧感、烦躁易怒、对以前有兴趣事物失去兴趣)和性功能减退症状(对性生活失去兴趣、对性感的事物无动于衷、晨间阴茎自发勃起消失、性交不成功、性交时不能勃起)。

"对比你所说的丈夫的情况,高度怀疑患了男性更年期综合征,但是还需要对病情进行判断,寻找病因,包括雄激素水平分析等项目,并排查其他疾病。"

不久,金太太就带着丈夫接受了医生的问诊、全面体格检查和化验分析。化验结果发现,金先生的血清雄激素水平明显低于健康水平。在排除糖尿病、高血压等全身性疾病及前列腺疾病后,最后诊断是中老年男子雄激素部分缺乏综合征(PADAM),通俗地称为男性更年期综合征。

似有所悟的金太太对丈夫说:"头一回听说男人也有更年期,还让你给赶上了,挺一挺就可以熬过去了吧!"

积极地干预,平稳地度过

金先生求助的眼神投向了医生,医生正要解释,急切的金太太接着发问:"有办法治疗吗?是像我那样使用雌激素吗?"

医生告诉这对夫妇,对待男性更年期,医学界提倡综合治疗。首先要认识到更年期是人生的一个必然阶段,因此要调整好心态、稳定情绪、树立信

第五章 男科疾病诊疗的 40 个理念

心、建立和睦的家庭和人际关系,积极投身于自己喜爱的事业并参加各种社会活动。同时要对生活方式进行调整,做到起居有常、劳逸结合,保证足够的睡眠时间,不吸烟、不酗酒,积极锻炼来控制体重等,都可以使治疗效果得到加强。

既然金先生产生更年期综合征的主要病因是雄激素部分缺乏,补充雄激素当然是最合理的治疗手段,一般选择口服的雄激素制剂。同时辅以调节自主神经功能的药物、抗抑郁药、中成药等治疗,效果更佳。

令人欣慰的是,经过一段时间的调治,金先生渐渐告别了"男性更年期"带来的麻烦。

实际上,男性更年期综合征为男性后半生的健康设立了重重障碍,延迟诊治或误诊误治所带来的后果常常具有破坏性,甚至可成为诱发危机的原因,只有科学认识和合理对待,才能趋利避害。事实上,很多与男性更年期有关的健康问题常常被忽略了,如果对其有普遍的认识,就能做到早诊断、早预防和早治疗,有效地推迟男性更年期综合征的发病时间,减少发生率以及减轻临床症状的严重程度,让男人轻松度过更年期阶段,迎接美好的晚年幸福生活。

男科疾病的发生、发展及诊治均与女性密不可分,女性(母亲、妻子、女儿)是男科疾病的受害者、直接见证者,还可能是始作俑者,男人就医的推动者,也必然应该成为男科疾病康复的直接参与者。只有在获得女性伴侣的理解、支持和参与下,男科疾病的康复才会顺风顺水,医生的治疗方法才会事半功倍。

理念三十三 男科疾病患者同样需要平等对待

同样是看病,但是不同患者得到的对待和待遇可能却截然不同,这在男科疾病的诊治过程中尤其表现的明显和突出。对男科疾病的"区别对待"或"另眼相看",可能有深刻的、多层次的因素,但反映出来的却是社会的文明进步程度。

患者自觉"低人一等"

男科疾病患者的心态往往不太健康。从几十年前的"电线杆"宣传,到现代的大量虚假广告,即使来医院接受诊治,从闪烁不定的眼神中也不难感受到他们的焦虑、不安和低人一等的自卑感。

由于疾病对患者精神心理方面的不良影响,以及患者在求医过程中的经济付出,尤其是游医对患者的误诊误治,男科疾病患者普遍存在人格特性的改变,表现为性格内向、缺少自信、过度仔细、敏感多疑甚至略带神经质,终日忧

第五章 男科疾病诊疗的 40 个理念

心忡忡、不知所措，往往采取消极的应对方式。一旦遭遇不平等待遇和／或医疗欺诈，也多半忍气吞声，难以拿起法律武器来维护自身的合法权益。

医生认为"并不急迫，也不重要"

现今，一个绝症患者所能够唤起的人们的同情，远远超过对男科疾病的态度。诊治常见疾病的医生往往对躯体疾病更加感兴趣，他们更加热心于把疾病看作机械维修一样，任由他们按照现有条件所发现的某些异常来处理患者，他们多半不会把疾病和情绪联系在一起，更不会去关注纯粹的情绪问题，潜意识里觉得，关注那些微不足道的事情不能体现出自己的技术含量。

人体的心理和生理改变真的是存在差异。男科学所研究的疾病范畴显然不同于其他常见疾病，但是在男科疾病中两者却难舍难分，甚至在许多时候，疾病本身的起因就是心理和情绪问题使然，全面仔细检查下来，甚至可以没有任何异常所见。

医学模式的转换，由原来的单纯生物学模式，转化为生物-心理-社会的模式，让人们将生理疾病和身心疾病紧密地联系在一起。尽管如此，生理和心理还是各自保持相对独立，并非有机地融合在一起。医生还是更多地愿意，也容易察觉存在于患者生理上的蛛丝马迹，并将疾病带给患者的身心影响看作是不重要的，可以暂时或永久忽略的。而相当部分医生，甚至还没有完成医学模式的转换过程，还在沿用单纯的生物医学模式从事医疗工作。

因此，需要有一个标准来判断哪些男科疾病是属于常见疾病，哪些是单纯的心理疾病。实际上，男科疾病也不完全是心理性的，即使是性功能障碍患者，也多可以由器质性疾病所引发，例如糖尿病、高血压、动脉硬化、前列腺疾病等生理性疾病，均可能引发男性的勃起功能障碍和不育，而 ED 和不育又很可能成为这些疾病的前驱表现。

区分身心疾病与常见疾病

常见疾病诊断往往是有明确标准的，例如空腹血糖、尿糖和糖耐量测定可以诊断糖尿病，血压测定可以诊断高血压。有人提出：如果某种疾病不能够被有效地检测出来，它如何能够被准确地称作是一种"疾病"呢？但是如果一个患者说："医生，我不敢处对象，担心自己的性能力。""我射精过快难以让妻子满足。"这些足以诊断某种传统的疾病吗？很无奈，男科疾病中的多数疾病难以被准确有效地"检测"出来！例如 ED 与早泄都是依靠患者的主诉来诊断的。

在男科医生看来，男科疾病与那些常见疾病至少在某些方面是相同的，这两类疾病患者都在忍受着疾病带给他们的痛苦，生存现状都不容乐观，生活能力降低,生活质量低下,而且都需要医生的帮助,男科疾病也需要平等的治疗方式,而且还需要社会对他们的容纳和认同。

社会偏见普遍存在

社会对男科疾病患者的认同程度更差。针对男科疾病的另眼相看并非今日才有,早些时代,根本就没有男科,人们甚至不敢提出自己患有男科疾病;专门从事男科疾病的医生也寥寥无几,且也经常被别人认为是不务正业。到了今天,虽然社会的不断进步和思想解放程度地不断加大,男科疾病和"真正"的医学疾病之间的严格界限逐渐被模糊和淡化,但是仍然被区别对待,这在面对医疗保险问题上更加明显。

医疗福利保障的"盲区"

在国外,有些医疗保险商甚至可能为客户提出的为"倒时差"、咖啡因成瘾等,这样还算不上疾病的生理功能调整问题埋单而烦恼。但是在我国,实实在在的男科疾病是否应该得到与其他常见疾病一样的社会认同和医疗保险帮助,还是一个悬而未决的问题。在我国医疗保险的账单上,男科疾病的问题变得具体和难以协调,目前对于这种身心疾病的诊治费用是完全由患者自费负担的。

能否设想一下,一个为了性功能障碍弄得家庭不和睦,甚至走到解体严重程度的男人,他将面对的疾病打击是否就会不如一个表现为感冒、咳嗽的患者危重?是否一个面对"断子绝孙"命运的患者的痛苦就要比阑尾炎轻微?他们是否也应该得到与其他疾病救治的同样待遇?实际上,男科疾病也是病,白纸黑字地写在了医学生的教科书里。许多男科疾病也与常见疾病密不可分,甚至可能就是由于常见疾病才导致了男科疾病。例如精索静脉曲张引发的男性不育、糖尿病引起的 ED、盆腔手术后引发的不射精和逆行射精等。

一些科学研究已经发现,心理上的问题也可以导致大脑的生理上的改变,并且这些改变最终可以引发生理上的医学问题,或者称为真正意义上的医学疾病,并进而影响了患者的行为和情绪。一些研究发现,许多男科疾病,例如同性恋,可能是由于遗传特征的不同而发生的。也许在将来,新的研究结果将揭示,男科疾病和躯体疾病一样真实、一样紧迫、也一样可以治愈。

但是,单纯依靠这些阐述,能够让医疗保险为男科疾病患者的治疗花费埋单吗?能否回避医疗保障的偏见?曾经有人坦言:"我们更愿意将有限的医疗经费花在那些影响'抓革命促生产(工作)'的疾病上。给一个 ED 患者治疗埋单,谁能保证他不是为了不能嫖娼而治疗?"由此看来,为了实现男科患

第五章 男科疾病诊疗的40个理念

者就医的实质性平等地位,我们男科医生、患者和全社会,还都有很漫长的路要走。

社会的进步呼唤平等对待男人和男科疾病。男科疾病也需要平等对待,需要患者本人、医生、新闻媒体、社会及医疗保障体系的共同努力。尽管男科疾病可能有许多不同于其他常见疾病的某些特点,社会、医生和公众从来都没有抹杀彼此的差异,且应该尊重这种差异,但不应该让这种差异产生不同的待遇和对待,更不应该成为不平等治疗方式的说辞。

理念三十四　社会不再需要纯粹意义上的医生

随着医学模式的转变,已经逐渐由传统意义上的生物医学模式,转变成生物-心理-社会医学模式,无论是医生还是患者,都更加关注疾病带来的疾病以外的其他方面的影响,例如疾病对其生活方式、饮食制度、夫妻感情和工作状态的影响,以及这些因素在疾病的发生、发展和康复过程中的作用。伴随着医学模式的转变以及社会环境的巨大改变,产生了一系列新的问题和矛盾,医生是不能脱离社会而超然世外的,被推到矛盾顶峰的医生必须面对并要做出回应。

做一个纯粹意义上的医生很难

医生的职责是医疗,似乎医生只要把病看好就足够了。在一个相当长的历史阶段里,行医过程中的医生始终处于主导地位。一个纯粹的医生应该对技术精益求精,怀有毫不利己、专门利人的工作态度来救死扶伤,对待患者一视同仁,这也是无数医生的毕生追求和最高境界。然而,不知道从何时起,好医生的标准动摇了,纯粹意义上的医生已经很难生存了,疾病诊治过程中贯穿了许多似乎与疾病毫不相干的问题。

1. 医生,不再是患者的"家长"　在遭遇疾病困扰时,医生是患者强有力的支持者和帮助者。医生靠强化的医学培训和多年的经验技术,为患者提供救治疾病的方法和手段,就如同战场上的后勤部队,为前线的战士提供武器弹药和其他供给,并将一一介绍各自的性能和用途,而患者则是要直接面对强敌的。是否选择、何时选择以及如何选择后方提供的武器弹药,完全是前线患者的临场决定。而以往,这个决定权是由医生完全控制的,医生就如同患者的家长一样有着无可争辩的决定权。

在医疗资源严重不足的情况下,医院市场化趋势越来越明显,特别是多数基层医院得到的政府补贴微乎其微,创收成了医院和医生难以摆脱的尴尬境况。面对生存和发展的紧要关口,医院的管理者不得不做出必要的调整,医生

第五章 男科疾病诊疗的 40 个理念

也遵从医院的管理。过度医疗现象会出现，医疗市场竞争也愈演愈烈，看病贵是其必然结果。理想的做法是，靠不断提高技术水平为患者提供更加人性化的服务，并以此来获得必要的报酬。

在肩负为医院创收的同时，医生要自我保护，避免各种医疗纠纷的出现。似乎只要患者投诉，医生就要倒霉，轻则扣发奖金和工资，重则影响晋级或降级使用，下岗待业或进监狱也不是完全没有可能。医生在尽量缓解患者看病贵的同时，还要时刻牢记"举证倒置"的原则，尤其是面对患者提出一些无理要求时又难以断然拒绝。谁也不愿意负责任，那么就只有"过度"医疗。在面对"过度"医疗现象时，将责任完全归于医生是不公正的，如果不存在诸多方面的压力，哪位医生愿意"过度"医疗呢！而在选择治疗手段时，许多医生又不得不为自己留一手，那些需要冒险的积极救治措施往往被主动回避了，使得患者失去了获得积极治疗的机会，医生也失去了探索疑难疾病和积累经验的机会。而一些积极为患者设想，勇于探索的医生，很可能遭到患者的投诉，甚至被相关机构判定医生败诉，典型案例在《健康报》等新闻媒体经常看到。那么，积极地与患者沟通，可以在一定程度上缩小医患隔阂，规避医疗纠纷。

2. **患者的需要层次千差万别**　新型的医学模式要求医生满足不同层次患者的多种需求，即使是单纯从经济层面上考虑问题，也会有显著不同的抉择。无论穷人还是富人都要生病，当然也都需要看病，并都应该得到积极的区别救治。面对一个贫困者，选择简单、经济的有效治疗手段可能深受欢迎；而面对一个富有者，可能需要更高层次的救治，即使是在同类治疗手段的选择上，也往往有所偏重，包括副作用小的、见效快的，费用自然不是问题。如果我们不考虑患者的经济状况，盲目地"一视同仁"，必然难以得到患者的认可，更难以获得理想的疗效。因此，一位知名人士曾经指出："我们医生也应该学会见什么人说什么话。"这当然不是为了迎合少数人的特殊需求所进行的"做秀"，而是为了让患者感觉到看病没有心理负担，甚至心情愉悦。我们为什么一定要违背患者的意愿说话和办事呢？呛着人讲话和行事，不仅让对方不愉快，自己也难以愉快，这与构建和谐社会格格不入，更加不利于缓解本来就已经十分紧张的医患关系。

3. **"啃医"族愈演愈烈**　票贩子、医托、医闹的称谓无论对医生还是患者来说都不再陌生，成为患者、医生、医院、管理层心中的痛，并且似乎已经成为当代医疗战线上的不可或缺的"生力军"。尽管有关部门也在采取系列行动加以遏制，但似乎成效不佳，而且有泛滥的趋势。这对本来就行医艰难的医生来说更是雪上加霜。

第五章 男科疾病诊疗的 40 个理念

医生模式的转变势在必行

在市场经济大环境下,做一个纯粹的医生很难,尤其是在那些经济相对落后的地区,做一个纯粹的医生将会更难!对于在这种不利环境下生存的医生,实现医疗模式的转变(从单纯的生物学模式医生,转变成生物-心理-社会学模式医生;即从单纯诊治疾病的医生,转变成更加关注疾病对患者的生活方式、饮食制度、夫妻感情和工作状态的影响,以及这些因素在疾病的发生、发展和康复过程中的作用),可以部分地扭转被动尴尬局面,无论是主动转变还是被动转变,都必须实现这个转变。

1. 主动型　尽管当今社会已经很进步了,也很富有了,但是生活在各种经济状况下的人群混杂,其中贫困者仍然大量存在,个体需求也千差万别,换位思考有利于实现主动转型。"假如我是一个患者""假如我的亲人患病了""假如我的患者是我的家人"是值得全体医生思考的问题。一些报纸等新闻媒体曾经刊登过医生自己或者陪同亲属看病后的感悟。深切理会当今社会的医疗现状,认识到患者"看病贵""看病难"的尴尬境况,许多医生纷纷主动改变自己的行医模式,一切从患者角度出发,切实为患者考虑实际问题,主动地实现了这种转化。

2. 被动型　国家和人民的利益高于一切。战争年代,为了人民的利益,无数革命先辈做出了巨大的奉献,甚至不惜牺牲来捍卫人民的利益。现在,这个基本原则仍然没有改变,只不过在新的形势下其表现形式不同而已。当人民的利益与医生的利益发生冲突的时候,面对"看病难、看病贵"的尴尬局面,核心任务就是全力解决问题,平息争端,避免矛盾激化。出现的大量医疗纠纷和巨额索赔,都是现实社会给医生的教训。一些医生在经历许多不愉快的医疗纠纷案件后,逐渐感悟并实现了生物-心理-社会模式的转变。

展望

随着社会的发展和不断进步,医学环境也在不断改进,医生观念上的转化每天都在发生,并且越来越广泛和深入。值得庆幸的是,一些医生已经实现了这个自我转化过程并日臻完善,许多医生也正在逐渐地在朝着这个方向努力,几乎全体医生都认识到了这种转化的重要性、必要性和急迫性。

无论是主动还是被动,实现医学模式转变的医生已经越来越多。希望有更多的医生迅速实现这种转型,并争取采用主动的方式实现转化,不要让别人的惨痛教训再次发生在自己的身上。早实现这种转化则早受益,无论对于患者还是对于医生都是如此。

第五章 男科疾病诊疗的 40 个理念

理念三十五　患者的合理诉求，医生是否积极回应

医患关系紧张是不争的社会现实，其产生原因复杂，沟通不到位可能是主要原因之一。许多时候医生对患者的合理诉求解释不充分，难以让患者理解的现象时有发生，但其中也不乏患者不愿意接受医生的观点和解释，并由此产生医患纠纷。

患者的诉求合情合理

一个周日的上午接到值班医生的电话，大概情况是这样的：张某的妻子因为输卵管阻塞而选择在北京协和医院生殖中心做试管婴儿，并且妻子已经取卵 12 枚，但是平时一贯性功能良好的丈夫突然紧张起来，无论如何也不能取出精液。尽管经过了百般努力、口服了"伟哥"(西地那非)，还进行了精囊按摩，都没有能够成功，最后不得不放弃本次治疗周期，并决定将卵子冷冻保存。让医生感觉到极大不安的是，张某坚决要求手术(附睾穿刺或睾丸活检)取精，被医生拒绝了。看到患者夫妻抱头痛哭的悲痛场景，医生的内心也很不是滋味，并请示我的意见，看看能否破例一次。

姑且不谈做试管婴儿的不菲费用，单是不断地检查和打针促排卵，就已经很让患者筋疲力尽了，一旦想到过往的努力可能付之东流，任何人都不会轻易地摆摆手轻易放弃。理智还是战胜了情感，理智的选择往往是全面的，对患者最为有利的，而情绪波动下的决策难免失之偏颇，最终我做出了决定：坚持原来的治疗决策，放弃本次治疗努力，选择了冷冻卵子。

明明知道精子就在那里，却拿不到，的确让人心有不甘，而现代的医学技术应该可以轻而易举地实现患者的要求。况且患者的诉求似乎也合情合理，而患者又义无反顾。那么医生为什么会决绝地否定患者的"合理"诉求呢？

医生的拒绝也有道理

手术取精，无论是睾丸穿刺活检或附睾穿刺，都会给人体造成一定的伤害，而伤害男人命根子(睾丸)的行为，除非万不得已，是绝对不予考虑的，这也是出于医学基本原则和医学伦理的考虑。选择冷冻卵子，虽然患者放弃了本次的治疗努力，但是并没有放弃后续努力，还可以在以后再次选择完成试管婴儿的后续步骤。而一旦选择不惜代价地努力，从睾丸或附睾通过手术获取精子，即使勉强完成了本次治疗周期，也将为后续带来巨大隐患。患者可能出现睾丸血肿、炎症、鞘膜积液，甚至可能因为附睾穿刺而诱发生殖管道的梗阻，

睾丸损伤还可以诱发免疫性不育,这些都会让后续的自然怀孕及辅助生殖治疗变得极其复杂和困难。况且,在这种极度紧张和焦虑状态下,患者的手术取精成功率也不是很高,因精神紧张而造成的附睾管和输精管的挛缩必然会使得手术取精要冒较大的失败风险,而人体在极其紧张焦虑下所获得的精子是否容易受精,也难以保障。在详尽地向患者解释清楚各个方面的利与弊之后,张某虽然还有些不甘心,但还是坦然地接受了现实,并决定下次顺利取精后再努力。

医患沟通是真谛

由此让我想到,医患之间绝对不是对立和不可调和的,他们是共同面对疾病并努力去战胜疾病的志同道合者,心黑的医生和刁蛮的患者都应该是极其个别现象。许多情况下,医患纠纷的发生往往是医生容易忽略而患者又固执坚持的那些"合理"诉求。有效地进行医患沟通,应该成为化解认识误区和危机的有效办法。

作为专门知识的从业人员,如果医生能够充分理解患者的"合理"诉求,并利用专业知识善加引导,摆事实、讲道理,全面衡量利弊,做出的最后决策,必然是会带给患者最大利益的,明智的患者必然会理解和接受;而患者也不难发现,那些虽然听起来也有合理之处的诉求,其实却往往失之偏颇,弊大于利,不再坚守"合理"诉求,发生认识转变也就是情理之中的事情了。

理念三十六 做一个有温度的医生: 诊室里的"法外容情"

生活中的任何事情都要讲究一个先来后到,也就是遵守"规则"。但是,许多患者为了看病 3min,排队 3h 而愤愤不平。排队等待这是患者经常抱怨且又无可奈何的事情,毕竟来医院看病的人往往很多,尤其是来到权威医院和权威医生诊室的时候更是如此,毕竟有更多更迫切求医者永远在等待。在这其中,抛开各种条文和制度管理之外,是否可以有医学人文关怀的体现,或者"人情"的立足之地? 值得商榷。

规则并不一定都合理

事情发生在我的诊室里。小张因为不育求治已经有一段时间了,其间定期复诊,化验精液并调整药物。这次一大早就来到医院诊室,找到医生助理(医助)为其加号,然后排队等待就诊。7:40 我就开始了接诊工作,大约半小时后,医助让我在患者的挂号条上签字,据说是该患者要求退号。由于看病难,门诊号源紧张,医院对就诊流程有着严格的规定,一旦放号出去,医生是不准许无缘无故停诊的(停诊手续的审批流程极其复杂和困难,且还要为通知到每一个已经挂号的患者,并为患者安排好后续的就诊问题),患者没有原因也是不可以随便爽约和退号的,应该征得医生的签字同意。签字退号,流程上没有问题!

看似一件司空见惯的事情却引起了我的警觉,为什么刚刚挂号就要退号?在简单询问后,医助告诉我,患者是本地人,一大早来加号,本以为简单地调整一下药物就快速回单位去上班了,也就不必请假了,否则还要记事假一天,扣工资和绩效。但是,当患者加号之后,发现前面预约号的患者还有很多,等到按照排号循序就诊,肯定在时间上是来不及的,而且患者还不好意思加塞,更不好意思打扰正在看病的医生。

执念于规则,都是输家

尽管"医生签字后退号"完全符合医院的管理规定,也符合先来后到的规则,但是仔细考虑起来,这样做却没有了医者的温情,而且是没有任何一方是满意的。

首先,在工作间隙来到医院求治,表明了患者对医院和医生的信任,就这样轻易地退号了,无疑没有实现患者复诊调整疾病治疗的目的,而且还浪费了很多时间在交通上,回到单位也一定是迟到了。怀着这种无奈、失望的心态离开的患者,不仅没有把疾病接续诊疗(甚至可能因此而终止治疗),他对于医院和医生毕竟怀着一种冰冷的感觉,这不利于患者对医院和医生的信任,也不利于后续治疗。

其次,从医院和医生的角度来看,真的让患者退号了,不仅给门诊预约挂号系统增添了额外负担,退费还要让收费处人员进行无效的重复劳动,医生的工作量也会因此而减少。

让患者退号的处理,显然是没有任何一方是获益者!

规则是否可以灵活掌握

对于这个宁可忍辱负重,也不忍心打破"规则"且有心有不甘的患者,我的做法是让医助将其病情整理好,简明地向我汇报后,我再快速复核确认并做出医疗决策,调整好治疗方案,又由医助为患者进行了药物处方和治疗注意事项的讲解,迅速完成了复诊任务。实际上,初诊患者由于病情不熟悉,还要完成系列的查体和复诊检查,的确需要花费不少时间,盲目"加塞"并不可取;而对于某些复诊患者来说则不然,尤其是反复复诊的患者,其情况基本明确,复诊的目的无非是简单的药物调整,甚至只是来开药或开检查,并不需要花费太

第五章 男科疾病诊疗的 40 个理念

多的时间,一样可以达到完满的复诊目的。只是为了开一张化验单,让患者白白地等上一个上午,是否是合理的安排值得深思,至少这种做法不应该算作是一个有效率的安排!

违背"规则",且行且珍重

我们固然要对于不遵守规则的加塞者进行坚决的抵制,尤其是那些蛮横不讲理者。但是对于那些宁可自己受损失也不破坏规则的患者,为什么不给予一点额外的照顾呢!显然,这个患者没有直接找我提出"提前就诊"的合情却不合理要求,而且更没有蛮横不讲理地大闹诊室。

俗话说得好,谁没有一个着急的时候呢!为什么不能让这些规则更加人性化一点,更加兼顾患者实际困难和客观需求?这只是我的一点个人看法,建议在临床工作中不断完善,更好地服务于患者。当然,在具体的操作过程中,还是要仔细甄别哪些是真正需要帮助者,哪些是专门爱占小便宜者,善行也要且行且珍重,不要引起遵纪守规则者的不满,也不能让投机取巧者有机可乘。

规则就是规则,无论是普通人还是"特权者"都应该不折不扣地加以遵循。但是在面对"没有任何一方是获益者"的情况下,是否要执念于这些规则,是一个值得认真思考的问题,尤其是医生。如何在医生的执业过程中尽显人文医学关怀,且行且珍重!如何在守规则和温情服务之间保持一个良好的动态平衡,不是一件简单的事情,值得每一个医生思考。当然,具体的事情都是不同的,把握好了将有助于医患和谐,反之则容易引发彼此不信任,甚至是纠纷。

理念三十七 网络咨询:让我欢喜,让我忧

2010 年是网络非常火爆的一年,网络医疗服务也蓬勃发展,并成为医疗资源的重要组成部分,为患者提供极大便利,足不出户就可以得到专业咨询,许多咨询者也确实从中获益。作为一名职业医生,我也在业余时间从事网络医疗咨询,怎样利用好这个新兴资源,想谈一点个人体验,与健康报的广大读者分享。

我是 2008 年 11 月份在《好大夫》网站上开通个人主页的。在最初的 2 年时间里,个人主页点击率已达到 95 万余人次,平均每天点击量在 1 500~2 500 人次,共回复咨询 1 730 个,表扬信 18 封。可以说,是网络咨询让我在患者中"火"了起来。如今,在突如其来的疫情期间,网络咨询和网络就医似乎已经逐渐成为常态化的事情。这就更加值得对网络行为进行一下评判,发表一些观点,当然可能有些人会不愿意听,这也在情理之中,毕竟这是一家之言,仅供参考。

"谢谢你!李教授,能在百忙之中给患者解答问题,令大家感动!""李教授,您一定要保重自己的身体啊,要知道这样吃饭没点、休息不好,长期下去身

第五章 男科疾病诊疗的40个理念

体肯定吃不消呀！""衷心感谢李大夫对我们的诊断治疗和帮助,也衷心祝愿您好人一生平安,请多多保重身体！"看到网络上一封封患者热情洋溢的表扬信,字里行间的真情流露和对医生的恩谢让我感动万分。要知道,现实社会中并不是所有的患者都会这样理解医生,而患者的好评和感恩的心十分难能可贵,让我觉得很温暖。患者理解医生,他们有着同样善良的心,是我们重建医患信任的重要纽带。同时也为自己高兴,帮助了患者,更加让我觉得自己工作的重要和有价值。一分辛劳,一分收获,也许这就是我的付出回报吧,这也是我爱这个专业和愿意为患者任劳任怨地服务的动力。所以,无论是我的患者,还是那些素不相识的咨询者,我尊重你们的问题,珍惜你们的留言,谢谢你们的鼓励。

应该高度重视的是,由于看病是关系到患者健康的大问题,不允许任何差错,而网络咨询指导或遥控治疗的弊端是显而易见的,不清楚患者的真实病情及动态变化、难以控制患者是否得到了医生指导的治疗方法、是否购买了假药、是否正确服用药物、是否进行必要的调整等,难以保证治疗效果。许多患者期望在咨询中获得非常详尽的治疗方法,甚至不出家门就可以依靠邮寄的几个药片或几包草药治病,这是不太可能的。网络咨询只能给出原则性的简要解释,而无法具体指导。况且患者提供的医学信息是否准确、当地的报告可信度、疾病的动态变化等,都难以掌控,极其容易导致得出错误的诊断而误导患者。况且,一旦遭遇治疗副作用或意外,对患者和医生都非常不利。所以,网络咨询不宜提供遥控治疗,网络咨询的信息仅供参考,不能解决全部问题,一切还是以当面与医生讨论比较客观和可靠。

此外,一些咨询者的问题明显不适合咨询,例如挂号及加号问题、治疗有效率、费用等,尤其是患者期望给出治疗成功的承诺,都让医生难以回答。

最后,提醒公众,网络咨询网站的资质难以确认,一些非法行医者为了招揽生意,进行虚假宣传误导患者,咨询者获得的信息水平良莠不齐,很难保证得到有效咨询。所以,别对"网上看病"寄予厚望,达到兼听则明的目的就足以。

网络咨询为患者提供了一个问病的平台,也为医患之间的沟通和联系搭建了一座桥梁,极大地方便了患者。但是,一定要把握分寸和原则。咨询不能替代面对面诊疗,更不能轻易为患者进行医疗处理,尤其是有创伤和危险的药物和操作,以免给患者带来不良后果,并伤害医患双方。

理念三十八　是否一定要在协和医院看病

现如今到大医院看病太困难了,甚至连挂号都艰难极了。即使是管理者在不断地增加挂号途径,电话、网络、公众号等,传统的排队挂号方式基本上被

第五章 男科疾病诊疗的 40 个理念

取代了,也基本上是"秒没",并且让那些对现代化媒介不太掌握的人,尤其是老年人更加困难,毕竟号源有限,优质的高水平专家有限。

每天晚上下班回家经过医院的挂号大厅时,望着那人头攒动的长长队伍,任何人都不应该也不可能无动于衷,居然有那么多的患者在等待求治,而且为了挂号就要熬一个通宵排队,实在是太辛苦了。而实际情况可能比我见到的还要严重。经常听到患者说:为了挂号排队时间超过 24h。还有患者甚至连续几天排队也难以挂到自己所需要的专家号。挂号室拥挤的人群不免让人感慨万千,"一号"难求,患者看病太难了!

这种感慨在接诊患者时同样深有体会。每个单元门诊(半天)时间内,我要看平均 40~70 个患者,每个患者的就诊时间十分有限。一旦因为出差开会、学术交流、研究生答辩等原因偶尔停诊,再次出诊时就要面对更大的门诊量(最大的单元门诊量达到 99 人,整整鏖战 8h),筋疲力尽。门诊坐诊几乎没有按时下过班,午饭时间经常被诊治患者所取代,甚至有时的出诊时间从上午 7 点半一直要延续到下午近 4 点,连下午正常预定工作都要受到影响。而那些没有能够挂上号的患者,尽管会苦苦哀求医生加号,但是常常会无功而返,这也实在是没有办法的事情,再好心的医生望着黑压压的候诊患者也不得不"狠下心来",拒绝没有能够挂号患者的加号请求,这也是为了充分保证已经挂号患者的就诊质量,谁敢保证医生在极度疲劳状态下的每一个判断都是准确无误的呢!一旦有任何的疏忽、失误和差错,带给患者的伤害都是显而易见的,有时甚至是难以挽回的,而如今的医疗机制是不允许医生出任何错误的,哪怕是无意的过错。

挂号难是显而易见的,但挂号只是看病的起点,一旦进入看病流程,长时间的候诊,各种检查的排队交费、预约、等待,再次挂号看医生等序列过程,将是对患者精力和体力的更加巨大考验。看来患者看病确实不容易!难免很多患者感慨万千:来医院看病还真得身强体壮,否则好人都要折腾出毛病了。的确,看病是一个工程,甚至要全家人齐上阵,各司其职,也还难以有一个万全的结果。

然而,在我接诊的大量男科门诊患者过程中发现,有相当部分患者其实并不一定需要到协和医院就医,基层医院就完全可以解决问题,甚至根本不必看医生。例如,经常遇到青少年因为手淫和遗精的问题来看病(成年男性绝大多数人都有过手淫,对手淫的无端恐惧和担忧本不必要,而遗精也是男性生长发育成熟的标志和周期性必来的"习性");一些男性总是无端地为自我感觉阴茎短小而忧心忡忡(阴茎大小就如同身高一样存在个体差异,不见得大的就一定好,主要还是看功能,而青少年更愿意攀比,并滋生出许多不必要的困扰);包皮也让男人生出无穷的烦恼(许多男人的包皮都可能要长一些,并不一定带来什么麻烦,更没有必要一定切掉它才能安心);新婚夫妻因为射精过快而积极

365

第五章 男科疾病诊疗的 40 个理念

求治(射精过快特别容易在没有性经验的夫妻间发生,而新婚是典型的缺少性经验阶段,慢慢自我调整就可以摆脱射精过快的尴尬);性兴奋时尿道口流出一点透明液体可以让某些男子坐立不安(性兴奋引起的阴茎勃起可以压迫海绵体,并使阴茎内的腺体释放出一些透明的液体,此即非前列腺液,亦非感染的征兆);阴茎冠状沟处环行分布生长的小点点更让他们心惊肉跳(阴茎冠状沟沿途因为皮肤凸出而受到摩擦,因此可以出现局部皮肤增殖性反应,产生阴茎珍珠疹样的丘疹,是生理反应的自然现象);因偶尔出现的轻微排尿问题会担心患前列腺炎(日常生活中的许多不良习惯可以引起短暂的排尿异常,例如酗酒、饮食辛辣、久坐等);结婚不到 1 年没有孩子就急切地选择接受不育症的强化治疗(甚至不惜选择昂贵的辅助生殖技术,甚至是会遗传学筛查)(即使是生殖功能完全健康的夫妻,也不容易在婚后短时间内怀孕,多数需要等待一段时间,至少应该等待 1 年以上再说)等。类似的情况不胜枚举。

  此外,有相当部分男科疾病患者的疑虑心理比较严重,在已经得到良好的诊治方案后,他们对医生给出的诊断和治疗方案并不放心,结果为了更换医生而不断地挂号看病,希望得到其他医生对自己病情的看法和解释。当从另外一个医生那里获得肯定的确认后,他们会如释重负,但转眼间听说有更加权威的医生,便马上再次去排队挂号。曾经有一个患者在同一天内,把某医院内同时出诊的 5 个男科医生都看了一遍。一旦不同医生给出的诊断和治疗方法略有出入或截然不同时,患者将陷入了巨大的灾难之中,无端的猜忌会如同瘟疫一样蔓延,并可能对任何医生再难产生信任,甚至采取极端措施,不惜在诊治疾病过程中时刻刻意搜索资料,以免担心被坑骗后拿不到足够的证据。往往是疾病没有能够获得合理的治疗,又染上了心病。类似的情况在其他科室疾病患者中也大量存在。其中我的一个朋友因已经诊断明确的肺部肿瘤,就几乎把北京各个大医院的相关专家都看遍了。

  由此让我想到:小病大看,都涌到大医院求医,"全国患者奔协和"现象,以及反复看同一专业的不同专家求证,使得本来就十分紧缺的医疗资源进一步浪费,这难道不是造成看病难的原因之一嘛! 也因此而增加了患者的医疗支出! 如果患者都能够冷静和理性一些,在遇到问题时就近咨询一下专业人员,接受当地医生的诊治,或者在他们的专业指导下决定是否应该看上级医生,并推荐相关医生,这样就可以直接找到最恰当的医生,少走弯路,少费周折。平时多读一些科普文章也有助于扫盲,可以合理认识发生在自己身体上的某些现象,首先自我判断哪些属于生理现象,哪些应该看医生,并更加容易接受医生的意见和积极配合治疗,免得遇到问题时惊慌失措,拿不定主意。因此,完全没有必要为了一点点小毛病就直接奔大医院而去,也没有必要因此而浪费巨大的精力和体力,更不会凭空产生这样多的烦恼,治疗疾病的费用将会大大降低,同时还缓解了大医院的压力和负担,可以让许多医生腾出更多的时间来接待那些真正需要帮助的患者,或深入进行疾病研究。这难道不是解决看病难和看病贵的一个重要途径吗!

当再次面对黑压压的排队挂号人群时,我的脑海里一直回想的问题是:这其中应该有许多人本不必来凑这个热闹!

患者看病难、看病贵是一个社会问题和公众的普遍感受。大医院门庭若市,而小医院门可罗雀,"全国患者奔协和"现象成为我国人与人之间信任危机的一个缩影。本文只是将这一现象,通过患者来协和医院看病有多么艰难而加以体现。如何有效化解这种特定历史时期的不正常现象,还有赖于全社会的通力合作。

理念三十九　医患本一体,理解创和谐

在现实社会中,有许多患者会觉得害怕走进医院,就医过程中与医生交流比较困难,并常常因此而影响信息的准确表达和理解,导致彼此间的隔阂与怨恨,甚至阻碍其获得理想的治疗效果。实际上,医患本一体,加强彼此的理解,可以克服这种障碍。我更加习惯以自己的行医体验和我院的情况作现实说法。

战胜疾病:也是全体医生的期望

北京协和医院是广大患者非常信赖的医院,也是协和医院的金字招牌让患者给予我无比的信任和期待,这是让医生们无限感激的。看到患者那渴求的目光更加使医生们感觉到肩上的担子很重,责任很大,经常为不能帮助全部患者走出困境而苦恼,并坚持不懈地追求最高治疗效果和最新研究动态,总希望带给患者最好的和最恰当的治疗方法,就如同对待自己的兄弟姐妹一样。

我希望医生和患者是在与疾病的共同博弈中携手共进,完全是一种人类与疾病的抗争和较量。然而,这其中一旦掺杂了复杂的社会现象(看病难、看病贵等),优质医疗资源的稀缺以及人群中的经济状况的显著差异都是阻碍医患和谐的重要因素,社会不健全领域和阴暗面渗透到医疗过程中,这让本来就很困难的医疗行为变得更加艰难。

合理期望:科学发展有局限

由于医学发展的局限性和许多不确定性,部分患者没有能够获得他们所期望的理想疗效(其中不乏个别患者对疗效的过高期望),尽管这也是在情理之中的事情,也会让医生们很难过,同时希望患者能够理解和谅解。实际上,医生总是在治疗成功后的喜悦和治疗失败后的沮丧中不断进步和发展,常常

是在欢喜和悲伤中煎熬。一些医生难以忍受这个煎熬过程,离开了治病救人的队伍,让我们非常惋惜和痛心。

看病难:医患都不容易

患者挂号困难是可想而知的,这也是没有办法的事情。有些患者委托别人代挂号,请委托自己熟悉的人,以免受骗,"票贩子"无处不在;更要当心医托的"演戏"行为,一些不明真相的患者被医托以各种托词转移到非法机构,遭遇欺诈;还有一些患者的确是支付不起高额医疗费用,又不能眼看着亲人放弃治疗,这种左右为难的尴尬境况频繁发生。而在与医生进行病情商讨的治疗过程中,人与人之间互不信任也障碍了医患沟通。

由此看来,这一切都是道德沦丧和人与人之间信任度降低的恶果。患者满怀希望来到协和医院,一旦遭遇不顺心、不满意,甚至是无端纠缠,被冷落或被欺骗后的失落、伤心甚至绝望是可以理解的,但患者不应该把这些责任简单地推给医生和医院,医生是无辜的。

另外,一些非法行医者为了招揽患者,进行一些虚假宣传,例如说我在外面的某个医院会诊,或说我的"师傅"在某某医院就诊看病,也有直接冒充我本人在外院治病的"医生",都是虚假宣传。实际上,协和医院不会允许私自的院外会诊行为。医院管理者反复告诉患者,有困难可以求助于医院的工作人员和医生,不能听信欺骗宣传。

毫不隐晦,许多和我一样的医生,在治疗疾病过程中的喜悦远大于沮丧,这也是医生们喜爱医生职业的最大理由,甚至有人认为是唯一理由。为了给患者提供诊治疾病的优质服务,许多医生甚至可以让自己的许多正常的人体生理功能遭到抑制,门诊接待患者和手术治疗可以连续长达 4~8h 不吃饭、不喝水、不上厕所,这对于许多人来说是难以做到的。许多辗转多处治疗无效的患者在协和医院获得了满意疗效,每天的门诊都有许多久治不愈的疑难重症患者来到门诊求治,当然也有抱憾而归者。无论疗效如何,医生付出的努力和辛劳是一样的,医生尽力了。

遥控看病:不可取

近年来,网络系统十分发达和活跃,许多患者期望通过信件、电子邮件、电话、自媒体、网上医疗服务等咨询途径,获得非常详尽的疾病诊断和治疗方法,甚至足不出户就可以依靠几个邮寄的药片治病,这是不太可能的,也不可靠,并容易遭遇欺诈。即使在疫情肆虐的特定阶段里,网络咨询和求医也应该有一定的限度,并受到严格的监控。

绝大多数公益性咨询也都只能给出原则性的简要解释。由于看病是关系到患者健康的大问题,不允许出错,远程或遥控治疗的弊端是显而易见的,不清楚患者的真实和具体病情、难以控制是否患者得到了医生指导的治疗方法、是否购买了假药、是否正确服用药物、是否进行必要的调整等,难以保证治疗效果。况且一旦患者遭遇治疗副作用或意外,对患者和医生都非常不利,加之现代社会的医患关系复杂。所以,绝大多数医院都反对遥控治疗,请患者多理解。在其他医院的医生遇到业务困难需要帮助时,包括北京协和医院专家和学者也会力所能及地给他们一些诊治建议和指导,但从来不会私自在外面会诊。

光明前途可期待:一切都会好起来

医院管理部门在这个领域内所做的工作是巨大的。许多医院和治安部门一直在进行专项整治工作,付出的辛苦和努力是有目共睹的。尽管难免有疏漏,但患者一旦在医院内遭遇欺骗或不公正待遇,可以寻求相关部门的帮助,挽回损失。各级监管层也在不断努力,为患者营造就医的良好环境,患者的就医环境已经大有改观。期望管理部门不断推进的医改,会让患者的就医变得更加方便、经济和安全。

人没有不生病的,任何人都可能成为患者,甚至包括医生本人及其家属,所以必然需要医生去帮助患者解决病痛,患者和医生这两者自然应该成为一个战壕里的最亲密战友。医生要理解患者的艰难,多替患者考虑;患者要认识到疾病的不确定性和科学认识的局限性,积极支持和配合医生的治疗措施;管理层也在不断地改善就医环境和医患双方的感受,坚信一切都会慢慢地好起来的!

理念四十　医学科普助我成长

自 1989 年我硕士毕业后从事男科学临床工作,与科普结下了不解之缘。从最初一知半解地认识男科疾病的基础之上,开启了我的临床工作生涯。那个年代,即使是男科学的专业书籍也是很有限的。所以,阅读男科相关的科普作品,已经成为丰富自己专业知识的重要途径。随着阅历和临床工作经验的不断积累,也感觉到有的科普文章写得并不是那么到位,甚至是不够科学和严谨,到后来开始尝试科普创作,并不断发表科普文章、出版科普专著,医学科普伴随我不断成长,成为专业生涯中不可或缺的重要部分。在我的科普成长之路中,受益最多的是两位科普杂志的资深编辑,《家庭医生》的丘彩霞老师和《大众医学》的刘利老师。

第五章 男科疾病诊疗的40个理念

医学科普是时代的需要

新形势下,健康教育的重要性不言而喻,医学科普成为医患沟通的重要桥梁。现代医学模式已经逐渐由传统意义上的生物医学模式,转变成生物-心理-社会医学模式,这种转变在男科疾病诊治中体现得更加淋漓尽致。身心医学快速发展,使得医生与患者都更加关注疾病带来的疾病以外的其他方面的问题,例如疾病对其生活方式、饮食制度、夫妻感情和工作状态的影响,以及这些因素在疾病的发生、发展和康复过程中的作用。

管理部门早已给予医学科普高度关注。近年来的科普期刊、报纸、广播、电视、网络自媒体等形式和种类繁多,优秀的医学科普作品同样可以获得国家科技进步奖,卫生部印发的《全国健康教育专业机构工作规范》,要求国家、省、市、县各级均设立健康教育专业机构。诸多举措让医学科普登上大雅之堂。如今,各级管理层都纷纷建立起来了自己认证的专家科普团队,服务于各种传媒,实现了医学知识与公众的有效沟通,使得虚假宣传和商业操作没有了市场。

医学科普有助于回归医患的自然关系

医生和患者是在与疾病的共同博弈中携手共进,完全是一种人类与疾病的抗争和较量。患者是前线的斗士,医生是后方的后勤。医学模式的转化要求患者参与医疗方案的选择和决策,医生不再是患者的"家长"。当患者遭遇疾病痛苦时,医生作为专门知识丰富的执业者,成为患者战胜疾病的最有力助手和后盾,可以为患者提供他们所需要的支持与帮助,包括情感、知识和技术。而在选择和决策之前,需要对疾病有一定程度的认知。医生为患者诊治疾病也可以看作是一种特殊服务,由于具有隐秘性、复杂性、社会性等诸多特点,使得疾病的诊治更加具有"特殊服务"的鲜明特点,医学科普有着得天独厚的优势。

医学科普让我的患者大增

不要小看患者的智慧,许多患者的疾病知识相当丰富。因此,科普教育可以全面系统地分析患者产生症状的原因、造成以往治疗失败的可能因素、即将采取的治疗措施的依据和可能预期的效果,治疗效果不明显时的必要的方案调整等,使患者对你的知识与经验产生信任感,增强自信心,这对患者很重要。而在现实生活中,对于来自专业权威医生的科普宣传,患者有很高的信任度,使得医生做科普宣传具有得天独厚的优势。

一个优秀的专业医生,不仅应该熟练地掌握治病求人的临床技能,还应该把其中的道理通俗易懂地讲给患者,让患者与医生携手抗击病魔,而不是医生

第五章 男科疾病诊疗的 40 个理念

的孤军奋战。在给患者详尽介绍疾病相关知识后,患者会因为你的睿智、充满了人情味和全面细致的分析而对你刮目相看,主动寻求你的救治那是自然而然的事情。回想起 2003 年刚刚调到协和医院工作时的单元门诊量平均只有 9 人,到如今的平均 50~60 人,还是严格限制加号,有许多患者挂不上号,一号难求的局面与医学科普有极大的关联。

医学科普让医患沟通变得简单、容易

大量的疾病自我识别和预防科普,让民众在家里就可以初步自我判断是否属于疾病范畴,可以合理认识发生在自己身体上的某些现象,首先自我判断哪些属于生理现象,哪些应该看医生,并更加容易接受医生的意见和积极配合治疗,免得遇到问题时惊慌失措,还可以通过良好的生活方式等来预防大量的生活方式相关疾病,让民众不得病,从而避免了盲目求医所造成的巨大医疗资源浪费,节省了就医成本,缓解了看病难和看病贵的尴尬现实,同时还缓解了大医院的压力和负担,这难道不是解决看病难和看病贵的一个重要途径吗!对于来到诊室接受治疗的患者,也往往因为对自身疾病有了一定的了解,让后续诊治变得比较容易。男科疾病,由于具有私密性和显著的心理因素,而让患者难以启齿,难以堂而皇之地来到医院求治,科普宣传就更加均具有优势。

在我接诊的大量男科门诊患者过程中发现,有相当一部分患者其实并不一定需要到协和医院就医,只要到基层医院就完全可以解决问题,甚至根本不必看医生。医学科普让那些真正需要医生帮助的患者可以不费周折地直接找到最恰当的医生,少走弯路,少费周折。

此外,医学科普在加强医患的相互理解与和谐中起到了重要作用,许多医疗纠纷是由于沟通不到位所致,而科普是医患沟通的重要方式,可以弥补临床沟通的欠缺。

不要把科普创作看作简单容易的事情

学习是一件艰苦的事情,而试图把自己头脑中的理念灌输到别人的大脑里则更加困难。撰写医学科普比专业文章更难,让患者接受你的观点不是一件很容易的事情。

一些大牌专家,尽管能够从容应对许多疑难重症患者,但是在将科学道理通过浅显的方式传达给患者时却往往遇到困难。专业文章你只要将医学数据和理论摆放齐整就可以了,而科普文章则需要考虑的问题更多,不仅包括知识性,还要考虑到趣味性、可读性和美学效果等。在 2002 年为《家庭医生》撰写的一篇专访文章,前后退修竟然高达 7 次之多,面对编辑提出的大量问题和质疑,刚刚尝试科普创作的我很难应对,其中多次曾经准备放弃,最终还是坚持

过来了。这一坚持就是整整 19 年,让我逐渐找到了科普创作的窍门,并喜欢上了医学科普。

合理安排科普与临床工作

如何把握科普宣传与临床工作的关系是一件值得探讨的问题。尽管各个方面都很重视医学科普,但整日里为了写科普而绞尽脑汁是不提倡的。这不仅会影响临床工作,还将让写作变成一种负担,也缺乏真情实感的现实来源,必将使文章枯燥乏味,失去了科普应该带给人们启迪的初衷。

通常我撰写科普文章往往是有感而发,从生活和临床接诊中寻求灵感,并在头脑中酝酿一段时间,将整个问题的各个环节考虑清楚全面,然后一蹴而就;随后,查找一些必要的文献资料,对某些关键性的理论问题和数据进行仔细核对;最后,进行语言文字润色和加工。偶尔,也会应记者的邀请,对当前公众广泛关系的话题展开正面介绍,引导公众的科学健康理念。

实际上,医学科普教育不仅仅体现在发表几篇文章,而是贯穿行医生涯的始终。医学是一门实践科学,需要在临床实践中慢慢体会。让我们在工作中培养良好的职业情感,在完善人格、提高技能、救死扶伤中把自己领悟到的点点滴滴知识和经验总结成医学科普,来武装患者,也让自己从中感悟执业的成功和幸福。

如何让你的想法被对方理解和接受,这是人与人之间沟通的关键。作为医生,与患者的沟通必不可少,也需要与同行(上下级医生)进行广泛的沟通和交流,你的许多医疗决策都需要向患者及其家属交代清楚,熟练掌握科普写作是做好基础沟通所必需的,科普是一种人与人之间交流的重要手段和技能,非常重要,不可忽视。

后记：我的教育与专业成长经历

岁月如歌，记载了太多的人间欢乐与沧桑；岁月无情，也埋葬了太多值得回味的过往。为了忘却的记忆，即为了缅怀那些峥嵘岁月和璀璨的人生经历，铭记那些难忘的亲朋故旧，特别撰写此后记。

我的教育和专业成长过程与同时代的千千万万普通学子没有什么不同，出生在一个小县城的普通家庭，父亲在县法院从事法律工作，母亲是小学教师。由于家庭人口多，家境贫寒且艰难，节俭每一分钱已经成为常态和生活方式，并融入了骨髓，从小就养成了勤俭节约和吃苦耐劳的品质，并基本上体现了一个草根学者的跋涉足迹，坚持不懈地努力和甘于寂寞奋斗。童年和青少年阶段（包括求学阶段）始终伴随的是物质匮乏，但从来不缺少亲情和快乐，在此期间和全部成长过程中留下了太多的美好记忆，并凝聚了太多人的期望和努力。我的每一段教育和培训经历、每一本专著和译著、每一篇文章，其背后都隐含着诸位的扶持和付出。事实上，有太多的老师以多种方式培养和教育了我，有太多的亲人以各种途径和方式帮助过我，有太多的志同道合的战略合作伙伴与我一起在专业的道路上披荆斩棘、奋勇向前，有太多的青年才俊和我的学生们与我携手共进！

我选择了医生职业，从事男科学专业，让我有缘与你们相遇、相知、相帮，共同度过了那么多难忘的艰难岁月和美好时光，也难免会匆匆忙忙擦肩而过。我们有多少深切怀念，就会有多少依依不舍，多么想拼命地抓住你们不放手！遗憾的是无情的岁月在悄悄地带走这一切，甚至连痕迹也越来越淡，很快地这些记忆将会变得越来越模糊，甚至已经很难将你们的名字一一忆起了，甚至我的有缘人中的一些人已经离开了这个世界。

最后，感谢父母含辛茹苦的养育，父母是我们人生的启蒙老师和终生老师。值得庆幸的是，我没有辜负父母的殷切期望，祝愿92岁高龄的母亲健康长寿，也祝愿辛劳一生的父亲在天堂不孤单、不辛劳，始终愉快！

我的教育与培训经历：

1. 小学：1971年9月~1976年7月，辽宁省开原县民主小学。
2. 初中：1976年9月~1979年7月，辽宁省开原县第三中学。
3. 高中：1979年9月~1981年7月，辽宁省开原县高中。
4. 大学：1981年9月~1986年7月，中国医科大学（医疗系）。
5. 硕士：1986年9月~1989年7月，山西医学院（传染病学专业）。

后记：我的教育与专业成长经历

6. 博士：1995 年 9 月 ~1998 年 7 月，北京医科大学（泌尿外科专业）。

7. 博士后：2002 年 7 月 ~2004 年 7 月，南京大学，南京军区南京总医院（东部战区总医院）博士后工作站。

8. 实验室技能培训：1987 年 9 月 ~1987 年 10 月，天津医科大学（寄生虫学教研室培训中心）。

9. 英语专科培训：1990 年 3 月 ~1990 年 9 月，北京第二外国语学院（培训中心）。

参 考 文 献

[1] ALMEHMADI Y,YASSIN A A,NETTLESHIP J E,et al. Testosterone replacement therapy improves the health-related quality of life of men diagnosed with late-onset hypogonadism[J]. Arab J Urol,2016,14(1):31-36.

[2] AMANO T,EARLE C,IMAO T,et al. Administration of daily 5mg tadalafil improves endothelial function in patients with benign prostatic hyperplasia[J]. Aging Male,2018,21(1):77-82.

[3] ANDERSON S G,HUTCHINGS D C,WOODWARD M,et al. Phosphodiesterase type-5 inhibitor use in type 2 diabetes is associated with a reduction in all-cause mortality[J]. Heart,2016,102(21):1750-1756.

[4] ANDERSSON D P,TROLLE LAGERROS Y,GROTTA A,et al. Association between treatment for erectile dysfunction and death or cardiovascular outcomes after myocardial infarction[J]. Heart,2017,103(16):1264-1270.

[5] ARDESTANI ZADEH A,ARAB D,KIA N S,et al. The role of vitamin e-selenium-folic acid supplementation in improving sperm parameters after varicocelectomy:a randomized clinical trial[J]. Urol J,2019,16(5):495-500.

[6] BABAI M,GHARIBVAND M M,MOMENI M,et al. Comparison of pre-operative and post-operative(varicocelectomy) sperm parameters in patients suffering varicocle with and without reflux in doppler ultrasonography[J]. J Family Med Prim Care,2019,8(5):1730-1734.

[7] BANKS E,JOSHY G,ABHAYARATNA W P,et al. Erectile dysfunction severity as a risk marker for cardiovascular disease hospitalisation and all-cause mortality:a prospective cohort study[J]. PLoS Med,2013,10(1):e1001372.

[8] BEHRE H M,ZITZMANN M,ANDERSON R A,et al. Efficacy and safety of an injectable combination hormonal contraceptive for men[J]. J Clin Endocrinol Metab,2016,101(12):4779-4788.

[9] BHASIN S,BRITO J P,CUNNINGHAM G R,et al. Testosterone therapy in men with hypogonadism:an endocrine society clinical practice guideline[J]. J Clin Endocrinol Metab,2018,103(5):1715-1744.

[10] BOEHM U,BOULOUX P M,DATTANI M T,et al. Expert consensus document:European Consensus Statement on congenital hypogonadotropic hypogonadism—pathogenesis, diagnosis and treatment[J]. Nat Rev Endocrinol,2015,11(9):547-564.

[11] BRüNAHL C,DYBOWSKI C,ALBRECHT R,et al. Mental disorders in patients with chronic pelvic pain syndrome(CPPS)[J]. J Psychosom Res,2017,98:19-26.

[12] CAI H,QING X,NIRINGIYUMUKIZA J D,et al. CFTR variants and renal abnormalities in males with congenital unilateral absence of the vas deferens(CUAVD):a systematic review

and meta-analysis of observational studies [J]. Genet Med,2019,21(4):826-836.

[13] CAI Z,CHEN W,ZHANG J,et al. Androgen receptor:what we know and what we expect in castration-resistant prostate cancer [J]. Int Urol Nephrol,2018,50(10):1753-1764.

[14] CAI Z,LI H. Developing a prediction model for the self-evaluation of erectile dysfunction in an adult male population [J]. Andrologia,2020:e13880.

[15] CAI Z,SONG X,ZHANG J,et al. Practical approaches to treat ED in PDE5i Nonresponders [J]. Aging Dis,2020,11(5):1202-1218.

[16] CAI Z,ZHANG J,LI H. Two birds with one stone:regular use of pde5 inhibitors for treating male patients with erectile dysfunction and cardiovascular diseases [J]. Cardiovasc Drugs Ther,2019,33(1):119-128.

[17] CAI Z,ZHANG J,XIONG J,et al. New insights into the potential mechanisms of spermatogenic failure in patients with idiopathic azoospermia [J]. Mol Hum Reprod,2020, 26(7):469-484.

[18] CAI Z,ZHANG J,LI H. Selenium,aging and aging-related diseases [J]. Aging Clin Exp Res,2019,31(8):1035-1047.

[19] CASTELLó-PORCAR A M,MARTíNEZ-JABALOYAS J M. Testosterone/estradiol ratio,is it useful in the diagnosis of erectile dysfunction and low sexual desire? [J]. Aging Male, 2016,19(4):254-258.

[20] ÇAYAN S,AKBAY E,SAYLAM B,et al. Effect of varicocele and its treatment on testosterone in hypogonadal men with varicocele:review of the literature [J]. Balkan Med J, 2020,37(3):121-124.

[21] ÇAYAN S,ORHAN İ,AKBAY E,et al. Systematic review of treatment methods for recurrent varicoceles to compare post-treatment sperm parameters,pregnancy and complication rates [J]. Andrologia,2019,51(11):e13419.

[22] CORONA G,RASTRELLI G,REISMAN Y,et al. The safety of available treatments of male hypogonadism in organic and functional hypogonadism [J]. Expert Opin Drug Saf,2018,17 (3):277-292.

[23] CYRANOSKI D. Why Chinese medicine is heading for clinics around the world [J]. Nature,2018,561(7724):448-450.

[24] DAI R,PAN Y,FU Y,et al. Role of male genetic factors in recurrent pregnancy loss in Northeast China [J]. Eur J Obstet Gynecol Reprod Biol,2018,224:6-11.

[25] DELAY K J,KOHLER T S. Testosterone and the prostate:artifacts and truths [J]. Urol Clin North Am,2016,43(3):405-12.

[26] DENG C,ZHANG Z,LI H,et al. Analysis of cardiovascular risk factors associated with serum testosterone levels according to the US 2011-2012 National Health and Nutrition Examination Survey [J]. Aging Male,2019,22(2):121-128.

[27] ESTEVES S C,ROQUE M,AGARWAL A. Outcome of assisted reproductive technology in men with treated and untreated varicocele:systematic review and meta-analysis [J]. Asian J Androl,2016,18(2):254-8.

[28] ESTEVES S C,SANTI D,SIMONI M. An update on clinical and surgical interventions to

reduce sperm DNA fragmentation in infertile men [J]. Andrology,2020,8(1):53-81.

[29] FENG X,ZHANG M,ZHANG L,et al. The clinical value of the prostatic exosomal protein expression in the diagnosis of chronic prostatitis:a single-center study [J]. Int Urol Nephrol,2020,52(2):225-232.

[30] FOROUGHI A A,YAZDANPANAH E,NAZERI M,et al. Clinical grading and color Doppler ultrasonography-based grading of varicocele:how compatible are the two grading systems? [J]. World J Urol,2019,37(7):1461-1465.

[31] GALLO L. Effectiveness of diet,sexual habits and lifestyle modifications on treatment of chronic pelvic pain syndrome [J]. Prostate Cancer Prostatic Dis,2014,17(3):238-45.

[32] GAT I,LI N,YASOVICH N,et al. Sperm DNA fragmentation index does not correlate with blastocyst euploidy rate in egg donor cycles [J]. Gynecol Endocrinol,2018,34(3):212-216.

[33] GRAY M,ZILLIOUX J,KHOURDAJI I,et al. Contemporary management of ejaculatory dysfunction [J]. Transl Androl Urol,2018,7(4):686-702.

[34] HAO Z Y,LI H J,WANG Z P,et al. The prevalence of erectile dysfunction and its relation to chronic prostatitis in Chinese men [J]. J Androl,2011,32(5):496-501.

[35] HASSAN J,BARKIN J. Testosterone deficiency syndrome:benefits,risks,and realities associated with testosterone replacement therapy [J]. Can J Urol,2016,23(Suppl 1):20-30.

[36] HUO D S,SUN J F,ZHANG B,et al. Protective effects of testosterone on cognitive dysfunction in Alzheimer's disease model rats induced by oligomeric beta amyloid peptide 1-42 [J]. J Toxicol Environ Health A,2016,79(19):856-863.

[37] JANNINI E A,NAPPI R E. Couplepause:a new paradigm in treating sexual dysfunction during menopause and andropause [J]. Sex Med Rev,2018,6(3):384-395.

[38] JIAN Z,WEI X,YE D,et al. Pharmacotherapy of premature ejaculation:a systematic review and network meta-analysis [J]. Int Urol Nephrol,2018,50(11):1939-1948.

[39] JIN B F,YANG W T,SUN D L,et al. Current situation and reconsideration on the study of integrated chinese and western medicine andrology [J]. Chin J Integr Med,2020,26(5):388-392.

[40] JUNGWIRTH A,GIWERCMAN A,TOURNAYE H,et al. European Association of Urology guidelines on male infertility:the 2012 update [J]. Eur Urol,2012,62(2):324-332.

[41] KEMPENEERS P,ANDRIANNE R,CUDDY M,et al. Sexual cognitions,trait anxiety, sexual anxiety,and distress in men with different subtypes of premature ejaculation and in their partners [J]. J Sex Marital Ther,2018,44(4):319-332.

[42] KHOURDAJI I,ZILLIOUX J,EISENFRATS K,et al. The future of male contraception:a fertile ground [J]. Transl Androl Urol,2018,7(Suppl 2):S220-S235.

[43] KIZILAY F,ALTAY B. Evaluation of the effects of antioxidant treatment on sperm parameters and pregnancy rates in infertile patients after varicocelectomy:a randomized controlled trial [J]. Int J Impot Res,2019,31(6):424-431.

[44] KO E Y,SIDDIQI K,BRANNIGAN R E,et al. Empirical medical therapy for idiopathic

male infertility:a survey of the American Urological Association [J]. J Urol,2012,187(3): 973-978.

[45] KOHN T P,KOHN J R,PASTUSZAK A W. Varicocelectomy before assisted reproductive technology:are outcomes improved[J]. Fertil Steril,2017,108(3):385-391.

[46] KOUKKOU E,BILLA E,KAPOLLA N,et al. An empiric treatment for idiopathic oligozoospermia revisited:a 20-year investigative saga [J]. Andrologia,2012,44(5):337-342.

[47] LI H,BAI G,ZHANG X,et al. Effects of Two Different Dosages of Sildenafil on Patients With Erectile Dysfunction [J]. Am J Mens Health,2017,11(3):525-530.

[48] LI H,GAO T,WANG R. The role of the sexual partner in managing erectile dysfunction[J]. Nat Rev Urol,2016,13(3):168-177.

[49] LI H,WEN Q,LI H,et al. Mutations in the cystic fibrosis transmembrane conductance regulator(CFTR)in Chinese patients with congenital bilateral absence of vas deferens [J]. J Cyst Fibros,2012,11(4):316-323.

[50] LI H,ZHANG X,WANG H,et al. A Chinese cross-sectional study on symptoms in aging males:prevalence and associated factors [J]. Am J Mens Health,2019,13(2): 1557988319838113.

[51] LI H J,BAI W J,DAI Y T,et al. An analysis of treatment preferences and sexual quality of life outcomes in female partners of Chinese men with erectile dysfunction [J]. Asian J Androl,2016,18(5):773-779.

[52] LI H J,KANG D Y. Prevalence of sexual dysfunction in men with chronic prostatitis/chronic pelvic pain syndrome:a meta-analysis [J]. World J Urol,2016,34(7):1009-1017.

[53] LI H J. More attention should be paid to the treatment of male infertility with drugs—testosterone:to use it or not? [J]. Asian J Androl,2014,16(2):270-273.

[54] LI X,JIANG T,LIU F,et al. Clinical evaluation of urine prostatic exosomal protein in the diagnosis of chronic prostatitis [J]. Urol Int,2018,100(1):112-118.

[55] IANG C Z,LI H J,WANG Z P,et al. The prevalence of prostatitis-like symptoms in China[J]. J Urol,2009,182(2):558-163.

[56] LIANG C Z,LI H J,WANG Z P,et al. Treatment of chronic prostatitis in Chinese men [J]. Asian J Androl,2009,11(2):153-156.

[57] LIANG C Z,HAO Z Y,LI H J,et al. Prevalence of premature ejaculation and its correlation with chronic prostatitis in Chinese men [J]. Urology,2010,76(4):962-966.

[58] LIAO C H,LIN H C,HUANG C Y. Chronic prostatitis/chronic pelvic pain syndrome is associated with irritable bowel syndrome:a population-based study [J]. Sci Rep,2016,6: 26939.

[59] LONG J E,LEE M S,BLITHE D L. Male contraceptive development:update on novel hormonal and nonhormonal methods [J]. Clin Chem,2019,65(1):153-160.

[60] LU J C,HUANG Y F,Lü N Q. Computer-aided sperm analysis:past,present and future[J]. Andrologia,2014,46(4):329-338.

[61] MA C,WANG R,LI T,et al. Analysis of CNVs of CFTR gene in Chinese Han population

with CBAVD [J]. Mol Genet Genomic Med,2020,8(11):e1506.

[62] MACHEN G L,JOHNSON D,NISSEN M A,et al. Time to improvement of semen parameters after microscopic varicocelectomy: When it occurs and its effects on fertility [J]. Andrologia,2020,52(2):e13500.

[63] MADHUSOODANAN V,PATEL P,BLACHMAN-BRAUN R,et al. Semen parameter improvements after microsurgical subinguinal varicocele repair are durable for more than 12 months [J]. Can Urol Assoc J,2020,14(3):E80-E83.

[64] MINER M,NEHRA A,JACKSON G,et al. All men with vasculogenic erectile dysfunction require a cardiovascular workup [J]. Am J Med,2014,127(3):174-182.

[65] OSTAFA T,NABIL N,RASHED L,et al. Seminal SIRT1-oxidative stress relationship in infertile oligoasthenoteratozoospermic men with varicocele after its surgical repair [J]. Andrologia,2020,52(1):e13456.

[66] MULHALL J P,TROST L W,BRANNIGAN R E,et al. Evaluation and management of testosterone deficiency: AUA Guideline [J]. J Urol,2018,200(2):423-432.

[67] NG TANG FUI M,HOERMANN R,PRENDERGAST L A,et al. Symptomatic response to testosterone treatment in dieting obese men with low testosterone levels in a randomized, placebo-controlled clinical trial [J]. Int J Obes (Lond),2017,41(3):420-426.

[68] NICKEL J C,FREEDLAND S J,CASTRO-SANTAMARIA R,et al. Chronic prostate inflammation predicts symptom progression in patients with chronic prostatitis/chronic pelvic pain [J]. J Urol,2017,198(1):122-128.

[69] NICKEL J C. Is chronic prostatitis/chronic pelvic pain syndrome an infectious disease of the prostate? [J]. Investig Clin Urol,2017,58(3):149-151.

[70] ORTAC M,HIDIR M,SALABAS E,et al. Evaluation of gonadotropin-replacement therapy in male patients with hypogonadotropic hypogonadism [J]. Asian J Androl,2019,21(6):623-627.

[71] OSONDU C U,VO B,ONI E T,et al. The relationship of erectile dysfunction and subclinical cardiovascular disease: A systematic review and meta-analysis [J]. Vasc Med,2018,23(1):9-20.

[72] OZVERI H,KAYABASOGLU F,DEMIREL C,et al. Outcomes of micro-dissection tese in patients with non-mosaic Klinefelter's syndrome without hormonal treatment [J]. Int J Fertil Steril,2015,8(4):421-428.

[73] PAGE S T,AMORY J K. Male hormonal contraceptive-are we there yet? [J]. Nat Rev Endocrinol,2018,14(12):685-686.

[74] PAICK S,CHOI W S. Varicocele and testicular pain: a review [J]. World J Mens Health,2019,37(1):4-11.

[75] PENG J,FANG D,LI H,et al. Efficacy of dapoxetine treatment in Chinese patients with premature ejaculation and possible factors affecting efficacy in the real-world practice [J]. BMC Urol,2020,20(1):11.

[76] PENG J,ZHANG Z,CUI W,et al. Spontaneous pregnancy rates in Chinese men undergoing microsurgical subinguinal varicocelectomy and possible preoperative factors affecting the

outcomes [J]. Fertil Steril,2015,103(3):635-639.

[77] PORST H,BURRI A. Novel treatment for premature ejaculation in the light of currently used therapies:a review [J]. Sex Med Rev,2019,7(1):129-140.

[78] RASTRELLI G,MAGGI M,CORONA G. Pharmacological management of late-onset hypogonadism [J]. Expert Rev Clin Pharmacol,2018,11(4):439-458.

[79] REDMON J B,DROBNIS E Z,SPARKS A,et al. Semen and reproductive hormone parameters in fertile men with and without varicocele [J]. Andrologia,2019,51(10):e13407.

[80] REICHARD C A,MAKOVEY I,SHOSKES D A. Phenotype,symptom severity and treatment in a 'cured' cohort of chronic pelvic pain syndrome patients [J]. Can J Urol,2015,22(1):7623-7626.

[81] ZHANG X,ZHONG Y,SAAD F,et al. Testosterone therapy may reduce prostate cancer risk due to testosterone deficiency at a young age via stabilizing serum testosterone levels [J]. Aging Male,2020,23(2):112-118.

[82] SAMPLASKI M K,LO K C,GROBER E D,et al. Varicocelectomy to "upgrade" semen quality to allow couples to use less invasive forms of assisted reproductive technology [J]. Fertil Steril,2017,108(4):609-612.

[83] SCHLAX J,JüNGER C,BEUTEL M E,et al. Income and education predict elevated depressive symptoms in the general population:results from the Gutenberg health study [J]. BMC Public Health,2019,19(1):430.

[84] SHEEHAN M,BRIODY H,O'NEILL D C,et al. Pain relief after varicocele embolization:The patient's perspective [J]. J Med Imaging Radiat Oncol,2020,64(2):215-219.

[85] SHRIDHARANI A,OWEN R C,ELKELANY O O,et al. The significance of clinical practice guidelines on adult varicocele detection and management [J]. Asian J Androl,2016,18(2):269-275.

[86] SIDHOUM V F,CHAN Y M,LIPPINCOTT M F,et al. Reversal and relapse of hypogonadotropic hypogonadism:resilience and fragility of the reproductive neuroendocrine system [J]. J Clin Endocrinol Metab,2014,99(3):861-870.

[87] SONG S H,KIM D S,YOON T K,et al. Sexual function and stress level of male partners of infertile couples during the fertile period [J]. BJU Int,2016,117(1):173-176.

[88] SUN T C,ZHANG Y,LI H T,et al. Sperm DNA fragmentation index,as measured by sperm chromatin dispersion,might not predict assisted reproductive outcome [J]. Taiwan J Obstet Gynecol,2018,57(4):493-498.

[89] TATEM AJ,BRANNIGAN RE. The role of microsurgical varicocelectomy in treating male infertility [J]. Transl Androl Urol,2017,6(4):722-729.

[90] THIRUMALAI A,PAGE S T. Recent developments in male contraception [J]. Drugs,2019,79(1):11-20.

[91] TRAN C N,LI J,SHOSKES D A. An online UPOINT tool for phenotyping patients with chronic prostatitis [J]. Can J Urol,2014,21(2):7195-7200.

[92] VARTOLOMEI M D,KIMURA S,VARTOLOMEI L,et al. Systematic review of the impact

of testosterone replacement therapy on depression in patients with late-onset testosterone deficiency [J]. Eur Urol Focus,2020,6(1):170-177.

[93] VICARI E,LA VIGNERA S,CASTIGLIONE R,et al. Chronic bacterial prostatitis and irritable bowel syndrome:effectiveness of treatment with rifaximin followed by the probiotic VSL#3 [J]. Asian J Androl,2014,16(5):735-739.

[94] WANG J,WANG Q,LIU B,et al. A Chinese herbal formula,Shuganyiyang capsule, improves erectile function in male rats by modulating Nos-CGMP mediators [J]. Urology, 2012,79(1):241.e1-6.

[95] WHEELER K M,SMITH R P,KUMAR R A,et al. A Comparison of Secondary Polycythemia in Hypogonadal Men Treated with Clomiphene Citrate versus Testosterone Replacement:A Multi-Institutional Study [J]. J Urol,2017,197(4):1127-1131.

[96] WU F C,TAJAR A,BEYNON J M,et al. Identification of late-onset hypogonadism in middle-aged and elderly men [J]. N Engl J Med,2010,363(2):123-135.

[97] YANG B,WANG J,ZHANG W,et al. Pathogenic role of ADGRG2 in CBAVD patients replicated in Chinese population [J]. Andrology,2017,5(5):954-957.

[98] YANG B,WANG X,ZHANG W,et al. Compound heterozygous mutations in CFTR causing CBAVD in Chinese pedigrees [J]. Mol Genet Genomic Med,2018,6(6):1097-1103.

[99] YANG B,XU P,SHI Y,et al. Erectile dysfunction and associated risk factors in Chinese males of infertile couples [J]. J Sex Med,2018,15(5):671-677.

[100] YANG B,ZHANG J,QI Y,et al. Assessment on occurrences of depression and anxiety and associated risk factors in the infertile Chinese men [J]. Am J Mens Health,2017,11(3):767-774.

[101] YOUNG J,XU C,PAPADAKIS G E,et al. Clinical management of congenital hypogonadotropic hypogonadism [J]. Endocr Rev,2019,40(2):669-710.

[102] YUAN P,LIANG Z K,LIANG H,et al. Expanding the phenotypic and genetic spectrum of Chinese patients with congenital absence of vas deferens bearing CFTR and ADGRG2 alleles [J]. Andrology,2019,7(3):329-340.

[103] ZHANG J,CAI Z,MA C,et al. Impacts of outdoor air pollution on human semen quality:a meta-analysis and systematic review [J]. Biomed Res Int,2020,2020:7528901.

[104] ZHANG J,LI X,CAI Z,et al. Association between testosterone with type 2 diabetes in adult males,a meta-analysis and trial sequential analysis [J]. Aging Male,2019,16:1-12.

[105] ZHANG J,YANG B,XIAO W,et al. Effects of testosterone supplement treatment in hypogonadal adult males with T2DM:a meta-analysis and systematic review [J]. World J Urol,2018,36(8):1315-1326.

[106] ZHANG K,GE Z,FU L,et al. Qilin pills alleviate oligoasthenospermia by inhibiting Bax-caspase-9 apoptosis pathway in the testes of model rats [J]. Oncotarget,2018,9(31):21770-21782.

[107] ZHANG X,YANG B,LI N,et al. Prevalence and risk factors for erectile dysfunction in Chinese adult males [J]. J Sex Med,2017,14(10):1201-1208.

[108] ZHANG Z,KANG D,LI H. The effects of testosterone on bone health in males with

testosterone deficiency: a systematic review and meta-analysis [J]. BMC Endocr Disord, 2020, 20(1): 33.

[109] ZHI E L, LIANG G Q, LI P, et al. Seminal plasma miR-192a: a biomarker predicting successful resolution of nonobstructive azoospermia following varicocele repair [J]. Asian J Androl, 2018, 20(4): 396-399.

[110] ZITZMANN M. Would male hormonal contraceptives affect cardiovascular risk [J]. Asian J Androl, 2018, 20(2): 145-148.

[111] ZULLIG L L, RAMOS K, BOSWORTH H B. Improving Medication Adherence in Coronary Heart Disease [J]. Curr Cardiol Rep, 2017, 19(11): 113.

[112] 白刚. 睾酮补充治疗的多器官系统效应及时效性[J]. 中华男科学杂志, 2013, 19(8): 748-752.

[113] 白刚, 李宏军. 男性不育伴精索静脉曲张的诊治进展[J]. 生殖与避孕, 2012, 32(6): 398-402.

[114] 白刚, 李宏军. 雄激素在男性不育症治疗中的应用现状[J]. 生殖医学杂志, 2012, 21(2): 194-197.

[115] 白刚, 佟宪, 李宏军. 胰激肽原酶在男科疾病中的应用[J]. 生殖医学杂志, 2014, 23(2): 165-168.

[116] 陈振文. 辅助生殖男性技术[M]. 北京: 人民卫生出版社, 2016.

[117] 郭廷超, 韩士广, 孟令波, 等. 误诊为隐睾的低促性腺激素性性腺功能减退一例分析及文献复习[J]. 生殖医学杂志, 2018, 27(11): 1070-1073.

[118] 郭应禄, 李宏军. 男性更年期综合征[M]. 北京: 中国医药科技出版社, 2005.

[119] 郭应禄, 李宏军. 前列腺炎[M]. 2版. 北京: 人民军医出版社, 2007.

[120] 中国中医药信息学会男科分会. 慢性前列腺炎中西医结合多学科诊疗指南[J]. 中华男科学杂志, 2020, 26(4): 369-376.

[121] 李宏军. 抗抑郁药物在男科疾病中的应用[J]. 临床药物治疗杂志, 2008, (6): 21-25, 37.

[122] 洪霞, 魏镜, 赵晓晖, 等. 综合医院老年住院患者联络精神医学的回顾性分析[J]. 中国医学科学院学报, 2016, 38(4): 422-427.

[123] 侯开波, 于月新, 王喜良, 等. GnRH脉冲泵治疗难治性低促性腺激素性男性不育4例报道[J]. 生殖医学杂志, 2020, 29(01): 109-111.

[124] 华海, 杨晓波, 张明昌, 等. 国内外强奸案件司法处理模式的比较[J]. 中国司法鉴定, 2015, (6): 105-107.

[125] 黄炳昆, 茅江峰, 徐洪丽, 等. GnRH脉冲输注与HCG/HMG联合肌注对男性IHH患者生精治疗效果比较[J]. 中华医学杂志, 2015, 95(20): 1568-1571.

[126] 黄宇烽, 李宏军. 解读我国首个《早泄诊断治疗指南》[J]. 中华男科学杂志, 2011, 17(11): 963-965.

[127] 黄宇烽, 李宏军. 实用男科学[M]. 北京: 科学出版社, 2009.

[128] 黄宇烽, 李宏军. 检验与临床诊断: 男科疾病分册[M]. 北京: 人民军医出版社, 2007.

[129] 李宏军, 李汉忠. 应加强勃起功能障碍临床诊治的规范化[J]. 中华泌尿外科杂志, 2011, 32(3): 157-159.

[130] 李宏军,曹兴午.精液检测中临床医生与检验技师的互动[J].中华男科学杂志,2015,21(5):387-390.

[131] 李宏军.男性迟发性性腺功能减退症的发病机制与流行病学[J].国际生殖健康/计划生育杂志,2011,30(1):10-13.

[132] 李宏军.男性激素避孕方法研究进展[J].国际生殖健康/计划生育杂志,2010,29(5):340-342,373.

[133] 李宏军,李汉忠,郭应禄.应加强我国男性更年期综合征的研究[J].中华医学杂志,2005,85(13):870-872.

[134] 李宏军,李汉忠,张学斌,等.男性更年期综合征的临床特点——112例临床病例报告[J].中国男科学杂志,2006,20(12):39-42.

[135] 李宏军,李汉忠.严格掌握男性不育患者精索静脉曲张的手术适应证[J].中华泌尿外科杂志,2010,31(4):221-222.

[136] 李宏军,刘军生,郭广,等.慢性前列腺炎与大便异常浅析[J].中华男科学,2002,8(5):338-340.

[137] 李宏军,彭靖.男科疾病诊疗规范[M].2版.北京:中国医药科技出版社,2020.

[138] 李宏军,杨庆,蔡盛,等.迈之灵片治疗男性不育伴精索静脉曲张的疗效观察[J].中华泌尿外科杂志,2008,29(2):127-130.

[139] 李宏军,张志超,高瞻,等.联合迈之灵治疗慢性前列腺炎伴精索静脉曲张随机平行对照的多中心研究[J].中华泌尿外科杂志,2013,34(6):435-439.

[140] 李宏军,黄宇烽.实用男科学[M].2版.北京:科学出版社,2015.

[141] 李宏军.勃起功能障碍的诊治进展与共识[J].中国性科学,2011,20(1):4-6,22.

[142] 李宏军,杨彬.勃起功能障碍治疗理念的深化[J].中华男科学杂志,2017,23(4):291-295.

[143] 李宏军.迟发性性腺功能减退症的药物治疗[J].中华泌尿外科杂志,2014,35(11):870-872.

[144] 李宏军.芳香化酶抑制剂在男性不育治疗中的应用[J].生殖医学杂志,2015,24(7):597-600.

[145] 李宏军.辅助生殖技术前应重视男性不育患者的常规处理[J].中华生殖与避孕杂志,2017,37(4):343-346.

[146] 李宏军.复发性流产的男性因素及治疗[J].中国实用妇科与产科杂志,2013,(2):118-122.

[147] 李宏军.加强对男性不育的认识及诊治规范化[J].中华泌尿外科杂志,2013,34(6):406-409.

[148] 李宏军.进一步关注男性更年期综合征的诊治与研究[J].中华全科医师杂志,2017,16(6):417-420.

[149] 李宏军.精索静脉曲张手术后患者的管理策略[J].中华泌尿外科杂志,2020,41(4):247-250.

[150] 李宏军.抗抑郁药物在男科疾病中的应用[J].临床药物治疗杂志,2008,6(6):21-25,37.

[151] 李宏军.慢性前列腺炎的诊治心得[J].中华男科学杂志,2006,20(10):65-67.

[152] 李宏军. 慢性前列腺炎诊疗新理念[J]. 中华内分泌外科杂志, 2015, 36(6):441-443.
[153] 李宏军. 男科疾病治疗新理念[J]. 生殖医学杂志, 2020, 29(8):987-990.
[154] 李宏军. 男科疑难疾病诊断思路[J]. 中华男科学杂志, 2020, 26(6):483-486.
[155] 李朝彬, 朱培元, 张丽波, 等. 心理因素与男性生殖健康[J]. 中华男科学杂志, 2004, 18(10):771-774.
[156] 李宏军. 男性不育伴精索静脉曲张的治疗策略[J]. 中华男科学杂志, 2018, 24(3):195-198.
[157] 李宏军. 男性不育治疗新策略[J]. 中华临床医师杂志(电子版), 2012, 6(13):3-5.
[158] 李宏军. 男性更年期综合征的治疗与预防[J]. 中华全科医师杂志, 2017, 16(6):427-430.
[159] 李宏军. 你真的需要到协和医院看病吗[J]. 家庭医药, 2014, (6):88-89.
[160] 李宏军. 女性性功能障碍的常见病因[J]. 生殖医学杂志, 2014, 23(8):609-613.
[161] 李宏军. 女性性功能障碍的流行病学研究现状[J]. 中国计划生育学杂志, 2014, 22(5):352-355.
[162] 李宏军. 女性性功能障碍的治疗进展[J]. 中华男科学杂志, 2014, 20(03):195-200.
[163] 李宏军. 让男士生殖更健康——访泌尿外科专家郭应禄教授[J]. 家庭医生, 2003, (7):10-11.
[164] 李宏军. 人类精子发生中的遗传异常[J]. 发育医学电子杂志, 2014, (3):173-177.
[165] 李宏军. 生殖医学实验室人员与临床医生的沟通 // 陆金春. 生殖医学实验室诊断[M]. 南京:东南大学出版社, 2020:524-537.
[166] 李宏军. 雄激素与男性生命质量及心理健康[J]. 中华全科医师杂志, 2017, 16(8):585-588.
[167] 杨彬, 李宏军. 先天性双侧输精管缺如的十大临床特点[J]. 中国男科学杂志, 2016, 30(1):67-69.
[168] 李宏军. 抑郁和抗抑郁药物与男性性功能障碍[J]. 中华男科学杂志, 2009, 15(7):579-583.
[169] 李宏军. 应关注男性不育的药物治疗:睾酮, 用还是不用[J]. 中国性科学, 2014, (8):106-110.
[170] 李宏军. 应重视我国男科学的中西医结合研究[J]. 中华医学杂志, 2020, 100(20):1526-1528.
[171] 李宏军. 早泄的流行病学与病因学[J]. 医学新知杂志, 2010, 20(5):413-416.
[172] 李宏军. 重视我国男性生殖医学基础性研究[J]. 中华医学杂志, 2008, 88(24):1657-1658.
[173] 张婧, 徐明霞. 李宏军醉心于艾滋病影像学[J]. 中国卫生人才, 2009, (11):38-40.
[174] 李宏军. 男科疾病诊疗理念 - 李宏军 2019 观点[M]. 北京:科学技术文献出版社, 2019.
[175] 李宏军. 男科疾病诊疗规范[M]. 北京:中国医药科技出版社, 2016.
[176] 李宏军. 男性更年期综合征[M]. 北京:人民卫生出版社, 2019.
[177] 李洪涛, 李宏军. 医患沟通及其管理[J]. 中国医药科学, 2014, (11):145-148.
[178] 马成泉, 熊健. 慢性前列腺炎/慢性盆腔疼痛综合征实验室诊断特殊生物标志物的

参 考 文 献

研究进展[J].中华男科学杂志,2020,26(7):660-665.
[179] 茅江峰,窦京涛,伍学焱.特发性低促性腺激素性性腺功能减退症诊治专家共识解读[J].中国实用内科杂志,2016,36(3):204-207.
[180] 邱智,刘保兴,李宏军,等.北京地区老年男性性生活现状初步调查[J].中华男科学杂志,2010,16(3):223-226.
[181] 沈洪兵.流行病学(第三卷)[M].3版.北京:人民卫生出版社,2014.
[182] 张培先,龙轶,郑建平,等.重组人白介素-11治疗难治性特发性血小板减少症的临床分析[J].云南医药,2012,33(6):531-532.
[183] 田秦杰,葛秦生.实用女性生殖内分泌学[M].2版.北京:人民卫生出版社,2018.
[184] 王彬,张志超,李宏军,等.中西药联合治疗早泄合并轻中度勃起功能障碍的多中心、随机对照临床研究[J].中国男科学杂志,2019,33(4):42-46.
[185] 王海.芳香化酶抑制剂及其在男科领域的应用[J].中国男科学杂志,2018,32(2):63-66.
[186] 王海,李宏军.特发性低促性腺激素性性腺功能减退症的药物治疗[J].生殖医学杂志,2016,25(11):1035-1039.
[187] 王海,杨彬,李宏军.男性特发性低促性腺激素性性腺功能减退症2例报告暨文献复习[J].中国性科学,2017,26(3):5-7.
[188] 王晓峰,朱积川,邓春华.中国男科疾病诊断治疗指南[M].北京:人民卫生出版社,2013:167-206.
[189] 徐洪丽,伍学焱.男性低促性腺激素性性腺功能减退症替代治疗[J].中国实用内科杂志,2013,33(7):513-515.
[190] 徐鸿毅,邓锴,罗清炳,等.手术取卵日偶发ED男性不同取精方式对助孕结局的影响[J].中华男科学杂志,2015,21(12):1093-1097.
[191] 杨彬,祁玉霞,李宏军,等.男性不育患者中勃起功能状况的初步研究[J].生殖医学杂志,2016,25(9):799-804.
[192] 杨彬,李宏军.先天性双侧输精管缺如的十大临床特点[J].中国男科学杂志,2016,30(1):67-69.
[193] 杨一华,黄国宁,孙海翔,等.不明原因不孕症诊断与治疗中国专家共识[J].生殖医学杂志,2019,28(9):984-992.
[194] 袁亦铭,方冬,张志超,等.男科门诊常见疾病患者抑郁焦虑患病特点的单中心大样本调查研究[J].临床泌尿外科杂志,2016,31(4):303-307.
[195] 张滨.性医学[M].2版.广州:广东高等教育出版社,2015.
[196] 徐爱明,张建中,柳长坤,等.人类精子VDAC2基因启动子在小鼠GC-2spd细胞的克隆和报告基因载体构建[J].中国男科学杂志,2016,30(3):9-13.
[197] 张建中.早泄治疗的新进展[J].中华男科学杂志,2018,24(10):933-936.
[198] 张新宇,李宏军.特发性男性不育的药物治疗[J].中华男科学杂志,2008,14(10):939-942.
[199] 中华医学会男科学分会.回眸中国男科学心路历程初心不改惠及基层男性健康——中华医学会男科学分会献礼新中国成立70周年[J].中华医学信息导报,2019,34(15):11.

[200] 中国性学会性医学专业委员会男科学组.早泄诊断治疗指南[J].中华男科学杂志,2011,17(11):1043-1049.
[201] 中国医师协会精神科医师分会综合医院工作委员会."医学难以解释的症状"临床实践中国专家共识[J].中华内科杂志,2017,56(2):150-156.
[202] 朱通,李彦锋,廖良功,等.促性腺激素释放激素泵治疗成年男性特发性低促性腺激素性性腺功能减退症的临床疗效与安全性观察[J].中华生殖与避孕杂志,2017,37(4):261-267.